实用临床检验诊断学丛书

总主编 刘贵建 刘凤奎

血液系统疾病

主编 崔巍 韩冰

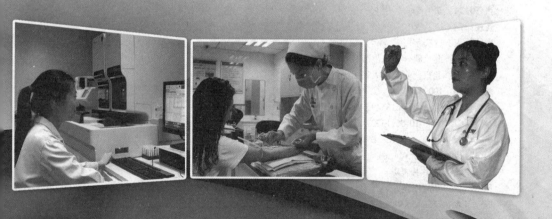

北京科学技术出版社

图书在版编目（CIP）数据

血液系统疾病/崔巍，韩冰主编. —北京：北京科学技术
出版社，2014.9
（实用临床检验诊断学丛书/刘贵建，刘凤奎总主编）
ISBN 978 - 7 - 5304 - 5538 - 8

Ⅰ.①血… Ⅱ.①崔…②韩… Ⅲ.①血液病 - 医学
检验②血液病 - 诊断 Ⅳ.①R550.4

中国版本图书馆 CIP 数据核字（2014）第 028866 号

血液系统疾病（实用临床检验诊断学丛书）

主　　编：崔　巍　韩　冰
责任编辑：张晓雪
责任校对：贾　荣
责任印制：李　茗
出 版 人：曾庆宇
出版发行：北京科学技术出版社
社　　址：北京西直门南大街 16 号
邮政编码：100035
电话传真：0086-10-66135495（总编室）
　　　　　0086-10-66113227（发行部）　0086-10-66161952（发行部传真）
电子信箱：bjkjpress@163.com
网　　址：www.bkydw.cn
经　　销：新华书店
印　　刷：三河国新印装有限公司
开　　本：720mm×980mm　1/16
字　　数：453 千
印　　张：26
版　　次：2014 年 9 月第 1 版
印　　次：2014 年 9 月第 1 次印刷
ISBN 978 - 7 - 5304 - 5538 - 8/R · 1740

定　　价：98.00 元

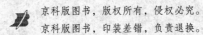

《实用临床检验诊断学丛书》
编写委员会

（以姓氏笔画为序）

《血液系统疾病》编者名单

主　编　崔　巍　韩　冰

副主编　江　虹　郑　磊　庄俊玲　刘锦丽　关　明

编　委　（以姓氏笔画为序）

马海梅　北京积水潭医院

王　卉　北京市道培医院

王　霞　四川大学华西医院

牛　倩　四川大学华西医院

帅　晓　四川大学华西医院

司徒博　南方医科大学南方医院

朱铁楠　中国医学科学院北京协和医院

庄俊玲　中国医学科学院北京协和医院

刘贵建　中国中医科学院广安门医院

刘锦丽　首都医科大学附属北京友谊医院

关　明　复旦大学附属华山医院

江　虹　四川大学华西医院

李绵洋　中国人民解放军总医院

邹　农　中国医学科学院北京协和医院

陈　苗　中国医学科学院北京协和医院

陈　锟　复旦大学附属华山医院

郑　沁　四川大学华西医院

郑　磊　南方医科大学南方医院

徐丹菲　中国医学科学院北京协和医院

崔　华　首都医科大学附属北京友谊医院

崔　巍　中国医学科学院北京协和医院

康惠媛　中国人民解放军总医院

韩　冰　中国医学科学院北京协和医院

熊石龙　南方医科大学南方医院

潘玉玲　中国人民解放军总医院

总序一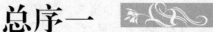

　　近年来,检验医学的发展日新月异,新技术、新设备、新方法、新项目不断涌现,极大地促进了临床诊断和治疗水平的提高。许多在过去困扰临床医生的诊断难题,如今都得到了妥善解决。

　　然而,随着检验项目的不断增加,以及检验和临床专业分工越来越细,许多临床医生感到难以合理选择和正确解释检验项目。因此,检验和临床工作者都需要不断学习,以获得更多的跨学科知识。

　　正确诊断是正确治疗的基础。为做出正确的诊断,临床医生必须通过系统全面、重点突出的病史采集、体格检查形成初步诊断思路,然后有针对性地进行有关检查。这一过程需要临床医生与检验工作者的密切配合和良性互动。从某种意义上来说,检验技术水平的高低对临床医疗水平有很大的影响,甚至可以说,一个医院的检验科水平在某种程度上反映这个医院的医疗水平。

　　几年前,刘凤奎和刘贵建两位经验丰富的临床和检验专家曾经组织撰写了《临床检验与诊断思路》一书。作为北京市重点图书,该书一出版就受到了广大检验与临床工作者的欢迎。在此基础上,这两位主编又组织有关专家编写了这套《实用临床检验诊断学丛书》。

　　该丛书的一个重要特点是每一章节均由检验与临床专家分别从检验与临床两方面撰写,使得临床诊疗知识与检验技术融为一体,以期实现临床与检验学科的无缝对接。本书的另一特点是每个章节都配有示意图,不仅形象生动,而且便于记忆。

　　该丛书有助于临床医生培养良好的思维方式,摒弃撒大网式的检查习惯,根据患者的病史、体检结果,合理选择相关检查,从而得到正确的诊断。这样,临床医生就不会被检查结果误导,甚至被牵着鼻子走进误诊的歧途。

　　同时,该丛书也有助于拓宽检验工作者的临床知识,形成从临床的角度来看待和思考检验工作的良好习惯。

总之,该丛书的内容有助于临床和检验工作者拓展知识面,系统了解和掌握检验项目的目的、意义及结果分析,不断提高临床诊断和治疗水平。因此,该丛书适合检验、临床工作者参考使用,也可作为综合医院医生、专科医院医生及全科医生教学用参考书。

贾继东　教授

首都医科大学附属北京友谊医院肝病中心主任

国际肝病学会(IASL)副主席

中华医学会肝病学分会前主任委员

亚太地区肝病学会(APASL)前主席

2014 年 7 月

总序二

　　受总编之约，欣然接受为此书作序，源于此套书针对目前检验行业中的实际问题，深入系统地结合临床实际并以分析问题和解决问题为主线，详细阐述了消化系统疾病、循环系统疾病、感染性疾病、恶性肿瘤、血液系统疾病、内分泌及代谢性疾病、免疫性疾病的临床检验与诊断思路，特别是对于目前检验界存在的疑难问题，如感染性疾病检验指标中的假阳性和假阴性、免疫类检测项目的溯源性、各种检验中的生物学因素和干扰因素、肿瘤标志物的复杂性和各种疑难检验结果的解释等问题，在各位具有丰富实际工作经验和临床经验的检验专家的笔下娓娓道来，非常值得学习。

　　检验结果在不同个体、不同状态、不同时间的分析和解释越来越引起人们的重视，尤其随着疾病的诊断和防治等循证医学的发展，人们对健康要求的提高，人类生存环境的变化等都使检验医学在疾病发病原因、发病机制及发病趋势等方面起重要作用，在此前提下，此套以临床检验与诊断思路为特色的书籍尤显具有重要意义，希望此套书籍的出版能够为提高检验医学的知识服务能力做出贡献。

张　曼

主任医师、教授、博士生导师

中国医师协会检验医师分会会长

首都医科大学附属北京世纪坛医院检验中心主任

2014 年 7 月

总序三

    欣闻《实用临床检验诊断学丛书》即将出版，这是一套大型系列丛书，首次出版的包括《消化系统疾病》《血液系统疾病》《感染性疾病》《循环系统疾病》《免疫性疾病》《内分泌及代谢性疾病》《恶性肿瘤》，共7个分册，以后还将陆续出版其他器官或系统疾病的分册。《实用临床检验诊断学丛书》的问世是中国临床检验诊断学发展史上的又一个里程碑，它标志着医学检验朝检验医学的真实转化，必将成为检验与临床结合的范例。

    如果到实体书店或网络书店去浏览一下，您会看到书名与之类似的书或丛书确实不少，您也可能早已买过或珍藏过。您还会再去买或收藏这套《实用临床检验诊断学丛书》吗？即使买了，您愿意花时间去阅读它吗？我们或许都有这样的体会：有些书买了以后翻了几页或浏览后就放在书架上，成了装饰品；但有那么几本书你会爱不释手。我相信《实用临床检验诊断学丛书》将会成为您经常翻阅、细读和参考的一本案头书。

    虽然我只看了《实用临床检验诊断学丛书》的一部分内容，但却为其所吸引。这套书汲取了检验与临床密切结合的精髓，以检验结果的解读和检验诊断为核心，从生理到病理、基础到疾病、检验到临床，深入浅出、全面精准地阐述了临床检验诊断思维的形式、方法及路径，并将其融合于各系统疾病诊疗过程的临床实践中，特别是通过一些具有代表性的临床病例的分析与讨论，十分有助于提高检验医（技）师和临床医师的"检验与临床结合"能力，培养检验诊断的临床思维。

    《实用临床检验诊断学丛书》编著的另一大特色体现在编写人员组成上，是以在临床一线担负重要医疗任务的中青年专家为主，包括总主编、各分册主编、编委，都是临床和检验专家的适当组合。检验与临床专家有效组合、密切合作的结果使得此套丛书在内容安排、要素处理、病例整理、诊疗流程等方面更切合检验与临床的实际，读者无论是检验医（技）师还是临床医师，都容易理解和应用。

刘贵建教授是我国临床检验诊断学领域中青年专家的杰出代表之一,他一直致力于检验与临床结合,特别是中西医结合的研究与实践,辛勤耕耘、勇于探索、著述颇丰,该套丛书是他与全体编者同心协力、殚精竭虑的重要成果。相信他担任总主编的《实用临床检验诊断学丛书》将给读者带来新感觉、新思路,共同促进检验医学和临床医学更加紧密地结合与发展。

王建中

北京大学第一医院主任医师、教授

2014 年 7 月

近几十年,特别是近十余年来,检验医学快速发展。新的分析技术、检验设备、检测方法、检验项目不断应用于临床检验和诊疗过程,使得检验服务范围不断扩大。临床工作对于检验质量要求的不断提高使得临床实验室高度重视检验过程的质量保证,通过建立质量管理体系,加强室内质量控制和室间质量评价等措施,检验过程中的质量得以保证并不断提高。

检验能力范围的扩大和检验过程中质量的提高是否已经有效促进了医疗质量的提高和满足了保证医疗安全的要求? 检验专家的答案应当是相当保守的,而临床专家恐怕是更加的不能肯定。因为检验过程包括了项目申请、受检者准备、标本采集、标本送检和接收、标本处理、样本检测、结果分析报告、临床应用等过程,需要接受了检验项目有关知识良好培训的临床医师、检验医(技)师,甚至是患者和家属的密切协作,才能实现检验全过程的质量保证。但目前检验与临床在诸多方面并未得到很好的融合,还未能有效实现有机联系和紧密合作。

检验医(技)师从学历教育阶段开始常被要求从检验目的、标本采集、检测原理和方法、参考区间、临床意义、注意事项等几个方面学习和掌握各种检验项目,这样的学习方式在工作后的继续教育中得以习惯地保持着。其结果是对检验结果改变的机制、疾病、病理生理过程没较好的理解,难以实现密切结合临床对检验结果进行合理的解释和提出进一步的解决方案或建议。

同样,临床医师从医学生开始至工作后的继续教育过程中,对于检验医学知识的学习和掌握也多局限于检验项目(指标)的参考区间、临床意义和临床应用,对检验技术和方法、检验结果的影响因素、分析性能等了解有限。同时,由于目前临床科室专业分工过细,导致一些医师只对自己专业所涉及的检验项目掌握得很好,对其他专业的检验项目则了解不多,甚至很少。对检验项目的肤浅认识,造成了仅凭某一项或几项检验结果的异常就诊断某种疾病,出现检验结果与疾病之间对号入座的现象。事实上,一种检验结果的异常可由几种疾病引起;相反,一种疾病又可导致反映病理生理改变的多种检验项目的结果异常。况且,任何检验结果都不可能百分之百的准确,存在一定的假阳性和假阴性。所以,过分依赖和不加分析地应用检验结果将导致诊断的错误。

从目前存在的问题着手,加强检验与临床的有效联系、沟通,实现检验过程与临床诊疗工作的密切结合,是提高检验诊断质量、保证医疗安全的关键环节。一方面,应加强对临床医师进行持续有效的检验知识的培训。临床医师如果精通检验,了解各种检验项目的临床意义、检测结果的影响因素、检验方法的局限性、异常结果的产生机制、检验项目的分析性能和诊断性能等,那么在日常工作当中就会熟知应该检查哪些项目,如何分析结果,如何应用于临床,这样才能保证甚至提高检验项目的效率。另一方面,检验医(技)师必须要掌握一定的临床知识和经验。因为检验人员执行了具体的检验操作,更加了解检验方法的性能,如多了解和掌握一些临床知识,熟知哪些临床因素影响检验结果值,检验结果的变化在疾病诊断、治疗观察、预后判定方面的意义,那么检验医(技)师就有能力指导临床医师对检验项目进行合理的应用,对检验结果进行正确的分析和解释。

基于从提高检验医(技)师和临床医师的"检验和临床结合"能力的目的出发,编写专家委员会经过充分的研讨,确定了本套专业丛书的编写内容和形式。本套丛书目前编入了《消化系统疾病》《循环系统疾病》《感染性疾病》《恶性肿瘤》《血液系统疾病》《内分泌及代谢性疾病》《免疫性疾病》7个分册。

本套丛书融临床诊疗与检验内容于一体。从临床实用性出发,以临床系统疾病为分册,以临床检验项目或项目组合为出发点,以检验结果的解读和检验诊断思路为核心,对常用的临床检验项目的概念、参考值、结果异常的产生机制或疾病进行了一般介绍,重点结合生理、病理改变对检验结果的异常进行了分析,对结果异常的临床意义和临床应用价值进行了阐述。在内容的结构安排上符合临床检验诊断思维,在编写人员的组成和内容分工上保证了临床与检验的紧密结合。在内容的表达形式上增加了较多的诊断思路图,力求通过图示形式表达临床医生的思路。

本套丛书是检验专家与临床专家通力合作的结果,实现了知识上、思维上、应用上的有效结合。对提高检验医(技)师的检验诊断能力,对拓宽临床医师的诊断思路,提高临床诊疗水平将提供有益的帮助。可供临床各专科医师、全科医师、实习医师、临床检验医(技)师及从事医学教育的教师参考应用。

刘贵建　刘凤奎

2014 年 7 月

前　言

　　临床决策已离不开实验室检测结果，检验医学已成为临床医学的一部分。临床检验已逐步从"简单出具报告"向"积极主动与临床沟通"进行转变。为此，当前的检验医学对检验人员的要求越来越高，要求他们能结合实验室和临床信息正确地审核报告，给出必要的解释，甚至综合相关的实验结果给出完整的诊断。本分册正是应检验医学发展所需，从血液学检验和血液病的实验室诊断两个角度，对实验室指标进行纵向和横向的阐述，以期引导检验人员对检验结果有更深刻的、全面的理解，培养综合的实验室诊断思路。

　　本分册以检验医师及临床医师为共同撰稿人，紧密结合检验和临床需要进行编写。全书共分八章。前四章重点分述了血液一般检验、红细胞检验、白细胞检验、血栓与止血检验，对检验项目的实验室分析思路进行了整理。后四章结合检验技术的最新发展和血液病的最新诊断标准，分述了红细胞疾病、白细胞疾病、出血与血栓性疾病及其他血液疾病的实验室诊断。本书的主要读者对象为从事检验的技术人员和医师，适用于检验人员解释临床意义及评价检验项目价值的参考。

　　本书由多位撰写人通力合作编写，由于检验医学进展迅速，在项目和疾病选择及内容取舍方面难免疏漏，敬请广大读者指正。

崔　巍　韩　冰

2014 年 7 月

目　录

第一章

血液一般检验

第一节 红细胞一般检验

一、概述

红细胞的主要功能是携带氧气,这一生理功能主要通过红细胞内的血红蛋白来完成。后者是由血色素和珠蛋白肽链联结而形成的一种结合蛋白,它在肺脏与氧结合并随血流将氧输送到各组织器官。每个红细胞内约含 2.8 亿个血红蛋白分子,每克血红蛋白分子可携氧 1.3ml。红细胞的平均寿命为 120 天,其数量(增多或减少)和质量(结构和功能)的改变可引起各种类型的贫血或红细胞增多症等疾病。同时,多种临床疾病或病理过程也可引起红细胞数量和质量的改变。外周血红细胞数量和质量的检查对于相关的血液疾病及其他系统疾病的诊断、治疗及预后判断均有重要作用。临床上进行的血液红细胞检查主要包括红细胞计数、血红蛋白、血细胞比容、红细胞平均值参数、红细胞容积分布宽度、网织红细胞计数和红细胞形态等。

二、检验项目

(一)红细胞数量参数

红细胞数量参数包括红细胞(red blood cell,RBC)计数、血红蛋白(hemoglobin,Hb 或 HGB)测定和血细胞比容(hematocrit,HCT)测定。RBC 计数是指定量计数一定容积的全血中含有的红细胞数;Hb 测定是指定量测定一定容积的全血中含有的血红蛋白量;HCT 是指一定体积的全血中血细胞所占容积的相对比例。目前国际上统一用每升全血中含有的红细胞数、血红蛋白量和红细胞容积来报告结果。

1. 原理　红细胞生成异常、结构异常、破坏过多、丢失过多等可引起红细胞数量的减少或增多。

2. 方法　手工法和仪器法。手工法包括显微镜计数法计数红细胞,比色法测定血红蛋白,离心法测定血细胞比容等。仪器法主要是指血细胞分析仪法,常采用电阻抗法或流式激光法测定红细胞数,采用比色法测定血红蛋白,采用由测定的红细胞数和红细胞平均体积计算出血细胞比容。国内绝大多数医院以血细胞分析仪替代手工法进行红细胞数量参数的测定。

3. 参考范围(表1-1)

表1-1　红细胞数量参数参考范围

	RBC	Hb	HCT
成年男性	$(4.0 \sim 5.5) \times 10^{12}/L$	$120 \sim 160g/L$	$42\% \sim 49\%$
成年女性	$(3.5 \sim 5.0) \times 10^{12}/L$	$110 \sim 150g/L$	$37\% \sim 48\%$
新生儿	$(6.0 \sim 7.0) \times 10^{12}/L$	$170 \sim 200g/L$	

需注意性别、年龄、地区、种族对健康人群的红细胞数量参数参考范围的影响,应建立有代表性的,包括不同年龄、性别、地区、种族的红细胞数量参数参考范围。

4. 应用评价　Hb 在贫血和红细胞增多症的诊断中最常用、最主要,RBC 和 HCT 也是临床常用的实验指标。应注意 Hb、RBC 和 HCT 在绝大多数的病理情况下的变化趋势是一致的,但在某些疾病过程中变化的程度可能不同,如缺铁性贫血、地中海贫血、巨幼细胞贫血。临床利用红细胞数的参考范围和贫血的诊断标准进行诊断时,必须考虑到患者的实际情况,对于可疑的异常改变应动态观察 Hb 的变化,若短期内(1 周左右)Hb 减少 10% 以上,高度提示为病理性改变。血容量的改变会影响测定得到的红细胞数量参数,如血浆量减少导致的血液浓缩时,Hb 和 RBC 会相对增高;而血浆量增多导致的血液稀释时,Hb 和 RBC 会相对减低,出现假性贫血表现。

适合红细胞检查的血液标本包括 EDTA 盐抗凝的静脉全血标本、外周全血标本及预稀释的非抗凝全血标本三类,其中以 EDTA 盐抗凝的静脉全血标本最为适宜。应注意不同类型的血液标本的红细胞数量参数的测定值可能不同,以静脉全血标本的测定结果影响最小。标本采集时应注意以下几点:①使用真空采血管,标本应加至标注的刻度线,以保证全血与抗凝剂的适宜比例,否则会影响红细胞平均值参数的测定结果;②不能随意用 EDTA 盐以外的抗凝剂抗凝的全血标本;③标本采集后应尽快检测。

(二)红细胞平均值参数

红细胞平均值参数包括平均红细胞容积(mean corpuscular volume,MCV)、平均红细胞血红蛋白含量(mean corpuscular hemoglobin,MCH)和平均红细胞血红蛋白浓度(mean corpuscular hemoglobin concentration,MCHC)三项指标。MCV 是指平均每个红细胞的体积,以飞升(fl)为单位。MCH 是指平均每个红细胞内所含血红蛋白的量,以皮克(pg)为单位。MCHC 是指平均每升红细胞中所含血红蛋白量,以 g/L 为单位。

1. 原理　当血液中红细胞大小和红细胞内血红蛋白含量发生异常变化时引起的红细胞形态异常,可表现为 Hb、RBC、HCT 变化的不一致,通过测定和计算红细胞群体中的 MCV、MCH、MCHC,可以定量地反映血液中红细胞大小和红细胞内血红蛋白含量发生异常变化的类型,有助于贫血的形态学诊断和进一步查找病因。

2. 方法　常采用电阻抗法或流式激光法等测定红细胞数,采用比色法测定血红蛋白,采用由测定的红细胞数和红细胞平均体积计算出血细胞比容,然后计算出 MCV、MCH、MCHC。

3. 参考范围　MCV:80～94fl;MCH:27～31pg;MCHC:320～360g/L

4. 应用评价　红细胞平均值参数测定有助于从细胞群体上了解红细胞的形态学特征,为贫血的诊断、鉴别诊断提供线索和依据。MCV 反映红细胞大小的改变,依据 MCV 的改变可将贫血分为小细胞性贫血、正细胞性贫血和大细胞性贫血。MCHC 反映红细胞内血红蛋白的充盈程度,依据 MCHC 的改变可将贫血分为低色素性、正色素性和高色素性贫血。临床上应根据红细胞平均值参数的改变作为线索,紧密结合临床制定查找病因的检查方案。临床应用红细胞平均值参数时应密切关注血液涂片显微镜下的红细胞形态的改变,做到仔细分析,客观评价,正确分析,合理使用。

凡影响 Hb、RBC、HCT 测定准确性的因素均会影响 MCV、MCH、MCHC 的测定结果,特别是标本中的抗凝剂浓度。标本采集的注意事项同"红细胞数量参数"。

(三)红细胞容积分布宽度

红细胞容积分布宽度(red blood cell volume distribution width,RDW)是通过自动血液分析仪测量,反映外周血红细胞大小异质性的参数,以所测红细胞容积大小的变异系数来表示。

1. 原理　生理过程中的红细胞,细胞大小较为一致,体积大小为正态性分布。在一些病理情况下,红细胞大小发生了改变,出现较多较大或较小的红细胞,且大小不一。

2. 方法　通过血液细胞分析仪测定。

3. 参考范围　RDW 通常小于 15%。

4. 应用评价　RDW 结合红细胞平均值参数分析,对贫血的鉴别诊断和查找病因有一定的帮助。

(四)网织红细胞计数

网织红细胞(reticulocyte,RET 或 RC)是介于晚幼红细胞和成熟红细胞之间的尚未完全成熟的红细胞。用煌焦油蓝或新亚甲蓝等活体染料进行活体染色后,胞质中残余的 RNA 嗜碱物质呈蓝色的网织状结构,故称为网织红细胞。用荧光染料染色后,使用流式细胞仪测定红细胞中的 RNA 含量,可将网织红细胞分成三类:高荧光强度网织红细胞(high fluorescent reticulocyte,HFR)、中荧光强度网织红细胞(middle fluorescent reticulocyte,MFR)、低荧光强度网织红细胞(low fluorescent reticulocyte,LFR)。根据 HFR、MFR、LFR 可计算网织红细胞成熟指数(reticulocyte mature index,RMI),RMI 值与 RET 绝对值、RET 百分数、RBC 计数和 Hb 浓度无明显相关,可视为反映骨髓红系细胞增生状态的独立评估指标。

1. 原理　网织红细胞是由晚幼红细胞在骨髓脱核后形成的,在骨髓和外周血中经过 1~3 天发育为成熟红细胞。生理情况下外周血中仅有少量较成熟的网织红细胞。在病理情况下,当骨髓红系造血减低时,血液中的网织红细胞数减少;当骨髓红系造血增强时,血液中的网织红细胞数增多,且出现较幼稚的网织红细胞。

2. 方法　包括手工法和仪器法。手工法是将经活体染料染色后的血液标本制备成涂片,然后在显微镜下计数网织红细胞的百分率;仪器法是将血液标本用 RNA 荧光染料染色后,通过测定红细胞中的荧光强度进行网织红细胞计数和网织红细胞成熟指数的测定。

3. 参考范围　RET 百分率:0.015% ~0.05%;RET 绝对值:(24 ~84) × 10^9/L;RMI:男性 9% ~32%,女性 13% ~34%。

4. 应用评价　测定血液中的网织红细胞数和成熟程度可以反映骨髓红系细胞的增生程度,对贫血的诊断、鉴别诊断、治疗观察等具有重要作用。外周血中的网织红细胞数由三方面决定:①网织红细胞从骨髓中释放的速率;②新被释放的网织红细胞的幼稚程度;③网织红细胞中网织状结构的消失速度。在大多情况下,外周血中网织红细胞数与骨髓生成红细胞数呈线性相关;但在红细胞生成明显活跃时期,不成熟网织红细胞(富含 RNA)释放到外周血,网织红细胞成熟时间延长,网织红细胞百分率也可能高于实际水平,因此仅用网织红细胞百分率或绝对值来表达还不够确切。为此 Finch 提出在贫血时计算网织红细胞生成指数(reticulocyte production index,RPI)可纠正这些影响。RPI 代表网织红细胞的生成相当于健康人的多少倍,其计算方法为:

$$RPI = RET(\%) \times HCT/0.45/t$$

式中　HCT——血细胞比容;

　　　t——网织红细胞在外周血中的成熟时间。

RPI 的参考范围为 2。

(五)红细胞形态检查

红细胞形态检查包括红细胞大小异常、形状异常、结构异常和血红蛋白含量异常的检查。

1. 原理　多种原因可作用于红细胞生理过程的不同阶段,导致因异常增生、无效造血、代偿性增生、血红蛋白合成异常、破坏增多等引起红细胞形态的改变,红细胞形态的异常常伴随于红细胞数量的减少或增多。

2. 方法　包括显微镜检查和数字化图像分析。显微镜检查是将血液标本制备成血涂片,经瑞氏染色或瑞-姬染色后在显微镜下观察红细胞形态。数字化图像分析是基于自动模式进行识别的神经网络分析方法,通过自动涂片、染色、细胞图像获取,并将细胞形态呈现在显示屏上,然后观察红细胞形态。

3. 参考范围　生理状态下的红细胞呈双凹盘形,大小较一致,直径 6 ~ 9 μm,平均 7.5 μm。红细胞的边缘厚而中央薄,染色后呈中心淡染的橘红色,中心淡染区的直径小于细胞直径的1/3。较少出现或仅可能出现少量形态异常的红细胞,如小红细胞、大红细胞、球形红细胞、椭圆形红细胞等。

4. 应用评价　红细胞形态检查对贫血的诊断和鉴别诊断有重要的临床意义。但红细胞形态检查易受主观影响,因此对检验医师、技术人员的基础知识、专业知识、技术能力、结合临床的能力要求较高。同时还需要血涂片制备良好,使红细胞分布适当,既不过度分散,也不互相重叠,且无人为造成的细胞外形改变;血涂片固定和染色良好,细胞形态保持完整,无人为因素引起的改变,无偏碱性着色和偏酸性着色现象;镜检时,应首先在低倍镜下选择细胞分布适当、染色良好的区域进行细胞形态观察。应同时观察红细胞、白细胞、血小板的形态、分布、数量,并综合分析。

三、临床思路

(一) 红细胞数量参数

多种疾病或病理过程可引起或出现红细胞数量参数的改变,详见表 1-2。

表 1-2 引起红细胞数量参数变化的原因

红细胞数与血红蛋白减少	
骨髓造血功能障碍	红细胞破坏过多
再生障碍性贫血	温抗体型自身免疫性溶血性贫血
纯红细胞再生障碍性贫血	冷抗体型自身免疫性溶血性贫血
白血病	新生儿同种免疫性溶血性贫血
骨髓增生异常综合征	血型不合所致的溶血性贫血
实体肿瘤骨髓转移	药物相关抗体溶血性贫血
慢性肾功能不全	微血管病性溶血性贫血
内分泌疾病	遗传性球形红细胞增多症
其他因素	遗传性椭圆形红细胞增多症
脾功能亢进	阵发性睡眠性血红蛋白尿
心脏瓣膜置换	丙酮酸激酶缺乏
感染性贫血	葡萄糖-6-磷酸激酶缺乏
血液稀释	卟啉代谢异常
红细胞成分原料缺乏	珠蛋白合成障碍
叶酸缺乏	α 链合成障碍
铁缺乏	β 链合成障碍
维生素 B_{12} 缺乏	镰状细胞贫血
内因子缺乏	
嘌呤、嘧啶代谢异常	
红细胞数与血红蛋白增多	
生理性增多	继发性增多
血液浓缩	先(后)天性心肺疾病
高原反应	慢性肺部疾病
新生儿、婴幼儿	肾脏疾病(肾癌)
	肝细胞癌
	子宫肌瘤、卵巢癌
	原发性增多
	真性红细胞增多症
	其他 MPD

1. 红细胞数和血红蛋白减少　红细胞及血红蛋白减少是指单位容积的循环血液中红细胞数或血红蛋白量或血细胞比容低于参考范围的下限,临床上通常称为贫血。血红蛋白在成年男性小于120g/L,成年女性小于110g/L,10天内新生儿小于145g/L,10天~3个月婴儿小于100g/L,3个月~6岁小于110g/L,6~14岁小于120g/L即为贫血。

(1)生理性减少:婴儿出生后3个月起至15岁前的儿童,因身体生长发育迅速而红细胞生成相对不足,导致红细胞数及血红蛋白可较正常成人低10%~20%;妊娠中、后期,孕妇血浆容量增加超过红细胞容量的增加,使血液稀释,可导致红细胞数及血红蛋白相对减少;老年人骨髓造血组织逐渐减少,可导致红细胞及血红蛋白减少。这种由于机体的生理性变化而引起的红细胞及血红蛋白减少统称为生理性贫血。

(2)病理性减少:由各种疾病或病理过程引起的红细胞及血红蛋白减少,见于各种贫血。外周血红细胞、血红蛋白减少(以下简称贫血)是临床极为常见的症状之一。临床工作中以血红蛋白为指标,将贫血的严重程度分为:轻度 Hb 90g/L 至参考值;中度 Hb 60~90g/L;重度 Hb 30~60g/L;极重度 Hb <30g/L。需要说明的是,诊断贫血时一定要同时参考红细胞数、血红蛋白含量和血细胞比容的测定结果,因为有些情况下,红细胞数量的减少与血红蛋白的减低并不成正比关系或不平行,这与红细胞体积的大小和单个红细胞血红蛋白含量的多少有关(图1-1-1-3)。

2. 红细胞数及血红蛋白增多　红细胞数及血红蛋白增多是指单位容积的血液中红细胞数及血红蛋白量高于参考范围上限。一般经多次检查,成年男性 RBC >6.0×10^{12}/L,Hb >170g/L;成年女性 RBC >5.5×10^{12}/L,Hb >160g/L 时即认为增多。可分为相对性增多和绝对性增多两大类。

(1)生理性增多:见于胎儿及新生儿,高原地区居民,剧烈活动和情绪激动时。

(2)相对性增多:是由于多种原因引起的血浆容量减少,使红细胞容量相对增加,但血液红细胞总容量并无增加。主要见于机体循环血量减少,血液浓缩所致的红细胞容量相对增多,如大量出汗、严重呕吐、腹泻、大面积烧伤、尿崩症引起的组织脱水及甲亢危象、糖尿病酸中毒和慢性肾上腺皮质功能减退等。

(3)绝对性增多:可由多种原因引起红细胞数增多,红细胞总容量亦增加。按其发病原因可分为继发性和原发性两类。

◈ 继发性红细胞增多症如下。①与缺氧有关。胎儿、新生儿、高原居民、严重心、肺疾病、发绀型先天性心脏病等。其红细胞增多的程度与血氧饱和度降低程度成正比。②与缺氧无关。可见于肾癌、肝细胞癌、子宫肌瘤、卵巢癌等。上述两种情况下的红细胞增多均属于继发

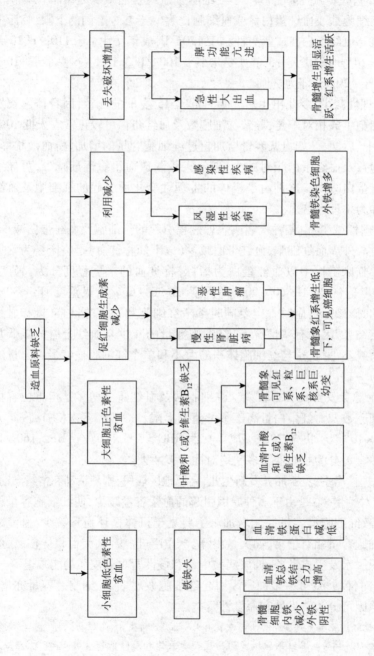

图1-1 红细胞与血红蛋白减少的常见疾病及实验室分析思路

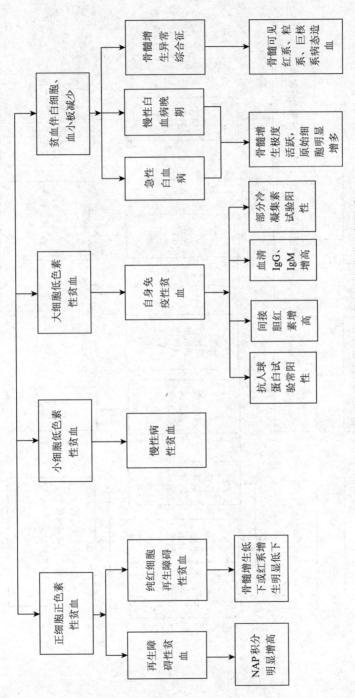

图1-2 红细胞与血红蛋白明显减少的疾病及实验室分析思路

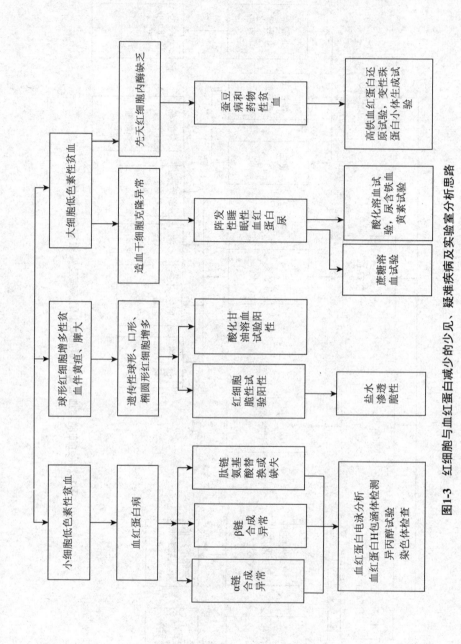

图1-3 红细胞与血红蛋白减少的少见、疑难疾病及实验室分析思路

性增多,且机体内促红细胞生成素分泌都增多;所不同的是,缺氧所致的促红细胞生成素分泌增加,是机体一种代偿机制,而非缺氧因素引起的促红细胞生成素增加,系疾病本身(如肾癌)所致,并非属于代偿范畴。

◈ 原发性红细胞增多症:即真性红细胞增多症,是骨髓增殖性疾病的一种。外周血红细胞持续增多,血红蛋白明显增高(> 180g/L),早期伴白细胞和血小板增高,晚期则可向其他血液病转变。骨髓增生明显或极度活跃,尤以红系为主,粒系和巨核系可有轻度增生异常。

(二)红细胞平均值参数

红细胞平均值参数在一定程度上能够反映贫血的群体红细胞形态特征,可用于贫血形态学分类及提示贫血的可能原因,见表1 - 3。

表1 - 3 贫血的形态学分类

细胞形态学类型	MCV	MCH	MCHC	临床类型
正常细胞性贫血	正常	正常	正常	再生障碍性贫血、急性失血性贫血、溶血性贫血、骨髓病性贫血
大细胞性贫血	增高	增高	正常	巨幼细胞贫血、骨髓增生异常综合征
小细胞低色素性贫血	降低	降低	降低	缺铁性贫血、铁粒幼细胞性贫血、珠蛋白生成障碍性贫血
单纯小细胞性贫血	降低	降低	正常	慢性炎症性贫血、肾性贫血

(三)红细胞容积分布宽度的临床应用

1. 用于缺铁性贫血与轻型地中海贫血的鉴别诊断 两者均属小细胞低色素性贫血,大量资料研究表明,缺铁性贫血的患者 RDW 明显增高,而大部分地中海贫血患者 RDW 基本正常。

2. 用于缺铁性贫血的早期诊断 缺铁性贫血的早期,RDW 可增高,而其他红细胞参数如 MCV、MCH 等仍可正常;治疗后贫血已得到纠正,RDW 仍未能恢复正常水平,可能间接反映体内贮存铁尚未完全补足,因此,RDW 对缺铁性贫血的早期诊断及疗效均有一定价值。

3. 用于贫血的形态学分类(Bessman 分类) 根据 MCV 和 RDW 两项红细胞参数,可将贫血分为以下六类。

(1)MCV 低,RDW 正常:见于轻型地中海贫血、慢性病性贫血。

(2)MCV 低,RDW 高:见于缺铁性贫血、β 珠蛋白生成障碍性贫血、HbH 病。

(3)MCV 正常,RDW 正常:见于健康人、某些慢性病性贫血、失血性贫血等。

(4)MCV 正常,RDW 高:见于早期缺铁性贫血、血红蛋白病、骨髓纤维化、铁粒幼细胞贫血等。

（5）MCV 高，RDW 正常：见于再生障碍性贫血、骨髓增生异常综合征。

（6）MCV 高，RDW 高：见于巨幼细胞贫血、冷凝集素综合征、白细胞明显增多的慢性淋巴细胞白血病。

（四）网织红细胞

1. 网织红细胞增多　表示骨髓红系的增生旺盛，常见于：①溶血性贫血；②急性失血性贫血；③缺铁性贫血及巨幼细胞贫血治疗后 2 周内。

（1）溶血性贫血：骨髓红系因受到缺氧及大量红细胞破坏产物的刺激而增生，未完全成熟的红细胞提前释放到外周血，使网织红细胞明显增多，严重时可高达 20% 以上，甚至可达 40% ~50% 或以上。

（2）急性失血：网织红细胞可明显增多，出血停止后网织红细胞则逐渐恢复正常，临床上可应用这一特点来判断出血是否停止。

（3）缺铁性贫血及巨幼细胞贫血：网织红细胞可正常、轻度升高或减低，当给予补充铁或维生素 B_{12} 及叶酸治疗时，用药 3 ~5 天后网织红细胞开始上升，至 7 ~10 天达高峰，一般增至 0.06 ~0.08，也可达 0.10 以上。治疗后 2 周左右网织红细胞逐渐下降，而红细胞及血红蛋白则逐渐增高。这一现象称为网织红细胞反应，可作为贫血治疗的疗效判断指标。在两者治疗前后分别检查网织红细胞，如出现上述反应，可用作该疾病的治疗性诊断。

2. 网织红细胞减少　表示骨髓造血功能减低，常见于：①再生障碍性贫血；②骨髓病性贫血（如急性白血病、淋巴瘤、骨髓瘤）；③肿瘤化疗后。

（1）再生障碍性贫血：一般网织红细胞值常低于 0.5%，部分慢性再生障碍性贫血患者的网织红细胞百分数可为 1%，但其绝对值则明显减低。临床将网织红细胞绝对值低于 $15 \times 10^9/L$，作为急性再生障碍性贫血的诊断指标之一。

（2）骨髓病性贫血（如急性白血病、淋巴瘤、骨髓瘤）：骨髓中异常细胞大量浸润，使红系细胞增生受到抑制，网织红细胞也减少。

3. 网织红细胞成熟指数增高　见于溶血性贫血、特发性血小板减少性紫癜、慢性淋巴细胞白血病和一些急性白血病。巨幼细胞贫血、化疗时 RMI 降低，RMI 降低通常与骨髓衰竭或无效造血有关。急性白血病化疗前 RET 正常而 RMI 较高，化疗中则 RET 和 RMI 都低；溶血性贫血出现溶血危象时 RET 和 RMI 都升高；特发性血小板减少性紫癜时 RET 正常、RMI 增高。

4. 网织红细胞生成指数　RPI > 3 提示为溶血性贫血或急性失血性贫血；RPI < 2 则提示为骨髓增生低下或红细胞成熟障碍所致的贫血，可进一步根据各

项红细胞平均值、血象和骨髓象等检验加以鉴别。

（五）红细胞形态

多种疾病或病理过程可引起或出现红细胞形态的异常,见表1-4。

表1-4 常见的形态异常红细胞及原因

形态异常红细胞	临床意义
小红细胞	缺铁性贫血、珠蛋白生成障碍性贫血、遗传性球形细胞增多症、慢性病性贫血等
大红细胞	巨幼细胞贫血、溶血性贫血、骨髓增生异常综合征、脾切除术后等
细胞大小不均	巨幼细胞贫血、溶血性贫血、骨髓增生异常综合征、缺铁性贫血等
球形红细胞	遗传性球形细胞增多症、自身免疫性溶血性贫血、异常血红蛋白病
椭圆形红细胞	遗传性椭圆形红细胞增多症、溶血性贫血、骨髓增生异常综合征等
靶形红细胞	各种低色素性贫血,尤其是珠蛋白生成障碍性贫血;阻塞性黄疸、脾切除后、肝病等
泪滴形细胞	骨髓纤维化、骨髓病性贫血、微血管病性贫血、制片不当等
裂片红细胞	弥散性血管内凝血、微血管病性溶血性贫血、严重烧伤等
红细胞形态不整	某些感染、严重贫血等
低色素性红细胞	缺铁性贫血、珠蛋白生成障碍性贫血、铁粒幼细胞性贫血、某些血红蛋白病等
多色性红细胞	各种增生性贫血、涂片过厚或陈旧、染液过浓等
有核红细胞	溶血性贫血、白血病、严重缺氧、骨髓转移性肿瘤等
红细胞缗钱状形成	多发性骨髓瘤、巨球蛋白血症、涂片过厚等

1. 红细胞大小 红细胞大小异常包括小红细胞、大红细胞、巨红细胞、红细胞大小不均等。

（1）小红细胞（microcyte）：红细胞直径小于 6μm,见于低色素性贫血,如缺铁性贫血、环形铁粒幼细胞性贫血、慢性炎症性贫血等。

（2）大红细胞（macrocyte）和巨红细胞（megalocyte）：大红细胞是指直径大于 9μm 的红细胞,见于严重的溶血性贫血、急性失血性贫血、巨幼细胞贫血、肝脏疾病、骨髓增生异常综合征、再生障碍性贫血治疗后。巨红细胞是指直径大于 15μm 的红细胞,见于叶酸和（或）维生素 B_{12} 缺乏所致的巨幼细胞贫血。

（3）红细胞大小不均（anisocytosis）：红细胞大小相差悬殊,直径可相差1倍以上,见于病理性造血,反映骨髓中红细胞系增生明显旺盛。在增生性贫血如低色素性贫血、溶血性贫血、失血性贫血等贫血达中度以上时,均可见某种程度的红细胞大小不均,而在巨幼细胞贫血、骨髓增生异常综合征时最为明显。

2. 红细胞形状 是指红细胞的外观形状。红细胞形状的改变包括球形红细胞、椭圆形红细胞、靶形红细胞、大卵圆形红细胞、大圆形红细胞、泪滴形红细胞、裂片红细胞、红细胞形态不整等改变。

（1）球形红细胞：直径小于 $6\mu m$，厚度大于 $2\mu m$，呈圆球形，着色深，中央淡染区消失。遗传性球形细胞增多症此种细胞明显增多。自身免疫性溶血性贫血、其他溶血性贫血、骨髓增生异常综合征等，涂片中的球形红细胞也可轻至中度增多。

（2）椭圆形红细胞：细胞宽径/细胞长径 <0.78，细胞外观呈椭圆形或杆状。健康人的外周血涂片中仅可见约1%椭圆形细胞，严重贫血时可达15%。椭圆形红细胞高于25%时，对遗传性椭圆形红细胞增多症的诊断具有重要价值。骨髓增生异常综合征、骨髓纤维化时也常可见到较明显的增多。巨幼细胞贫血、低色素性贫血可见到数量不等的椭圆形红细胞。

（3）靶形细胞（target cell）：此种细胞的中央淡染区扩大，但中心部位因有部分色素存留而深染，状似射击的靶标。见于地中海贫血、异常血红蛋白病、缺铁性贫血、其他溶血性贫血及脾切除后等。

（4）泪滴形红细胞（dacryocyte，tear drop cell）：细胞呈泪滴状或手镜状。见于骨髓纤维化，为本病的特点之一。也可见于地中海贫血、溶血性贫血等。

（5）裂片红细胞（schistocyte）：也称作红细胞碎片，是因红细胞受到机械性损伤后形成的大小不一、外形不规则的红细胞的总称。形态上可被识别的裂片红细胞有尖角形、刺形、盔形、三角形、小球形等。健康人小于 0.3%，婴儿0.3%～1.9%。常见于各种原因引起的机械性溶血，如弥散性血管内溶血、血栓性血小板减少性紫癜、烧伤。地中海贫血、遗传性椭圆形红细胞增多症、巨幼细胞贫血、缺铁性贫血等也可见裂片红细胞增多。

（6）大卵圆形红细胞：是指呈卵圆形的大红细胞。巨幼细胞贫血以此种形态的红细胞为主或明显增多。遗传性椭圆形红细胞增多症也可见增多。

（7）大圆形红细胞：是指呈圆形的大红细胞。常见于骨髓增生异常综合征等病态造血及再生障碍性贫血治疗后。

（8）棘形红细胞（echinocyte）：细胞外周呈钝锯齿状突起。见于棘形红细胞增多、红细胞皱缩等。

（9）靴刺形红细胞（acanthocyte，spur cell）：见于肝硬化、脂质代谢异常等。

（10）红细胞形态不整（poikilocytosis）：是指多种形态学异常改变的红细胞同时存在，红细胞可呈梨形、泪滴形、新月形、长圆形、哑铃形、逗点形、三角形、盔形、球形及靶形等。见于机械或物理因素所致的红细胞破坏，如弥散性血管内凝血、血栓性血小板减少性紫癜等引起的微血管病性溶血性贫血。

3. 红细胞染色反应　红细胞的染色反应主要受胞浆中的血红蛋白量、RNA含量及其分布的影响。

(1)正常色素性红细胞:中央有生理性淡染区,小于细胞直径的1/3。健康人、再生障碍性贫血、溶血性贫血、急性失血性贫血、骨髓病性贫血等的红细胞属正常色素性。

(2)低色素性红细胞:红细胞着色浅,中央淡染区扩大,提示红细胞中的血红蛋白浓度减低。常见于缺铁性贫血、地中海贫血、铁粒幼细胞性贫血、某些血红蛋白病等。

(3)嗜多色性红细胞:红细胞被染成淡灰蓝或紫灰色,且着色不均,是一种刚脱核而未完全成熟的红细胞,体积较正常红细胞稍大,相当于网织红细胞。在健康人外周血中可找到少量嗜多色性红细胞,其增多反映骨髓造血功能活跃,红系增生旺盛,见于增生性贫血,尤其是溶血性贫血。

(4)嗜碱性红细胞:红细胞被染成相对均匀的蓝色或淡蓝色,体积一般较正常红细胞大,是早期幼红细胞脱核而形成。其增多一般反映骨髓红系造血功能活跃。

4. 红细胞结构异常　正常成熟的红细胞无核、胞质内不含任何有形态结构的物质。病理情况下可见嗜碱性点彩、H-J小体、Cabot环等结构异常红细胞及有核红细胞。

(1)嗜碱性点彩:红细胞内有散在的大小和数量不一的深蓝色颗粒,称嗜碱性点彩。颗粒可能为胞质中的核糖体发生聚集变性所致。点彩红细胞在健康人血片中极少,其增多表示骨髓中红系增生旺盛并伴有紊乱现象,见于增生性贫血、巨幼细胞贫血及骨髓纤维化等。在铅、汞、锌、铋等重金属中毒时,因红细胞膜受重金属损伤后,胞质中的核糖体发生聚集变性,点彩红细胞也明显增多,常作为铅中毒诊断的重要指标之一。

(2)H-J小体(Howell Jolly body):为紫红色圆形小体,大小$1 \sim 2\mu m$,位于成熟红细胞或分化较成熟的幼红细胞胞浆中,1个或多个,此小体可能是幼红细胞在核分裂过程中出现的一种异常染色质。常见于溶血性贫血、巨幼细胞贫血、脾切除后、红白血病、骨髓增生异常综合征等。

(3)Cabot环(Cabot ring):在红细胞中出现的一种紫红色呈圆形或8字形细线状环,其来源及性质未明。曾被认为是核膜的残留物,现认为可能是纺锤体的残余物或是胞浆中脂蛋白变性所致。常与H-J小体同时出现,见于溶血性贫血、巨幼细胞贫血、脾切除后或铅中毒等。

(4)有核红细胞:健康成人外周血中很难见到有核红细胞,成人外周血中出现有核红细胞均属病理现象。可见于增生性贫血、急性失血性贫血、巨幼细胞贫血、严重的低色素性贫血。以出现晚幼红细胞或中幼红细胞为多见,表示骨髓中红系增生明显活跃。

5. 红细胞分布异常　生理状态下的红细胞在制备良好的血液涂片中独立存在,分布均匀,较少重叠和聚集。在病理情况下可因血浆成分改变、红细胞膜表面电荷改变、出现抗红细胞抗体等导致红细胞分布异常。

(1)红细胞缗钱状形成:红细胞呈串状叠连似缗钱状。主要是因血液中的球蛋白、纤维蛋白原增高,使红细胞表面电荷发生改变,而促使其互相联结呈缗钱状。常见于多发性骨髓瘤、巨球蛋白血症、高纤维蛋白原血症。

(2)红细胞凝集:是指血涂片中红细胞的不规则聚集。见于自身免疫性溶血性贫血、冷凝集素综合征等。

第二节　白细胞相关指标

一、概述

血液中的白细胞主要包括在生理状态下存在的发育成熟的各种粒细胞、淋巴细胞和单核细胞,以及在病理情况下可能出现的未分化成熟的各阶段粒细胞、淋巴细胞、单核细胞和其他血液有核细胞,但有核红细胞不包括在内。多种原因引起的各种类型的白细胞数量的改变不仅可以反映在白细胞分类计数结果上,也会在不同程度上引起白细胞总数的改变,但在多数情况下,白细胞数量的减少或增高主要是由中性粒细胞或淋巴细胞数量的改变引起的。白细胞参数包括白细胞总数、各种白细胞的分类计数及白细胞形态等。

白细胞相关指标的检测常用于:感染性疾病的诊断及鉴别诊断;非感染性炎症、组织损伤、急性中毒的诊断及鉴别诊断;白血病的分型诊断及疗效观察;肿瘤性疾病的放疗和化疗观察;白细胞减少症和粒细胞缺乏症的诊断等。

二、检验项目

(一) 白细胞总数

白细胞总数是指定量测定在一定容积的全血中含有的白细胞数量,目前临床上常以每升全血中的白细胞数量报告结果。

1. 原理　外周血白细胞主要包括中性粒细胞(neutrophil,N)、淋巴细胞(lymphocyte,L)、单核细胞(monocyte,M)、嗜酸性粒细胞(eosinophil,E)、嗜碱性粒细胞(basophil,B)五个分类。粒细胞是从骨髓中多能造血干细胞增殖分化而来,经过原始粒细胞、早幼粒细胞、中幼粒细胞、晚幼粒细胞阶段的增殖、分化、成熟而发育成成熟的杆状核粒细胞及分叶核粒细胞。单核细胞是从骨髓中造血干细胞增殖分化而来,经过原始单核细胞、幼稚单核细胞阶段的增殖、分化、成熟而发育成成熟的单核细胞。淋巴细胞由骨髓中多能造血干细胞增殖分化为淋巴系干细胞后分化发育而来,包括 T 淋巴细胞、B 淋巴细胞、NK 细胞。血液中的白细胞总数和各类型白细胞数量在生理过程中保持相对的稳定,是细胞增殖、分化、发育、成熟与细胞利用、破坏、衰老、清除之间达成相对的动态平衡的结果。在病理过程中,感染、炎症、肿瘤、化学损伤、物理损伤等多种因素可引起白细胞总数和各类型白细胞数量的变化。

2. 方法　血液白细胞计数方法有显微镜计数法和血细胞分析仪法。后者更常用,而前者则作为参考方法用于血液细胞分析仪的复检。

3. 参考范围　新生儿:$(15 \sim 20) \times 10^9/L$;6 个月 ~ 12 岁:$(11 \sim 12) \times 10^9/L$;成人:$(4 \sim 10) \times 10^9/L$。

4. 应用评价　白细胞计数对感染性疾病的诊断、鉴别诊断;非感染性炎症、组织损伤、急性中毒的诊断及鉴别诊断;白血病的诊断疗效观察具有非常重要的临床应用价值,是临床上最重要、最常用的实验室检查指标。白细胞总数有波动变化,在活动后、情绪激动、高温、寒冷等情况下常增高,临床应用时应加以鉴别。

用于白细胞分类计数的血液标本包括床边制备的非抗凝新鲜全血涂片和用 EDTA 盐抗凝的全血标本。其他抗凝剂抗凝的血液标本一般不用于白细胞分类计数。

(二)白细胞分类计数

白细胞分类计数可分为绝对值分类计数和百分相对值分类计数。绝对值分类计数是指分别定量计数单位容积的全血中含有的各种白细胞分类数,而百分相对值分类计数是计算在一定数量的白细胞中各种类型的白细胞所占的百分比例。

1. 原理　同白细胞总数。

2. 方法　包括显微镜计数法、血液细胞分析仪法和数字化图像分析。显微镜计数法是对瑞氏染色的血涂片,在显微镜下根据细胞的形态学特点进行白细胞分类计数。该法对细胞的识别准确,可同时观察细胞的形态变化,是白细胞分类的可靠方法。血细胞分析仪法是采用物理和化学的方法在血液细胞分析仪上自动进行白细胞总数及其分类计数。依据仪器类型的不同、分析原理的不同可将白细胞分成两群、三群及五类。数字化图像分析是基于自动模式进行识别的神经网络分析方法运行的,它通过自动涂片、染色、细胞图像获取后,对白细胞进行自动识别和分类,并将细胞形态显示在显示屏上。

3. 参考范围(表1-5)

表1-5 各类白细胞参考范围

白细胞分类	百分相对数/%	绝对值/(×10^9/L)
中性杆状核粒细胞	0~5	0.04~0.05
中性分叶核粒细胞	50~70	2.0~7.0
淋巴细胞	20~40	0.8~4.0
单核细胞	3~8	0.1~0.8
嗜酸性粒细胞	0.5~5	0.05~0.5
嗜碱性粒细胞	0~1	0~0.1

4. 应用评价　白细胞分类计数对感染性疾病的诊断、鉴别诊断;非感染性炎症、组织损伤、急性中毒的诊断及鉴别诊断;白血病的诊断、分型诊断、疗效观察具有非常重要的临床应用价值,是临床上最重要、最常用的实验室检查指标。

用于白细胞分类计数的血液标本包括床边制备的非抗凝新鲜血涂片和用EDTA盐抗凝的全血标本。其他抗凝剂抗凝的血液标本一般不用于白细胞分类计数。

临床上应用血液细胞分析仪测定的白细胞分类结果时,不能简单、直接地应用,必须密切结合临床资料、全血细胞计数结果、血细胞直方图和警示信息进行综合分析后有选择地应用,必要时须进行染色后显微镜下白细胞分类。目前,临床实验室一般先用血细胞分析仪对白细胞分类计数进行筛查,异常结果须进一步用显微镜法分类计数白细胞,并观察其形态。

(三)白细胞形态检查

白细胞形态检查是指血涂片染色后,在显微镜下观察有无幼稚细胞及白细胞形态变化。白细胞形态检查,对血液系统疾病的诊断、鉴别诊断;对感染性疾病的诊断、鉴别诊断、病情病程判定等具有重要意义。

1. 原理　细胞的基本形态结构包括细胞核、细胞质、细胞膜。病理过程中细胞核的大小、形状,核膜的形态(光滑、规则、不规则),染色质的结构(网状、颗粒状、块状)、分布(细致/粗糙、疏松/致密、分散/聚集、均匀/不均匀)、含量(着色深浅),核仁(数量、大小、形状、清晰程度),细胞质的量、着色、颗粒形态特点(有无、大小、多少、分布),细胞整体形态(大小、形状、边缘、核/质比)可能发生某些和某种程度的改变。这些细胞形态的改变与不同疾病的类型、病理改变、致病因素存在不同程度的相关或联系。

2. 方法　显微镜检查法,经瑞氏染色或瑞－姬染色的血涂片,在显微镜下观察白细胞的形态变化,并同时检查是否出现幼稚细胞及其他病理成分。

3. 应用评价　白细胞形态检查可以用于细菌感染的严重程度的判定;白血病的诊断、鉴别诊断;传染性单核细胞增多症的形态学诊断;恶性组织细胞病的辅助诊断;放射性损伤的诊断等。

白细胞形态在不同的病理情况下,细胞的数量、形态结构可能发生不同类型、不同程度的变化,甚至出现异常的细胞。因此,白细胞形态学检查对于某些疾病的诊断、鉴别诊断、病情判定和预后估计具有重要意义。

三、临床思路

许多临床疾病和病理过程可引起白细胞数量的改变,常见病因见表1－6。

表1－6　白细胞分类计数异常的常见病因

淋巴细胞增多	淋巴细胞减少
病毒感染	放射线或化学物质接触
急、慢性传染病	肾上腺皮质激素、烷化剂
急性淋巴细胞白血病	先天性免疫缺陷性疾病
慢性淋巴细胞白血病	后天获得性免疫缺陷综合征
淋巴系恶性肿瘤	
化疗药物或骨髓移植后	
再生障碍性贫血	
中性粒细胞增多	**中性粒细胞减少**
药物因素	粒细胞成熟障碍
组织损伤或坏死	粒细胞分布异常
感染或炎症	病毒感染或细菌感染
内分泌疾病	物理、化学因素
中毒(内、外源)	继发于其他疾病
急性溶血或失血	药物因素
急性髓性白血病	急性白血病
慢性粒细胞白血病	骨髓增生异常综合征
骨髓增殖性疾病	再生障碍性贫血
实体瘤(消化道肿瘤)	巨幼细胞贫血

续表

骨髓转移癌
恶性组织细胞病
骨髓纤维化

嗜酸性粒细胞增多	嗜酸性粒细胞减少
过敏或变态反应性疾病	肾上腺皮质激素分泌增多
传染性疾病(结核、艾滋病)	药物因素
感染性疾病(念珠菌)	
寄生虫病	
风湿性疾病	
慢性粒细胞白血病	
淋巴瘤	
真性红细胞增多症	
实体瘤骨髓移植	
药物(喹诺酮类抗生素)	
家族性嗜酸性粒细胞增多	
免疫缺陷综合征	
移植物抗宿主病	
骨髓增生异常综合征	
嗜酸性粒细胞增多综合征	
Churg-strauss 综合征	
特发性嗜酸性粒细胞增多综合征	

单核细胞增多	嗜碱性粒细胞增多
传染病(疟疾、肺结核)	慢性粒细胞白血病
寄生虫病(黑热病)	慢性溶血性疾病
急性感染的恢复期	骨髓纤维化
急性传染病的恢复期	脾切除术后
肿瘤放、化疗后	急性嗜碱性粒细胞白血病
急性单核细胞白血病	传染性疾病(水痘、天花、结核)
慢性粒、单核细胞白血病	恶性肿瘤骨髓转移
	过敏性疾病(药物、食物)
	风湿性疾病(类风湿关节炎)

（一）白细胞减少

1. 生理性白细胞减少 在疾病治疗过程中体液入量过多，血液稀释时，可使白细胞总数相对减少。部分患者白细胞总数轻度减少，病程长达 10 多年，没有任何不适症状，呈现良性经过，称慢性良性白细胞减少。也有的患者白细胞减少有明显周期规律，亦无临床症状，多与体内生理因素变化有关，称周期性白细胞减少。

2. 白细胞分布异常 自骨髓干细胞发育为成熟的白细胞要经过分裂池、成熟池、储存池和功能池四个阶段。其中前三个阶段均在骨髓中完成。通常检测的外周血白细胞，特指进入功能池以后的细胞。

（1）功能池白细胞减少：某些生理因素和病理因素致使骨髓中的白细胞进入功能池数量减少，导致外周血白细胞计数减低。这种释放功能障碍的机制比较复杂，涉及一系列细胞因子的调控作用，这里不做详细分析。

（2）循环池白细胞减少：进入功能池后的白细胞只有 50% 进入血循环（循环池），其余 50% 则贴附在毛细血管壁上（边缘池），两类细胞根据机体免疫功能状态随机交换。若采集标本时贴壁的白细胞过多，则血循环中白细胞数就会减少。

上述两种白细胞减少的原因是细胞分布异常，实际上白细胞数量是正常的，骨髓穿刺的结果也证实白细胞增生、成熟均无障碍，故临床称为假性白细胞减少。确诊试验有两个。

◈ 肾上腺素试验：皮下注射肾上腺素 0.3mg，注射前与注射后 0.5～1 小时分别各查一次白细胞数对比，若注射后较注射前增加 2.5×10^9/L 以上或注射后达到参考范围下限或以上，则支持诊断。

◈ 肾上腺皮质激素试验：方法和判定标准同肾上腺素试验，只是将皮下注射肾上腺素改为顿服泼尼松 60mg。

3. 药物因素

（1）化疗药与免疫抑制剂：所有化疗药和多数免疫抑制剂均可使外周血白细胞减少。药物既可直接杀伤成熟的白细胞，也可以抑制骨髓造血功能。在各类白细胞中，以中性粒细胞减少最为显著。

（2）抗生素：β-内酰胺类抗生素、氯霉素、磺胺类等临床常用的治疗细菌感染的药物，氟康唑、两性霉素 B 等抗真菌药，以及治疗厌氧菌感染的甲硝唑、替硝唑、膦甲酸钠等，均因其对白细胞成熟有抑制作用而使外周血白细胞减少。

（3）其他：包括常用的抗甲状腺素药（他巴唑、丙基硫氧嘧啶）、抗结核药（利福平、乙胺丁醇、异烟肼）、解热镇痛剂、镇静安眠药等。

4. 继发性减少 自身免疫性疾病（如甲状腺功能亢进）、风湿性疾病（如干燥综合征、系统性红斑狼疮、类风湿关节炎)、代谢性疾病、过敏性疾病、脾功能亢进和恶性肿瘤等的急性期和疾病晚期继发白细胞减少,也可以同时伴红细胞和血小板减少。

5. 物理、化学因素　短期内大量或长期持续少量接触放射线、同位素或有毒的化工产品,可致白细胞总数及中性粒细胞减少。虽然有些接触史与职业有关,但似乎个体之间对上述物质的敏感性差异很大。职业和有毒物质接触史可为诊断提供帮助。骨髓细胞学检查有两种结果有临床意义:①增生降低;②某系原始细胞轻度增加。前者提示可能发展为再生障碍性贫血,后者则应警惕发展为白血病。

6. 感染和炎症

(1)传染病:流感、麻疹、肝炎、水痘、风疹、疱疹等病毒性传染病所致的中性粒细胞减少多伴有淋巴细胞增多,血清病毒抗体 IgM、IgG 增高是诊断依据。

(2)细菌:绝大多数 G^- 杆菌和严重的 G^+ 杆菌感染,尤其是发生败血症时,可出现白细胞总数明显减少。此时临床症状和病史多比较典型(如青少年多见、起病急、病情重、高热、寒战等),其感染部位以腹腔(胆道、肠道、胰腺)和盆腔(肾、泌尿道、子宫、卵巢)为主。白细胞减少的原因为病原菌毒素抑制了骨髓造血功能和大量白细胞在吞噬微生物时破坏增加。同时,也提示抗生素控制炎症的效果不明显。化验检查的重点有两个方面:①确定感染部位和病原菌种类。根据症状可以选择胸片、B 超、CT 及痰、尿、便培养等,若已怀疑菌血症存在,则必须在患者体温 >38.5℃、最好是抗生素治疗前做两次以上血培养和药敏试验,必要时,可同时做骨髓培养。②明确白细胞、中性粒细胞减少的原因。仅从外周血不好判定。严重的感染,可以出现少量幼稚细胞,但要与白血病鉴别,只能靠骨髓穿刺检查。此时中性粒细胞碱性磷酸酶对诊断帮助不大,因为白细胞数过低,阳性率只能参考。

(3)病毒:几乎所有严重的病毒感染对外周血的影响都表现为血细胞总数减少、中性粒细胞比例减少。不同的病毒对脏器的亲和力不同,故引发的临床症状也各异。EB 病毒感染时,临床症状与传染性单核细胞增多症类似,巨细胞病毒以间质性肺炎为主,疱疹类病毒对神经系统亲和力很强,典型的例子是带状疱疹病毒、呼吸道合胞病毒多寄生在鼻、咽等部位,而肠道感染则多由柯萨奇病毒和流感病毒所致。目前确诊病毒感染的实验室检查仍多为检测血清抗体水平,从人体分泌液或血液中直接分离病毒尚不能完全用于临床,故除血象、骨髓象和病毒抗体外,确诊还需结合临床症状、体征和相关的影像学检查。

7. 中性粒细胞明显减少　常见于造血功能停滞、粒细胞缺乏症等。

(1)造血功能停滞:严重的病原菌感染,可产生大量多种内、外毒素和类毒素,这些病原菌本身和分解产物在体内大量蓄积,可明显抑制骨髓造血功能。临床实践中以青壮年多见,病史典型、体征明显、感染灶多明确。实验室检查结果与前面提到的类白血病反应是同一病因但却表现为不同的血象,类白血病反应为骨髓增生明显活跃,外周血白细胞明显增高,并出现核左移,而造血功能停滞则恰恰相反。

◎ 外周血白细胞减低:白细胞总数及各类白细胞百分比均减低,不伴红细胞和血小板减少。

◎ 白细胞形态变化:镜下所见白细胞胞质有空泡变性和中毒颗粒。

◎ 骨髓象检查:表现为一系或三系造血功能异常。突出的特点是分化阻滞,即原始和早期幼稚细胞(原始粒细胞、原始红细胞、原始巨核细胞)在参考范围,而晚期幼稚细胞和成熟细胞几乎没有,骨髓表现为增生活跃或减低,细胞成熟和发育障碍。

(2)粒细胞缺乏:当外周血白细胞 $< 4 \times 10^9/L$ 时称为白细胞减少,其中性粒细胞绝对值 $< 2 \times 10^9/L$ 时称中性粒细胞减少,而当外周血中粒细胞绝对值 $< 0.5 \times 10^9/L$ 时称粒细胞缺乏。造成这种情况的原因很多,白血病、再生障碍性贫血、中毒、化疗和骨髓移植均可以。主要致病因素有以下两种。

◎ 感染:严重感染造成的造血功能停滞持续发展或不能恢复,则可致粒细胞缺乏。

◎ 药物:几乎所有自身免疫性疾病,在治疗过程中均可出现药物引起的粒细胞缺乏,有些药物并不属于化疗药物或免疫抑制剂,如他巴唑、丙基硫氧嘧啶治疗甲亢,解热镇痛剂治疗头痛等。即使是免疫抑制剂,用药目的也与化疗不同,如硫唑嘌呤治疗多发性硬化、甲氨蝶呤治疗干燥综合征和环磷酰胺治疗肾炎。化验结果为白细胞总数和中性粒细胞严重减少,淋巴细胞正常或同时减少,血红蛋白和血小板轻度减少,骨髓中粒系增生低下,各阶段粒细胞缺如,红系和巨核系多正常或轻度减少。

8. 白细胞、红细胞、血小板同时减少——急性白血病 所有类型的急性白血病,无论是急性淋巴细胞白血病还是急性非淋巴细胞白血病,就白细胞总数而言,可以增多、正常或减少。单纯分析外周血象,有时难与再生障碍性贫血进行鉴别。骨髓象是鉴别外周血三系减少型的白血病与再生障碍性贫血的主要依据。外周血白细胞减少,但骨髓增生极度活跃,其中必有一类白细胞(粒系或单核系)恶性增生,其原始细胞数增多。当外周血表现为三系减少,白细胞分类的百分比异常,同时出现幼稚细胞时,要警惕白血病。

9. 淋巴细胞减少——免疫缺陷综合征 分为先天性和后天性免疫缺陷症。前者主要是 B 淋巴细胞功能减低,典型的疾病为低免疫球蛋白血症,后者则主要为 T 淋巴细胞数量减少和功能异常,代表性疾病是获得性免疫缺陷病(如艾滋病)及器官移植术后应用抗排斥药物等。此综合征导致机体免疫功能明显降低,其临床表现为长期、慢性、反复而不易控制的感染。特别是条件致病菌(如原虫、真菌)的感染。检验重点分为血清免疫球蛋白总量和各种免疫球蛋白含量检测用于诊断先天性免疫缺陷,尤其是血清 IgG、IgM 和 IgA 水平。T 淋巴细胞总数、T 淋巴细胞亚群数量是诊断后天性免疫缺陷的重要方法,特别是 CD4 和 CD8 细胞数及比值。T 淋巴细胞数量减少、辅助性 T 淋巴细胞和自然杀伤性 T 淋巴细胞功能低下,结合外周血淋巴细胞和骨髓中淋巴细胞数量,对后天性免疫缺陷可以做出初步判断。

10. 白细胞减少伴幼稚粒细胞增多——骨髓增生异常综合征　骨髓增生异常综合征(myelodysplastic syndrome,MDS),是一组临床表现和外周血象变化多样的综合征。这里仅讨论与白细胞减少有关的伴原始细胞增多的难治性贫血和白血病转化的难治性贫血两型。其他类型的 MDS 在相关章节讨论。

这两种类型的共同临床表现为严重的贫血症状、出血倾向、继发感染,体检可有肝、脾大和胸骨压痛。外周血中白细胞或伴红细胞、血小板减少,幼稚细胞可有可无。若未找到幼稚细胞,其外周血象酷似再生障碍性贫血;若出现幼稚细胞,则很难与白细胞减少的白血病相鉴别。明确和鉴别诊断的重要指标是骨髓象检查,主要表现如下。

(1)增生明显活跃或极度活跃:外周血一系或两系细胞减少,而骨髓出现极度增生。据此可以除外再生障碍性贫血。

(2)粒系恶性增生:原、幼细胞数在 5% ~29% ,又达不到白血病诊断标准。

(3)病态造血:粒、红两系可呈现巨大细胞,类似巨幼细胞贫血,巨核细胞形态改变呈现小巨核。

(4)骨髓活检:幼稚前体细胞异常定位(即 3,5 成簇的原幼细胞位于小梁旁区)、网硬蛋白增加,这是 MDS 特征性改变。

(5)多数患者可有染色体异常。

11. 白细胞减少伴幼粒、幼红、幼巨核增多——骨髓纤维化　骨髓纤维化分原发和继发两种。前者原因不明,后者常继发于慢性粒细胞白血病或原发性血小板增多症等骨髓增殖性疾病的晚期。起病隐匿、进展缓慢,多在中年以后发病。贫血是常见症状,脾大是重要体征。患者就诊时往往巨脾达盆腔。骨髓纤维组织明显增生、造血功能极度低下而髓外(肝、脾、淋巴结)造血活跃。

(1)血象:三系(粒系、红系、巨核系)减少,同时出现三系幼稚细胞(幼粒、幼红、幼巨核),与白血病外周血出现幼稚细胞不同,白血病绝大多数只是某一系原始细胞(如原始粒细胞或淋巴细胞),几乎没有幼粒、幼红、幼巨核细胞同时出现的情况。红细胞形态如泪滴状,对诊断有特异性价值。

（2）骨髓象：因骨髓纤维化致骨质坚硬，穿刺往往出现干抽，导致制片失败。骨髓病理活检可见到非均匀一致的纤维组织增生及纤维化，这是确诊依据。对早期和轻度纤维化，可做骨髓嗜银染色。

（3）脾穿刺细胞学检查：可见幼粒、幼红、幼巨核细胞，提示脾造血存在。

（二）白细胞增高

1. 中性粒细胞生理性增多

（1）中性粒细胞在 24 小时当中有生理性波动。下午较上午高，耳血较末梢指血高。

（2）6 岁以下的儿童，淋巴细胞所占比例增多，甚至可高达 50%，随着年龄增长，逐步恢复正常百分比。

（3）剧烈活动、情绪变化、血液浓缩（恶心、呕吐、腹泻、中毒）等情况及妊娠期妇女，均可导致中性粒细胞增多或同时伴白细胞总数增多。

2. 药物因素引起白细胞增多

（1）肾上腺皮质激素、雄性激素（康力龙、丙酸睾丸酮）、弱性激素（达那唑）等可致外周血白细胞总数及中性粒细胞比例增多。

（2）粒/单细胞集落刺激因子及巨核细胞集落刺激因子可致粒/单及白细胞总数明显增多。

（3）喹诺酮抗生素则可使嗜酸性粒细胞百分比增多，生物制剂（如白介素-2）可使淋巴细胞比例增多，使用药物化疗后，在骨髓恢复期（一般为停药后 15 天内）可出现单核细胞百分比增多。详细询问用药史，可基本明确病因，且上述情况多为一过性，停药后可恢复。

3. 继发性中性粒细胞增多

（1）组织损伤：外伤、创伤、烧伤、心肌梗死、脑梗死、脑出血、肺栓塞等引起组织坏死时，在发病后 12～36 小时内白细胞总数及中性粒细胞百分比有不同程度增高。心电图、心肌酶、头颅影像学检查（脑 CT/MRI）是必不可缺的诊断依据。

（2）中毒：包括外源性（化学物质和食物）、内源性（糖尿病、尿毒症）、生物源性（昆虫、毒蛇）和植物性毒素。详细的病史询问、环境和职业因素、既往慢性病史可提供诊断线索，基本的生化过筛（血、尿、便常规，血糖、血肌酐、尿素氮等）和分泌物、排泄物、毒物、微生物检测、培养等可为中毒的类型提供关键、可靠的诊断依据。

4. 继发性嗜酸性粒细胞增多 成熟的嗜酸性粒细胞在外周血中所占比例

很少,绝对值 $< 0.5 \times 10^9/L$,只占全身嗜酸性粒细胞总数的1%,其余大部分存在于骨髓和组织中。此类细胞与免疫系统关系密切,参与抗原、抗原抗体复合物的吞噬并释放过敏反应物质,其数量变化多与机体免疫反应状态有关。该细胞在外周血中昼夜生理差异非常明显,凌晨3时最高,比上午8时高30%,上午9~10时最低。根据其所占白细胞总数百分比分为轻度增多(百分比 <15%,绝对值 $<1.5 \times 10^9/L$)、中度增多〔百分比15%~49%,绝对值 $(1.5 \sim 5.0) \times 10^9/L$〕、重度增多(百分比50%~90%,绝对值 $>5.0 \times 10^9/L$)。

引起继发性嗜酸性粒细胞增多的原因包括以下方面。

(1)过敏反应:食物类(鱼、虾、蟹、海参、甲鱼、羊肉等)、异体蛋白(血浆、血液、疫苗及血浆制品)、植物或寄生虫(花粉、螨虫、柳絮、动物皮毛和分泌物、肠道寄生虫等)均为常见过敏原。尤其近几年,随着饲养宠物者不断增加,由动物分泌物和皮毛导致嗜酸性粒细胞增多很常见。一般认为,肠道中成虫不引起嗜酸性粒细胞增多,当蚴虫移行侵入脏器破坏肠黏膜时则可致血中嗜酸性粒细胞增多。除了季节、宠物接触史和过敏史外,疑为过敏因素致嗜酸性粒细胞增多时,可常规行过敏原检测。

(2)免疫功能失调:对于器官移植后处于排异反应期患者及高 IgA、IgE 血症患者,血清抗体测定是明确嗜酸性粒细胞增多的重要检查和诊断依据。

(3)风湿性疾病:系统性红斑狼疮、干燥综合征、类风湿关节炎均可继发嗜酸性粒细胞增多。抗核抗体(ANA)、免疫印记(ENA)、类风湿因子检查为过筛试验,但结果阴性也不能完全排除风湿病诊断。

5. 中性粒细胞增多为主

(1)感染与炎症:是临床常见的原因之一。多种病原微生物感染均可致中性粒细胞增多,包括 G^+ 球菌、某些杆菌(大肠杆菌、铜绿假单胞菌、真菌)、病毒(乙型脑炎病毒)、螺旋体(梅毒)。上述情况多有相应的临床症状(如咳嗽、咳痰、尿痛、腹痛)和腹部体征(如阑尾炎时麦氏点压痛)。

(2)类白血病反应:严重的感染,当其治疗效果不佳或发生败血症时,外周血白细胞明显增多,可达 $(20 \sim 30) \times 10^9/L$,中性粒细胞比例高达80%~90%,核左移并出现早幼粒、中幼粒、晚幼粒细胞,外周血象酷似白血病,故称为类白血病反应。这种情况需要与白血病相鉴别。类白血病反应的特点如下。

◇ 感染病史明确,症状典型:如寒战、高热、咳嗽、咳痰、胸痛或腹痛、腹泻或尿痛、尿急等。

◇ 体征明显:如扁桃体肿大、化脓,肺部啰音,胆囊肿大、压痛等。

◇ 实验室检查多有阳性发现,如胸片提示肺炎、B超提示胆囊炎、血培养生长细菌。

◈ 虽外周血白细胞总数明显增多,但很少大于$30 \times 10^9/L$,外周血出现幼稚细胞但无嗜酸、嗜碱性粒细胞增多。

◈ 中性粒细胞碱性磷酸酶积分(NAP)明显增高。

◈ 骨髓穿刺检查:骨髓增生活跃,尽管外周血有幼稚细胞,但骨髓中原始粒细胞比例正常,只是中幼粒和晚幼粒比例可轻度增多,并可在杆状、分叶核细胞中找到"中毒颗粒"。骨穿结果非常重要,是白血病与类白血病反应相鉴别的最可靠的实验室检查。

(3)失血或溶血:短期内血液大量丢失(脾破裂、消化道大出血、输卵管妊娠破裂)或急性红细胞破坏过多(各种原因导致溶血急性发作),可促进骨髓造血功能代偿性增加并促进骨髓中贮存的细胞释放入外周血,使血细胞一过性增多。

(4)肿瘤:实体瘤,特别是某些消化道肿瘤可产生促白细胞刺激因子,肿瘤的分解产物也可促使骨髓中白细胞释放入血。

6. 嗜酸性粒细胞增多为主

(1)传染性疾病:传染性单核细胞增多症、结核病、艾滋病、念珠菌感染等可致嗜酸性粒细胞增多。多数传染病的感染期嗜酸性粒细胞减少而恢复期嗜酸性粒细胞增多,但猩红热急性感染期其嗜酸性粒细胞增多。传染病流行区居住或密切接触史、吸毒史应作为排除诊断的依据。

(2)血液病:如慢性粒细胞白血病、淋巴瘤、多发性骨髓瘤、恶性组织细胞病、真性红细胞增多症、转移至骨和浆膜下或有中心坏死灶的肿瘤均可引起嗜酸性粒细胞增多。

(3)嗜酸性粒细胞增多综合征:这是一组临床经过可急、可慢,性质可良、可恶,累及一个或多个脏器的疾病总称。根据受累脏器的不同,分为以下几种。

◈ 伴呼吸系统症状——肺嗜酸性粒细胞浸润:主要特征为外周血嗜酸性粒细胞增多伴不同程度、不同时限的呼吸道症状和肺浸润。临床工作中又根据症状和病程等分为五个亚型。①Löffler综合征:指肺部游走中低密度阴影伴痰嗜酸性粒细胞增多;②慢性持久型:症状同上,但有周期性波动,病程甚至可长达数年;③慢性哮喘型:嗜酸性粒细胞增多伴慢性哮喘,其病因多为烟曲霉过敏;④热带型:多见于热带、亚热带,有发热、咳嗽、胸痛、哮喘等症状;⑤流行型:也称暴发性或传染性嗜酸性粒细胞增多症,起病急,症状与热带型相似。血中嗜酸性粒细胞明显增多,胸片或胸部CT证实肺部病变的部位不固定,而呈此起彼伏的游走性特征,痰中可找到大量嗜酸性粒细胞。

◈ 伴消化系统症状——嗜酸性粒细胞性胃肠炎:病变累及胃和近端小肠,出现恶心、呕吐、腹痛、腹泻、血便、腹水。胃镜下可见黏膜粗大、乳头状或息肉样变,确诊依靠胃黏膜病理活检见胃黏膜内大量嗜酸性粒细胞浸润。

◈ 伴循环系统症状——嗜酸性粒细胞性心内膜炎:急性起病者前驱症状以发热和呼吸

道症状为主,慢性起病者以发热伴关节痛为主。由于大量嗜酸性粒细胞浸润心内膜、心肌和心外膜,临床表现酷似限制性心肌病或缩窄性心包炎。胸片、心电图、心肌酶和超声心动图对诊断有一定帮助,结合外周血象可行试验性治疗但最终确诊依据是心内膜病理活检。

7. 淋巴细胞增多为主

(1)外周血出现异型淋巴细胞——传染性单核细胞增多症:这是病理性淋巴细胞增多中最常见的类型。患者多为青少年,性别差异不明显。发病前2周内有上呼吸道症状、咳嗽、咽痛、咳痰、发热、流涕。查体可见咽红、扁桃体肿大、化脓,枕后、耳后、颌下、颈部淋巴结肿大,活动、触痛。化验检查除外周血淋巴细胞比例增多外,传染性单核细胞增多症者可见到大于10%的变异型淋巴细胞,而传染性淋巴细胞增多症可有可无。肝功能异常和嗜异性凝集试验滴度增高(>1:64)见于一半以上患者,EB病毒或疱疹类病毒的IgM、IgG抗体阳性。为避免漏诊,对于外周血未见到异型淋巴细胞或淋巴结经抗炎治疗效果不明显者,需做淋巴结针吸病理细胞学检查,其结果多为淋巴结反应性增生。因异型淋巴细胞在形态上酷似幼稚淋巴细胞,故在诊断时须与淋巴细胞性白血病相鉴别。

(2)感染和传染病:流感、风疹、水痘等多种病毒感染后,淋巴细胞百分比会有不同程度增高。病毒性肝炎、流行性出血热、腮腺炎、结核病、百日咳、布氏杆菌病、梅毒螺旋体和寄生虫感染,也是淋巴细胞增多的常见原因。

(3)淋巴细胞增多伴全血细胞减少——再生障碍性贫血、化疗:这两种情况的共同特点是外周血白细胞总数不增多或反而减少、中性粒细胞比例减少、网织红细胞减少而淋巴细胞比例增多。虽然上述血象变化的机制并不相同,但骨髓穿刺结果基本一致,即骨髓增生低下或极度低下,粒系增生减低、非造血细胞比例增加。化疗药和骨髓移植后的血象变化在短期内随着骨髓造血功能的恢复将很快接近正常,而再生障碍性贫血治疗后恢复缓慢。

8. 单核细胞增多为主 某些传染病(疟疾、结核、黑热病)和细菌性心内膜炎的恢复期、化疗药物引起的粒细胞缺乏,骨髓抑制后的恢复期,单核细胞比例一过性增多。急性单核细胞白血病,慢性粒、单核细胞白血病不多见。急性粒、单核细胞白血病的外周血中粒细胞和单核细胞比例均增多。

9. 类白血病反应

(1)血象:白细胞数一般大于$20 \times 10^9/L$,偶见大于$50 \times 10^9/L$者。依据增高的白细胞类型将类白血病反应分为中性粒细胞型、淋巴细胞型、单核细胞型、嗜酸性粒细胞型。中性粒细胞型最为常见,分类可见幼稚细胞,以接近成熟阶段为主,中性粒细胞胞浆内可见中毒颗粒、空泡变性、杜勒小体等改变。

❖ 中性粒细胞型:白细胞显著增高,血象表现类似慢性或急性髓系白血病,见于各种感染、恶性肿瘤骨髓转移、有机农药或一氧化碳中毒、急性溶血、出血等,其中以急性化脓性感染为最常见。

❖ 淋巴细胞型:血象类似慢性或急性淋巴细胞白血病,见于某些病毒性感染,如传染性单核细胞增多症、百日咳、水痘等,也可见于粟粒性结核、猩红热等。

❖ 嗜酸性粒细胞型:嗜酸性粒细胞显著增多,血象类似慢性髓细胞白血病,常见于寄生虫病、过敏反应等。

❖ 单核细胞型:单核细胞增多,血象类似单核细胞白血病,多见于粟粒性结核、感染性心内膜炎、细菌性痢疾等。

❖ 红白血病型:幼红细胞及幼粒细胞增多,血象似红白血病,见于溶血性贫血和髓外造血等。

(2)骨髓象:骨髓增生表现为活跃或明显活跃,粒系增生伴核左移,偶见原始细胞轻度增高,但很少超过20%。红系和巨核系正常。

(3)细胞化学染色:细菌感染引起的类白血病反应,NAP染色阳性率及积分明显增加。其他类型NAP正常或有不同程度的增高。

(4)细胞遗传学和分子生物学检查:无克隆性异常。

10. 其他 血液恶性肿瘤、骨髓增殖性肿瘤等亦可引起白细胞及其分类增多,以及红系和巨核系的异常,在以后章节会详细论述。

(三)白细胞形态异常

1. 中性粒细胞的核象变化 外周血中粒细胞的胞核形状特征称为核象。核形标志着粒细胞的发育阶段,核象反映了血液中粒细胞的成熟程度。正常外周血中的中性粒细胞以分叶核为主,可分为2~5叶,但以3叶核为主。除分叶核外,可见少量杆状核粒细胞。在病理情况下,中性粒细胞核象可发生变化,出现核左移或核右移。

(1)核左移:外周血中杆状核粒细胞增多,甚至出现幼稚阶段的粒细胞如晚幼粒、中幼粒或早幼粒细胞等,称为核左移。常见于感染、组织损伤坏死、急性失血、急性中毒及急性溶血反应等。仅有杆状核粒细胞轻度增多时称为轻度左移,轻度核左移伴白细胞总数及中性粒细胞百分率增高者,表示感染轻,患者的抵抗力强;杆状核粒细胞明显增多并伴有少数晚幼粒细胞出现者称为中度左移;杆状核粒细胞大量增多并出现更幼稚的粒细胞时称为重度左移,明显核左移并伴白细胞总数及中性粒细胞增多者,表示感染严重,机体的反应性强;显著核左移但白细胞总数不增高或降低者,常表明感染极度严重,机体反应性低下,见于伤寒、败血症等。白血病和类白血病反应也可出现极度核左移现象。

(2)核右移:周围血中核分5叶以上的中性粒细胞其百分率超过3%时,称为核右移。核右移常伴白细胞总数的减少。主要见于巨幼细胞贫血及造血功能衰退,也见于应用阿糖胞苷、6-巯基嘌呤等抗代谢药物后。在感染的恢复期,可出现一过性核右移现象。核右移是由于缺乏造血物质使脱氧核糖核酸合成障碍或造血功能减退所致。如在疾病进展期出现中性粒细胞核右移现象,则提示预后不良。

(3)其他核形异常:巨杆状核中性粒细胞和巨多分叶核中性粒细胞,体积较大,细胞直径达16～25μm,核染质疏松。常见于巨幼细胞贫血、抗代谢药物治疗后、MDS和白血病等。双核粒细胞和环形杆状核粒细胞常见于MDS、粒细胞白血病及巨幼细胞贫血。

2. 中性粒细胞形态异常

(1)细胞大小不均:表现为胞体增大,细胞大小差异明显。见于病程较长的化脓性炎症或慢性感染。

(2)中毒性颗粒:中性粒细胞胞浆中出现的粗大、大小不等、分布不匀的深紫色或蓝黑色颗粒,称为中毒性颗粒。此种颗粒见于较严重感染、炎症及大面积烧伤等情况。

(3)空泡形成:粒细胞胞浆中出现大小不一、数量不等的空泡,有时在胞核上也能见到。可能是细胞受损后,胞浆、胞核局部发生脂肪变性,染色时被有机溶剂溶解所致。见于严重感染、炎症、理化损伤、恶性肿瘤等。

(4)变性:包括核固缩、核溶解和核碎裂等改变。细胞核发生固缩时,核染质凝集呈深紫色粗大凝块状。细胞核溶解时,则胞核膨胀增大,常伴有核膜破碎,核染质结构松散或模糊,着色浅淡。

(5)杜勒小体:见于严重感染,如肺炎、麻疹、败血症和烧伤等。

以上中性粒细胞各种中毒性改变可单独出现或同时存在,它反映了细胞损伤程度。轻症时出现一些中毒性颗粒,随着细胞受损程度的加重,中毒性颗粒体积增大、数量增多,常伴有空泡形成及核变性,中毒性改变的粒细胞百分数也增高。中毒性粒细胞出现的数量和形态改变的程度可反映疾病的病情及预后。

(6)棒状小体:在Wright或Giemsa染色的血涂片中,白血病细胞胞浆中出现的紫红色细杆状物质,长1～6μm,1条或数条不定。这种棒状小体只出现在髓系白血病细胞的胞浆中,对白血病的诊断和分型具有一定的参考价值。

3. 异型淋巴细胞 是指在血液中出现的一种形态变异的不典型淋巴细胞。与正常的成熟淋巴细胞相比,其形态特点是核大、核染色疏松、胞浆丰富、嗜碱性。根据细胞形态学特点将其分为三型。

（1）Ⅰ型（泡沫型）：胞体较淋巴细胞稍大，呈圆形或椭圆形，部分为不规则形。核偏位，呈圆形、肾形或不规则形，核染质呈粗网状或小块状，无核仁。胞浆丰富，呈深蓝色，无颗粒或有少数颗粒，因含有大小不等的空泡，使胞浆呈泡沫状。临床上以此型最为多见。

（2）Ⅱ型（不规则型）：胞体较Ⅰ型大，细胞外形常不规则，似单核细胞。胞浆丰富，呈淡蓝色或淡蓝灰色，可有少量嗜天青颗粒，一般无空泡。核形与Ⅰ型相似，但核染质较Ⅰ型细致，亦呈网状，核仁不明显。

（3）Ⅲ型（幼稚型）：胞体大，直径15～18pm。呈圆形或椭圆形。胞浆量多，着蓝色或深蓝色，一般无颗粒，有时有少许小空泡。核圆形或椭圆形，呈纤细网状，可见1～2个核仁。

异形淋巴细胞在健康人外周血中偶可见到。异型淋巴细胞增多可见于以下疾病：①病毒感染。引起淋巴细胞增多的病毒性疾病均可出现异型淋巴细胞，但以EB病毒感染引起的传染性单核细胞增多症最为多见，细胞形态也最为典型，该病时异型淋巴细胞百分数常大于10%。病毒性肝炎、流行性出血热也常见增多。②其他感染性疾病。可见于某些细菌性感染、螺旋体病、立克次体病或原虫感染等。③药物过敏等。④输血、血液透析或体外循环术后。⑤其他疾病。免疫性疾病、粒细胞缺乏症、放射治疗等也可出现异型淋巴细胞。

4. 卫星核淋巴细胞　常见于接受较大剂量电离辐射、核辐射或其他理化因素、抗癌药物等造成的细胞损伤。可作为致畸、致突变的客观指标之一。

5. 先天性白细胞形态异常　先天性白细胞形态异常是与遗传有关的异常白细胞形态变化，主要包括以下几种类型。

（1）Pelger-Hüet畸形：也称家族性粒细胞异常，为常染色体显性疾病。表现为成熟中性粒细胞核先天性分叶困难，核呈肾形、哑铃形、夹鼻眼镜形、花生形等改变。也可出现于某些感染、白血病和骨髓增生异常综合征等疾病。后者为获得性畸形。

（2）Chediak-Higashi畸形：是常染色体隐性遗传性疾病，骨髓和血涂片的各期粒细胞中含有数个至数十个直径为2～5μm的包涵体，呈淡紫红色或蓝紫色颗粒。该类患者易感染，常伴白化病。

（3）Alder-Reilly畸形：其特点是在中性粒细胞内含有巨大深染的嗜天青颗粒，常伴有脂肪软骨营养不良或遗传黏多糖代谢障碍。

（4）May-Hegglin畸形：粒细胞终身含有淡蓝色包涵体，形态与杜勒小体相似，但常较大而圆；除中性粒细胞外，其他粒细胞，甚至巨核细胞中也能见到。

第三节 血小板相关指标

一、概述

临床常规的血小板检查项目主要是血小板计数(platelet, PLT),还包括血小板平均体积(mean platelet volume, MPV)、血小板容积分布宽度(platelet volume distribution width, PDW)和血小板形态检查等。

二、检验项目

(一)血小板计数

血小板计数是指单位体积的全血中含有的血小板数量,常以每升全血中的血小板数量表示。

1. 原理 血小板是由骨髓中的多能造血干细胞分化而来,经过原始巨核细胞、幼稚巨核细胞阶段的增殖、分化,而发育为成熟的巨核细胞,然后由成熟的巨核细胞形成前血小板,最终形成血小板。血小板的成熟时间为 4 ~ 5 天、更新率为每天40%、生成量为每天$(35 \sim 40) \times 10^9/L$。在生理过程中,血小板生成与破坏保持着动态平衡;在病理过程中,可因增生异常、消耗增多、破坏过多或过少、分布异常等机制导致血小板计数的改变。

2. 方法 显微镜计数法、血细胞分析仪法、流式细胞术。血细胞分析仪法是临床常规使用的血小板计数检测方法,显微镜计数法多用于对血细胞分析仪法检测结果的复核,而流式细胞术用于对血小板计数准确性的评估。

3. 参考范围 血小板计数$(100 \sim 300) \times 10^9/L$。

4. 应用评价 影响血小板检测结果准确性的因素很多,包括标本采集部位、标本采集过程、抗凝剂的种类、血小板凝集等。结果审核时应特别注意标本的质量,密切结合临床,综合分析后报告,并严格执行复检规则。

(二)血小板形态

血小板形态检查内容包括血小板的大小、形状、着色、颗粒含量和分布,血小板聚集性,血小板分布等。

1. 原理 许多疾病或病理过程可以导致巨核细胞增生异常、发育异常,引起血小板形态的改变,伴有或不伴有血小板功能的异常或血小板数量的改变。

病理情况下血小板大小、形状、染色性、分布、颗粒含量等可发生不同程度的改变。

2. 方法 显微镜检查法,通过瑞氏染色或瑞-姬染色,在显微镜下观察血小板的形态变化,并同时检查是否出现其他系统细胞形态的变化及其他病理成分。

3. 参考范围 健康人新鲜全血经瑞氏染色后的血小板常成堆聚集存在。正常血小板呈两面微凹的圆盘状,胞体呈圆形、椭圆形或不规则形,直径 2 ~ 4μm,平均为 3μm。胞浆呈淡蓝色或淡红色,细小的嗜天青颗粒聚集在细胞中央。中型血小板占 44.3% ~49%,小型占 33% ~47%,大型占 8% ~16%,巨型占 0.7% ~2%。

4. 应用评价 血小板形态检查对一些先天性血小板功能异常引起的出血性疾病、骨髓增殖性疾病、骨髓增生异常综合征等疾病的诊断、鉴别诊断有一定的价值。但在生理过程中,血小板的形态异质性较大,细胞形态变化的判定对技术人员的能力要求较高,检查结果易受许多因素的影响。临床应用时应紧密结合其他相关检查结果。

三、临床思路

(一) 血小板减少

血小板数低于 $100 \times 10^9/L$ 称为血小板减少,其临床表现视血小板减少程度而不同。轻者可引起以皮肤、黏膜出血为主的血小板减少性紫癜。重者(血小板常低于 $20 \times 10^9/L$)可有内脏(消化道、呼吸道、泌尿系等部位)出血,表现为便血、咯血和血尿等,甚至可发生危及生命的颅内出血。血小板减少的原因很多,根据有无遗传性可分为遗传性血小板减少和获得性血小板减少两大类,临床上以后者多见。在获得性血小板减少的疾病中,有些疾病较常见,如特发性血小板减少性紫癜;有些疾病很少见,如纯巨核细胞再生障碍性血小板减少性紫癜;其他疾病也可引起继发性血小板减少,如干燥综合征。引起血小板减少的常见病因有以下几种。①血小板生成障碍:再生障碍性贫血、急性白血病、慢性粒细胞白血病加速期和急变期、慢性淋巴细胞白血病晚期、放射性损伤、巨幼细胞贫血等;②血小板破坏过多:见于原发性血小板减少性紫癜、系统性红斑狼疮、结缔组织病、噬血细胞综合征、输血后血小板减少症等;③血小板消耗过多:见于弥散性血管内凝血、血栓性血小板减少性紫癜等;④血小板分布异常(图 1 -4)。

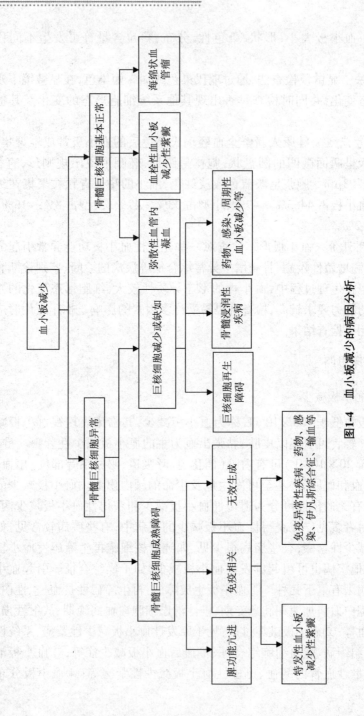

图1-4 血小板减少的病因分析

1. 与妊娠有关——妊娠合并血小板减少　妊娠期间出现血小板减少较常见,占妊娠期血小板减少的60%~70%,多见于妊娠晚期。只发生于妊娠期间,一般无出血表现,产后血小板数量恢复正常,胎儿及新生儿不发生血小板减少。血小板可低至$80 \times 10^9/L$,但罕见低于$50 \times 10^9/L$。

2. 合并溶血性贫血——伊凡斯综合征(Evans)　自1949年提出Evans综合征,不断地有少量病例报道,此综合征是指同时或相继发生自身免疫性溶血性贫血(AIHA)和免疫性血小板减少性紫癜(ITP)的综合征。分为原发性和继发性两类,前者病因不明,后者可继发于风湿性疾病(系统性红斑狼疮、弥漫性甲状腺炎、类风湿关节炎、硬皮病、皮肌炎等)、淋巴系统增殖性疾病(淋巴瘤、慢性淋巴细胞白血病等)、肾移植术后、大疱性天疱疮及皮肤结核等。外周血表现为两低一高,即血红蛋白和血小板减低、网织红细胞增高。骨髓增生活跃,溶血性贫血合并免疫血小板减少的复合性改变。球蛋白增高,IgG升高,C3、C4降低。抗核抗体、抗心肌抗体、抗平滑肌抗体及抗壁细胞抗体阳性。

3. 同种免疫性血小板减少

(1)输血后紫癜:是由于血小板特异性抗原PLA-1阴性患者输入PLA-1阳性的血小板,产生同种抗体破坏血小板。患者大多为经产妇或有输血史者,输血后患者出现发热、寒战,大约在1周左右血小板急剧下降并伴严重出血表现。

(2)新生儿同种免疫性血小板减少性紫癜:由于母亲对胎儿不相容的血小板抗原产生同种血小板抗体,这种抗体通过胎盘进入胎儿体内引起血小板减少,新生儿出生可见全身散在性紫癜、紫斑,病程为自限性,一般持续1~2周,很少超过2~4周。

4. 血小板非免疫性破坏增多

(1)血管炎、人工心脏瓣膜、动脉插管、体外循环、血液透析等:由于内膜粗糙,血管内异物或血液流经体外管道时可引起血小板机械破坏,血小板黏附在内膜或异物表面,也可导致血小板减少。

(2)海绵状血管瘤:见于儿童,多为先天性,是由于血小板在血管瘤内大量破坏,致血小板减少。

(3)弥散性血管内凝血、血栓性血小板减少性紫癜、溶血尿毒症综合征:可导致血小板消耗过多,出现血小板减少。

5. 血小板分布异常　各种原因的脾大,包括脾肿瘤、脾浸润、脾充血、黑热病及原发性脾功能亢进等,脾脏对血小板潴留增加;低温使脾脏潴留血小板增加也可引起血小板减少。

6. 获得性纯巨核细胞再生障碍性血小板性紫癜　纯巨核细胞再生障碍性

血小板减少临床上较少见。1980 年 Hirsh 首次报道了获得性低巨核细胞性血小板减少性紫癜,该病多发生于中年女性,皮肤黏膜紫癜、鼻出血或月经过多为主要症状;以单纯血小板减少为主要特征,近半数患者血小板低于 $50 \times 10^9/L$,粒细胞绝对值不减少,一般无贫血,个别病例可因出血量多而导致贫血,多为缺铁性贫血;骨髓中巨核细胞数量减少和(或)成熟障碍,其他系列造血细胞基本正常。系统性红斑狼疮、弥漫性筋膜炎、MDS、再生障碍性贫血、药物(双氢克尿噻等噻嗪类利尿剂、雌激素、甲苯磺丁脲等)、酗酒、病毒感染、体液免疫和细胞免疫异常等均能引起巨核细胞生成受抑。该病多为干细胞分化有缺陷,CFU-Meg 数量减少或出现质的异常;血小板生成素活性降低,血清 IgG、T 淋巴细胞甚至巨噬细胞介导的巨核细胞生成受抑,可能造成 CFU-Meg 生成减少,甚至 PAIgG 也可能破坏巨核细胞。巨核细胞再生障碍血小板减少性紫癜主要是干细胞分化缺陷造成巨核细胞再生障碍,而特发性血小板减少性紫癜是与自身抗体造成巨核细胞的成熟障碍和血小板过多破坏有关。

7. 骨髓浸润性疾病引起血小板减少 造血系统恶性疾病本身即可引起巨核细胞生成障碍,如白血病、MDS、淋巴瘤、恶性组织细胞病等,通过骨髓穿刺和(或)骨髓活检即可确诊。当其他部位的恶性肿瘤转移至骨髓时,骨髓造血受到抑制,常表现为贫血和血小板减少。前列腺癌、乳腺癌和胃肠道肿瘤转移的可能性大。

8. 周期性血小板减少 比较少见,病因不明。多为女性,血小板数的周期性波动与月经周期有关,血小板减少发作与间歇时间有规律性,周期为 20 ~ 40 天,平均 30 天。发作时血小板明显减少并伴不同程度的出血症状,在恢复期血小板数恢复正常。本病的发生可分两类,一类是表现为发作性巨核细胞减少,甚至缺如,血小板生成减少,导致血小板减少,而血小板寿命及血小板抗体正常。另一类是周期性发生免疫介导的血小板破坏增加,可能与单核 - 巨噬细胞系统识别与破坏自身抗体包被的血小板能力周期性波动或抗体产生周期性波动有关。

9. 血小板无效生成性减少 骨髓巨核细胞数量正常或增多,血小板更新率和产生率明显降低,血小板寿命正常。见于维生素 B_{12} 和叶酸缺乏、阵发性睡眠性血红蛋白尿及骨髓增生异常综合征。

10. 血管瘤 - 血小板减少(Kasabach-Merritt)综合征 本病由 Kasabach 和 Merritt 于 1940 年首先描述,是指由于巨大海绵状血管瘤导致血小板减少。多在婴儿期发现,但血小板减少可在儿童甚至成人后才变得明显。

11. 假性血小板减少 在临床工作中,除实验误差及采血后形成凝块可引起血小板减少外,抗凝剂依赖性或不依赖性的凝集素引起血小板凝集也可发生假性血小板减少,如抗凝剂乙二胺四乙酸(EDTA)、肝素、枸橼酸或血液中存在冷凝集素等均可引起血小板凝集,其血小板自身抗体可以是 IgG、IgA、IgM。血涂片中血小板的分布情况及更换抗凝剂后再检测对诊断假性血小板减少十分有用。

(二)血小板增多

血小板增多症是指外周血中血小板计数超过正常血小板计数的上限(400 × 10^9/L)。常见病因有:①克隆性,包括原发性血小板增多症和其他骨髓增殖性疾病;②反应性或继发性,多发生在感染、炎症、肿瘤、手术后、药物等情况下;③家族性或遗传性。血小板增多症的病因分析见图 1-5。克隆性血小板增多症详述见第八章。

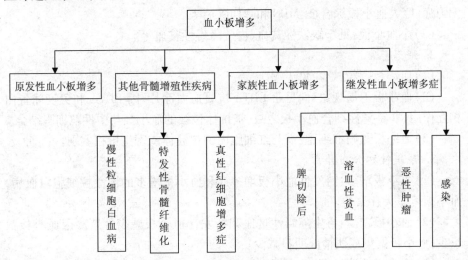

图 1-5 血小板增多的病因分析

1. 继发性血小板增多症 继发性血小板增多症多是由某些其他疾病或其他因素引起的血小板增多,称之为继发性血小板增多(也有称为反应性血小板增多症)。继发性血小板增多症血小板一般很少大于 50×10^9/L,且血小板随病情发展有较大的变化。

(1)脾切除术后:血小板多可大于 1000×10^9/L,一般持续 2 个月左右,个别患者可持续 6 个月之久。使用激素后常见血小板增高。

(2)肿瘤性疾病:如淋巴瘤、消化道肿瘤、妇科肿瘤等,均可引起血小板增多,对于原因不明的血小板增高的老年患者,尤其应注意除外肿瘤性疾病。

(3)缺铁性贫血:伴血小板增多,但血小板一般在 $50 \times 10^9/L$ 左右,补铁剂治疗后血小板计数可迅速恢复正常。

(4)一些慢性感染性和非感染性炎症疾病:如风湿性疾病、结核病及慢性骨髓炎等,可伴发不同程度的血小板增多,机制尚不明确。

2. 家族性血小板增多症 家族性(遗传性)血小板增多症罕见,为常染色体显性遗传。系血小板生成素基因突变所致,突变使血浆中血小板生成素水平显著升高。

(三)血小板形态异常

1. 大小异常

(1)大血小板:见于特发性血小板减少性紫癜、慢性粒细胞白血病、血小板无力症、巨大血小板综合征、MDS 和脾切除后等。

(2)小血小板:见于缺铁性贫血、再生障碍性贫血等。

2. 形态异常

(1)血小板颗粒减少:见于 MDS 等。

(2)血小板卫星现象:偶见于 EDTA 抗凝血血涂片,因 EDTA 和免疫球蛋白相互作用、非特异性结合血小板之故,被抗体包被的血小板与中性粒细胞结合。

(3)血小板黏附红细胞:需与红细胞内的包涵体或寄生虫相鉴别。

3. 聚集性和分布异常

(1)血小板增多:特发性血小板增多症和血小板增多的慢性粒细胞白血病,血小板可呈大片聚集。

(2)血小板减少:再生障碍性贫血和特发性血小板减少性紫癜因血小板数量少,血小板聚集成团情况明显减少。

(3)血小板功能异常:血小板无力症时血小板无聚集功能,常散在分布。

(刘锦丽　崔　华　刘贵建)

第二章

红细胞检验

第一节　铁代谢相关检验

一、概述

　　铁是人体必需的微量元素,是合成红细胞中血红蛋白的重要原料,也是许多酶(如细胞色素氧化酶、过氧化氢酶)的组成成分。人体所需的铁主要由每日的食物供应,食入的铁经人体吸收、利用、贮存与调节,使人体保持比较恒定的铁量并维持动态的平衡,总铁量平均为 $3 \sim 4.5g$。如按体重计算,正常成年男子体内的铁含量为 $50 \sim 55mg/kg$,成年女子为 $35 \sim 40mg/kg$。人体内铁的存在形式有两类,一类是"功能性铁",其中约62%为血红蛋白铁,3%为肌红蛋白铁,1%为含铁酶类,这些铁发挥着主要的生理功能,参与氧的转运和利用;另一类为"贮存铁",主要以铁蛋白和变形的聚合铁蛋白(含铁血黄素)等形式贮存于肝、脾、骨髓的单核-巨噬细胞中,约占体内总铁量的31%。

　　食物中的铁在整个胃肠道均可被吸收,但以十二指肠的吸收率最高,吸收量取决于体内铁贮存量及红细胞生成的速度。一般健康成人从普通膳食中能吸收所有铁的5%~10%,而缺铁个体的吸收量约20%。吸收入肠黏膜细胞的 Fe^{2+} 首先被氧化为 Fe^{3+},再与转铁蛋白结合,两者的复合物与细胞表面的转铁蛋白受体结合,之后经过内吞、酸化、释放和移位等步骤,铁进入细胞胞浆,最终被细胞利用。1 分子转铁蛋白能结合 2 分子 Fe^{3+},将铁运送至骨髓和其他组织中。在骨髓中,含铁的转铁蛋白与幼红细胞表面的转铁蛋白受体结合并进入幼红细胞内,铁与转铁蛋白分离,参与血红蛋白合成或贮存于细胞内;转铁蛋白和转铁蛋白受体则被排出细胞并回到血浆中。红细胞破坏后的铁可被人体再利用,每天造血所需的铁主要来自衰老破坏的红细胞。

铁在健康人体的排泄也是相对恒定的,主要由肠道脱落的细胞随粪便排出,少量由胆汁、尿液和汗液排泄。成年男性平均每天排泄铁约1mg,成年女性由于月经、妊娠、哺乳等原因,平均每天排泄铁约2mg。在正常情况下,人体铁的吸收量略高于排出量,体内贮存铁量相对恒定。任何原因导致的铁消耗超过体内供给量时或铁代谢异常时,均可导致铁缺乏性或铁利用障碍性贫血,或铁负荷过多。铁代谢相关检验有助于铁缺乏、铁代谢障碍性贫血及铁负荷过多相关的疾病的诊断和治疗监测。

二、检验项目

(一)血清铁测定

1. 原理　血清中以 Fe^{3+} 形式与转铁蛋白结合存在的铁称为血清铁(serum iron,SI)。SI 检测是鉴别缺铁性贫血和非缺铁性贫血的主要项目之一。

2. 方法　常用亚铁嗪显色法测定。在酸性条件下加入还原剂(如抗坏血酸、羟胺盐酸盐等)可使 Fe^{3+} 还原为 Fe^{2+},并与转铁蛋白解离,游离的 Fe^{2+} 与显色剂亚铁嗪反应,生成紫红色络合物,其颜色深浅与 SI 浓度成比例,经与标准液比色测得其含量。

3. 参考范围　SI:11.6～31.3μmol/L(成年男性);9.0～30.4μmol/L(成年女性)。

4. 应用评价　单一检测 SI 浓度不能准确反映体内铁缺乏的状况,一般还需结合总铁结合力及转铁蛋白饱和度对缺铁性贫血、慢性病贫血和铁负荷过多引起的贫血进行判断。SI 降低见于缺铁性贫血、失血、营养缺乏、感染和慢性病;增高见于肝脏疾病、造血不良、无效性增生、慢性溶血、反复输血和铁负荷过重。

影响 SI 准确性的因素较多。通常,人体血清铁水平 1 天内于早晨最高,下午逐渐下降,故应留取早晨的空腹血标本进行检测;SI 检查前应慎用铁剂治疗或禁食含铁高的食物,如动物肝脏等。除生理因素外,反应体系的 pH 值、标本溶血、玻璃容器、EDTA 抗凝、高脂血症、高胆红素血症及高铁蛋白浓度等也会影响检测的准确性。

(二)血清总铁结合力及转铁蛋白饱和度测定

1. 原理　血清总铁结合力(total iron-binding capacity,TIBC)检测的是血清中转铁蛋白可携带的铁含量。正常情况下 SI 仅能与 1/3 的转铁蛋白结合,血清中未被铁结合的转铁蛋白在体外与加入的铁结合并使其呈饱和状态。凡能与

100ml 血清中全部转铁蛋白结合的最大铁量(饱和铁)称为 TIBC,它反映了血清中转铁蛋白的含量。TIBC 与血清铁蛋白含量相关,前者愈高,后者愈低,反之亦然。SI 与 TIBC 的百分比值称为血清转铁蛋白饱和度(transferrin saturation,TS)。

2. 方法 在血清中加入已知过量的铁标准液,使血清中全部转铁蛋白与铁结合达到饱和状态,再用吸附剂(轻质碳酸镁)除去多余的铁,按上述 SI 的测定方法测定血清铁含量,结果即为 TIBC。SI/TIBC×100% 即为 TS。

3. 参考范围 TIBC:50 ~ 77μmol/L(成年男性);54 ~ 77μmol/L(成年女性)。TS:20% ~ 55%。

4. 应用评价 TIBC 增高见于转铁蛋白合成增加(如缺铁性贫血)、转铁蛋白从单核－巨噬细胞系统释放增加(肝细胞坏死)、铁吸收过量(如反复输血)等;降低见于转铁蛋白合成减少(如肝硬化、遗传性转铁蛋白缺乏症)、转铁蛋白丢失增加(如慢性肾病、尿毒症等)及急慢性感染、溶血性贫血、肿瘤等;显著降低见于肾病综合征。TS 降低见于缺铁性贫血(TS < l5%)、炎症等;增高见于铁利用障碍(如铁粒幼细胞贫血、再障)及铁负荷过重(如血色病早期,贮存铁增加不显著,但血清铁已增加,TS > 70% 是诊断的可靠指标)。

由于 TIBC 测定方法与 SI 测定方法相同,因此,上述可影响 SI 测定准确性的因素均可对 TIBC 测定产生影响,并最终影响计算值 TS 的准确性。TS 是 SI 与 TIBC 的比值,它比 SI 和 TIBC 更能敏感地反映机体缺铁状态。综合分析 SI、TIBC、TS 三项参数,对鉴别缺铁性贫血、继发性贫血及其他增生性贫血具有重要价值。

(三)血清铁蛋白测定

1. 原理 血清铁蛋白(serum ferritin,SF)是去铁蛋白和铁核心 Fe^{3+} 形成的复合物,是铁的贮存形式之一。铁核心具有强大的结合铁和贮备铁的能力,以维持体内铁的供应和血红蛋白合成的相对稳定性。肝是合成铁蛋白的主要场所。血清中铁蛋白含量较低,其变化可用于判断机体是否缺铁或铁负荷过多。

2. 方法 化学发光法、酶联免疫吸附试验和放射免疫法等。化学发光法是在微孔板上固相包被铁蛋白抗体,加入待测样本和酶结合物,反应后形成固相抗体－抗原－酶标记抗体夹心状复合物。经充分洗涤后,加入发光底物,酶标记物上的辣根过氧化物酶催化发光底物产生光子,相对发光强度(RLU)与血清/血浆中铁蛋白含量呈正相关,根据剂量－反应曲线即可计算出样本中铁蛋白的含量。

3. 参考范围 SF:15 ~ 200μg/L(成年男性);12 ~ 150μg/L(成年女性)。儿童低于成人。青春期至中年,男性高于女性。

4. 应用评价　SF 诊断缺铁的敏感度和特异性均较高,可作为早期单纯性铁缺乏,尤其是储存铁缺乏的诊断指标。测定血清中的 SF 可作为一种可行的方法来替代侵袭性且半定量的骨髓或肝的铁测定,以评估贮存铁。SF 增高见于体内贮存铁增加(如原发性血色病、继发性铁负荷过大)、铁蛋白合成增加(如炎症、肿瘤、白血病、甲状腺功能亢进等)、贫血(溶血性贫血、再生障碍性贫血、恶性贫血)及组织释放增加(肝坏死、慢性肝病等);SF 降低常见于缺铁性贫血、大量失血、长期腹泻、营养不良等。若 SF < 15μg/L 时,即可诊断铁缺乏。SF 也可作为营养不良的流行病学调查指标,如果 SF > 100μg/L,即可排除缺铁。

不同年龄阶段的血清铁蛋白浓度不同,不能将成人的参考范围用于儿童评估。SF 是一种急性时相反应蛋白,感染性疾病、风湿性疾病、肿瘤、心脏疾病和肝病时可明显升高,故当缺铁合并这些疾病时其 SF 值可不降低。此外,严重溶血会使铁蛋白升高 60% 左右。

(四)血清转铁蛋白及血清可溶性转铁蛋白受体测定

1. 原理　血清转铁蛋白(transferrin,Tf)是一种 β 球蛋白,参与血清铁的转运。当机体铁缺乏时(如缺铁性贫血),血清 Tf 合成增加而升高,但铁饱和度降低;当红细胞对铁利用障碍(如再生障碍性贫血),血清 Tf 正常或低下,但铁饱和度增高;当铁负荷过量时,血清 Tf 水平正常,但铁饱和度可超过 50%,甚至达 90%。血清可溶性转铁蛋白受体(soluble transferring receptor,sTfR)是一种在所有细胞中都可发现的跨膜受体,把运载铁的转铁蛋白黏合在细胞表面,并将其转运至细胞内,在调节细胞铁的摄取中发挥着关键作用。血清 sTfR 是细胞膜 TfR 经水解脱落到血清中的片段,其浓度与全身细胞 TfR 的总量约成正比。血清中的 sTfR 大约 80% 来源于早期的红细胞,当红细胞生成活性增加特别是铁缺乏时会引起 sTfR 合成的增加,从而使血清中 sTfR 浓度的升高,其升高幅度与机体缺铁的程度呈正相关,如 sTfR 迅速升高,提示储存铁耗尽,进入缺铁性贫血阶段。

2. 方法　血清 Tf 可采用免疫散射比浊法测定,利用抗人转铁蛋白血清与待测标本中的转铁蛋白结合形成抗原抗体复合物,其光吸收和散射浊度增加,与标准曲线比较,计算转铁蛋白浓度。血清 sTfR 通常采用酶联免疫双抗体夹心法测定;包被血清转铁蛋白受体特异的单克隆抗体,与血清中转铁蛋白受体进行反应,形成抗原抗体复合物,再加入酶标记的对转铁蛋白受体具有特异性的单克隆抗体,使之与抗原抗体复合物进行特异性结合,洗去未与酶标记的多克隆抗体结合部分,加入底物和显色剂,其颜色的深浅与转铁蛋白受体的量成正比。血清 sTfR 也可用速率散射比浊法进行测定。

3. 参考范围　Tf:28.6~51.9mol/L。血清 sTfR 与检测系统有关,各实验室应建立自己的参考范围。

4. 应用评价　血清 Tf 常常结合 SI 和 TIBC 用于缺铁的诊断和治疗监测,通过 TIBC 可以计算出铁饱和度。Tf 增高见于缺铁性贫血、急性肝炎、急性炎症、口服避孕药、妊娠后期;降低见于肾病综合征、肝硬化、恶性肿瘤、溶血性贫血、营养不良等。

需注意的是,妊娠和服用雌激素时血浆 Tf 升高,而急性时相反应、慢性肝病和营养不良时血浆 Tf 下降。sTfR 是判断机体缺铁尤其是红细胞内缺铁的另一敏感可靠的指标,受各种病理因素的影响很小,与 SF 结合能更好地评价机体的缺铁程度,但不适合对过度增生性贫血进行独立诊断。

(五)红细胞游离原卟啉和血液锌原卟啉测定

1. 原理　红细胞游离原卟啉(free erythrocyte protoporphyrin,FEP)是血红蛋白中含铁部分(亚铁血红素)的前体。在血红蛋白合成过程中,原卟啉与铁在络合酶的作用下形成血红素。当铁缺乏时,原卟啉不能与铁络合形成血红素,以游离方式积聚在红细胞中,导致 FEP 增高;此时,锌离子代替铁与红细胞内大部分的游离原卟啉络合形成血液锌原卟啉(zinc protoporphyrin,ZPP),从而 ZPP 也升高。当铅中毒时,铅抑制了血红素的生成,导致 FEP 和 ZPP 升高。在红细胞生成性卟啉病和骨髓增生异常综合征时,FEP 也增高。但在恶性贫血、营养性巨幼细胞贫血及红白血病时,具有制备原卟啉能力的巨幼红细胞缺乏或功能障碍,导致 FEP 降低。ZPP 增高还见于慢性感染、炎症、恶性肿瘤及铁粒幼细胞性贫血等。

2. 方法　荧光分析法测定。根据 FEP 和 ZPP 具有特征性荧光光谱,通过荧光光度测定仪测量其荧光强度,结合 Hb 含量,对 FEP 和 ZPP 进行定量。

3. 参考范围　FEP 和 ZPP 的参考范围至今尚无统一标准,根据检测系统、地域特征和人种差异建议建立各自的参考范围。但一般以 ZPP > 3.5μg/gHb 作为缺铁性贫血的诊断指标之一。

4. 应用评价　FEP 和 ZPP 可以间接反映体内铁和铅的变化。常用于普通人群的筛查,尤其适用于铁蛋白水平低下或处于临界状态的人群,如妊娠中晚期妇女、低龄儿童及反复献血者,也用于铅中毒的筛查。

由于原卟啉在强光下易被破坏,故标本采集后尽可能处于避光状态进行运输、保存和测定;为防止荧光猝灭,标本需尽快测定。

(六)骨髓铁染色

1. 原理　健康人体内的铁约有31%贮存于肝、脾、骨髓等网状内皮细胞系统中。骨髓中贮存于幼红细胞外骨髓小粒中的铁,称为细胞外铁,一般以含铁血黄素的形式存在;存在于幼红细胞和红细胞内的铁颗粒,称为细胞内铁。含铁颗粒的幼红细胞称为铁粒幼红细胞;若铁颗粒围绕幼红细胞核呈 2/3 以上的环状分布,则称为环形铁粒幼细胞;含铁颗粒的成熟红细胞,称为铁粒红细胞。通过对骨髓的贮存铁进行细胞化学染色评价人体内铁的贮存含量的方法称为骨髓铁染色。

2. 方法 骨髓细胞外铁和幼红细胞内铁颗粒与酸性亚铁氰化钾作用,生成亚铁氰化铁,呈蓝色沉淀,定位于含铁部位。在镜下观察蓝色铁颗粒的数量和位置可对细胞外铁进行分级和对铁粒幼细胞进行分型。

3. 参考范围 健康人细胞外铁一般为 + 或 + + ,细胞内铁阳性率为 19% ~ 44%,细胞浆内常见 1 ~ 5 个铁染色颗粒,无环形铁粒幼细胞。

4. 结果判定 阳性反应为蓝色颗粒。

细胞外铁分级如下。 – :无铁颗粒可见; + :有少数铁颗粒,或偶见铁小珠; + + :有较多铁颗粒和小珠; + + + :有很多铁颗粒、小珠和少数小块,并密集成堆; + + + + :有极多铁颗粒、小珠和许多小块,并密集成堆。

铁粒幼细胞分型如下。0 型:无铁颗粒;I型:仅含 1 个铁颗粒;II型:含 2 ~ 5 个铁颗粒;III 型:含 6 ~ 9 个铁颗粒;IV型:含 10 个以上铁颗粒。环形铁粒幼细胞中铁粒为 6 颗以上,并绕核周排列成半圈以上。

5. 应用评价 骨髓铁染色是检测骨髓中贮存铁最有效和简便的方法,其结果可反映全身贮存铁的情况,是诊断缺铁的重要指标之一,尤其是细胞外铁,受病理因素的影响很小。骨髓内有可染铁的存在,可排除缺铁性贫血。缺铁时,骨髓外铁减少,铁粒幼细胞亦可减少。

检测骨髓铁染色时,不能使用稀释的骨髓涂片;没有找到骨髓小粒不能判定细胞外铁为阴性;为防止外源性铁离子污染,不能用铁制容器烘烤湿玻片,标本片固定后,必须用蒸馏水冲洗干净。

三、临床思路

与铁代谢相关的常见疾病有缺铁性贫血、慢性病性贫血、铁粒幼细胞贫血、珠蛋白生成障碍性贫血。此外,再生障碍性贫血、血色病、巨幼细胞贫血、特发性肺含铁血黄素沉着症及血液恶性肿瘤等也会引起铁代谢异常,出现铁代谢相关检验指标的变化。血清铁蛋白(SF)是目前监测机体铁代谢变化的首选指标,以 SF 为主线,结合血常规和其他相关检验项目,分析铁代谢异常的实验室分析思路,见图 2 – 1。

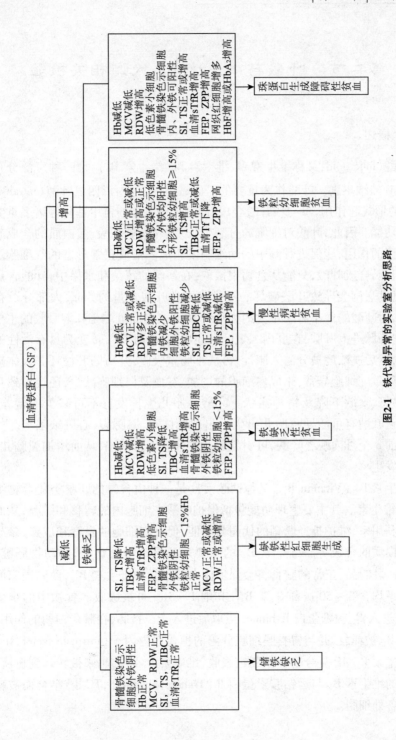

图2-1 铁代谢异常的实验室分析思路

第二节 叶酸与维生素 B_{12} 代谢相关检验

一、概述

叶酸(folic acid,又称维生素 M、维生素 Bc、维生素 B_9),是一种广泛分布的水溶性 B 族维生素。叶酸作为重要的一碳载体,在体内以四氢叶酸(tetrahydrofolate)的形式起作用,参与核苷酸合成、同型半胱氨酸的再甲基化等诸多重要生理代谢功能。因此,叶酸对细胞的分裂生长及核酸、氨基酸、蛋白质的合成起着非常重要的作用,能促进骨髓中的幼细胞发育成熟形成正常形态的红细胞。人体不能自己合成叶酸,只能从食物中摄取,在新鲜的蔬菜和水果中,叶酸含量丰富,但过度烹调会导致叶酸破坏。正常成人的叶酸含量约 5mg,大部分贮存在肝脏内,对叶酸的最小需求量大约为每天 $50\mu g$。空肠近端是叶酸吸收的主要部位,经门静脉进入肝脏,在肝内二氢叶酸还原酶的作用下,转变为具有活性的四氢叶酸,然后逆浓度被分泌入胆汁,再从小肠重吸收,经历肠肝循环。人体缺少叶酸可导致红细胞异常,未成熟细胞的增加、贫血及白细胞减少,还会导致身体乏力、易怒、食欲下降及精神症状。叶酸是胎儿生长发育不可缺少的营养素。孕妇缺乏叶酸有可能导致胎儿出生时出现低体重、唇腭裂、心脏缺陷等。如果在怀孕前 3 个月内缺乏叶酸,可引起胎儿神经管发育缺陷,从而增加裂脑儿、无脑儿的发生率。

维生素 B_{12}(Vitamin B_{12},又称钴胺素),是一种由含钴的卟啉类化合物组成的 B 族维生素。其主要生理功能包括保护叶酸在细胞内的转移和贮存,从而提高叶酸利用率、维护神经髓鞘的代谢与功能、促进红细胞的发育和成熟、参与核酸和蛋白质的合成等。维生素 B_{12} 的主要来源是动物性食物,如动物肝脏、肉类、海鲜、乳制品,正常的膳食将会保证体内有足量的维生素 B_{12},西方国家的日常饮食平均含 3 ~ $50\mu g$ 维生素 B_{12},其中 1 ~ $5\mu g$ 可被吸收。食物中的维生素 B_{12} 首先进入胃,被糖蛋白 R-binder 摄取后进入十二指肠,在胰蛋白酶的作用下,维生素 B_{12} 被释放,并与胃黏膜细胞分泌的糖蛋白内因子(intrinsic factor,IF)结合。维生素 B_{12}-IF 复合物在回肠被吸收,维生素 B_{12} 游离出来被转运到血流中。血液中的维生素 B_{12} 与运钴胺素蛋白 Ⅱ(Transcobalamin Ⅱ,TC Ⅱ)结合而被转运至身体各处细胞。

　　叶酸和维生素 B_{12} 是正常 DNA 合成的必须元素,因此,叶酸和维生素 B_{12} 缺乏是导致成年人大细胞贫血的主要原因。叶酸和维生素 B_{12} 代谢相关检验有助于叶酸和维生素 B_{12} 缺乏、DNA 合成障碍性贫血等相关疾病的诊断和治疗监测。

二、检验项目

（一）血清叶酸水平和红细胞叶酸水平测定

　　1. 原理　叶酸缺乏的最早的实验室发现是血清叶酸降低。血清叶酸水平(serum folate levels)之高低与进食密切相关。显示组织叶酸状态的一个较好指标是红细胞叶酸。循环状态的红细胞相对稳定,故红细胞叶酸水平(red blood cell levels)可反映 2～3 个月前的叶酸代谢状态。细胞内的叶酸是以多麸胺叶酸(folate polyglutamate)的状态储存,需将其水解为单麸胺叶酸(folate monoglutamate)才能进行检测,水解过程难以标准化,导致检测结果不准确,故临床多检测血清叶酸。

　　2. 方法　叶酸测定有微生物测定法、放射免疫法、电化学发光法等。前者是检测叶酸的经典方法,是根据乳酸杆菌在生长过程中需要 N-5 甲基四氢叶酸的原理监测乳酸杆菌的生长量;放射免疫法是根据核素与叶酸结合,产生 γ-放射碘叶酸化合物,放射活性与血清或红细胞的叶酸含量成比例,检测其放射活性,与已知标准对照,计算出叶酸水平;电化学发光法以三联吡啶钌作为标记物,包被叶酸结合蛋白,待测标本中的叶酸与标记叶酸竞争性结合包被好的叶酸结合蛋白,通过外加电场的作用产生化学发光反应,即可测定出叶酸的含量。

　　3. 参考范围　血清叶酸水平:5～30ng/ml;红细胞叶酸:340～1020nmol/L红细胞(150～450ng/ml 红细胞)(成年人)。

　　4. 应用评价　叶酸缺乏时,细胞内 DNA 合成减少,细胞的分裂成熟发生障碍,引起巨幼红细胞性贫血。红细胞与血清中的叶酸浓度相差几十倍,当体内组织叶酸缺乏但尚未发生巨幼细胞性贫血时,红细胞叶酸水平对判断叶酸缺乏显得尤其有价值。导致叶酸缺乏的主要原因包括:①进食不足。叶酸缺乏的主要原因是饮食不当。由于体内叶酸贮备量小,在营养不良的人群,如老年人和酗酒者,其缺乏可迅速进展。亚临床的叶酸缺乏亦见于胃全切者。早产儿尤其是合并感染、腹泻或溶血者常发生叶酸缺乏。酒精性肝硬化的巨幼细胞性贫血通常由叶酸缺乏引起。②吸收障碍。大部分非热带口炎性腹泻患者会发生叶酸吸收不良,叶酸水平下降进而引起巨幼细胞性贫血。热带口炎性腹泻、局限性回肠炎、小肠广泛切除、小肠淋巴瘤、淀粉样变性、糖尿病及全身性细菌感染均可干扰叶酸吸收,引起叶酸水平下降。③需求量增加。妊娠期、慢性溶血性贫血患者由于骨髓细胞更新加速均导致叶酸的需求量急剧上升。

微生物测定法灵敏度高,结果准确,但也有许多局限性,如测定时间长、批间精密度差、检测结果易受样品中所含抗叶酸药物或抗生素成分的影响。放射免疫法的标记物放射性易衰减,试剂稳定性稍差,不同厂家的试剂检测结果一致性差,无法消除放射性对环境的危害。电化学发光法自动化程度高、操作简便、灵敏度高、特异性强、结果准确,适用于临床实验室检测。

(二)血清维生素 B_{12} 水平测定

1. 原理 维生素 B_{12} 是两个重要生理反应的必需物质:一个是甲基丙二酰-CoA(支链氨基酸的分解代谢产物)转化为琥珀酰 CoA 的反应,琥珀酰 CoA 是三羧酸循环的中间产物;另一个是同型半胱氨酸转化为甲硫氨酸的反应,甲基四氢叶酸生成游离四氢叶酸的唯一途径是将甲基基团向同型半胱氨酸转移,因此维生素 B_{12} 是叶酸生理代谢的必需物质。维生素 B_{12} 缺乏的细胞摄取的大部分甲基四氢叶酸都被其聚合之前从细胞中逸出,因此,维生素 B_{12} 缺乏性巨幼细胞性贫血实际上是其引起细胞内叶酸缺乏所致。维生素 B_{12} 消化、吸收与运输,需要多种因素参与,因此较易发生维生素 B_{12} 缺乏。血清维生素 B_{12} 水平(serum vitamin B_{12} levels)的测定被认为是判断血清维生素 B_{12} 缺乏较为敏感的方法。

2. 方法 测定血清维生素 B_{12} 的方法包括微生物测定法、放射免疫法、电化学发光法等。目前应用较为广泛的是电化学发光法,其灵敏度高、特异性强、重复性好、试剂稳定、操作简单且易于自动化。电化学发光法以三联吡啶钌作为标记物,包被内因子,待测标本中的维生素 B_{12} 与标记维生素 B_{12} 竞争性结合包被好的内因子,通过外加电场的作用产生化学发光反应,即可测定出维生素 B_{12} 的含量。

3. 参考范围 成人:200～500pg/ml。

4. 应用评价 低于100pg/ml 可明确诊断为维生素 B_{12} 缺乏,100～200pg/ml 对 DNA 异常合成或神经系统功能紊乱的作用不明确。维生素 B_{12} 降低对巨幼细胞性贫血诊断有重要价值,维生素 B_{12} 缺乏所致的巨幼细胞性贫血患者中,超过半数的患者红细胞叶酸水平也降低,因此不能单独采用红细胞叶酸测定来鉴别巨幼细胞性贫血的原因。饮食性维生素 B_{12} 缺乏较少见,主要发生于严格素食人群,表现为中度巨幼细胞性贫血、舌炎和神经精神异常。维生素 B_{12} 缺乏常见于吸收功能受损,最主要的病因是恶性贫血(pernicious anemia,PA),PA 是由于内因子生成障碍而导致的一种疾病状态。还有很多其他因素通过影响胃、胰腺或小肠功能而导致维生素 B_{12} 吸收障碍。先天性维生素 B_{12} 代谢障碍、单纯性运钴胺素蛋白 II 缺乏、继发于严重肝脏疾病或骨髓增生症的高运钴胺素蛋白 I 和 III 的患者,其血清维生素 B_{12} 水平正常或增高。白血病患者血清维生素 B_{12} 含量明显增高。真性红细胞增多症、某些恶性肿瘤和肝细胞损伤时也可增加。

妊娠、口服避孕药、多发性骨髓瘤、运钴胺素蛋白 I 缺乏等可导致血清维生素 B_{12} 水平检测结果假性降低。患有叶酸缺乏的患者、大量摄入维生素 C 的待测者由于维生素 B_{12} 的吸收和代谢受到干扰而导致血清维生素 B_{12} 水平检测结果假性降低。

(三)甲基丙二酸和同型半胱氨酸测定

1. 原理 L-丙二酰变位酶和蛋氨酸合成酶是维生素 B_{12} 依赖性酶。在维生素 B_{12} 减少的早期,甚至在出现显著的骨髓或红细胞形态改变之前,血清同型半胱氨酸(homocysteine)水平、血清或尿甲基丙二酸(methylmalonic acid)水平就可出现增高。

2. 方法 采用毛细管气相色谱-质谱联用技术进行相关检测。

3. 参考范围 血清甲基丙二酸:73~271nmol/L(19~76ng/ml);血清总同型半胱氨酸:5.4~16.2nmol/L;尿甲基丙二酸:<2mmol/L,肌酐24小时的排出量<5mg。

4. 应用评价 95%维生素 B_{12} 缺乏患者可出现血清甲基丙二酸和(或)血清总同型半胱氨酸水平的增高。维生素 B_{12} 缺乏和叶酸缺乏均可出现血清总同型半胱氨酸水平增高,但仅有2%的叶酸缺乏患者会出现血清甲基丙二酸水平增高。除先天缺陷所致的维生素 B_{12} 缺乏外,甲基丙二酸尿是维生素 B_{12} 缺乏的可靠指征。维生素 B_{12} 缺乏患者甲基丙二酸水平可增高到正常高限的2~100倍,同型半胱氨酸水平可增高至正常范围的2~20倍。叶酸缺乏患者其甲基丙二酸水平正常,同型半胱氨酸水平升高至正常范围的2~10倍。

(四)血清维生素 B_{12}-TC II 复合物测定

1. 原理 运钴胺素蛋白 II(transcobalamin II,TC II)是将血浆中维生素 B_{12} 转运至组织的主要结合蛋白。尽管循环 TC II 仅仅携带血浆中少量的维生素 B_{12},但它确是新摄入的维生素 B_{12} 首先结合的蛋白。肠道外途径摄入的维生素 B_{12} 进入体内几乎立刻与未饱和的 TC II 结合,而经肠道吸收的维生素 B_{12} 则以维生素 B_{12}-TC II 复合物(holo TC II)形式转运至门静脉。血液中的维生素 B_{12}-TC II 复合物与特定的细胞膜受体结合后被快速转运至组织。与受体结合的复合物再通过胞饮作用内吞,转运至溶酶体。在溶酶体中 TC II 被消化,释放出维生

素 B_{12} 后转运至细胞浆。因此,维生素 B_{12}-TCⅡ复合物浓度与血清维生素 B_{12} 水平相关。

2. 方法 可使用酶联免疫吸附法利用抗体对血清维生素 B_{12} 结合蛋白进行检测。

3. 参考范围 holo TCⅡ >50pg/ml。

4. 应用评价 维生素 B_{12}-TCⅡ复合物水平是评价维生素 B_{12} 负平衡的早期指标。当 holo TCⅡ <40pg/ml 时,对诊断维生素 B_{12} 负平衡有明确价值。

(五)维生素缺乏的红细胞生成能力测定

1. 原理 维生素缺乏的红细胞生成能力(test of vitamin-deficient erythropoi-eis)是根据形态学的标准来判断。维生素 B_{12} 或叶酸缺乏的早期特征是出现中性粒细胞分叶过多(分 5 叶或以上),由于体内白细胞比红细胞更新速度快,因此,红细胞出现形态改变的时间晚于白细胞。首先,外周血片可见出现少量的巨大椭圆形红细胞,随着贫血程度增加,平均红细胞体积(MCV)开始增加。

2. 方法 应用光学显微镜对血细胞形态进行镜检。

3. 参考范围 维生素缺乏的红细胞生成最显著的特征是严重的红细胞系无效造血。

4. 应用评价 维生素 B_{12} 或叶酸缺乏是导致大细胞贫血的主要原因。各系造血细胞均可受累,红细胞的形态与大小差异甚大,通常增大呈圆形或类圆形,部分病例可见嗜碱性点彩和核残留物(如 Howell-Jolly 小体、Cabot 环)。贫血程度越严重,其红细胞形态学改变越显著。当血细胞比容小于 20% 时,外周血中可见巨幼样变的有核红细胞,甚至偶见巨早幼红细胞。中性粒细胞分叶过多,超过 5% 的中性粒细胞分叶大于或等于 5 叶。血小板较正常情况稍小,但血小板分布宽度增大。维生素缺乏的贫血呈大细胞性(MCV:110~140fl),如同时并存铁缺乏或地中海贫血等小细胞贫血时,可能掩盖其大细胞性改变,需仔细鉴别。

骨髓涂片显示有核细胞增生活跃或明显活跃,伴明显的巨幼样细胞改变,尤其是红系细胞更为明显,铁粒幼红细胞增多,且内含的铁颗粒数量增多,粒红比(M/E)倒置降至 1:1 或更低。部分病例可见原始红细胞出现大量分裂象,巨噬细胞铁含量常常增加。

(六)抗胃壁细胞抗体和抗内因子抗体测定

1. 原理 恶性贫血(pernicious anemia,PA)是一种自身免疫性疾病,由于抗壁细胞抗体、抗内因子抗体的存在,导致维生素 B_{12} 吸收障碍。因此,检测抗胃壁细胞(antiparietal cell antibody)和抗内因子抗体(anti-intrinsic factor antibody)对评估维生素 B_{12} 缺乏的病因有重要价值。

2. 方法　抗胃壁细胞抗体测定常采用间接免疫荧光法,以小鼠胃冷冻切片为抗原基质,抗胃壁细胞抗体在胃壁细胞胞浆中出现粗颗粒或块状荧光,周围区域无荧光。抗内因子抗体测定常采用酶联免疫方法。

3. 参考范围　抗胃壁细胞抗体:2%~10%;抗内因子抗体:阴性。

4. 应用评价　抗胃壁细胞抗体其靶抗原定位于壁细胞分泌小管微绒毛的膜内,是胞浆内的微粒体部分和胞质膜上的一种脂蛋白。抗胃壁细胞抗体有器官特异性,不与胃以外的其他脏器反应,其类别主要为 IgG 和 IgA 类(也有少量 IgM 类),血清中以 IgG 类为主,胃液中则以 IgA 类多见。抗胃壁细胞抗体是检测萎缩性胃炎导致维生素 B_{12} 吸收障碍的最敏感和最特异的指标。

抗内因子抗体分两型:Ⅰ型是封闭型抗体即抗内因子抗体,抑制内因子与维生素 B_{12} 结合;Ⅱ型是结合抗体即抗维生素 B_{12}-内因子复合物抗体,与维生素 B_{12}-内因子复合物结合并阻断复合体与回肠黏膜受体的附着。60%~70% 的恶性贫血患者可出现上述两种抗体,Ⅰ型抗体是恶性贫血的特异性自身抗体,在恶性贫血前期即可呈阳性;Ⅱ型则在恶性贫血胃黏膜高度萎缩的终末期出现。

恶性贫血抗内因子抗体阳性者通常壁细胞抗体阳性,抗壁细胞抗体阴性者抗内因子抗体阳性极少见。

(七) Schilling 试验

1. 原理　Schilling 试验用于检测维生素 B_{12} 吸收障碍,而非用于诊断维生素 B_{12} 缺乏。通过口服一定剂量的放射性维生素 B_{12},测量患者尿液的放射活性来分析评估维生素 B_{12} 的吸收情况,并分析其吸收不良的原因是否与内因子缺乏有关。

2. 方法　胃肠排空后,患者空腹口服 0.5μCi(0.5~2.0μg)放射性维生素 B_{12} 水溶液,同时开始采集其 24 小时尿液,口服放射性维生素 B_{12} 2 小时后肌内注射 1mg 未标记的维生素 B_{12} 以饱和血浆中的维生素 B_{12} 结合蛋白,并将放射性物质冲洗至尿液排出。此后患者可开始进食,采集 24 小时尿液进行放射活性测量。

3. 参考范围　第 1 个 24 小时排泄的放射性活性≥投入剂量的 7%。

4. 应用评价　如果尿液排泄的放射性活性降低,5 天后进行 Schilling 试验的第二部分,分析维生素 B_{12} 吸收障碍是由于内因子缺乏引起,还是由于存在干扰物质影响肠道吸收维生素 B_{12}-内因子复合物引起。在试验过程中,除同时给

予放射性维生素 B_{12} 和活化的内因子外,其余部分与试验第一部分相同。如果第一部分试验的排泄率下降是由于内因子缺乏引起,则第二部分试验其排泄率应为正常,否则,需考虑存在其他原因引起的维生素 B_{12} 吸收不良。

Schilling 试验的准确性有赖于患者的依从性,如患者尿液收集不完整将导致试验结果的假阳性。此外,用于第二部试验的内因子若未能充分活化,将导致试验结果的解释困难。

三、临床思路

实验室检查对维生素 B_{12} 或叶酸缺乏的诊断有重要的指导意义。维生素 B_{12} 和叶酸缺乏可分为三个阶段:储存量减少、异常 DNA 合成但无贫血表现、维生素严重缺乏并伴有维生素 B_{12} 和叶酸缺乏导致的巨幼细胞性贫血。与铁缺乏不同的是,并无明确的实验室指标临界值用于维生素 B_{12} 和叶酸缺乏的疾病分期。

与维生素 B_{12} 或叶酸代谢相关的常见疾病有巨幼细胞性贫血、恶性贫血、溶血性贫血、营养不良、妊娠、消化道疾病等。此外,先天性维生素代谢障碍、严重肝脏疾病、多发性骨髓瘤、骨髓增殖性疾病、真性红细胞增多症、白血病及某些血液恶性肿瘤等也会引起维生素 B_{12} 或叶酸代谢异常,出现维生素 B_{12} 或叶酸代谢相关检验指标的变化。血清叶酸水平和红细胞叶酸水平测定、血清维生素 B_{12} 水平测定是目前监测机体维生素 B_{12} 或叶酸代谢变化的首选指标,以此为主线,结合血常规、骨髓细胞形态学检查、生化指标检查等其他相关检验项目,以及病史和临床,分析维生素 B_{12} 或叶酸代谢异常的实验室分析思路,见图 2-2。

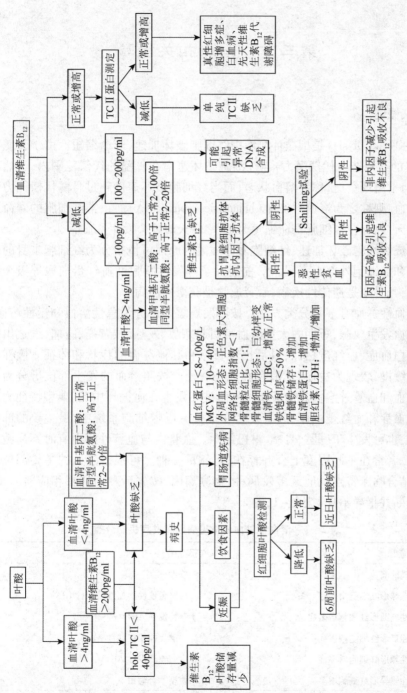

图2-2 维生素B$_{12}$或叶酸代谢相关检验的实验室分析思路

第三节 溶血相关检验

一、概述

溶血(hemolysis)是指循环血液中红细胞破坏加速,寿命缩短。由于骨髓有6～8倍的红系造血代偿潜力,当红细胞破坏速率在骨髓的代偿范围内,虽然有溶血,但不出现贫血,称为溶血状态;而当红细胞破坏速度超过骨髓代偿能力而发生贫血,则称之为溶血性贫血(hemolytic anemia,HA)。正常红细胞的寿命约为120天,只有在红细胞寿命缩短为15～20天时才会发生贫血。

造成红细胞破坏加速、红细胞寿命缩短的原因可概括分为红细胞本身的内在缺陷和红细胞外部因素异常。前者除了阵发性睡眠性血红蛋白尿等极个别情况外,几乎全是遗传性疾病,后者通常是获得性疾病。

溶血性贫血有多种分类方法。按照发病缓急可分为急性溶血和慢性溶血。急性溶血发生急骤,短期内大量溶血可引起寒战、发热、腰背痛、腹痛,继之出现血红蛋白血症、血红蛋白尿,其后出现黄疸和其他贫血的症状和体征。慢性溶血发病缓慢,表现为贫血、黄疸和脾大三联征。按照溶血的发生部位可分为血管内溶血和血管外溶血。前者指红细胞破坏发生在血循环中,其典型特征为血红蛋白血症和血红蛋白尿,后者发生在单核-巨噬细胞系统中,最主要的部位是脾脏,也可发生于肝脏、骨髓、淋巴结中。血管内与血管外溶血有时不易截然区分,二者常在不同程度上合并存在,但侧重一种。可根据溶血的主要部位和机制,结合临床特点及地区多发病种,推测病因,按先后顺序选择相应实验,以明确诊断并指导治疗(表2-1,图2-3)。

表 2-1 溶血性贫血的常见病因和发病机制分类

遗传性	获得性
红细胞膜缺陷	免疫性
遗传性球形红细胞增多症	自身免疫性溶血性贫血(AIHA)
遗传性椭圆形红细胞增多症	特发性 AIHA
遗传性口形红细胞增多症	继发性或症状性 AIHA
遗传性棘形红细胞增多症	药物诱发性 AIHA
遗传性热异形红细胞增多症	血型不合输血

续表

遗传性	获得性
Rh 缺如综合征	新生儿溶血病
McLeod 表型综合征	创伤性(微血管病性或大血管病性)溶血
β 脂蛋白缺乏症	血栓性血小板减少性紫癜
红细胞酶缺陷	溶血尿毒症综合征
磷酸己糖旁路和谷胱甘肽代谢酶异常疾病	弥散性血管内凝血
葡萄糖-6-磷酸脱氢酶缺乏症	恶性高血压/子痫/HELLP 综合征
其他己糖旁路和谷胱甘肽代谢酶异常疾病	物理或机械因素(人工心脏瓣膜)
谷胱甘肽合成酶缺乏症	烧伤
葡萄糖酵解途径酶异常疾病	生物或感染因素
丙酮酸激酶缺乏症	疟疾
己糖激酶缺乏症	巴贝虫病
磷酸葡萄糖异构酶缺乏症	巴尔通体病
红细胞核苷酸代谢酶异常疾病	梭状芽孢杆菌毒素
嘧啶 5′-核苷酸酶缺乏症	化学因素(药物、生物毒素)
血红蛋白结构异常和合成障碍	毒蛇、昆虫咬伤
地中海贫血	氧化性药物和化学物质
血红蛋白病	获得性膜缺陷
镰状细胞贫血	阵发性睡眠性血红蛋白尿

二、检验项目

(一)血浆游离血红蛋白测定

1. 原理　红细胞在血管中破坏后,血红蛋白进入血浆与结合珠蛋白或者血色素结合蛋白相结合,并转运至肝脏中进一步降解。若血管内溶血超过 20～40ml/d,将耗竭结合珠蛋白及血色素结合蛋白,被破坏的红细胞内的血红蛋白将直接释放到血浆中,称为血浆游离血红蛋白(plasma free hemoglobin)。因此,血浆游离血红蛋白增高提示血管内溶血。

2. 方法　利用血红蛋白具有类似过氧化物酶活性的特点,采用过氧化物酶法检测血浆游离血红蛋白。血红蛋白可催化 H_2O_2 释放新生态氧,使联苯氧化为蓝紫色,根据显色深浅,与同时测定标准血红蛋白液对照,可测出血浆游离血红蛋白的量。

3. 参考范围　0～40mg/L。

4. 应用评价　血浆游离血红蛋白检测主要用于反映溶血性贫血患者血循环中红细胞破坏的情况。血浆游离血红蛋白增多见于血管内溶血(如阵发性睡眠性血红蛋白尿症、阵发性寒冷性血红蛋白尿症、冷凝激素综合征)、珠蛋白生成障碍性贫血(如地中海贫血)、自身免疫性溶血性贫血等。血管外溶血(如遗传性球形红细胞增多症)时一般正常。由于血浆游离血红蛋白可由肝脏实质细胞迅速清除,故对慢性血管内溶血没有实际意义。

游离血红蛋白测定是评价溶血程度的重要参数,但需注意胆红素和三酰甘油会对分光光度法测定结果产生干扰。另外,标本需用肝素或枸橼酸抗凝,使用 EDTA 抗凝或者血清标本会使结果假性偏高。

(二)结合珠蛋白测定

1. 原理　血清结合珠蛋白(haptoglobin,Hp)是一种糖蛋白二聚体,每一分子 Hp 可结合两个血红蛋白(hemoglobin,Hb)二聚体。当发生溶血时,Hp 可与血浆中游离的 Hp 结合形成复合物,该复合物随后被转运至肝实质进一步降解,此时血清 Hp 将减少甚至消耗殆尽。Hp 减少见于血管内溶血,还可见于血管外溶血而单核－巨噬细胞系统功能耗竭时,如镰状细胞综合征。溶血性贫血中无论血管内溶血或出现单核－巨噬细胞系统耗竭的血管外溶血所致血红蛋白漏入血浆,均可导致 Hp 的下降。因此,Hp 降低通常提示血管内溶血或严重的血管外溶血。

2. 方法　通过电泳法测定 Hp-Hb 复合物的量;或依据 Hp-高铁血红蛋白复合物具有过氧化酶活性,可催化过氧化氢氧化创木酚生成有色的氧化创木酚,采用比色法测定复合物的酶活性,从而测定血清中 Hp 含量。现可通过自动化免疫分析仪结合速率散射比浊法进行相关测定。

3. 参考范围　0.5～1.5g/L(比色法);500～2200mg/L(速率散射比浊法)。

4. 应用评价　血清 Hp 增高见于妊娠、慢性感染、恶性肿瘤、胆道梗阻、口服避孕药等,但不能排除溶血;降低见于各种溶血、肝细胞病变、先天性无结合珠蛋白症、巨幼细胞贫血和组织出血。

Hp 在肝脏中合成,当急、慢性肝病,吸收障碍综合征时即便没有溶血,结合珠蛋白也减少。Hp 同时是一种急性时相反应蛋白,当机体处在应激状态时,血液中的结合珠蛋白明显增多,因此在炎症、肾病、恶性肿瘤、用类固醇药物时可升高,从而可能掩盖溶血反应。

（三）高铁血红素白蛋白测定

1. 原理　当血管内溶血程度较重,血清结合珠蛋白和血色素结合蛋白耗竭后,过剩的血红蛋白氧化为高铁血红蛋白,进一步分解出高铁血红素,后者可与高铁血红素结合蛋白或者白蛋白结合形成相应的复合物,使血浆呈咖啡色,用光谱仪测定其吸收带可进行检测。高铁血红素白蛋白(methemalbumin, MA)可在血浆中持续存在近 1 周。

2. 方法　高铁血红素白蛋白在 620 ~ 630nm 处形成吸收带,与高铁血红蛋白同位,但加 H_2O_2 后,后者消失,前者仍存在;加硫化铵后形成一个易识别的铵血色原,620 ~ 630nm 处的吸收带消失,但在 558nm 出现吸收带(Schumm 实验)。

3. 参考范围　健康人为阴性。

4. 应用评价　高铁血红素白蛋白阳性见于严重的血管内溶血,当急性血管内溶血发生数日后,血浆游离血红蛋白已回落至正常,结合珠蛋白也已回升至正常时,高铁血红素白蛋白仍可阳性,对判断数日前发作的急性血管内溶血有价值。高铁血红素白蛋白阳性还可见于出血型胰腺炎,对于鉴别单纯水肿型胰腺炎或出血坏死型胰腺炎有一定价值。

高三酰甘油血症和高胆红素血症可干扰高铁血红素白蛋白测定,可采用多波长光度术排除干扰。

（四）尿含铁血黄素试验

1. 原理　当血管内溶血,大量的红细胞被破坏,所有的降解途径都耗竭时,血浆中的游离血红蛋白被肾小球滤过,在肾小管被重吸收,血红蛋白中的正铁血红素以铁蛋白和含铁血黄素的形式贮存于巨噬细胞。如果由于慢性溶血而导致肾小管上皮细胞超负荷时,这些细胞变性、分离,尿中出现含有含铁血黄素的上皮细胞,称为尿含铁血黄素试验(Rous test)阳性。

2. 方法　尿中含铁血黄素是不稳定的铁蛋白聚合体,其中高铁离子与亚铁氰化钾作用,在酸性环境下产生普鲁士蓝色的亚铁氰化铁沉淀。尿沉渣肾小管上皮细胞内可见直径 1 ~ 3μm 的蓝色颗粒。

3. 参考范围　健康人为阴性。

4. 应用评价　含铁血黄素尿被认为是慢性血管内溶血的一个很有价值的指标,尤其是用于筛查阵发性睡眠性血红蛋白尿症。

需要注意的是,溶血初期虽然有血红蛋白尿,但上皮细胞内尚未形成可检出的含铁血黄素,此时本试验可呈阴性反应。

三、临床思路

当临床病史和体格检查怀疑有溶血性贫血时,首先需进行初步的实验室评估,包括全血细胞计数、网织红细胞计数、血涂片形态学检查、血生化和尿常规检查。血常规中血红蛋白降低水平提示溶血的严重程度,网织红细胞增高提示骨髓红系代偿增生,红细胞平均体积(MCV)和红细胞分布宽度(RDW)会增加,外周血涂片中会出现多染性大网织红细胞,在某些病例中红细胞形态改变可能进一步提示病因。生化检查中出现乳酸脱氢酶(LDH)升高、间接胆红素升高,尿常规中出现尿胆原升高,均提示红细胞破坏增加。进一步的检查包括血清结合珠蛋白、血浆游离血红蛋白、尿含铁血黄素试验,若该三项检查阳性,且尿常规中隐血阳性而镜检未见明显红细胞增多(提示血红蛋白尿),则考虑为血管内溶血可能性大,反之则为血管外溶血。进行初步判定后再结合具体临床情况,安排针对不同病因的特殊检查。溶血性贫血的实验室分析思路见图2-3。

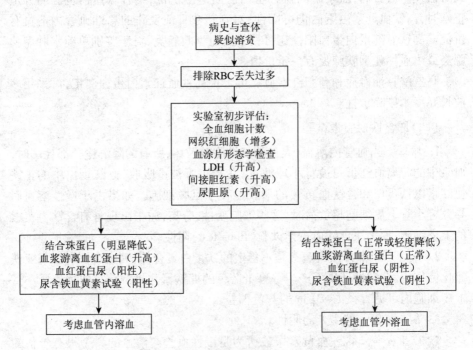

图2-3 溶血性贫血的实验室分析思路

第四节 红细胞膜相关检查

一、概述

由红细胞膜缺陷导致的溶血性贫血是一类重要的遗传性贫血,其中以遗传性球形红细胞增多症(hereditary spherocytosis,HS)、遗传性椭圆形红细胞增多症(hereditary elliptocytosis,HE)最常见,其他的疾病包括遗传性口形红细胞增多症(hereditary stomatocytosis,HST)、遗传性棘形红细胞增多症(hereditary acanthocytosis,HA)、遗传性热异形红细胞增多症(hereditary pyropoikilocytosis,HPP)等,其主要的病理基础为各种基因缺陷导致细胞膜蛋白或骨架蛋白合成和功能缺陷引起的红细胞形态改变和可塑性降低,最常见的受累蛋白包括锚蛋白、带3蛋白、α血影蛋白、β血影蛋白、带4.2蛋白、带4.1蛋白及血型糖蛋白C等。此外,严重肝病、β脂蛋白缺乏症可导致细胞膜脂质成分构成异常,同样影响红细胞形态、可塑性及变形能力。此类缺陷的红细胞在通过脾脏微循环时被扣留、破坏,最终导致贫血。该类疾病的主要临床表现为慢性血管外溶血及各种并发症,如胆石症、下肢溃疡、再障危象等。发病年龄不一,可从婴儿期发病,少数也可年长者发病,与膜蛋白缺陷的严重程度有关。诊断需要结合临床表现、家族史和实验室检查,进行综合分析。

二、检验项目

(一)外周血涂片红细胞形态检查

1. 原理　不同的红细胞膜疾病在红细胞形态学上有其特殊的表现,通过外周血涂片观察红细胞形态可为诊断提供线索。

2. 应用评价　随着对红细胞膜结构和功能的深入研究,外周血红细胞形态分析在诊断红细胞膜疾病中的作用越来越受到重视,但同时需要注意,红细胞形态改变并不具备特异性,除了在遗传性膜缺陷疾病中出现,亦可见于某些获得性疾病,需注意鉴别诊断(表2-2)。此外,制备血涂片的质量也对正确诊断至关重要。

表 2 - 2　红细胞形态学在诊断红细胞膜疾病中的作用

红细胞形态	诊断
小球形红细胞	遗传性球形红细胞增多症
	自身免疫性溶血性贫血
	Heinz 小体相关性溶血性贫血
椭圆形红细胞	遗传性椭圆形红细胞增多症
	缺铁性贫血、巨幼细胞性贫血、骨髓纤维化、骨髓增生异常综合征、地中海贫血
口形红细胞	遗传性口形红细胞增多症
	酒精中毒
棘形红细胞	严重肝病
	β 脂蛋白缺乏症
	舞蹈病伴棘形红细胞增多症、McLeod 综合征
热异形红细胞	遗传性热异形红细胞增多症
	缺铁性贫血、巨幼细胞性贫血、骨髓纤维化、骨髓增生异常综合征、地中海贫血

(二)红细胞渗透脆性试验

1. 原理　红细胞渗透脆性试验(red blood cell osmotic fragility test,ROFT)检测的是红细胞在低渗盐水溶液内的吸水膨胀能力,主要受红细胞表面积/体积(s/v)比值的影响。s/v 比值越低,其渗透脆性越高,反之则渗透脆性越低。正常红细胞的吸水膨胀适应性大,可增加 70% 的体积而不破裂,且经孵育处理后,其渗透脆性变化不明显;遗传性球形红细胞增多症、地中海贫血等疾病因红细胞 s/v 比值改变而导致渗透脆性出现不同程度的变化,同时,轻型遗传性球形红细胞增多症患者孵育后红细胞脆性明显增加。

2. 方法　一般应用简易半定量法,将红细胞悬浮于不同浓度的低渗氯化钠溶液中,由于红细胞膜内外溶液张力的差异使红细胞外水分进入细胞内,致使红细胞膨胀直至破裂溶解。以开始溶血及完全溶血时的氯化钠溶液浓度判断红细胞的渗透脆性。

3. 参考范围　正常红细胞开始溶血的生理盐水浓度为 0.42% ~ 0.46%,完全溶血为 0.28% ~ 0.32%。

4. 应用评价　脆性增高主要见于遗传性球形细胞增多症和遗传性椭圆形红细胞增多症,温抗体型自身免疫性溶血性贫血的红细胞有继发球形化,渗透脆性也可增高。脆性增高也可见于遗传性椭圆形细胞增多症。轻者或急性溶血后才发作,外周血中球形细胞较少,检测结果可能在正常范围,此时应考虑做温孵育后渗透脆性试验。脆性减低常见于地中海贫血和血红蛋白 C、血红蛋白 D、血红蛋白 E 病等,也可见于缺铁性贫血、脾切除术后及阻塞性黄疸。

需注意,当球形红细胞增多症合并再障危象或缺铁时,脆性可相应降低。极少数典型球形红细胞增多症的脆性试验正常,原因不清,可能与球形细胞显著脱水有关。标本溶血或加样不准确均可影响试验的准确性,加样时需避免标本的体外溶血。

(三)酸化甘油溶解试验

1. 原理　酸化甘油溶解试验(acidified glycerol lysis test,AGLT)是在微酸性含甘油的缓冲液中,健康人红细胞因甘油的作用会发生缓慢溶血;当红细胞膜蛋白及膜脂质缺陷时,红细胞在微酸性甘油缓冲液中的溶解则会加快,因此可用于遗传性球形红细胞增多症等红细胞膜缺陷疾病的实验室筛查和诊断。

2. 方法　将红细胞滴入 pH 6.85 的甘油缓冲液中,随细胞溶解的增加,光密度逐渐下降,测量红细胞悬液的吸光度降至 50% 的时间(AGLT50)。

3. 参考范围　健康人 AGLT50 > 290 秒。

4. 应用评价　本试验对遗传性球形红细胞增多症的敏感性和特异性较高,该病患者 AGLT50 明显缩短;即使是无临床症状及其他血液学检查均阴性的携带者,亦可用 AGLT50 进行诊断;自身免疫性溶血性贫血也可出现阳性结果,其他溶血性贫血无假阳性结果。此外,肾衰竭、妊娠等 AGLT50 也可缩短。AGLT50 比红细胞渗透脆性试验敏感,但本试验易受温度影响,温度过低溶血加快,温度过高溶血减慢。

(四)红细胞膜蛋白定性分析

1. 原理　红细胞膜缺陷疾病因膜蛋白的缺乏或结构异常,可使膜蛋白电泳出现不同程度的异常,从而可进行定性分析。

2. 方法　将制备的红细胞膜样品进行 SDS-PAGE 电泳,根据样品中各蛋白相对分子质量的不同,分离得到红细胞膜蛋白的电泳图谱,从而可得到各膜蛋白组分百分率。

3. 参考范围　各种膜蛋白组分百分率变化较大,多以正常红细胞膜蛋白电泳图谱做比较。或以带 3 蛋白为基准,各膜蛋白含量以与带 3 蛋白的比例表示。

4. 应用评价　各种红细胞膜缺陷疾病有一种或多种膜蛋白缺乏或结构异常,80% 以上的遗传性球形红细胞增多症可检出异常;结合免疫印迹法,检出率更高。

SDS-PAGE 电泳亦可定量测定膜蛋白,但结果不够精确,尤其用于测定锚蛋白,可采用放射免疫法或酶联免疫法补充测定。

(五)分子生物学技术的应用

采用限制性片段长度多态性((restriction fragment length polymorphism, RFLP)分析技术或串联重复序列分析可确定某些膜缺陷疾病和某个基因的关联性,用单链构象多态性分析、聚合酶链反应结合核苷酸测序可检出膜蛋白基因的突变点,但此方法尚未进入临床应用。

三、临床思路

红细胞膜的生理结构发生改变时会影响红细胞的生理功能,使红细胞的生存期缩短,导致贫血。红细胞膜缺陷分原发性和继发性,原发性膜缺陷常见的遗传病的血象检测,多表现有异常红细胞形态特征,如遗传性球形红细胞增多症患者血涂片中小球形红细胞大于 10%,因此,血涂片和阳性家族史对遗传性红细胞膜缺陷溶血性贫血有决定性诊断价值。阵发性睡眠性血红蛋白尿症是获得性红细胞膜缺陷导致的溶血,其实验室诊断主要应证明有补体敏感的红细胞群存在,蔗糖溶血试验、热溶血试验、尿 Rous 试验为本病的筛选试验,标准化的酸溶血试验和检测血细胞表面常见的锚蛋白相关抗原 CD55 和 CD59 的表达情况是本病的确诊试验。红细胞膜缺陷性溶血性贫血相关检验的实验室分析思路参见图 2-4。

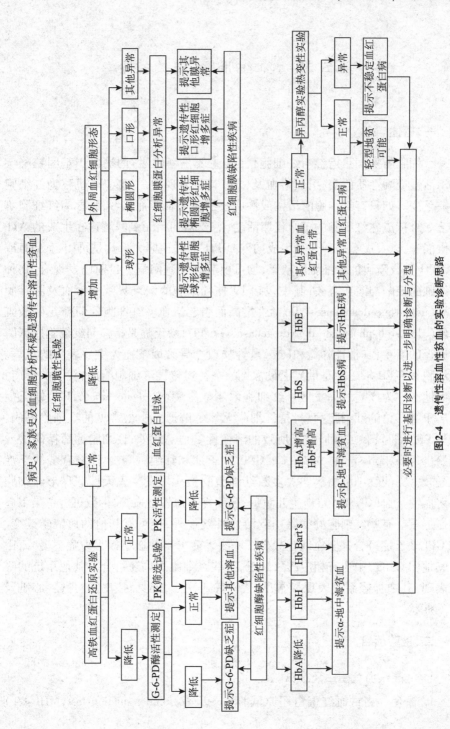

图2-4 遗传性溶血性贫血的实验诊断思路

第五节 红细胞酶相关检验

一、概述

红细胞酶疾病是指参与红细胞代谢(主要是糖代谢)的酶由于基因缺陷导致酶活性或酶性质改变,引起溶血及(或)其他表现的一组疾病,也称为红细胞酶缺乏症。如只有红细胞酶活性或性质改变而无临床症状者,则称为红细胞酶缺乏。维持成熟红细胞的正常代谢活动,需要葡萄糖无氧酵解途径生成的 ATP 提供能量,以及戊糖磷酸途径生成的 NADPH 提供还原力。凡是可引起 ATP 或 NADPH 生成障碍的红细胞酶缺乏,均可引起红细胞酶病。目前已发现有 20 种红细胞酶缺陷与溶血有关,其中包括 19 种红细胞酶缺乏导致的溶血及腺苷脱氨酶(adenosine deaminase,AD)活性增高而引起溶血。红细胞葡萄糖-6-磷酸脱氢酶(glucose-6-phosphate dehydrogenase,G-6-PD)缺乏症是指参与红细胞戊糖磷酸途径的 G-6-PD 活性降低和(或)酶性质改变导致以溶血为主要表现的疾病。红细胞 G-6-PD 缺乏症是世界上最常见的一种遗传性红细胞酶病,我国的华南、西南地区亦为该病的高发区。红细胞丙酮酸激酶(pyruvate kinase,PK)缺乏症是居于第二位的红细胞酶病,是红细胞无氧酵解通路中最常见的红细胞酶病,它是 PK 活性降低或性质改变所致的溶血性贫血。此外,红细胞葡萄糖磷酸异构酶(glucose phosphate isomerase,GPI)缺乏症和红细胞嘧啶-5′-核苷酸缺乏症也是较常见的红细胞酶病。大多数红细胞酶疾病可发生先天性非球形红细胞性溶血性贫血(CNSHA)、新生儿黄疸、药物性溶血性贫血等,少数可因感染引起溶血加重。有些红细胞酶病除引起溶血性贫血外,还可有其他的血液学改变。如 GPI 缺乏症可合并全血细胞减少,PK 缺乏症可合并血小板无力症。另外,由于其他器官组织中也有相应的酶缺乏,某些红细胞酶病还可合并其他系统的临床表现,其中神经系统表现最常见,代谢障碍次之,偶见肾、皮肤、骨骼、心脏及眼的症状。

二、检验项目

(一)高铁血红蛋白还原试验

1. 原理 高铁血红蛋白还原试验(methemoglobin reduction test,MHb-RT)

主要根据红细胞 G-6-PD 酶是一种参与戊糖磷酸途径的酶,而戊糖磷酸途径的主要生理作用是使 $NADP^+$ 转化为 NADPH,为红细胞提供还原力,维持红细胞的正常代谢。当红细胞 G-6-PD 酶缺乏时,因 NADPH 的生成减少或缺乏,可导致高铁血红蛋白的还原率下降,甚至不还原。因此,检测高铁血红蛋白的还原率可反映红细胞 G-6-PD 酶是否缺乏。

2. 方法 在血液中加入亚硝酸盐使红细胞中的亚铁血红蛋白变成高铁血红蛋白(褐色),高铁血红蛋白在 NADPH 作用下,通过亚甲蓝的递氢作用还原为亚铁血红蛋白(红色)。高铁血红蛋白的还原速度与红细胞生成 NADPH 的能力有关,通过比色测定反应体系中高铁血红蛋白的含量,并计算高铁血红蛋白的还原率,可间接反映红细胞 G-6-PD 酶的活性。

3. 参考范围 健康人 G-6-PD 活性正常,高铁血红蛋白还原率大于或等于75%(脐血大于或等于78%)。

4. 应用评价 G-6-PD 缺乏时,高铁血红蛋白还原率下降。G-6-PD 中间缺乏值(杂合子):31% ~ 74%(脐血为 41% ~ 77%);G-6-PD 严重缺乏值(纯合子):30% 以下(脐血为 40% 以下)。

该试验简便易行,可作为红细胞 G-6-PD 缺乏的筛选试验。但该试验假阳性率较高。如 HCT 低于 0.3 时,高铁血红蛋白还原率可明显降低。标本不新鲜、存在不稳定血红蛋白、高脂血症、巨球蛋白血症等情况下,高铁血红蛋白的还原率也可降低,出现假阳性。

(二)红细胞 G-6-PD 活性定量测定

1. 原理 大多数酶缺乏疾病不是酶蛋白含量缺乏,而是因酶蛋白缺陷导致酶活性降低等功能性改变。有溶血等临床表现的红细胞 G-6-PD 酶缺乏症或无临床表现的红细胞 G-6-PD 缺乏时,红细胞的 G-6-PD 酶活性均下降。进行定量测定,能更直接、准确地反应红细胞 G-6-PD 酶的活性程度。

2. 方法 进行红细胞 G-6-PD 活性的定量测定所涉及的方法有世界卫生组织推荐的 Zinkham 法,ICSH 推荐的 Glock 与 McLean 法,NBT 定量法等。Zinkham 法的检测原理是 G-6-PD 催化葡萄糖-6 磷酸(G – 6 – P)转化为 6-磷酸葡萄糖酸(6-PGA),而 6-PGA 在 6-磷酸葡萄糖酸脱氢酶(6-PGD)的作用下进一步转化为核糖-5-磷酸。这两步反应均伴有 $NADP^+$ 还原为 NADPH,通过测定 $NADP^+$ 还原为 NADPH 的速率,可换算出 G-6-PD 的活性。Zinkham 法又有“一步法”之称,由于 G-6-PD 催化所生成的 6-PGA 在 6-PGD 的催化反应中会被进一步氧化,使未被还原的 $NADP^+$ 进一步被还原。因此,该法的测定结果除反映

G-6-PD 本身的活性外,同时还受 6-PGD 活性的影响。但由于遗传性 6-PGD 缺乏极罕见,故该法测出的结果基本可代表 G-6-PD 活性,故临床上仍可应用此法检测 G-6-PD 活性。Glock 与 McLean 法,又称"两步法",原理与 Zinkham 法大致相同,与"一步法"不同的是,同时测定了总酶活性与 6-PGD 活性,通过总酶活性减去 6-PGD 活性后得到的 G-6-PD 活性,是真正的 G-6-PD 活性。但此法也有缺点,当患者的 G-6-PD 活性极低时,则"二步法"不如"一步法"。而 NBT 定量法所需仪器和试剂简单,但非国际通用方法。

3. 参考范围　参考值:37℃,(12.1 ± 2.09) IU/gHb(Zinkham 法);37℃,(8.34 ±1.59) IU/gHb(Glock 与 McLean 法);13.1 ~ 30.0NBT 单位(NBT 定量法)。

4. 应用评价　该实验是确诊红细胞 G-6-PD 缺乏的依据,红细胞 G-6-PD 缺乏症或 G-6-PD 缺乏的酶活性均降低。标本陈旧时,可出现假阳性结果,需用新鲜血液进行测定。另外,年轻红细胞的 G-6-PD 酶活性较高,所以在急性溶血期进行 G-6-PD 活性测定时,由于年轻红细胞增多,而不能真实反应红细胞的 G-6-PD 活性。在急性溶血期得到阴性结果时,需要在急性溶血后 2 ~ 3 个月后复查酶活力以反映真实的酶活性。如急性溶血期酶活性正常,而后复查活性降低,亦可诊断红细胞酶缺乏。

（三）变性珠蛋白小体试验

1. 原理　变性珠蛋白小体(Heinz 小体)试验主要根据 G-6-PD 酶缺乏的红细胞比正常红细胞更易氧化变性产生变性珠蛋白小体,通过观察红细胞中含变性珠蛋白小体的情况,间接反映红细胞 G-6-PD 活性。

2. 方法　患者血样中加入乙酰苯肼于 37℃孵育 2 ~ 4 小时,乙酰苯肼可使血红蛋白氧化成高铁血红蛋白,高铁血红蛋白解离成高铁血红素和变性珠蛋白,变性珠蛋白聚合成变性珠蛋白小体,附着于红细胞膜上。用煌焦油蓝溶液染色,在显微镜下观察红细胞中含变性珠蛋白小体的情况。

3. 参考范围　健康人含 5 个及 5 个以上珠蛋白小体的红细胞一般小于 30%。

4. 应用评价　含 5 个及 5 个以上珠蛋白小体的阳性红细胞百分率大于 30% 有临床意义,G-6-PD 缺乏症常高于 45%。但该试验对 G-6-PD 缺乏的诊断不具有特异性,含有不稳定血红蛋白的患者阳性细胞也大于 30%,还原型谷胱甘肽缺乏症及硝基苯或苯胺中毒者也增高。

(四)丙酮酸激酶活性定量测定

1. 原理　大多数酶缺乏疾病不是酶蛋白含量缺乏,而是因酶蛋白缺陷导致酶活性降低等功能性改变。有溶血表现的红细胞 PK 缺乏症或无溶血表现的红细胞 PK 缺乏时,PK 的活性均降低。进行定量测定,能更直接、准确地反映红细胞 PK 的活性程度。

2. 方法　ICSH 推荐的 Blume 法。PK 在二磷酸腺苷(ADP)存在的条件下催化磷酸烯醇丙酮酸(PEP)转化为丙酮酸,生成的丙酮酸在乳酸脱氢酶(LDH)的催化下可变为乳酸,同时 NADH 被氧化为 NAD^+。NADH 在 340nm 有一定吸收峰,而 NAD^+ 没有吸收峰,根据以上反应过程中因 NADH 被氧化为 NAD^+ 所导致的吸光度减少,来推算 PK 活性。另外,PK 是一个变构酶,当 PEP 浓度低时,在微量的果糖-1,6-二磷酸(FDP)刺激下,PK 活性可增加。观察低浓度 PEP 及加入微量的 FDP 后的刺激反应,有助于对高浓度 PEP 时酶活性近于正常的 PK 变异型进行诊断。

3. 参考范围　①参考值:(15.0 ± 1.99) IU/gHb,37℃;②低 PEP 浓度的正常红细胞 PK 活性:参考值的 (14.9 ± 3.71)%,37℃;③低 PEP 浓度加 FDP 刺激后正常红细胞 PK 活性:参考值的 (43.5 ± 2.46)%,37℃;④PK 中间缺乏值(杂合子)为参考值的 25% ~ 35%,PK 严重缺乏值(纯合子)为参考值的 25% 以下。

4. 应用评价　遗传性红细胞 PK 缺乏症的诊断主要依赖红细胞 PK 活性测定。继发性 PK 缺乏如白血病、再生障碍性贫血、骨髓增生异常综合征等,PK 活性也可减低。因白细胞的 PK 活性是正常红细胞的 300 倍左右,进行红细胞 PK 活性测定时,一定要尽可能地清除红细胞悬液中的白细胞,避免因混入白细胞而掩盖红细胞 PK 缺乏,导致假阴性结果。另外,年轻红细胞的 PK 活性较高,所以在急性溶血期进行 PK 活性测定时,由于年轻红细胞增多,而不能真实反映红细胞的 PK 活性。在急性溶血期得到阴性结果时,需要在急性溶血后 2 ~ 3 个月后复查酶活力以反映真实的酶活性。如急性溶血期酶活性正常,而后复查活性降低,亦可诊断红细胞酶缺乏。

三、临床思路

红细胞酶病的贫血程度差异较大,红细胞形态大多数正常。有溶血发生时,可有提示溶血的实验室检查异常,如血清非结合胆红素增高、网织红细胞增多等。但红细胞酶病的诊断主要依靠酶活性的测定。红细胞酶活性测定的方法可分为筛选试验和定量测定两大类。筛选试验具有快速、简便、仪器简单、易于推广等优点,可作为初步筛选的依据。而对酶活性的准确检测,还有赖于定量测定,这是确诊红细胞酶病的依据。

诊断红细胞 G-6-PD 缺乏症主要依靠检测红细胞 G-6-PD 活性的实验室检查。高铁血红蛋白还原试验是 G-6-PD 缺乏的筛查试验,其敏感性很强,但易出现假阳性结果。进行群体普查时,可先采用高铁血红蛋白还原试验进行筛查,以减少 G-6-PD 缺乏的漏检率。而对初筛阳性的标本可进一步进行 G-6-PD 的活性定量测定,以排除高铁血红蛋白还原试验出现的假阳性结果。

诊断红细胞 PK 缺乏症主要依靠红细胞 PK 的活性定量测定。因部分红细胞 PK 缺乏变异型主要表现为低底物浓度时的活性明显降低和(或)对果糖-1,6-二磷酸(FDP)的反应异常。所以,临床上怀疑红细胞 PK 缺乏,但 PK 荧光斑点筛查试验和常规的 PK 活性定量检查没有异常时,需结合低 PEP 浓度及加 FDP 刺激后的 PK 活性定量检查,避免漏诊 PK 缺乏的变异型。同时也可考虑测定红细胞的中间产物如 2,3-DPG 等的含量。

除红细胞 G-6-PD、PK 缺乏外,GPI、P5′N 缺乏也较常见,故有条件的地方可把这四种酶的活性测定作为常规检查。若这四种酶的活性测定没有异常而临床又怀疑红细胞酶病时,则根据条件,再进行其他的红细胞酶活性检查。红细胞酶相关检验的实验室分析思路参见图 2-4。

第六节 血红蛋白相关检验

一、概述

血红蛋白(Hb)是红细胞的主要成分,它由 1 个珠蛋白分子和 4 个亚铁血红素结合而成。每一个珠蛋白分子皆由两种不同的珠蛋白肽链成双地结合构成一种血红蛋白类型。正常成人血红蛋白有三种类型,它们分别由两条 α 肽链和两条非 α 肽链(β、γ、δ)组成,即 $HbA(\alpha_2\beta_2)$、$HbA_2(\alpha_2\delta_2)$、$HbF(\alpha_2\gamma_2)$。血红蛋白病是由于珠蛋白基因突变或缺失而引起的单基因遗传病。血红蛋白病一般分两大类:一类是异常血红蛋白病,是指由于遗传上的缺陷,导致形成珠蛋白肽链分子结构异常的血红蛋白。另一类是珠蛋白生成障碍性贫血,俗称地中海贫血(简称地贫)或海洋性贫血,是指由于遗传上的缺陷,使一类或几类珠蛋白肽链合成量减少或完全缺失,使形成珠蛋白的 α-链/非 α-链比例失衡,进而引起红细胞破坏,但并不涉及珠蛋白肽链分子结构的异常。此外,胎儿血红蛋白持续存在综合征(hereditary persistence of fetal hemoglobin,HPFH)是红细胞中有高浓度的 HbF 持续存在于成年,但不显示贫血症状,以往曾单独归为一类,但因其表现为珠蛋白肽链合成量的异常,现在一般将其归为地中海贫血。异常血红蛋白的珠蛋白分子结构的变异可发生在 α‑、β‑、γ‑、δ‑珠蛋白肽链中,最多见的是一个或几个氨基酸被替代,有时也可以是一个或几个氨基酸的缺失或肽链的延长。至今已鉴别出 750 多种异常血红蛋白,我国已发现 70 余种血红蛋白变异体,分布于几十个民族。大多数异常血红蛋白并无功能异常、不引起临床症状,仅有少部分异常血红蛋白有理化性质及生理功能异常,可表现为溶解性降低形成聚集体,稳定性发生变化,氧亲和力改变,形成高铁血红蛋白等。临床上重要的异常血红蛋白有血红蛋白 S(HbS)、血红蛋白 C(HbC)、血红蛋白 D(HbD)、血红蛋白 E(HbE)、不稳定血红蛋白、血红蛋白 M(HbM)等。

地中海贫血遍及全世界,但高发于地中海区域的意大利、希腊及一些东南亚国家如印度、泰国等。我国南方省区的发生率也较高,如广西、海南、广东,其次是云南、四川、贵州、福建等。根据合成受阻的珠蛋白肽链类型,可将地中海贫血分为 α、β、δβ、γδβ 和 δ 等地中海贫血类型,其中,α‑地中海贫血和 β‑地中海贫血是最重要的地贫类型。α‑地贫是由于 16 号染色体上的 α‑珠蛋白基因缺失或缺陷使 α‑珠蛋白链的合成受到部分或完全抑制而引起的溶血性贫血。α‑地贫的临床表现与 α‑珠蛋白链的合成减少的程度相关,临床上一般分为四种类型:①静止型携带者,是 α^+ 基因与健康人 α 基因的杂合子;②α‑地贫特性,是 α^+ 基因的纯合子或 α^0 基因与健康人 α 基因的杂合子;③HbH 病,是 α^+ 基因与 α^0 基因结合;④血红蛋白 Bart's 胎儿水肿综合征,此型是由于缺少 4 个 α‑基因,完全没有 α‑珠蛋白链的合成所引起,是 α‑地贫中最严重的类型。β‑地贫是由于 11 号染色体上的 β‑珠蛋白基因缺陷导致 β‑珠蛋白合成受到部分或完全抑制而引起的溶血性贫血。由于 β‑珠蛋白基因突变部位和类型不同,对 β‑珠蛋白合成抑制的程度也不同。根据染色体上 β‑珠蛋白基因表达的受抑制程度,常把 β‑地贫分为两种类型,β‑珠蛋白完全不能合成者称为 β^0‑地贫,β‑珠蛋白尚能合成但合成量减少者称为 β^+‑地贫。而根据临床表现,β‑地贫可分为四种类型:静止型 β‑地贫,轻型 β‑地贫,中间型 β‑地贫,重型 β‑地贫。

二、检验项目

(一)血常规及红细胞形态学检查

1. 原理　地中海贫血时,红细胞的数量、大小、形状、结构,以及血红蛋白含量均可有变异。这些变异可体现在血常规测定中的红细胞计数、血细胞比容、血红蛋白量、红细胞平均体积(MCV)及红细胞平均血红蛋白(MCH)等血液学指标的改变。而进行红细胞形态学检查时,也可发现异常的红细胞形态。

2. 方法　血常规采用血细胞分析仪进行检测。红细胞形态学检查采用光学显微镜镜检的方法。制备血涂片、瑞氏染色、镜检观察红细胞形态,注意有无红细胞大小不均,有无中心浅染,有无靶形、球形、椭圆形等异常形态的红细胞,注意有无有核红细胞及其数量。

3. 参考范围　健康人 MCV 为 82.0 ~ 95.0fl,MCH26.0 ~ 32.0pg;正常红细胞呈双凹圆盘形,中心染色稍浅,平均直径约 7.33μm,彼此间大小相差很小。

4. 应用评价　若 MCV < 80fl,MCH < 25.0pg,则可能为地中海贫血或其基因携带者或缺铁性贫血。重型 β-地中海贫血有显著的红细胞大小不均,形态不一致和中心浅染区域扩大或呈环形,靶形红细胞增多,易见红细胞碎片,中幼、晚幼红细胞达 10% ~ 40%。HbH 病的上述变化稍轻,但靶形红细胞和泪滴形红细胞较多,红细胞碎片少见。如球形、椭圆形红细胞增多达 20% ~ 25%,可考虑球形、椭圆形红细胞增多症。

(二)红细胞渗透脆性试验

1. 原理　地中海贫血的红细胞膜存在形态、生化及代谢异常,膜与细胞内容物的比例增大,使红细胞对渗透溶解的抵抗性增加,红细胞的渗透脆性降低。而球形红细胞则对渗透溶解的抵抗性较小,红细胞渗透脆性增高。

2. 方法　将红细胞置于低渗盐水中,低渗盐水会逐渐渗入红细胞内,使其膨胀破裂而引起溶血,而溶血时间和溶血程度与细胞形态、大小、膜的结构有关。可分为多管法和一管法。多管法是将红细胞置于一系列浓度的盐水中,作用一段时间后离心,取上清液在 540nm 进行比色,可得到开始溶血的盐水浓度、完全溶血的盐水浓度及脆性中数。一管法是将红细胞置于某一浓度盐水(3.2g/L 或 3.6g/L)中,一段时间后观察溶血百分率。因操作更简便,目前一管法的应用更广泛,且已有一管定量的试剂盒。

3. 参考范围　溶血百分率 > 60%(一管定量法)。

4. 应用评价　本法为地中海贫血的初筛方法,红细胞渗透脆性降低,提示有地中海贫血的可能。但缺铁性贫血、其他溶血性贫血的脆性也可能降低,出现假阳性结果;而珠蛋白肽链合成受损程度较轻的地中海贫血,也可能会出现假阴性结果;另外,实验人员的操作水平也对结果的影响较大。在应用该实验时进行地中海贫血筛查时,应结合其他检测方法进行分析。

（三）红细胞包涵体检验

1. 原理　当红细胞内含有 HbH 等不稳定血红蛋白时,极易被氧化发生变性和沉淀,形成变性珠蛋白包涵体,附着于红细胞膜上。可通过红细胞包涵体检验(heinz-body forming test)检查到包涵体形成,以反映不稳定血红蛋白的存在。

2. 方法　取抗凝血或新鲜血 1 滴于小试管内,加入 1% 煌焦油蓝溶液 2 滴混匀,加塞,置于 37℃ 水浴中孵育,含有不稳定血红蛋白的红细胞会生成大量包涵体。于 1 小时及 2 小时分别取出摇匀,取 1 滴于玻片制成薄血片,迅速干燥后用油镜观察(如遇潮湿雨天,立即加入 37℃ 干燥箱烘干)。平均每个油镜视野(100 个红细胞)可见包涵体红细胞数 1～2 个,记录"偶见";3～10 个记" +";11～30 个记" + +";31 个以上记" + + +"。

3. 参考范围　健康人为阴性结果。

4. 应用评价　HbH 病时孵育 1 小时就可出现包涵体,也叫 HbH 包涵体。HbH 包涵体呈深蓝色小颗粒,大小一致,数量多,均匀分布于整个红细胞内,细胞基膜模糊不清。

红细胞包涵体检测对诊断 HbH 病是一项简易、方便且特异性较高的方法。有时 HbH 量少,或因其他因素使血红蛋白电泳未见 HbH 区带,而包涵体检查可为阳性(+ +)。此外,不稳定异常血红蛋白、血红蛋白 F 明显增高者及 G-6-PD 缺乏者亦可见此包涵体,但是较 HbH 包涵体颗粒细小,且孵育时间较长,需 3～4 小时。

（四）热变性试验

1. 原理　热变性试验(heat instability test)主要根据不稳定血红蛋白比正常血红蛋白对热更不稳定,具有遇热更易变性的特点来检测。可通过观察血红蛋白液在 50℃ 时是否出现沉淀,对不稳定血红蛋白进行筛检。

2. 方法　制备待检患者的血红蛋白液于磷酸盐缓冲液中 50℃ 孵育 1 小时,不稳定血红蛋白容易裂解沉淀,计算其沉淀率。

3. 参考范围　正常小于 1%。

4. 应用评价　热沉淀血红蛋白超过 5% 提示有不稳定血红蛋白的存在。不稳定血红蛋白(包括 HbH)存在出现阳性结果,但血液中含有 HbF 和 HbE 亦可出现阳性结果。

（五）红细胞镰变试验

1. 原理　镰状红细胞贫血(HbS 病)患者的红细胞在低氧条件下会发生镰变。通过观察红细胞是否在低氧条件下出现镰变可对 HbS 病等进行筛检。

2. 方法　将偏重亚硫酸钠($Na_2S_2O_5$)0.2g 溶于 100ml 蒸馏水中,取此溶液

1~2滴和患者静脉血1滴于载玻片上,混匀,加盖玻片,10~30分钟后,于高倍镜下观察红细胞形态。

3. 参考范围　健康人阴性,无镰变细胞。

4. 应用评价　阳性见于HbS病,纯合子镰状红细胞可达100%,杂合子可达50%。某些异常血红蛋白,如Hb Bart's、HbI病亦查见少量的镰状红细胞。

(六)血红蛋白电泳

1. 原理　血红蛋白电泳(hemoglobin electrophresis)是根据血红蛋白中的珠蛋白和其他蛋白质一样是两性电解质,在不同的缓冲液中可带正电荷或负电荷,在电场中向阴极或阳极移动。不同血红蛋白组分之间因等电点、分子大小、形状及所带电荷不同,而电泳迁移率不同,在一定电压条件下,经一定时间的电泳,可分离出不同的电泳条带。对分离出的各条带进行比色或光密度扫描等可对各血红蛋白组分进行定量分析。异常血红蛋白由于珠蛋白肽链上氨基酸发生替代或其他变异,使其分子表面电荷发生变化,电泳迁移速度改变,可在电泳中与正常血红蛋白进行分离和鉴别。

2. 方法　最常用的方法是碱性缓冲液电泳。早期用醋酸纤维薄膜作为支持介质,在碱性环境下(pH8.4~8.6)可以快速分离HbA、HbA_2、HbF及其他多种变异体。现多用分辨率更高的琼脂糖凝胶进行电泳分析。而酸性缓冲液电泳(pH6.0~6.2)可用于分离那些在碱性缓冲液电泳中不能分离开的Hb,如在此酸性条件下HbD与HbS、HbO(或HbE)与HbC可明显分开。20世纪80年代后期发展起来的毛细管电泳技术目前已用于血红蛋白的分析,可将正常血红蛋白和一些常见的异常血红蛋白,包括HbS、HbD、HbC、HbE、HbO和HbG等成功地分离。此外,珠蛋白链电泳、等电点聚焦电泳等则可用来证实稀有的Hb存在,多用于研究。

3. 参考范围　正常成人:HbA>94.5%,HbA_2为2.5%~3.5%,HbF<2%。

4. 应用评价　血红蛋白电泳是检查和鉴定异常血红蛋白最主要而常用的实验诊断方法。应用血红蛋白电泳可将某些异常血红蛋白与正常血红蛋白进行分离和鉴别。但有些分子表面总电荷改变极少或无改变的异常血红蛋白,特别是某些不稳定血红蛋白及氧亲和力增强的异常血红蛋白,在进行电泳时,不能与HbA分开而不能被检出。而有不少异常血红蛋白的氨基酸变异虽然不同,但分子表面总电荷却相差极少或完全相同,结果导致它们的电泳速度相同,如与HbJ的电泳位置相同的异常血红蛋白就有40多种。必要时,可进一步采用多种不同的支持介质、缓冲液、电泳仪器和方法进行鉴别,也可进一步参考其他的血液学检查,如变性珠蛋白小体、异丙醇沉淀试验等。采用比色、光密度扫描等方法对血红蛋白电泳分离出的各条带进行定量分析,是筛查和鉴定地中海贫血的重要手段。如 HbA_2 含量增高可作为诊断 β-地中海贫血的依据。

(七)抗碱血红蛋白测定试验

1. 原理　抗碱血红蛋白(alkali-resistant hemoglobin)测定试验又称 1 分钟碱变性试验,是根据胎儿血红蛋白(HbF)及某些异常血红蛋白具有比 HbA 更强的抗碱性能。一定的碱变性条件可使 HbA 发生变性,而 HbF 不会变性。

2. 方法　取待检的血红蛋白液与 1/12mol/L KOH 溶液混合,作用 1 分钟后,用半饱和硫酸铵终止碱变性反应。HbF 的抗碱变性作用强,未变性的 HbF 存在于上清液中,而 HbA 变性沉淀,取上清液于 540nm 波长处测定吸光度,则可检测出 HbF 的浓度。

3. 参考范围　健康成人抗碱 Hb <2%。

4. 应用评价　抗碱 Hb 常常是判断 HbF 的重要标志。β-地中海贫血、胎儿血红蛋白持续增多症、再生障碍性贫血、白血病、骨髓纤维化、PNH 等疾病时,HbF 的含量增加,则可见抗碱 Hb 增高。HbF 生理性增多时,如孕妇及新生儿的抗碱 Hb 含量增高,新生儿可达 40% 以上。但是,抗碱 Hb 不能完全代表 HbF,如 Hb Bart's 及部分 HbH 也具有抗碱能力,需要进行电泳鉴别。

三、临床思路

血红蛋白病的诊断依赖于实验室检查。以上列举的所有检验项目均为对血红蛋白病进行筛查的血液学检查方法,这些方法易于广泛开展,可对血红蛋白病进行群体普查,结合多种筛查方法可初步明确疾病的诊断。此外,如需进行疾病的进一步分型、婚前指导、遗传咨询、产前诊断和基因治疗,可进行血红蛋白病的基因诊断。血红蛋白病的实验室诊断思路见图 2-4,常见血红蛋白病的实验室诊断要点如下。

(一)血红蛋白 S 病

实验室检查有血红蛋白降低(一般为 50~100g/L);红细胞大小不均,可有小细胞、大细胞、异性细胞、多染性红细胞、有核红细胞、靶形红细胞等,镰状红细胞不多见;网织红细胞增加(常大于 10%);红细胞镰变实验阳性;红细胞渗透脆性明显下降;血红蛋白电泳可见 HbS 带,占 80% 以上,HbF 增加至 2%~15%,HbA_2 正常,HbA 缺乏。出现 HbS 条带对该病的诊断具有重要意义,但是在碱性电泳时,HbS 与 HbD 无法分开,需要结合酸性电泳进行分离和鉴别。

（二）血红蛋白 E 病

多为小细胞低色素轻度贫血；靶形红细胞增多（25% ~75%）；红细胞渗透脆性降低；异丙醇沉淀试验阳性；变性珠蛋白小体检测阳性；血红蛋白电泳显示 HbE 占 75% ~92%。出现 HbE 条带对该病的诊断具有重要意义，但在碱性电泳时，HbE 与 HbC 和 HbA_2 无法分开，需要结合酸性电泳进行分离和鉴别。

（三）不稳定血红蛋白病

变性珠蛋白小体检查出现阳性对疾病诊断有重要意义。一般用异丙醇沉淀试验筛选，再做热变性实验和变性珠蛋白小体检查进行诊断。血红蛋白电泳仅有部分病例可分离出异常血红蛋白区带。

（四）α-地中海贫血

1. 静止型携带者　血象正常，血红蛋白正常，红细胞内无包涵体，有些出生时脐血 Hb Bart's 可达 1% ~2%，但很快消失。此型可通过聚合酶链反应检测其基因型来进行鉴定。

2. α-地中海贫血　出生时脐血 Hb Bart's 可达 5% ~15%，出生后 6 个月 Hb Bart's 逐渐下降，在极少数成人中仍可检测出少量 Hb Bart's，成人血红蛋白正常或轻度下降、MCV 和 MCH 轻度下降、少数红细胞内有包涵体、血红蛋白电泳偶见 HbH。

3. HbH 病　血红蛋白降低或正常，网织红细胞增多（约 5%），MCV、MCH 及 MCHC 均降低，红细胞形态为低色素性，大小不均，有靶形红细胞、泪滴状红细胞等，煌焦油蓝染色可见 HbH 包涵体，血红蛋白电泳时可见 HbH，可有少量 Hb Bart's，HbA_2 减少。

4. 血红蛋白 Bart's 胎儿水肿综合征　是地贫中最严重的类型，胎儿大多于妊娠 23 ~28 周死亡或出生后数小时死亡，少数可存活至出生后数天。实验室检查有血红蛋白降低，外周血片红细胞低色素性、异形，大小不均显著，靶形红细胞较多，有核红细胞增加，网织红细胞显著增多（约 20%）。红细胞渗透脆性明显减低。血红蛋白电泳 80% ~90% 为 Hb Bart's，不等量的 Hb Potland（10% ~29%）及微量 HbH，无 HbA、HbA_2 及 HbF。

（五）β-地中海贫血

1. 静止型 β-地中海贫血　血红蛋白含量正常，但在血涂片中可发现少数靶形红细胞，红细胞的渗透脆性有轻度降低，HbA_2 略增高（3.5%）或正常。

2. 轻型 β-地中海贫血　血红蛋白一般在 80g/L 以上，网织红细胞计数不增高,或仅轻度增高(不超过5%)。MCV、MCH 显著降低。血涂片观察可见红细胞为小细胞低色素性,有靶形红细胞。血红蛋白分析,HbA$_2$ 增高,为 3.5% ~ 7%,HbF 可以正常或轻度增高,一般不超过 5%。

3. 重型 β-地中海贫血 血红蛋白在 50g/L 以下,血涂片见红细胞呈小细胞低色素性,大小不均,靶形红细胞增多,嗜碱性点彩明显。MCV、MCH 及 MCHC 明显降低。脾功能亢进时,白细胞、红细胞、血小板均减少。抗碱 Hb 含量显著增高。血红蛋白分析:HbF 增高,可高达 60% 以上,部分 10% ~ 30%;HbA$_2$ 含量变化较大(1.4% ~ 4.1%)。

4. 中间型 β-地中海贫血 实验室表现介于重型和轻型 β-地贫之间的 β-地贫纯合子患者。

（牛倩　郑沁　帅晓　王霞　江虹）

第三章

白细胞检验

第一节 骨髓细胞学检验

一、概述

骨髓细胞学检查是指通过细针穿刺骨髓制备细胞涂片或骨髓活检吸取骨髓组织制备切片或印片,染色后在显微镜下观察细胞数量、类别和细胞形态的一种方法。依据细胞学特点或改变,结合细胞化学染色、免疫分型、基因检测及细胞遗传学等技术,以及临床信息,对疾病进行诊断、疗效观察和预后估计。

正常骨髓包括粒系、红系、巨核系、单核系、淋巴系、浆细胞系等造血细胞及少量骨髓基质细胞和其他细胞。骨髓基质细胞包括成纤维细胞、内皮细胞、脂肪细胞和巨噬细胞等。骨髓特有的其他细胞包括网状细胞、组织嗜碱细胞、成骨细胞及破骨细胞等。

人体内的粒系、红系、巨核系和单核系细胞主要是在骨髓中由多能造血干细胞增殖、分化、发育、成熟而来,这个过程是连续的,但为便于对细胞的系列及其分化阶段的正确判断,将细胞大体划分为原始、幼稚和成熟三个阶段。各个系列及其不同阶段的细胞具有不同的形态学特征。当骨髓造血异常或某些局部及全身因素影响骨髓造血时,骨髓组织中细胞数量、细胞种类、细胞形态常出现异常改变,因此,通过普通光学显微镜观察骨髓细胞质和(或)量的变化,可以判断疾病情况。虽然现代医学技术进展迅速,新的诊断技术不断应用于临床,但骨髓细胞学检查仍然是血液系统及其相关疾病的诊断和治疗必不可少的手段之一。

（一）临床应用

1. 诊断造血系统相关恶性肿瘤　骨髓是人体的造血器官，造血组织出现病变可导致骨髓细胞出现质和量的异常，骨髓象检查对某些血液病具有决定性诊断意义，如急性白血病、慢性白血病、巨幼细胞性贫血、再生障碍性贫血、恶性组织细胞病及多发性骨髓瘤等，而且，还可对疾病进行分类和分型，指导治疗方案选择、观察疗效、判断预后等。

2. 协助诊断某些良性造血系统相关疾病　这类疾病多数有骨髓细胞质和量的异常，但需结合其他临床资料才能做出诊断，如缺铁性贫血、溶血性贫血、骨髓增生异常综合征、白细胞减少症、粒细胞减少症、粒细胞缺乏症、血小板减少性紫癜、脾功能亢进等。临床上遇有发热、淋巴结、肝、脾大或骨痛时，骨髓检查有助于鉴别是否由造血系统疾病引起。有些非血液系统疾病可有血液学改变，如白细胞显著增高的类白血病反应，可通过骨髓象检查与慢性粒细胞白血病相鉴别。

3. 诊断某些感染性疾病　骨髓中含有丰富的单核-吞噬细胞系统，能够捕捉侵入机体内的病原微生物。例如，骨髓细胞形态学查找疟原虫、黑热病原虫、弓形虫及真菌等，既可提高阳性率又可明确临床诊断。

4. 诊断某些类脂质沉积病　这类疾病都具有特征性细胞形态学改变，骨髓象检查也具有决定性诊断意义，如戈谢病、尼曼-皮克病、海蓝组织细胞增生症等，可见到吞噬细胞中蓄积类脂质而形成特殊形态的戈谢细胞、尼曼-皮克细胞或海蓝组织细胞等。

5. 诊断恶性肿瘤骨髓转移　骨髓是许多恶性肿瘤侵袭转移的部位，如肺癌、乳腺癌、胃癌、前列腺癌、恶性淋巴瘤、神经母细胞瘤、黑色素瘤等。发生骨髓转移时，可在骨髓细胞形态学中见到转移的肿瘤细胞。

（二）骨髓检查的适应证与禁忌证

一般来说，骨髓检查没有严格的禁忌证，即便在血小板很低的情况下，也可酌情进行。但由于凝血因子缺陷引起的出血性疾病如血友病，需要慎重考虑。以下情况常需要选择骨髓细胞学检查。

（1）血细胞数量和质量的异常：包括不明原因的贫血、红细胞大小及形态的异常，血涂片中见到幼稚细胞，不明原因的血小板减少等。

（2）临床疑有急、慢性白血病。

（3）骨髓增生异常综合征及骨髓增殖性肿瘤。

（4）淋巴系统肿瘤。

（5）脂质沉积病。

（6）疑有恶性肿瘤骨髓浸润。

（7）评价急、慢性白血病治疗效果。

（三）标本采集和制备

骨髓穿刺抽吸骨髓制备涂片，是主要的骨髓细胞形态学检查技术。其缺点是不能够观察骨髓组织的结构变化情况及造血组织的分布特征，容易受到取材等众多因素的影响，特别是各种原因引起的骨髓干抽时，难以获得满意的骨髓涂片。因此，骨髓活检病理检查作为骨髓涂片检查有效的补充，也是骨髓形态学检验的重要内容。当出现干抽时，活检组织表面常可附着少量骨髓液，以用于制备骨髓组织印片或滚片，也可提供细胞形态学信息。骨髓组织印片中原始细胞簇、转移性瘤细胞巢、浆细胞簇及幼红细胞岛等的检出率高于骨髓涂片，这些细胞簇的检出对于疾病的诊断和鉴别诊断具有重要价值。

1. 骨髓取材　成年人骨髓造血组织主要存在于椎骨、胸骨、肋骨、锁骨、肩胛骨、髂骨、颅骨及股骨和肱骨上端的松质内。骨髓取材首选髂骨，包括髂后上棘、髂前上棘，髂后上棘更易于穿刺，且便于骨髓活检取材；其次为胸骨、棘突或局部病灶部位。儿科患者常选择胸骨穿刺，有时用注射器即可完成骨髓穿刺，而不需专用的骨髓穿刺针。2 岁以下婴幼儿可穿刺胫骨。对于有局部病灶者，可直接穿刺病灶处，也可在影像学检查的引导下进行骨髓穿刺，以提高检查的阳性率。穿刺部位不同，所采集标本的细胞学所见也不同。例如，对于再生障碍性贫血，骨髓造血呈向心性分布，胸骨是最佳穿刺部位，棘突次之，髂骨最差；必要时应多部位取材，以便全面了解骨髓的造血情况。骨髓涂片形态学检查吸取骨髓液量不宜太多，一般不超过 0.2ml，无需抗凝，迅速制片。若进行骨髓活检病理检查，则需同时用骨髓活检针环切取骨髓活组织 1 ～ 2cm。

2. 骨髓涂片　一般取未抗凝骨髓液迅速推片 8 ～ 10 张。骨髓涂片厚薄应适当，在片子体、尾处细胞应尽可能展开，以便观察各类细胞形态。涂片后迅速挥干或吹干，以防止细胞皱缩退变。取材良好的骨髓，涂片片膜粗糙，并在体尾处易见骨髓小粒。骨髓增生低下的涂片，可见较多脂肪滴或小油珠。良好的制片是细胞形态学检查质量保证的重要因素。骨髓比较黏稠，特别是增殖性疾病的骨髓，骨髓更加黏稠，制片较为困难。因此应调整制片的角度及速度，以获得较满意的骨髓涂片。

3. 骨髓涂片染色　血涂片及骨髓涂片一般采用 Romanowsky 染色法，包括常用的瑞氏（Wright）染色、姬姆萨（Giemsa）染色或混合的瑞－姬染色，干片后在显微镜下进行细胞学观察。细胞染色对氢离子浓度十分敏感,配制瑞氏染液必须用优质甲醇;稀释染液必须用缓冲液,可获得更好的染色效果;染色时间和温度也对染色效果有重要影响,必须摸索在特定条件下的最佳染色条件。染色良好是细胞形态正确识别的前提保证。

(四)细胞学检查

在获得良好的骨髓片后,即可用光学显微镜进行细胞形态学检查。检查遵循的步骤是:先以低倍镜扫视全片,判断骨髓取材和涂片增生情况;再以浸油物镜观察细胞形态,分类计数各类细胞的百分率,确认各种异常细胞和寄生虫等;最后结合临床或其他资料,做出骨髓形态学报告。

1. 低倍视野检查

(1)观察取材、涂片、染色情况:取材良好的标本可见骨髓小粒染色后的细胞团,骨髓特有的巨核细胞、浆细胞、巨噬细胞等胞体较大的细胞。良好的涂片中细胞在体尾部分布均匀、形态舒展、无变形。染色较好的涂片中,红细胞呈粉红色,幼稚细胞的核被染成紫红色,胞质染色鲜艳,红蓝对比分明,细胞形态清晰可辨。

(2)判断骨髓增生程度:选择片膜厚薄适宜、细胞分布均匀的部位观察多个视野,根据红细胞和有核细胞的大致比例确定骨髓有核细胞的增生程度。骨髓增生程度一般分为五级,判断标准见表3-1。实际上,在常规工作中难以精确地进行红细胞和有核细胞比值的判断,通常采用经验判断,即在涂片的体尾交界处,成熟红细胞基本展开处,观察一个高倍视野中($\times$40)有核细胞的数量来判断骨髓增生程度(图3-1,3-2)。

表3-1　骨髓增生程度的判断

骨髓增生程度	红细胞和有核细胞比值	有核细胞个数/高倍	常见原因
极度活跃	1:1	>100	白血病、红白血病、骨髓增殖性疾病等
明显活跃	10:1	50~100	白血病、增生性贫血等
活跃	20:1	20~50	正常骨髓、某些贫血等
减低	50:1	10~20	某些骨髓增生不良性疾病
极度减低	300:1	<10	急性再生障碍性贫血

(3)计数和分类巨核细胞:用低倍镜计数涂片内全部巨核细胞,部分体积较小的巨核细胞须在油镜下确认。当巨核细胞数量较多时,可采用局部区域进行巨核细胞分类计数,并估计巨核细胞总数。巨核细胞总数的参考范围为7~35个/片。

（4）异常细胞检查：在涂片的边缘和尾部，观察有无胞体较大或成堆分布的异常细胞，如巨大的组织细胞、Reed-Sternberg 细胞、巨大多核骨髓瘤细胞、转移肿瘤细胞、戈谢细胞、尼曼－皮克细胞等，发现可疑细胞时应在油镜下确认。

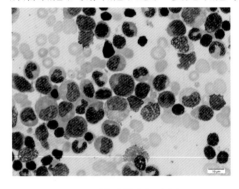

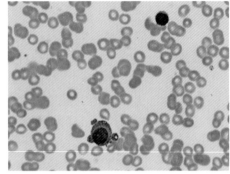

图 3－1　骨髓增生极度活跃　　　　　　图 3－2　骨髓增生极度减低

（5）油镜检查区域的确定：选择细胞分布均匀、染色良好、细胞结构清晰、背景干净的区域作为油镜检查区域，一般以体尾交界处、红细胞基本无明显重叠区域为宜。

2. 油镜视野检查

（1）进一步判断骨髓取材和涂片情况：取材良好的涂片中可见骨髓小粒，骨髓特有的细胞，如浆细胞、组织嗜碱细胞、吞噬细胞等；杆状核中性粒细胞比例常大于分叶核中性粒细胞，有时可见到由造血细胞和骨髓基质细胞组成的造血岛。

（2）观察细胞形态：浏览全片，仔细观察骨髓的各类有核细胞、红细胞和血小板的形态变化，在初步了解骨髓细胞形态后，进行有核细胞的分类计数。

（3）分类计数有核细胞：在油镜分类区域内，逐一视野分类计数 200～500 个细胞，按细胞的系列、分化发育阶段分别记录，并计算出各自的百分率，包括粒系、红系、淋巴系、单核系细胞和其他细胞的百分率，并计算粒红比值（M：E），即各阶段粒系细胞和幼红细胞百分率之和相除，一般范围为（2～4）：1。对各系细胞详细观察的内容包括以下几方面。

◎ 粒细胞系：各阶段细胞所占比例，各个细胞形态上有无异常，如有无成熟障碍和核质发育不平衡现象，观察胞质中有无空泡、中毒颗粒、Auer 小体等。

◎ 红细胞系：各阶段细胞比例，观察有核红细胞有无巨幼样变、核畸形等，胞质色泽和多少，成熟红细胞的大小、着色、形态有无异常，有无 Howell-Jolly 小体、Cabot 环及点彩红细胞等。

◈ 巨核细胞系:在低倍镜的基础上,对巨核细胞进行分类,观察各阶段细胞比例及形态有无异常,同时观察血小板数目的多少,血小板的分布是否正常和有无异常血小板。

◈ 淋巴和单核细胞系:各阶段细胞比例及形态有无异常。

◈ 其他细胞:如肥大细胞(组织嗜碱细胞)、浆细胞、网状细胞、内皮细胞所占比例及形态有无异常。

(4)其他异常细胞及寄生虫检查:注意观察有无异常细胞或肿瘤细胞,如图 3-3,分辨其异常特征,确定其类型,如不能确定则归入分类不明细胞,且对形态加以描述。观察有无寄生虫或其他病原体,如弓浆虫、疟原虫、黑热病利-朵小体等,如图 3-4。

在细胞计数和分类完成后,还应再次观察全片,注意有无漏检的异常细胞,全片细胞分布情况与已经分类的区域是否一致等,必要时对异常细胞应扩大计数范围、细胞比例才可能反映骨髓的真实情况。对可能存在异常细胞的患者,必要时检查多张涂片,甚至是全部的送检骨髓片。

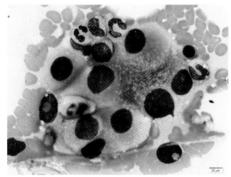

图 3-3　骨髓中发现转移的肿瘤细胞　　**图 3-4　骨髓中发现黑热病利一朵小体**

(五)正常骨髓细胞学特点

(1)骨髓增生程度为增生活跃、明显活跃。

(2)粒系细胞占总有核细胞的 40%~60%,其中原粒细胞<2%,早幼粒细胞<5%,中幼粒细胞和晚幼粒细胞各<15%,杆状核中性粒细胞的百分率高于分叶核中性粒细胞,嗜酸性粒细胞<5%,嗜碱性粒细胞<1%,细胞形态染色基本正常。

(3)幼红细胞约占 20%,其中原红细胞<1%,早幼红细胞<5%,中幼红细胞和晚幼红细胞约各占 10%,细胞形态染色基本正常。成熟红细胞大小、形态、染色大致正常。

(4)M:E 为(2~4):1,平均为 3:1。

（5）淋巴细胞约占 20%，小儿可达 40%，均为成熟淋巴细胞。

（6）单核细胞 <4%，浆细胞 <2%。

（7）巨核细胞通常于 1.5cm×3cm 骨髓片膜上可见 7～35 个，多为颗粒型和产板型巨核细胞。

（8）可见少量网状细胞、内皮细胞、组织嗜碱细胞等，虽然这些细胞各占的百分率很低，但却为骨髓中特有的细胞成分，可用于判断骨髓穿刺的质量。

（9）可见骨髓小粒：肉眼观，骨髓小粒是颗粒样小块骨髓组织。在光学显微镜下，骨髓小粒是由少量条索状纤维组织构成的网架，其间分布造血细胞和非造血细胞，少数骨髓小粒不见细胞网架。

（六）结果分析与报告

根据骨髓检查结果，包括骨髓增生程度、骨髓小粒情况、粒红比值的变化、骨髓象的各类细胞数量及形态变化特征、有无特殊异常细胞或寄生虫等，结合外周血涂片和临床信息，对骨髓检查进行综合性分析，提出诊断性建议。

骨髓报告主要包括以下内容。

1. 肯定性诊断　若骨髓象、血象和临床表现均典型，可对疾病做出诊断，如急性白血病、慢性白血病、巨幼细胞性贫血、多发性骨髓瘤、骨髓转移癌等。

2. 支持临床诊断　若骨髓象、血象改变缺乏一定的特异性，但可以解释患者的临床表现和其他的检查结果，可以做出支持或符合临床的诊断意见，如再生障碍性贫血、缺铁性贫血、粒细胞减少症等。

3. 排除性诊断　若骨髓象、血象改变与临床表现不符合或相反，可以提出排除某些疾病的诊断或否定性建议，如临床怀疑为急性白血病，但骨髓中未见白血病细胞，则可排除白血病的诊断。

4. 描述形态学所见　当骨髓象、血象确有某些改变，但又不典型，不能提出诊断建议时，可详细描述其形态特点，并提出进一步检查的建议供临床参考。

（七）注意事项

（1）骨髓取材、涂片、染色良好是骨髓象检查的前提，否则可能影响细胞形态观察的质量。骨髓标本的质量与多种因素有关。

◈ 涂片标本上油滴多少通常与造血的活跃程度有关：再生障碍性贫血和造血功能低下的标本中常见油滴增加，而急性和慢性骨髓增殖性疾病的涂片标本中少见或不见油滴。40岁以上的患者髂后上棘可出现生理性造血衰退。

◈ 骨髓抽吸是否通畅与骨髓中纤维化组织的多少有关：一般情况下，骨髓中纤维化组织较少，穿刺针抽吸骨髓时会感觉平稳均匀。在某些情况下，如白血病、骨髓纤维化或者骨髓增生异常综合征等,骨髓间质成分有不同程度的增加,尤其是纤维化组织变化比较明显,骨髓抽吸时会产生缺陷或者完全抽吸不到骨髓(干抽)。

◈ 骨髓检查的精确度与骨髓液稀释程度有关:过度抽吸骨髓,骨髓中的血窦会被破坏,导致外周血连同骨髓液一并被抽出,从而稀释了骨髓液,被观察和分类的各类骨髓细胞受外周血细胞的干扰。

(2)在识别某类细胞或划分阶段时,应综合分析。对难以确认的细胞,可暂时记为"分类不明细胞";对原始细胞,尤其是白血病性原始细胞不能鉴定其类型时,可借助其他方法,如细胞化学染色、免疫分型等;对处于两个阶段之间的细胞,原则上记入下一阶段。

(3)对不典型的标本,建议换部位抽取骨髓标本再查或定期复查,切忌草率下结论。

(4)对凝血因子缺陷病,如血友病等禁忌骨髓检查。

(5)同时检查骨髓象与血象,二者相互参照有利于做出正确诊断,主要体现在以下几个方面。

◈ 有助于明确诊断:急性白血病时,尽管其血象与骨髓象变化有相当程度的差异,但二者关系密切,此时骨髓内大量低分化的白血病细胞在划分系统有困难时,可根据外周血中某些分化较好的细胞来推测其原始细胞的系列归属。

◈ 有助于鉴别诊断。

● 某些疾病血象相似而骨髓象显著不同:如某些白血病外周血细胞极度减少,与再生障碍性贫血相似,均表现为全血细胞减少,淋巴细胞百分率相对增高;而骨髓象却截然不同,前者呈白血病性增生,后者则可见有核细胞增生低下。

● 某些疾病骨髓象无明显变化而血象变化显著:如传染性单核细胞增多症等,异型淋巴细胞无论是数量还是形态,血涂片中表现更典型。

● 某些疾病血象无明显变化而骨髓象变化显著:如多发性骨髓瘤、戈谢病、尼曼-皮克病等。

● 有助于判断疗效:白血病治疗后的效果须同时观察骨髓象和血象以做出正确判断,如急性白血病骨髓中原始细胞<5%,血涂片中原始细胞消失,才可判定为完全缓解。

二、骨髓细胞形态学检查的临床意义

骨髓细胞形态学分析是白细胞检验最重要的环节,骨髓片中各类细胞成分变化,常常提示某些疾病的发生或发展。

(一)粒、红比值(M:E)改变

1. M:E 比值正常　见于:①正常骨髓象;②粒系及红系细胞平行性减少,如再生障碍性贫血;③病变未累及粒系和红系时,如原发性血小板减少性紫癜、多发性骨髓瘤、骨髓转移癌等。

2. M∶E 比值增高　见于:①粒系细胞增多,如急性化脓菌感染及其所导致的中性粒细胞型类白血病反应、急性髓系白血病、慢性粒细胞白血病等;②红系细胞明显减少,见于幼红细胞增生受抑,如纯红细胞再生障碍性贫血、部分肾病性贫血、药物性贫血等。

3. M∶E 比值减低　见于:①幼红细胞增多性疾病,如缺铁性贫血、巨幼细胞性贫血、溶血性贫血、真性红细胞增多症等;②粒系细胞明显减少性疾病,如粒细胞减少症和粒细胞缺乏症等。

(二)粒系细胞异常

1. 粒细胞增多

(1)急性粒细胞白血病(acute myelocytic leukemia, AML):包括未分化型 AML(AML-M1)、部分分化型 AML(AML-M2)、急性早幼粒细胞白血病(AML-M3)、急性红白血病(AML-M6)的红白血病期和白血病期。骨髓细胞学特点为:骨髓增生极度活跃或明显活跃,原粒细胞或多颗粒早幼粒细胞或异常中幼粒细胞 >20%。白血病细胞胞浆中可见 Auer 小体。红系(红白血病除外)、巨核系细胞增生多明显受抑制(图 3-5,3-6)。血象常表现为:白细胞多数增高,但也可正常或降低,Hb 及红细胞多数减低,细胞分类常可检出数量不等的原始和(或)幼稚细胞。结合细胞化学染色、免疫分型、染色体分析和基因检测可对白血病进一步明确分型。

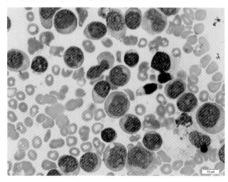
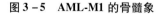
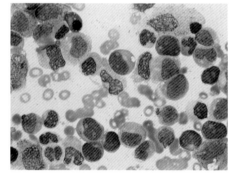

图 3-5　AML-M1 的骨髓象　　　　图 3-6　AML-M2 的骨髓象

(2)急性粒单核细胞白血病:骨髓细胞学特点为骨髓增生极度或明显活跃,原始细胞增多,形态上具有可判断识别的粒系和单核细胞的特点,或者同一细胞兼有粒及单核系特点,常可有一定数量的幼稚及成熟单核细胞,细胞胞浆中可见 Auer 小体,数量上须满足原始细胞、幼稚单核细胞总比例 > 20%。红系、巨核系细胞增生多明显受抑制(图 3 – 7)。

(3)慢性粒细胞白血病:骨髓增生极度或明显活跃,原粒细胞、早幼粒细胞常有不同程度的增高,依据其比例的多少等特征,可分为不同的疾病时期。多数为慢性期,以中幼粒细胞以下阶段粒细胞增生为主,常伴有嗜酸性粒细胞和嗜碱性粒细胞增多(图 3 – 8)。外周血细胞可极度增高,甚至分类结果可类似于骨髓。中性粒细胞碱性磷酸酶染色的积分为零或明显减低。细胞遗传学和分子生物学检查有特征性的 Ph 染色体和 *bcr/abl* 融合基因出现。慢性粒细胞白血病急粒变时,白血病性原粒细胞增高,与急性白血病相似。需要注意的是,临床少数病例可没有明显的疾病病史,一发病即表现为白血病的特征,但可表现为嗜酸性粒细胞和嗜碱性粒细胞的增多或形态异常,巨核细胞的数量增多、形态异常等特征。

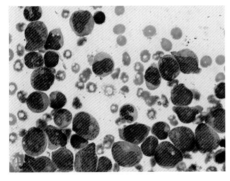

图 3 – 7 　 AML-M4 的骨髓象　　　　　图 3 – 8 　 CML 的骨髓象

(4)粒细胞型类白血病反应:骨髓增生明显活跃甚或极度活跃,各阶段粒细胞均增生,易见中毒性颗粒、空泡变性、细胞大小不均等退行性改变。红系、巨核系细胞常无明显异常。血液细胞学检查,易见核左移,并可见中毒颗粒。中性粒细胞碱性磷酸酶染色的积分多明显增高。临床常可发现引起类白血病反应的原发疾病。

2. 粒系细胞减少

(1)粒细胞减少症和粒细胞缺乏症:骨髓增生活跃,但粒系细胞明显减少,或粒系细胞成熟障碍,可见原粒细胞及早幼粒细胞,缺乏成熟阶段的中性粒细胞,幼粒细胞常伴有退行性变。

(2)红白血病的红血病期:红系细胞恶性增生,幼稚红细胞常呈巨幼样改变,易见双核、多核幼红细胞,常出现奇数核幼红细胞,细胞分裂象易见。粒系细胞、巨核系细胞多明显减少。过碘酸－雪夫(periodic acid-schiff stain,PAS)染色、CD36、CD71、血型糖蛋白检查可帮助明确诊断。应注意骨髓增生异常综合征与难治性贫血及巨幼细胞性贫血的鉴别。

(3)再生障碍性贫血:急性再生障碍性贫血时,骨髓增生减低或极度减低,粒系细胞、红系细胞、巨核系细胞均减少;慢性再生障碍性贫血时,骨髓增生减低或极度减低,可见代偿性增生灶。增生减低者,其粒系、红系、巨核系细胞均减少,增生活跃的部位常为幼红细胞增生;未经治疗的再生障碍性贫血患者一般无明显的细胞形态异常(图3－9)。

(4)部分急性造血功能停滞的早期:粒系细胞明显减少,常伴细胞形态中毒性改变。涂片中常可见体积较大、染色质细致的早期幼稚红细胞(图3－10)。

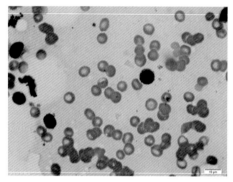

图3－9　再生障碍性贫血的骨髓象　　　图3－10　急性造血功能停滞的骨髓象

3. 粒细胞形态异常

(1)多颗粒早幼粒细胞:为急性早幼粒细胞白血病的特征性细胞。典型形态特征诊断较为容易,但需要注意少数特殊病例形态学并不典型,异型性也不明显,需要借助基因检测综合分析(图3－11)。

(2)异常中幼粒细胞:急性部分分化 AML 的特殊亚型(AML-M2b),也见于骨髓增生异常综合征的病态造血(图3－12)。

(3)双核中幼粒、晚幼粒、杆状核粒细胞:是粒系病态造血的一种表现,常见于骨髓增生异常综合征。

(4)假性 P-H 异常:属粒系细胞病态造血,对骨髓增生异常综合征的诊断有重要意义。

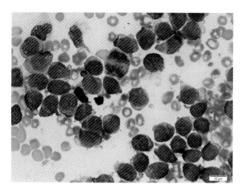
图 3 – 11　AML-M3 的骨髓象

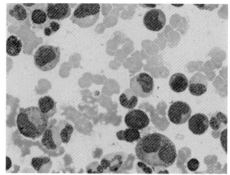
图 3 – 12　AML-M2b 的骨髓象

（5）粒系细胞胞质中出现粗大颗粒：见于细菌感染、炎症反应、恶性肿瘤、放化疗治疗、GM-CSF 等细胞因子治疗后。但需要注意，炎症的中毒颗粒与药物治疗反应性颗粒粗大的形态学存在一定的区别，可用于鉴别诊断。

（6）粒系细胞空泡变性：见于细菌感染、炎症反应、恶性肿瘤、放化疗治疗等。

（三）红系细胞异常

1. 幼红细胞增多

（1）急性红血病及急性红白血病（AML-M6）：骨髓增生明显或极度活跃，原红细胞及早幼红细胞增多为主，并有类巨变、多核等形态异常（图 3 – 13）。免疫分型和糖原染色可帮助明确诊断。

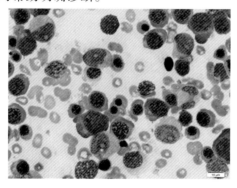
图 3 – 13　AML-M6 的骨髓象

（2）缺铁性贫血：骨髓增生多为明显活跃，以中幼红和晚幼红细胞增生为主。典型病例表现为幼红细胞体积小，胞质少，胞质着色较相应阶段的幼红细胞偏嗜碱性,细胞边缘常不规则。成熟红细胞呈轻中度大小不等,以小细胞为主,中心淡染区扩大(图 3 – 14)。骨髓铁染色和血清铁代谢等检查可明确诊断。

(3)巨幼细胞性贫血:骨髓增生多为明显活跃,红系巨幼变是其典型的细胞学特征。成熟红细胞中度或明显大小不等,易见大的椭圆形红细胞(图 3 – 15)。血清叶酸及维生素 B_{12} 检查可帮助明确诊断。

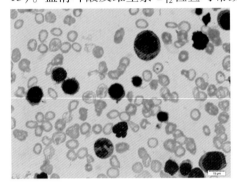

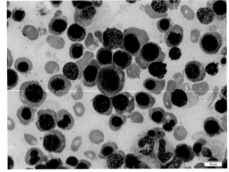

图 3 – 14　缺铁性贫血的骨髓象　　　　图 3 – 15　巨幼细胞性贫血的骨髓象

(4)溶血性贫血:骨髓增生多明显活跃,以中、幼红细胞增生为主。成熟红细胞呈轻中度大小不等,以正常形态红细胞为主,常伴红细胞形态异常,如球形红细胞、碎片红细胞、靶形红细胞、嗜多色红细胞等。网织红细胞检查、胆红素代谢检查、血清游离血红蛋白测定等各种溶血性贫血检查可明确诊断和确定病因。

2. 幼红细胞减少

(1)再生障碍性贫血:骨髓增生减低或极度减低,红系、粒系及巨核系三系均减少,仅见少数晚幼红细胞,成熟红细胞形态基本正常。

(2)纯红细胞性再生障碍性贫血:骨髓增生活跃或减低,红系细胞成熟停滞于早幼红细胞前阶段,中、晚幼红细胞极少或缺乏,红细胞形态正常,其他细胞无明显异常。

3. 幼红细胞形态异常　①幼红细胞巨幼变:为巨幼细胞性贫血的特征性细胞;②幼红细胞巨幼样变:属红系病态造血,主要见于红白血病、骨髓增生异常综合征、化学药物治疗后;③奇数核幼红细胞:属红系病态造血,对骨髓增生异常综合征、AML-M6 的诊断有较大价值;④核畸形:属红系病态造血,对骨髓增生异常综合征、AML-M6 的诊断有价值;⑤幼浆老核红细胞:主要见于中、重度缺铁性贫血。

（四）巨核系细胞异常

1. 巨核细胞和血小板增多

（1）特发性血小板减少性紫癜：骨髓增生活跃，巨核细胞增多，尤其是颗粒型巨核细胞明显增加并伴有变性等退行性变，幼稚巨核细胞也常增加，血小板显著减少（图 3 - 16）。

（2）骨髓增殖性疾病：如慢性髓系白血病、真性红细胞增多症、原发性血小板增多症等，骨髓增生明显活跃，巨核细胞和血小板可显著增多，形态可有不同特征的异常，核可呈多形性改变（图 3 - 17）。

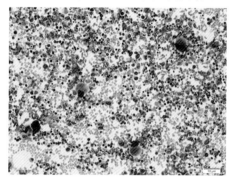

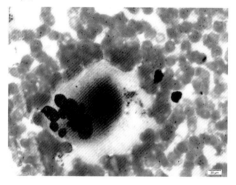

图 3 - 16　特发性血小板减少性紫癜
的骨髓象

图 3 - 17　骨髓增殖性疾病的巨核细胞
呈多形性核

（3）白血病：急性巨核细胞白血病时，骨髓增生明显或极度活跃，原巨核细胞增生≥20%，并伴有白血病性改变，幼稚和成熟巨核细胞也增加，可见大或巨大血小板。慢性髓细胞白血病早期，巨核细胞和血小板可显著增多。

2. 巨核细胞减少

（1）某些血液系统疾病：如急性白血病、再生障碍性贫血、骨髓纤维化等。

（2）某些药物或化学物质中毒及放射病等。

3. 病态巨核细胞　包括淋巴样小巨核细胞、单圆核巨核细胞、多圆核巨核细胞、多分叶核巨核细胞等。病态巨核细胞常见于骨髓增生异常综合征，淋巴样小巨核细胞主要出现在 MDS 中；其他病态巨核细胞还可见于慢性粒细胞白血病、红白血病、真性红细胞增多症及恶性肿瘤等。

（五）淋巴系细胞异常

1. 淋巴细胞恶性增生

（1）急性淋巴细胞白血病：骨髓增生极度或明显活跃，原始和幼稚淋巴细胞明显增多≥20%。红系、粒系、巨核系细胞增生多明显受抑制(图3-18)。

(2)成熟淋巴肿瘤

◈ 慢性淋巴细胞白血病:骨髓增生多明显活跃,以成熟的白血病性淋巴细胞为主,细胞形态表现为成熟的小淋巴细胞,与正常的淋巴细胞不易区分,可伴有少量的原始和幼稚淋巴细胞(图3-19)。

◈ 幼淋巴细胞白血病:骨髓增生多为明显活跃,个别为极度活跃。以特征性的白血病性幼淋巴细胞增生为主,有成熟淋巴细胞的基本特征,胞质中可见明显的核仁是其特征,多数为B淋巴细胞型,也可见少量T淋巴细胞型。

◈ 多毛细胞白血病:骨髓增生多明显活跃或活跃,以出现白血病性毛细胞为特征。酸性磷酸酶染色结合左旋酒石酸抑制试验、免疫表型、电镜形态检查可明确诊断。

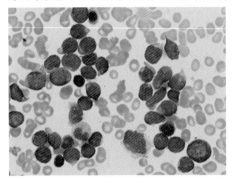

图3-18　急性淋巴细胞白血病的骨髓象　　图3-19　慢性淋巴细胞白血病的骨髓象

(3)淋巴瘤白血病:淋巴瘤细胞转移至骨髓或进入血循环,骨髓涂片中可查到数量不等的淋巴瘤细胞(图3-20)。

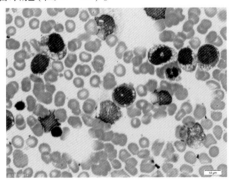

图3-20　淋巴瘤的骨髓侵犯

2. 淋巴细胞良性增生

(1)某些病毒性感染：如传染性淋巴细胞增多症、传染性单核细胞增多症等，外周血中典型形态的异型淋巴细胞常大于10%，骨髓中亦可见异型淋巴细胞增多，但多低于周围血中的比例，形态也没有血涂片中典型。异型淋巴细胞为非传染性单核细胞增多症所特有，其他病毒感染、自身免疫性疾病等也常出现数量不等的异型淋巴细胞(图3-21,3-22)。

(2)某些细菌性感染：如百日咳、结核病所致的淋巴细胞型类白血病反应等。

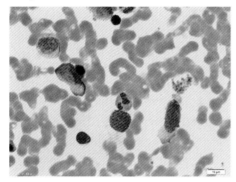

图3-21　骨髓中异型淋巴细胞　　　图3-22　血涂片中异型淋巴细胞

(六)单核系细胞改变

1. 恶性疾病

(1)急性单核细胞白血病(AML-M5)：骨髓增生明显或极度活跃，以白血病性原始和幼稚单核细胞增生为主(≥20%)，可见Auer小体(图3-23)。

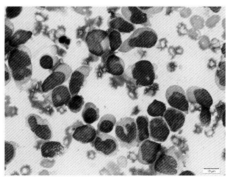

图3-23　AML-M5的骨髓象

（2）急性粒单核细胞白血病（AML-M4）：骨髓增生明显或极度活跃，以白血病性原始、幼稚单核细胞增生为主（≥20%），形态学上分别具有单核细胞及粒细胞的特征。

（3）骨髓增殖性疾病：骨髓中单核细胞可显著增高，但多为形态变异较大的成熟单核细胞，如慢性粒单核细胞白血病。这类异常形态的单核细胞，也有人称之为"异型单核细胞"。

（4）恶性组织细胞病：表现为一定数量的异常单核组织细胞，该类疾病病情多凶险，进展迅速，没有确诊之前可能就很快死亡（图3-24）。

2. 单核细胞反应性增生 常见于活动性结核病、疟疾、粒细胞缺乏症、淋巴瘤、慢性炎症、急性炎症恢复期等。

（七）浆细胞系细胞异常

1. 浆细胞恶性增生 见于多发性骨髓瘤（图3-25），骨髓增生多为明显活跃，异常原浆细胞和幼浆细胞显著增多，易见双核、多核、核分裂异常的巨大瘤细胞，可见葡萄细胞、火焰细胞等。患者常表现为慢性贫血、肾功能异常、骨痛、病理性骨折、高黏滞综合征等症状。血清和尿液蛋白电泳、免疫电泳检查、免疫球蛋白检查、骨影像学检查、骨髓细胞学检查及骨髓活检是明确诊断和分型的主要依据。

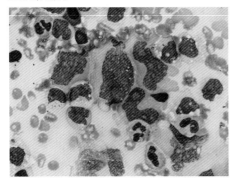 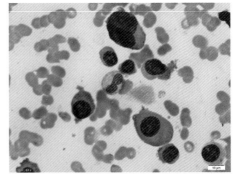

图3-24 恶性组织细胞病的骨髓象　　　图3-25 多发性骨髓瘤的骨髓象

2. 浆细胞良性增生 常见于再生障碍性贫血、粒细胞缺乏症、结缔组织病、某些寄生虫感染（如黑热病、疟疾等）及某些慢性感染等，主要为成熟浆细胞增多，形态基本正常。

三、临床思路

骨髓细胞形态学检查就是通过骨髓及血涂片细胞数量及形态的变化,结合临床及其他实验室检查对疾病或异常状态做出判断,临床诊断思路可以从以下几个方面考虑。

1. 细胞量的变化　根据细胞量的变化、增生低下的情况,首先应判断是否为真正增生低下;其次是考虑骨髓穿刺质量的原因,对于干抽或血液稀释等影响因素在前面已经述及;必要时须结合骨髓活检组织病理学检查进行确诊。对于真正增生低下的患者,要看是哪一系列增生低下还是全部增生低下。如全血增生低下者,需考虑再生障碍性贫血、阵发性睡眠性血红蛋白尿症、增生低下型白血病、骨髓纤维化、各种原因的骨髓增生抑制如肿瘤或免疫性疾病等;如单纯红系增生低下,则应考虑纯红细胞再生障碍性贫血、骨髓增生异常综合征、白血病、急性造血功能停滞等;粒系增生低下者,须考虑粒细胞缺乏症、某些感染中毒等;巨核细胞减少者,须考虑继发因素引起的血小板减少及白血病等。

对于细胞量增多,如红系增多者,须考虑代偿性增多因素,如溶血性贫血、环境因素刺激引起的继发性增高、骨髓增生异常综合征、红白血病等。粒系增多则需考虑感染、骨髓增生异常综合征、白血病或药物刺激等。而巨核细胞增多者,多数为特发性血小板减少症、骨髓增殖性疾病及白血病等。

2. 细胞形态的变化　如果正常骨髓中出现了不应该出现的细胞或结构,那么,就可以根据该类细胞的形态进行判断。肿瘤细胞、特殊的组织细胞、寄生虫等很容易做出诊断;而骨髓细胞则需根据其形态变化,结合细胞数量、化学染色及其他实验室检查做出进一步诊断,如骨髓增生异常综合征、白血病、淋巴瘤,都有其相应的诊断程序,包括 FAB 分型、WHO 等分型标准。

3. 骨髓细胞形态需结合血细胞形态　骨髓细胞形态学检查常需同时检查血涂片,尤其是对于初次就诊者。前已述及血涂片的细胞形态有助于某些疾病的诊断,如异型淋巴细胞形态在血涂片中的表现要明显较骨髓典型。血涂片中细胞成分较简单,更有利于成熟红细胞形态的观察,因此在诊断贫血时,需特别注意血涂片中的红细胞形态。对于干抽或血液稀释的患者,有时从血涂片中的细胞形态变化可以获得很有价值的诊断信息。

4. 密切结合临床　对于熟练的细胞形态学检验者,常根据申请单的临床特征描述、主要检查结果,可以初步了解疾病的临床信息,在形态学观察时会有所关注;临床特征对于某些形态学容易混淆的疾病鉴别具有一定的意义,如淋巴结、肝脏及脾脏等脏器肿大、牙龈肿胀、胸骨压痛、发热、皮肤黏膜出血或皮疹、骨痛等,这些特征常与某种或某一类血液病密切相关。

5. 结合现代血液病诊断手段　骨髓细胞形态学检验固然可以诊断大多数的血液病,但对于部分难以鉴别的疾病,还需结合免疫表型、染色体分析、基因检测等技术手段。例如,一些白血病的分型,单纯依靠细胞形态学检查和化学染色方法有时很难确定。而且,对于疾病的预后及治疗方案的选择,这些检查也具有更重要的意义。骨髓细胞学检查的实验室分析思路见图 3-26。

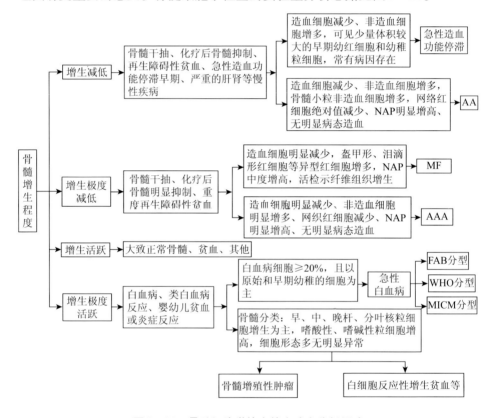

图 3-26　骨髓细胞学检查的实验室分析思路

第二节 血细胞化学染色

一、概述

细胞化学染色(cytochemical stain)是在细胞形态学的基础上,将形态学与化学方法相结合,利用具有较高特异性的化学反应对血细胞内的各种化学成分、代谢产物等在细胞原位做定性及半定量检查。通过细胞化学染色对血细胞类型的鉴别、一些血液病尤其白血病的诊断和鉴别诊断、某些疾病疗效观察等有重要作用。化学染色的种类较多,本部分内容重点介绍临床常用的一些细胞化学染色方法及临床应用。

(一)中性粒细胞碱性磷酸酶染色

1. 染色方法 中性粒细胞碱性磷酸酶(neutrophil alkaline phosphatase, NAP)染色是指通过细胞化学染色方法分析新鲜血液涂片中成熟粒细胞胞质中碱性磷酸酶的活性。NAP 主要存在于成熟的中性粒细胞胞质中,当菌感染时,其活性增强。临床常用染色方法有 Gomori 钙 – 钴法、偶氮偶联法。结果采用半定量等级积分的方法,按细胞内 NAP 染色的强弱,对阳性细胞按照等级积分,计算 NAP 阳性细胞的百分率和阳性积分值。尽量采用新鲜血涂片进行染色,以不抗凝的外周血涂片为好。

2. 临床意义

(1)细菌与病毒感染性疾病的鉴别:细菌感染时常明显增高(图 3 – 27)。

(2)慢性粒细胞白血病与中性粒细胞型类白血病反应的鉴别诊断:前者 NAP 常明显降低或阴性(图 3 – 28)。但慢性粒细胞白血病并发感染,或尚存正常的中性粒细胞克隆时,NAP 并不一定明显降低。对于少见的慢性中性粒细胞白血病,NAP 染色结果也常明显增高,这需要与感染相鉴别。

(3)真性红细胞增多症和继发性红细胞增多症的鉴别:前者的 NAP 常明显增高。

(4)再生障碍性贫血和阵发性睡眠性血红蛋白尿症的鉴别:前者虽然中性粒细胞减低,但 NAP 常明显增高。

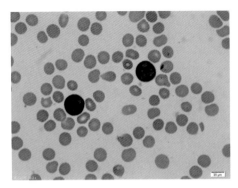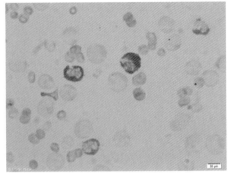

图 3－27　感染时 NAP 染色呈强阳性　　　图 3－28　CML 的 NAP 染色呈阴性

（二）铁染色

1. 染色方法　骨髓铁染色是评价铁代谢的一项重要指标,对于判断铁储存和利用具有重要意义。骨髓小粒中的含铁血黄素(细胞外铁)和幼红细胞内的铁粒(细胞内铁)在酸性环境下与亚铁氰化钾作用,生成亚铁氰化铁,即普鲁士蓝反应。骨髓内铁以计数骨髓中含有铁颗粒的幼稚红细胞百分比及铁颗粒的多少来衡量,骨髓外铁则是评价骨髓小粒中铁颗粒大小和数量。骨髓铁染色需要注意容器的洁净,避免外来污染,亚铁氰化钾－盐酸应用液需新鲜配制才能保证染色的质量。

2. 染色反应　经沙黄或中性红复染后,幼红细胞核呈红色,铁粒呈蓝绿色。细胞内铁:计数 100 个有核红细胞,记录胞质中含有蓝色铁粒细胞(铁粒幼红细胞)的百分率。环形铁粒幼红细胞一般是指幼红细胞含铁粒 >6,绕核周径 2/3以上者(图 3－29)。细胞外铁分级:①阴性,无蓝色铁粒;②阳性(＋),有少量铁粒或偶见铁小珠;③阳性(＋ ＋),有较多铁粒或小珠;④阳性(＋ ＋ ＋),有很多铁粒小珠和少数小块状;⑤阳性(＋ ＋ ＋ ＋),有极多铁粒和小珠,并有许多小块(图 3－30)。参考值:细胞外铁为阳性(＋)~(＋ ＋);铁粒幼红细胞为 12% ~44% ,不同实验室的参考值有一定差异,应建立自己实验室的参考值。

3. 临床意义

虽然血清铁蛋白和血清铁能更方便地定量反映铁代谢情况,但铁染色对于各种贫血和一些血液病的诊断与鉴别诊断仍具有重要意义,目前仍是血液病实验室诊断中的常用方法。

(1)鉴别缺铁性贫血与非缺铁性贫血:缺铁性贫血细胞外铁明显减少,甚至消失,细胞内铁阳性率低或阴性。铁剂治疗后细胞内、外铁可迅速增多。非缺铁性贫血细胞外铁可增高,细胞内铁正常或稍多。巨幼细胞性贫血的铁量相对过剩,骨髓内铁染色常增高,铁颗粒较粗大,需要注意与环形铁粒幼细胞相鉴别。临床上一些患者,因炎症感染、风湿免疫疾病或肿瘤等因素,导致铁利用障碍,骨髓外铁明显增高,但骨髓内铁低下,需要与真正的缺铁性贫血相鉴别。

(2)诊断环形铁粒幼红细胞疾病:因先天或继发因素,患者环形铁粒幼红细胞增多,占红细胞的 15% 以上,可诊断铁粒幼红细胞贫血。在一些老年患者中,也可发现少量环形铁粒幼红细胞,部分无明显临床症状。当患者伴有不同程度的病态造血,或原始细胞增高,则可诊断难治性贫血伴环形铁粒幼细胞增多。

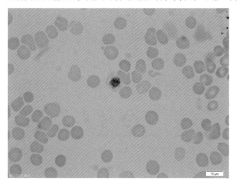
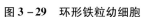

图 3 - 29　环形铁粒幼细胞

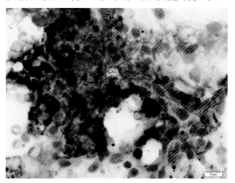

图 3 - 30　骨髓外铁染色呈强阳性

(三)过氧化物酶染色

1. 染色方法　过氧化物酶(peroxidase,POX)主要存在于粒系和单核系细胞的胞质,通过细胞化学染色,可在细胞的原位显示 POX 活性。POX 染色的基本原理是细胞中的 POX 分解底物 H_2O_2,释放出新生态氧,使无色的色原氧化显色而定位于胞质中。POX 染色方法较多,常用 Washburn 法,即采用联苯胺为底物色原的方法,由于联苯胺可致癌,国际血液学标准化委员会(ICSH)推荐使用3,3′-二氨基联苯胺,已收入《全国临床检验操作规程》。1984 年 Pereira 报道了一种更安全的碘化钾过氧化物酶染色法,由于这种染色液中不含致癌物质,很快用于国内实验室,并有一些改良染色法,如氧化 WG-KI 法。复染常用沙黄或中性红,以沙黄效果更好。但异常细胞数量较低时,可采用瑞氏复染法,更容易在镜下找到目标细胞,但颜色反差小,容易出现观察误差。一般以目标细胞的阳性率报告结果,阳性反应的强度对于鉴别诊断也有一定的意义。

2. 染色反应

(1)原粒细胞可呈阴性至阳性反应,早幼粒细胞以下各阶段呈阳性反应,并且随细胞成熟阳性强度逐渐增强(图3-31)。但嗜碱性粒细胞呈阴性反应,嗜酸性粒细胞呈强阳性反应。

(2)原单核细胞呈阴性反应,也有少量的白血病性原单核细胞呈弱阳性反应,幼单核细胞和单核细胞呈弱阳性反应。

(3)淋巴细胞、巨核细胞及各阶段幼红细胞均呈阴性反应(图3-32)。

3. 临床意义   主要用于急性白血病的诊断与鉴别诊断,POX染色是急性白血病诊断第一步最重要的染色方法。急性髓系白血病多呈阳性反应,不同亚型的反应程度不一,而急性淋巴细胞白血病呈阴性反应。该染色还可用于诊断遗传性过氧化物酶缺乏症。POX染色与苏丹黑B(SBB)的临床意义有相似之处,由于较早的原粒细胞SBB有时也能显示阳性反应,其灵敏度高于POX,但其特异性要略低于POX。

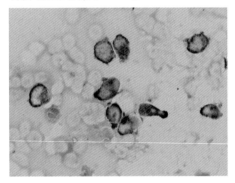
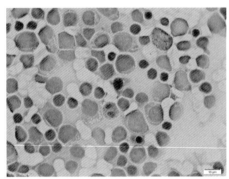

图3-31   **AML-M3的POX染色呈强阳性**   图3-32   **ALL的POX染色呈阴性**

(四)氯乙酸AS-D萘酚酯酶染色

1. 染色方法   氯乙酸AS-D萘酚酯酶是特异性酯酶(specific esterase, CE),为粒细胞的标志酶,又称为粒细胞酯酶。新鲜骨髓标本或血涂片标本经细胞化学染色后,血细胞内的氯乙酸AS-D萘酚被细胞内酯酶水解,产生萘酚AS-D,与六偶氮品红反应,生成不溶性红色沉淀,定位于胞质内在细胞原位显示该酶的活性。常用方法有改良MOLONY法和YAM法。要确保骨髓涂片或血涂片新鲜,并低温固定。染色后及时观察,脱油或长期放置均会褪色,影响结果判断。

2. 染色反应   氯乙酸AS-D萘酚酯酶染色阳性反应物为红色颗粒状。粒细胞胞质中含有此酶,以早幼粒和中性中幼粒细胞酶活性最强,呈强阳性反应(图3-33)。嗜酸性粒细胞阴性或弱阳性、嗜碱性粒细胞常呈强阳性反应。单核细胞、组织细胞呈阴性反应或微弱阳性(图 3 - 34)。淋巴细胞、浆细胞、巨核细胞、红细胞呈阴性反应。

3. 临床意义 氯乙酸 AS-D 萘酚酯酶染色用于急性白血病的类型鉴别,特别是急性髓系白血病的类型鉴别。需要注意的是氯乙酸 AS-D 萘酚酯酶染色对粒细胞有较强的特异性,其反应与 POX 基本相平行,但粒系分化早期细胞不如 POX 敏感,因此,急性髓系白血病未成熟型可表现为 POX 阳性,而 CE 阴性。

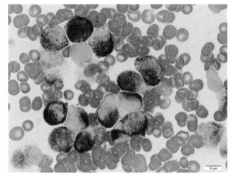 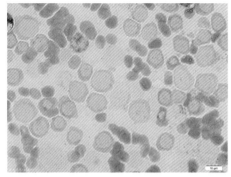

图 3 – 33　AML-M3 的 CE 染色呈强阳性　　图 3 – 34　AML-M5 的 CE 染色呈阴性

(五)中性非特异性酯酶染色及氟化钠抑制

1. 染色方法 非特异性酯酶主要存在于单核细胞的胞质中。临床常通过细胞化学染色方法对新鲜骨髓或血涂片进行染色后,显示该酶的活性。非特异性酯酶染色有多种,临床常用的为 α-乙酸萘酚酯酶(α-naphthyl acetate esterase,NAE)染色和 α-丁酸萘酚酯酶(α-naphthyl butyrate esterase,NBE)染色。尽管 NBE 染色比 NAE 染色对单核细胞的特异性稍好,但灵敏性差,因此较多的是 NAE 染色。NAE 常用染色方法为改良 Braunstein 法和 Davis 法,NBE 常用染色方法为改良 Li 法。

2. 染色反应 原始单核细胞 NAE 染色常呈阴性反应,幼稚单核细胞呈弱阳性反应,单核细胞为阳性反应,组织细胞也呈阳性反应;粒细胞常呈阴性反应,也可呈不同程度的弱阳性或阳性反应(图 3 - 35);淋巴细胞呈阴性反应或局灶性阳性反应;巨核细胞和血小板呈阳性反应。幼红细胞也呈非特异性酯酶染色弱阳性。染色孵育液中加氟化钠能完全抑制单核细胞和组织细胞中该酶的活性(图 3 - 36),但不能或不能完全抑制该酶在其他细胞中的活性,因此,在幼稚粒细胞和单核细胞鉴别中有一定参考价值。

3. 临床意义　结合氟化钠抑制试验,非特异性酯酶染色主要用于急性髓系白血病粒系和单核系的鉴别诊断。

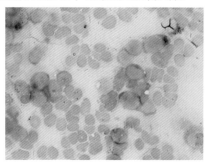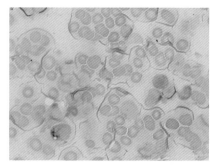

图 3 - 35　AML 的 NAE 染色阳性　　　　图 3 - 36　NaF 染色明显抑制

（六）酸性 α-乙酸萘酚酯酶染色

1. 检验方法　酸性 α-乙酸萘酚酯酶也属于非特异性酯酶,其染色原理均以一种芳香酯作为底物,酯酶水解后释放出萘酚,再与一种重氮盐偶联,产生不溶性红色沉淀,原位显示于细胞中有酯酶的部位;不同之处是该酶的反应需要酸性条件下进行,pH 为 5.9～6.3。

2. 染色反应　细胞质内显示暗红色或棕色,单核细胞为中度至强阳性(图 3 - 37),对 NaF 敏感;正常粒细胞阴性反应,也可呈弱的弥散样阳性(髓样阳性)。T 淋巴细胞酸性 α-乙酸萘酚酯酶染色为点状颗粒阳性(T 样阳性),B 淋巴细胞为阴性或模糊的颗粒样(胸腺样阳性)(图 3 - 38)。海蓝组织细胞棕红色阳性,球点状。

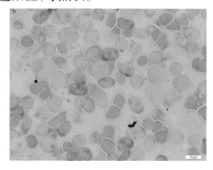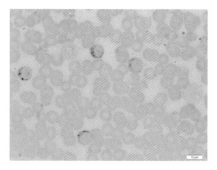

图 3 - 37　单核细胞的酸性 α-乙酸萘酚　　　图 3 - 38　淋巴细胞的酸性 α-乙酸萘酚
酯酶染色呈弥散性阳性　　　　　　　　　　酯酶染色呈胸腺样阳性

3. 临床意义　由于酸性 α-乙酸萘酯酶在单核系细胞有较特征的阳性,因此主要用于辅助鉴别急性髓系白血病粒系或单核系,特别是联合 CE 和 POX 染色,具有较重要的鉴别意义。酸性 α-乙酸萘酯酶染色对于区分 T 淋巴细胞和 B 淋巴细胞也有一定的价值。

(七)酸性磷酸酶染色

1. 染色方法　酸性磷酸酶(acid phosphatase,ACP)存在于多种细胞中,血细胞内的 ACP 在 pH 4~5 的条件下水解基质液中的磷酸酯。酸性磷酸酶染色是指通过细胞化学染色方法显示新鲜骨髓或血涂片中细胞质中的该酶活性,临床常用方法有 Göemöeri 法、改良 Burstone 法等。酸性磷酸酶染色方法与 NAP 的染色方法近似,只是在酸性条件下进行偶联,若在底物缓冲液中加入 L(+) − 酒石酸,则可做酒石酸抑制试验。

2. 染色反应及临床意义　ACP 广泛存在于血细胞溶酶体中,多种细胞可呈阳性反应,作为鉴别染色方法,特异性不大。ACP 被称为 T 淋巴细胞的标志酶,常用于鉴别急性 T 淋巴细胞白血病和急性 B 淋巴细胞白血病。ACP 染色的最大用途是结合酒石酸抑制实验(TRAP),辅助诊断多毛细胞白血病,毛细胞呈较强阳性反应,且不被 L − 酒石酸抑制。

(八)过碘酸 − 雪夫反应

1. 染色方法　过碘酸 − 雪夫(periodic acid-Schiff,PAS)反应常称为糖原染色,由于血细胞中的糖类物质主要包括糖原、黏多糖、黏蛋白和糖蛋白等,采用 PAS 反应可以显示骨髓和血液涂片各种细胞中糖原的含量和分布特点。血细胞内含 1,2-乙二醇基的多糖类物质,经过碘酸氧化产生醛基,后者与 Schiff 试剂中的无色品红结合形成紫红色化合物定位于细胞质中。按细胞内 PAS 阳性颗粒的多少可分为阴性、弱阳性、阳性和强阳性或以" + "号等级划分。为鉴别糖原或其他多糖物质,可在进行染色前用唾液处理标本后再进行染色,被淀粉酶消化则为糖原,否则为其他多糖。原淋巴细胞阳性程度低,阳性程度随着细胞成熟而增加。单核细胞仅有少量细小颗粒,幼红细胞为阴性,巨核细胞和血小板为阳性。

2. 染色反应　细胞质出现红色颗粒、块状或弥漫状红色者为阳性,多种血细胞呈不同程度的阳性反应。原粒及早幼粒细胞 PAS 染色多呈阴性,自中幼粒细胞阶段,细胞越成熟 PAS 染色越强;嗜酸性粒细胞颗粒不着色,胞质为阳性,嗜碱性粒细胞阳性。正常的幼红细胞和红细胞的 PAS 反应均为阴性。巨核系细胞和血小板呈 PAS 染色强阳性。淋巴细胞、单核细胞可呈 PAS 染色弱阳性。

3. 临床意义

（1）协助红白血病的诊断并与其他类型贫血的鉴别：幼红细胞 PAS 反应呈强阳性（图 3 - 39），除见于红白血病外，也见于部分严重缺铁性贫血、重型地中海贫血及一些铁粒幼细胞性贫血。溶血性贫血可为弱阳性反应，巨幼细胞性贫血和再生障碍性贫血一般为阴性，也有助于形态有混淆之处的巨幼细胞性贫血与骨髓增生异常综合征及红白血病的鉴别。

（2）急性白血病分类及亚型的鉴别：PAS 反应阳性对鉴别急性淋巴细胞白血病与急性髓系白血病有一定的作用。急性粒细胞白血病的原粒细胞 PAS 反应呈阴性或弥漫淡红色阳性。急性单核细胞白血病的原始和幼稚单核细胞 PAS 反应呈红色细颗粒、胞质边缘及伪足处颗粒明显，分化差的原单核细胞为阴性。急性巨核细胞白血病的原巨核细胞为红色颗粒状、块状阳性或强阳性。急性淋巴细胞白血病的原始和幼稚淋巴细胞 PAS 反应呈红色颗粒状或块状阳性（图 3 - 40），少数为阴性反应；不同类型急性淋巴细胞白血病的 PAS 表现各不相同，急性 T 淋巴细胞白血病虽阳性块状物多见，但阳性率低。

（3）其他细胞的鉴别：戈谢细胞 PAS 反应呈强阳性，尼曼 - 皮克细胞呈阴性或弱阳性。

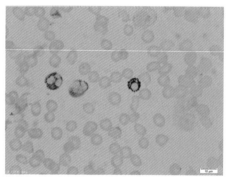

图 3 - 39　骨髓增生异常综合征的幼红细胞 PAS 反应呈强阳性

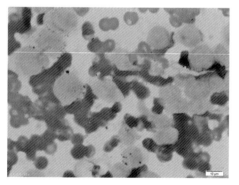

图 3 - 40　急性淋巴细胞白血病的原始细胞 PAS 反应呈颗粒状阳性

（九）甲苯胺蓝染色（快速法）

1. 染色方法　细胞内有酸性黏多糖存在时，特别是含硫的酸性黏液物质，甲苯胺蓝染色（toluidine blue，TB）呈红色。甲苯胺蓝染色方法较多，染色液有的以乙醇配制，有的以甲醇配制，以甲苯胺蓝甲醇饱和溶液染色效果好。

2. 染色反应及临床意义　细胞内含酸性黏多糖颗粒，呈红色，如嗜碱性粒细胞中颗粒染色阳性(图 3 – 41),CML 患者嗜碱性粒细胞增多,有时瑞氏染色呈部分脱颗粒状态,形态学与中性粒细胞不易区分,可通过甲苯胺蓝染色鉴别。对于有颗粒增多的白血病分型的鉴别诊断有重要意义(图 3 – 42),如协助嗜碱性粒细胞白血病、肥大细胞白血病的诊断及鉴别诊断等;部分急性早幼粒细胞白血病形态学有嗜碱性粒细胞分化,少量急性淋巴细胞白血病也可以有少量的异常颗粒呈甲苯胺蓝染色阳性。

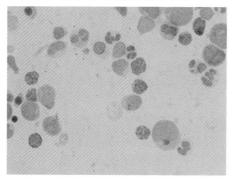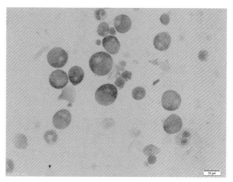

图 3 – 41　嗜碱性粒细胞颗粒的　　　　　图 3 – 42　部分颗粒增多的 AML 其
　　　　　TB 染色呈阳性　　　　　　　　　　　　　TB 染色呈弱阳性

二、常见疾病的细胞化学染色特征

(一)急性非淋巴细胞性白血病

1. 急性粒细胞白血病　　白血病性原始细胞 POX 染色常呈一定程度的阳性,阳性颗粒较粗大且较多。而分化较差的白血病,如微分化型髓细胞白血病(AML-M0)和未分化型粒细胞白血病(AML-M1),POX 染色可呈阴性;原粒细胞的氯乙酸 AS-D 萘酚酯酶染色常呈程度不等的阳性;α-乙酸萘酚酯酶染色可呈阴性、弱阳性或阳性反应,但 NaF 抑制不明显;α-丁酸萘酚酯酶染色多为阴性,有时可呈弱阳性反应,但不被 NaF 明显抑制。

2. 急性早幼粒细胞白血病(AML-M3)　　多颗粒早幼粒细胞的 POX 染色呈强阳性反应,阳性颗粒粗大密集、充满整个胞质;氯乙酸 AS-D 萘酚酯酶染色呈强阳性;α-乙酸萘酚酯酶染色呈弱阳性或阴性,但其阳性反应不被 NaF 明显抑制;α-丁酸萘酚酯酶染色常阴性,部分病例可呈阳性反应,但不被 NaF 明显抑制,借此可与急性单核细胞白血病相鉴别。

3. 急性粒单细胞白血病(AML-M4)　　白血病性原始细胞 POX 染色多呈阳性,但难于区分原粒和原单核细胞,可进一步做酯酶染色鉴别。氯乙酸 AS-D 萘酚酯酶染色阳性率的高低有助于以粒系为主还是以单核系为主的鉴别。氯乙酸 AS-D 萘酚酯酶和 α-乙酸萘酚酯酶双染色有助于区别是否同一白血病细胞具有粒系和单核系共同特征。

4. **急性单核细胞白血病(AML-M5)** 原单核细胞和幼单核细胞 POX 染色多呈弱阳性或阴性,单核细胞呈先阳性后弱阳性;原单核细胞特别是幼单核细胞及单核细胞的 α-乙酸萘酚酯酶和 α-丁酸萘酚酯酶染色呈阳性或强阳性,但其阳性反应能被 NaF 抑制(抑制率 >80%);氯乙酸 AS-D 萘酚酯酶染色呈阴性反应。

5. **急性红白血病(AML-M6)**

(1)多数急性红白血病为粒、红两系恶性增生,其原始细胞 POX 染色常呈阳性,在分化较差的白血病病例,原粒细胞的 POX 染色也可呈阴性;原粒细胞的氯乙酸 AS-D 萘酚酯酶染色常呈不同程度的阳性,也可为阴性反应;α-乙酸萘酚酯酶染色可呈阴性、弱阳性或阳性反应,但 NaF 抑制不明显;α-丁酸萘酚酯酶染色多为阴性,有时可呈弱阳性反应,但不被 NaF 明显抑制。

(2)少数病例为单核和红细胞恶性增生。原单核细胞和幼单核细胞 POX 染色多呈弱阳性或阴性,单核细胞呈阳性;原单核细胞特别是幼单核细胞及单核细胞的 α-乙酸萘酚酯酶和 α-丁酸萘酚酯酶染色呈阳性或强阳性,但其阳性反应能被 NaF 抑制;氯乙酸 AS-D 萘酚酯酶染色呈阴性反应。红白血病时幼红细胞的 PAS 染色可呈阳性反应,也可呈阴性反应。

6. **急性巨核细胞白血病(AML-M7)** POX 染色呈阴性反应;PAS 反应可呈阳性或强阳性,其阳性物质常呈粗大颗粒状或块状;氯乙酸 AS-D 萘酚酯酶染色呈阴性反应;α-乙酸萘酚酯酶染色可呈阳性反应,但不被 NaF 明显抑制。

(二)急性淋巴细胞性白血病

多数白血病性原始细胞 PAS 反应呈阳性或强阳性,其阳性物质常呈粗大颗粒状或块状。而急性粒细胞白血病的 PAS 反应多为阴性或弱的弥漫性阳性,急性单核细胞白血病可呈弥漫性、细颗粒状弱阳性反应。原始、幼稚淋巴细胞的氯乙酸 AS-D 萘酚酯酶染色呈阴性反应;α-乙酸萘酚酯酶染色、α-丁酸萘酚酯酶染色可呈阴性或阳性反应,如为阳性反应,多为局灶性分布,且不被 NaF 明显抑制。T 细胞急性淋巴细胞白血病的 ACP 呈阳性反应。

(三)慢性白血病

1. **慢性粒细胞白血病** NAP 活性显著降低或为阴性,病情缓解时可恢复正常,慢粒急变后 NAP 活性增高;而中性粒细胞型类白血病反应时,NAP 染色阳性率和积分值明显增高。

2. 多毛细胞白血病 毛细胞 ACP 呈阳性反应,抗酒石酸酸性磷酸酶染色(TRAP)阳性,对毛细胞白血病具有诊断意义。淋巴瘤白血病和慢性淋巴细胞白血病虽然 ACP 可呈阳性,但可被 L-酒石酸抑制。

(四)其他

1. 缺铁性贫血 铁染色是缺铁性贫血骨髓细胞形态学检查的主要化学染色,是铁缺乏诊断的金标准。幼红细胞 PAS 染色也呈一定程度的阳性。

2. 再生障碍性贫血和阵发性睡眠性血红蛋白尿症 再生障碍性贫血的 NAP 染色阳性率和积分值增高,病情缓解后可降至正常;阵发性睡眠性血红蛋白尿症的 NAP 活性常减低。

3. 真性红细胞增多症和继发性红细胞增多症 真性红细胞增多症的 NAP 活性常增高,而继发性红细胞增多症常无明显变化。

三、临床思路

血细胞化学染色的目的主要是在细胞形态学检查结果的基础上进一步通过染色方法进行细胞类别的鉴别,辅助诊断疾病。血细胞化学染色方法的种类较多,但并非所做化学染色项目越多越好,有时非特异性的染色结果甚至有相互矛盾之处。因此,根据需要有的放矢地选择化学染色方法非常重要。根据形态学检查结果进一步选择化学染色方法的原则:①有贫血表现者,应考虑骨髓铁染色,可帮助诊断缺铁性贫血,发现形态学无明显缺铁表现的隐匿性缺铁、铁增高或环铁粒幼细胞的存在;②有粒系增生表现者,首先考虑 NAP 染色,可帮助鉴别感染引起的反应性增生和慢性粒细胞白血病;③淋巴细胞相关的染色方法可用于进一步识别毛细胞的形态。图 3 - 43 显示了急性白血病分型的化学染色方法的选择原则,POX 染色是最重要的第一步环节,再联合特异性和非特异性酯酶染色进一步鉴别粒系和单核系,PAS、NAE 和 NF 抑制试验有助于特殊类型的急性白血病的形态学鉴别。

对于形态学诊断困难的白血病,还需结合免疫分型、染色体分析和基因诊断等手段,对疾病进一步分型,这对疾病本质的认识、预后判断及疗效监测等具有重要意义。

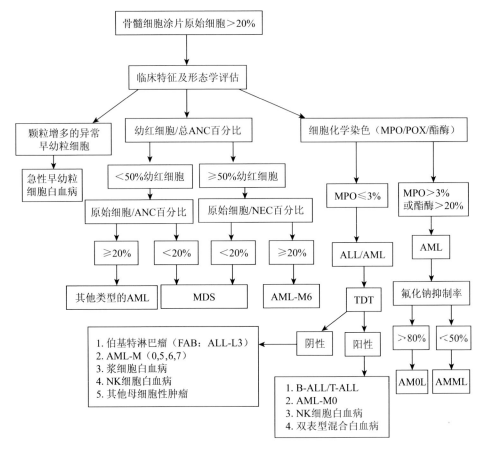

图 3-43 细胞化学染色方法用于急性白血病分型的流程图

第三节 免疫分型

一、概述

免疫分型(immunophenotyping)主要根据不同类型、不同时期的血液恶性肿瘤细胞出现的抗原时序混乱表达、抗原跨系表达及分化阻滞等现象,通过流式细胞术(flow cytometer, FCM)免疫荧光染色法,比较分析分化抗原(cluster of differentiation,CD)在肿瘤细胞和正常造血细胞上的表达有何不同,是否出现过度表达、缺失表达、不规则表达或非生理性表达等,从而对血液恶性肿瘤进行诊断、分型及预后判断,并为选择治疗方案提供重要依据。

（一）分化抗原

CD是造血细胞在分化成熟过程中,不同系列、不同分化阶段及活化过程中出现或消失的细胞标志。CD主要表达于白细胞,同时,也表达于不同分化阶段的红系细胞、巨核细胞及血小板等。在非造血细胞如血管内皮细胞、上皮细胞、成纤维细胞等组织细胞中也广泛分布。人类白细胞分化抗原(human leucocyte differentiation antigen,HLDA)工作组对人类白细胞分化抗原进行整理编号,依据以单克隆抗体鉴定为主的聚类分类法,将抗体识别的同一种分化抗原归为同一个分化群,即CD。目前,已命名了300多个CD,并按照CD分布的细胞不同,分为T细胞、B细胞、NK细胞、髓细胞或单核细胞、血小板、黏附分子、内皮细胞、细胞因子受体、树突状细胞、干细胞或祖细胞、红细胞和活化抗原等12类标志。

（二）血液恶性肿瘤免疫分型的理论基础

正常造血细胞在分化、发育及成熟过程中,细胞分化抗原及其他免疫标志呈现规律性变化。而在血液恶性肿瘤发生时,细胞分化抗原出现的规律性时常发生紊乱。血液恶性肿瘤的免疫表型存在个体化差异,多种免疫标志的组合分析,有利于对异常细胞群的比例和性质判断,以及跨系表达的确认。白血病相关免疫表型(leukemia-associated immunophenotype,LAIP)的确定,是白血病分型诊断和微小残留病变(minimal residual disease,MRD)检测的重要工具。

1. 血液恶性肿瘤免疫表型的异常表现

（1）异常细胞:比例明显升高;细胞大小或者颗粒性发生变化。

（2）抗原表达形式:抗原表达过强、过弱甚至不表达;表达其他系列抗原;不同成熟时相的抗原同时表达;抗原异质性表达消失,出现均一性表达等。

（3）淋系克隆的特征性变化:成熟淋巴细胞出现单克隆性;B细胞单克隆表达膜免疫球蛋白轻链,如只表达κ链或者λ链;浆细胞单克隆表达胞质免疫球蛋白轻链,如只表达胞质κ链或者胞质λ链;NK细胞单克隆表达KIR;T细胞单克隆表达TCRVβ(某T细胞亚群30%～50%或以上表达单一亚型Vβ抗原,或者检测的24个TCRVβ亚型抗原表达量之和低于70%)。

2. 免疫分型的诊断优势

（1）明确肿瘤细胞性质:根据肿瘤细胞的系列抗原和阶段性抗原的表达特点,确定肿瘤细胞的系列、阶段,鉴别混合表型和伴系表达。尤其对于肿瘤细胞数量较少或者比例较低者(如骨髓增生低下),流式细胞术可以通过获取足够量的细胞进行免疫分型,克服了形态学难以计数和分类的不足。

(2)指导免疫治疗:免疫分型有助于评估单克隆抗体靶向药物的适用性和用药后的潜在危险性。

(3)帮助进行预后分层:微小残留病变检测一方面可以评估治疗效果,另一方面,也有助于预后判断。

但在流式细胞术检测过程中,肿瘤细胞和(或)其他细胞的比例有时会受到影响,常见影响因素有:①标本稀释,可能造成肿瘤细胞的比例减低;②裂解红细胞,可能造成有核红细胞比例减低,肿瘤细胞比例相对升高;③操作影响,离心、裂解红细胞、破膜等操作可能导致脆弱细胞丢失,如浆细胞等;④标本放置,不及时处理标本可能造成某些细胞死亡而检测比例减低;⑤设门不当,有些异常细胞可能在设门过程中被漏掉。因此有人提出,免疫分型的"质比量重要"。

(三)流式细胞仪技术特点

1. 工作原理 将待测细胞染色后制成单细胞悬液,在一定压力下将待测样品压入流动室,不含细胞的磷酸缓冲液(鞘液)在同样压力下从鞘液管喷出,鞘液管入口方向与待测样品流形成一定角度,使得鞘液包绕着样品高速流动,组成一个圆柱形的流束,待测细胞在鞘液的包裹下单行排列,依次通过检测区域。被荧光染色的细胞在激发光源的光束照射下,产生散射光和荧光信号,这两种信号同时被前向光电二极管和90°方向的光电倍增管(PMT)接收,经PMT转换为电信号后,再通过模/数转换器,将连续的电信号转换为可被计算机识别的数字信号,经过计算处理和数据分析后将结果打印或存储。

2. 激发光源 流式细胞仪所用的激发光源包括弧光灯和激光两大类。弧光灯主要有氙灯和高压汞灯两种(多为高压汞灯),激发光谱广泛,其激发波长可覆盖紫外和可见光整个范围,非常适合于 DNA 分析和使用特殊荧光染料的研究。但弧光灯在单一谱线上能量较弱且功率不够稳定,因此使其应用受到限制。现代流式细胞仪的激发光源通常采用激光,激光光源由于其稳定性好、能量高、发散角小而得到广泛应用。激光光源按照激光器的种类可分为气体激光器、染料激光器和半导体激光器。气体激光器常用,包括氩离子激光(激发波长488nm)、氦-氖激光(激发波长633nm)、氪离子激光(激发波长647nm)、氦-氪混合气体激光(激发波长568nm),其中,488nm 和633nm 激光器最常用。

3. 常用参数和术语

（1）前向小角度散射光（FSC）：经过聚焦整形后的光束，垂直照射在样品流上，依次通过检测区的细胞在激光束的照射下产生散射光，散射光是围绕细胞360°发散的，其中1°~6°范围内的小角度散射光称为前向小角度散射光，也简称为前向散射光（FSC）。FSC与细胞大小有关，对于同群细胞，FSC强，说明细胞大一些；FSC弱，说明其细胞要小一些。

（2）侧向散射光（SSC）：侧向散射光是指与光束-液流平面垂直的散射光，又称90°散射光，它对细胞膜、胞质、核膜的变化更为敏感，可以粗略反映细胞内部颗粒性的大小。

根据FSC和SSC这两个参数就可以把不同类型的细胞群加以区分，图3-44为外周血白细胞在SSC和FSC散点图中的分布示意图，其中，淋巴细胞最小，其颗粒密度也最低，因此淋巴细胞在散点图中位于左下角；中性粒细胞内颗粒密度最大，其大小位于淋巴细胞和单核细胞之间，因此中性粒细胞在散点图中位于中间偏右；单核细胞最大，但其胞内颗粒密度明显低于中性粒细胞，因此单核细胞位于左上方。

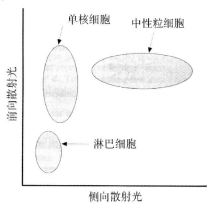

图3-44 外周血白细胞在SSC/FSC散点图中分布示意图

（3）荧光参数：荧光信号是由荧光色团受激后而发出的，大多数流式细胞仪检测荧光的方向与侧向角散射光相同，可以利用特定波长的双色性反射镜和带通滤光片将同一方向上的侧向散射光与荧光区分开。荧光染料按照其用途，可包括标记单克隆抗体的荧光染料和标记核酸的荧光染料，表3-2总结了常用荧光染料的激发波长和发射波长。

表 3-2　常用荧光染料的激发波长和发射波长

荧光染料	激发波长/nm	最大发射波长/nm	常见用途
异硫氰酸荧光素(FITC)	488	519	标记单克隆抗体
Alexa Fluor 488	488	519	标记单克隆抗体
藻红蛋白(PE)	488,532	578	标记单克隆抗体
德州红(Texas Red)	488,532	615	标记单克隆抗体
藻蛋白-花青苷5(PE-Cy5)	488,532	667	标记单克隆抗体
多甲藻叶绿素蛋白(PerCP)	488,532	678	标记单克隆抗体
多甲藻叶绿素蛋白-花青苷5.5(PerCP-Cy5.5)	488,532	695	标记单克隆抗体
藻蛋白-花青苷7(PE-Cy7)	488,532	785	标记单克隆抗体
别藻青蛋白(APC)	595,633,635,647	660	标记单克隆抗体
Alexa Fluor 647	595,633,635,647	668	标记单克隆抗体
别藻青蛋白-花青苷7(APC-Cy7)	595,633,635	785	标记单克隆抗体
Alexa Fluor 405	360,405,407	421	标记单克隆抗体
太平洋蓝(Pacific Blue)	405	455	标记单克隆抗体
BD Horizon™ V450	404	448	标记单克隆抗体
AmCyan	405,457	491	标记单克隆抗体
BD Horizon™ V500	405,415	500	标记单克隆抗体
碘化丙啶(PI)	488	610~620	标记核酸
7-氨基-放线菌素 D(7-AAD)	488,550	660	标记核酸
Hoechst33258(HO33258)	352	461	标记核酸
Hoechst33342(HO33342)	350	461	标记核酸
Hoechst34580(HO34580)	392	498	标记核酸
吖啶橙(AO)	488	530	标记核酸
	488	640	标记核酸
噻唑橙(TO)	488	530	标记核酸

（4）对数扩增与线性扩增：对数扩增可以显示较宽范围的光信号变化范围，线性扩增显示的光信号变化范围较窄。一般情况下，荧光信号使用对数扩增，但对于细胞周期和倍体分析常选择线性扩增。

（5）阈值：只有信号大于阈值的粒子或细胞才能被检测，通过阈值设置可以排除噪声和碎片等干扰颗粒，最常设置阈值的参数是 FSC。阈值设置的不合理会影响细胞获取,如阈值设置过高,会隐藏重要数据,甚至丢失细胞;如阈值设置过低,无法排除噪声和碎片的干扰。合适的 FSC 阈值应该完全显示出最小的活细胞或待分析的颗粒,并能够清楚地分辨活细胞与噪声之间的界限。

(6)数据分析图形:数据分析图形包括一维直方图(histogram)、二维点图(dot plot)、二维等高图(contour)、二维密度图(density)、假三维图(pseudo 3D)、三维图和列表模式(list mode)等。直方图是分析一维数据使用最多的图片显示形式,横坐标可以是线性标度或对数标度,代表所检测的荧光或散射光的强度;纵坐标一般是相对细胞数。①一维直方图:用于单参数分析,但因为信息量有限,有时并不适合使用。阳性细胞比例过低;信号表达过弱,信噪比小;异质性细胞群存在,体积过大和颗粒过多的细胞会掩盖体积小和颗粒少的细胞表达。②二维点图:适用于双参数分析,能够显示两个独立参数之间的关系。二维点图的信息量要多于两个一维直方图的信息量,尤其适合于分析细胞发育过程或两个不同免疫标志表达关系,是常用的数据分析图形。

(7)补偿:当使用两种或两种以上的荧光素进行多色分析时,激光激发下的相邻或相近荧光素发出的荧光会产生交叉重叠,从而干扰检测结果,通过调整荧光补偿,可以保证每个检测器检测到恰当的单一荧光信号,即保证了结果的可靠性。理想的补偿目标:在二维荧光散点图中,每群细胞都有一个假想的圆心,通过补偿调整,确保横轴和纵轴单阳性细胞群的圆心分别与双阴性细胞群的圆心连成一条直线,并分别与横轴和纵轴平行,达到"横平竖直"。如果不同细胞群均表达同一标志,且荧光强度不同,则各种细胞群所需补偿条件不同。表达荧光强度高的细胞群其补偿大,反之亦然,此时,以表达强度最高的细胞群的补偿值为准。同型对照用于调节电压和增益,只有在电压和增益调节合适后,才能用检测管调节补偿。

(8)设门(gating):设门是指在细胞分布图中确定一个范围或一片区域,对其中的细胞进行单参数或多参数分析。通过设门,可以将靶细胞群与其他细胞群区分开,分析靶细胞群的百分比,进一步分析靶细胞群的表达标志。在进行多色分析时,每一测试管都应该标记至少一个靶细胞共同表达抗原,以便于校正和追踪每管的特异性细胞群。但在明确诊断之前,这种设门抗原的选择有一定的猜测性。第一步设门方法有:FSC/SSC 设门法(常用设门法);CD45/SSC 设门法(用于区分幼稚造血细胞和成熟白细胞),见图 3 – 45;7AAD 或 PI/SSC 设门法(用于排除死细胞);其他特殊标志设门法等。

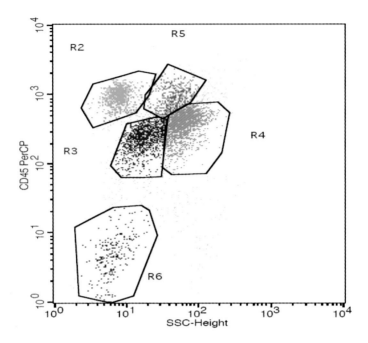

图 3 – 45　急性白血病骨髓中各类细胞在 CD45/SSC 散点图中的分布

R2 门:淋巴细胞;R3 门:原始细胞;R4 门:中性粒细胞;R5 门:单核细胞;R6 门:红细胞

二、标本制备与免疫荧光染色

(一)标本要求

　　外周血、骨髓穿刺液、骨髓活检标本、组织活检物、浆膜腔积液、脑脊液、皮肤、黏膜(内窥镜活检)、肿物针刺液等含有活细胞的标本均可用于免疫分型。标本采集后尽早送检,尽早检测。首先观察标本有无凝块、沉淀等干扰因素,严格上讲,不合格标本应放弃,但鉴于特殊标本采集存在一定的难度,如果标本不合格,需尽快与临床沟通,取得临床认可后方可处理标本。不同标本有不同的采集和保存条件。

　　1. 外周血和骨髓血　外周血推荐采用 EDTA 抗凝的新鲜静脉血,骨髓血多采用肝素或者 EDTA 抗凝,室温保存不超过 24 小时,4℃保存不超过 48 ~ 72 小时。

　　2. 活检和针吸标本　采集后即刻放入含有血清的培养基中,立即冷藏送检。

3. 脑脊液 建议加入适量血清(2%～10%),立即冷藏送检。

4. 血性体液 加适量抗凝剂。

(二)单细胞悬液制备

各种类型的标本均需制备成含有活细胞的单细胞悬液后方可进行流式细胞仪检测。组织标本可采用机械法或消化法制备单细胞悬液。机械法首先将组织剪切成小块,加入适量磷酸盐缓冲液(phosphate buffer solution,PBS),将其研磨成细胞悬液,用 200 目筛网过滤去渣,计数有核细胞数,调整细胞浓度为 $1 \times 10^7/ml$。体液标本需先离心弃上清,再进行涂片,在显微镜下判断是否存在有核细胞并计数。骨髓血或静脉血标本可直接涂片计数。

(三)免疫荧光染色

1. 细胞膜免疫荧光染色 用于细胞表面抗原染色。每管加入适量(如5～20μl)荧光素标记的单克隆抗体或对照试剂(依据操作说明书),室温避光孵育15～30 分钟。加入适量(如2ml)的 1×红细胞裂解液(依据操作说明书),室温避光孵育10 分钟,300～400g 离心5 分钟,弃上清。加入2ml 的 PBS 混匀,离心5 分钟,弃上清。加入 500μl 的 PBS,避光,于 4 小时内进行流式细胞仪检测;或加 1% 多聚甲醛 500μl 于 4℃避光保存,48 小时内检测。

2. 细胞内免疫荧光染色 用于细胞内抗原染色。根据厂家说明书操作。以美国 BD 公司的一种破膜剂为例:含有有核细胞的测试管内加入适量(如100μl)破膜用固定剂 A 液(依据操作说明书),混匀,室温孵育5 分钟,加入适量(如 2ml)的 1×红细胞裂解液,混匀后室温避光孵育10 分钟,离心5 分钟,弃上清。加入2ml 的 PBS 混匀,离心5 分钟,弃上清。加入适量(如50μl)破膜剂 B 液(依据操作说明书),再加入适量(如5～20μl)荧光素标记的检测胞质抗原的单克隆抗体(依据操作说明书),混匀,室温避光孵育15～30 分钟。加入2ml 的 PBS,离心5 分钟,弃上清。加入 0.5ml 的 PBS,混匀,于 4 小时内进行流式细胞仪检测。

3. 细胞膜和细胞内联合免疫荧光染色 用于细胞表面抗原和细胞内抗原的联合染色。先加入胞膜抗体,再破膜后染胞质抗体。具体操作参考各厂家说明书。以美国 BD 公司的一种破膜剂为例:含有有核细胞的测试管内加入适量(如5～20μl)荧光素标记的检测胞膜抗原的单克隆抗体或对照试剂(依据操作说明书),室温避光孵育15～30 分钟。加入适量(如100μl)破膜用固定剂 A 液(依据操作说明书),混匀,室温孵育5 分钟,加入适量(如 2ml)的 1×红细胞裂解液,混匀后室温避光孵育10 分钟,离心5 分钟,弃上清。加入 2ml 的 PBS 混匀,离心5分钟,弃上清。加入适量(如50μl)破膜剂B液(依据操作说明书),再加入适量(如5~20μl)荧光素标记的检测胞质抗原的单克隆抗体(依据操作说明书),混匀,室温避光孵育15~30分钟。加入2ml的PBS,离心5分钟,弃上清。加入0.5ml的PBS,混匀,于4小时内进行流式细胞仪检测。

4. 注意事项

(1)如果检测抗原为免疫球蛋白相关抗原(胞膜或胞质的重链或轻链),或者血小板相关抗原(CD61、CD41a、CD42b、CD9、CD36等),或者低频细胞(如CD34)检测标本中含有大量血小板影响标记,建议使用3ml含2%白蛋白的PBS,37℃孵育5分钟,离心弃上清,重复孵育1次,洗涤2次,再进行免疫荧光染色。

(2)如果在染色之前裂解红细胞,裂解液可能会破坏细胞的抗原性,为保证抗体结合的细胞动力学不受影响,需要充分洗涤2次,确保完全去除细胞裂解液。裂解液中不能含固定剂成分,如果含有固定剂,会改变细胞活性,影响抗原抗体的结合。

(四)标记抗体的荧光素选择

1. 荧光素强度　每种荧光素有不同的相对强度,同种抗体使用不同荧光素标记时,流式细胞仪检测出的荧光强度不同。常用荧光素的荧光强度依次为:APC-H7 < V500 < PerCP < APC-Cy7 < FITC < V450 < PE-Cy7 < APC < PE。

2. 抗原密度　即单个细胞上的抗原表达水平。在每个细胞上,不同抗原分子的表达水平不同,与这种分子的数量呈正相关。同时,抗原表达也会随着细胞活化水平和功能差别、细胞发育程度及抗原异质性等而改变。T细胞表面抗原表达:CD45的抗原密度 >200000个分子数/细胞;CD3的抗原密度124000个分子数/细胞;CD4的抗原密度为100000个分子数/细胞;CD8的抗原密度为90000个分子数/细胞。NK细胞表面CD56的抗原密度为10000个分子数/细胞。成熟B细胞表面CD20的抗原密度为109000个分子数/细胞;CD19的抗原密度为18000个分子数/细胞。单核细胞表面CD14的抗原密度为110000个分子数/细胞。中性粒细胞表面CD16的抗原密度为225000个分子数/细胞。红细胞表面CD235a的抗原密度为340000个分子数/细胞。

3. 抗体和荧光素的匹配原则

(1)均衡原则:高水平表达的抗原选择弱荧光素标记的抗体,低水平表达的抗原选择强荧光素标记的抗体。

(2)优先原则:重点标志选择强荧光素,弱表达抗原及特殊抗原优先占据特定荧光素。

（3）粒细胞、单核细胞或者活化单核细胞等高自发荧光背景的细胞群,使用强染色试剂。

（4）强表达抗原尽量不选在溢出过多的通道。

（5）如果一个细胞上表达多种抗原,尽可能将识别这些抗原的抗体分配到不同激光激发的通道;尽量避免使用复合染料(tandem-dye)标记这些抗原,或者选用更稳定的 tandem dye。

三、流式细胞仪测定

开机前先灌满鞘液桶,清空废液桶。根据仪器说明书进行开机。采用荧光标准微球进行仪器光路校准,使各检测通道的变异系数(CV)达到操作说明书要求,如 CV 值 <2.0%。

在流式细胞仪上建立免疫分型检测方案并保存,FSC 信号通常采用线性参数收集数据,SSC 和荧光信号通常采用对数参数收集数据。调节各检测通道电压至合适的检测条件。推荐采用标记除待测通道外其他所有通道荧光标志的荧光缺一对照(fluorescence minus one,FMO)方法调整荧光补偿,配合仪器自动补偿,也可以采用手工补偿。获取细胞量通常在 10000~30000 个,对于标本中频度较低的靶细胞(如 $CD34^+$ 干/祖细胞),至少收集 50~100 个待测靶细胞才能保证结果的可靠性。

通常采用 FSC/SSC、CD45/SSC 设门法进行第一步设门,确定分析靶细胞群,同时去除细胞碎片和细胞聚集体对实验的干扰;再通过其他荧光散点图或直方图,分析靶细胞群表达一种或以上标志抗原的百分率和荧光强度,也可以分析两种及两种以上标志抗原共表达情况。保存数据,并根据仪器说明书进行仪器清洗和关机。

报告内容至少包括以下方面。①标本中异常细胞(靶细胞)百分比。②异常细胞的免疫分型:早期的报告方式多为描述单一分化抗原的表达百分率和表达强度,相关抗原共表达和单一表达的百分率和表达强度;近年来血液病免疫分型更加强调抗原组合和表达模式,因此很多实验室不再提供单一抗原或者共表达抗原的表达百分率,报告方式改为描述异常细胞是否表达检测抗原(表达、部分表达或者不表达),以及表达强度(与正常该阶段细胞相比,强表达、中等表达或者弱表达检测抗原)。③提供抗原异常表达的典型图形,包括第一步设门图(为了更好地评价抗体质控,建议分别提供活细胞门和靶细胞门的各种抗原表达二维点图)。④必要的文字说明。⑤标本有质量问题需注明。

四、临床思路

（一）正常造血组织细胞的免疫表型

1. 造血干细胞和髓系祖细胞免疫表型

（1）造血干细胞（HSC）：$CD34^+$、$CD38^-$/弱表达。

（2）定向祖细胞：$CD34^{++}$、$HLA-DR^{++}$、$CD38^{++}$。

（3）髓系祖细胞：$CD34^{++}$、$CD117^+$、$HLA-DR^{++}$、$CD13^+$、$CD33^+$、$MPO^{-/+}$。

（4）B 系祖细胞：$CD34^{++}$、$CD38^{++}$、$HLA-DR^{++}$、TdT^+、$CD19^+$、$CD10^{++}$。

（5）T 系祖细胞：TdT^+、$CD34^+$、$cCD3^+$、$CD7^+$。

2. 粒系细胞免疫表型　粒系细胞的分化抗原包括 MPO、CD33、CD13、CD64、CD15、CDw65、CD11b、CD16。

（1）MPO 是粒系相对特异的标志，单核细胞也有表达，但表达很弱，而淋巴细胞系、红细胞系和巨核细胞系均不表达。

（2）CD33 和 CD13 表达于粒单系各阶段细胞，但随着细胞的发育，表达强度有所改变。

（3）CD34 和 HLA-DR 仅在原始粒细胞上表达，CD117 的表达起于原始粒细胞，但止于早幼粒细胞早期，比 CD34 表达略长。

（4）CD15 在早幼粒细胞开始出现，在以后各阶段的成熟粒细胞上强表达。

（5）CD11b 表达于中幼粒细胞以后各阶段的中性粒细胞、嗜碱性粒细胞、嗜酸性粒细胞和单核细胞。

（6）CD16 和 CD10 主要表达于成熟粒细胞。

3. 单核系细胞免疫表型　单核细胞系分化抗原包括 CD33、CD13、CD4dim、HLA-DR、CD64、CDw65、CD11b、CD36、CD11c、CD15、CD68、CD14。

CD33 和 CD13 表达于单核系各阶段细胞，单核细胞表达 CD4，但荧光强度明显弱于正常 $CD4^+$ T 细胞。HLA-DR 也表达于单核系各阶段细胞。CD64、CDw65、CD11b、CD11c、CD15、CD36 在幼单阶段开始表达，CD14 强表达于成熟单核细胞和巨噬细胞，弱表达于幼稚单核细胞，不表达于原始细胞。单核细胞的 CD15 表达弱于粒细胞，一般不表达 CD16，但活化的单核细胞和巨噬细胞可能会表达 CD16。

4. 红细胞系免疫表型　红细胞分化抗原包括 CD117、CD71、CD36、血型糖蛋白 A（GlyA，CD235a）。红系爆式集落形成单位（BFU-E）可表达 CD34、CD33、HLA-DR。CD117 见于原红和早幼红阶段，CD71 的表达标志着早期造血干细胞向红系细胞分化,并随细胞发育成熟而表达逐渐增强。自早幼红细胞开始至成熟红细胞的发育过程中,逐渐表达血型糖蛋白 A 和血型抗原。

5. 巨核细胞系免疫表型　巨核细胞的分化抗原包括 CD41、CD42b、CD61、CD36、CD9。CD34 和 HLA-DR 也表达于巨核系祖细胞阶段,并随着巨核系祖细胞的分化成熟而表达逐渐减弱,与此同时开始表达 CD41(GPⅡb)、CD61(GPⅢa)、CD9、CD36 直至血小板,但 CD9 和 CD36 的特异性不好,表达于多种细胞。自幼稚巨核细胞开始,表达 CD42b(GPIb 复合物)。

6. B 淋巴细胞系免疫表型　泛 B 抗原有 CD19、cCD79a 和 CD22(PE 标记的胞膜或者胞质)。CD34 和 TdT 表达于早前 B 细胞和前 B 细胞,并随着细胞成熟,逐渐减弱直至消失;CD10 在早前 B 细胞阶段呈现强表达,前 B 细胞呈现表达,并随着细胞成熟,逐渐减弱直至消失;与此同时,CD20 和 cIgM 开始表达并逐渐增强,成熟阶段 B 细胞表达膜轻链 κ 或者 λ。

7. T 淋巴细胞系免疫表型　泛 T 抗原有 cCD3、CD7、CD2 和 CD5。原始阶段 T 细胞表达 TdT、CD34 和 CD99,其中 CD99 强表达(bri)。胸腺皮质阶段 T 细胞表现为 CD1a 阳性、CD4/CD8 双阳性、TCR 弱表达(dim)。成熟 T4 亚群表现为 CD2、CD3、CD4、CD5、CD7 及 TCRα/β 阳性;T8 亚群表现为 CD2、CD3、CD5、CD7、CD8、TCRα/β 阳性;T 细胞中 5% ~ 10% 为 TCRγ/δ 阳性 T 细胞,表达 CD2、CD3、CD5、CD7,部分弱表达 CD8,不表达 CD4。

(二)急性白血病免疫分型

通过检测白血病细胞表达的系列相关抗原确定其系列来源,同时检测白血病细胞表达的各系列分化阶段相关抗原以进一步确定系内亚型,排除其他系别,从而根据免疫表型对血液恶性肿瘤做出诊断。

1. 分化抗原在急性白血病细胞上的表达特点

(1)各种肿瘤细胞分化抗原的系列特异性程度不一致,只有极少数是细胞系列特异性抗原,如 CD3(胞质或胞膜)、CD22 和 MPO。有些抗原在多种类型的血细胞均有表达,如 CD7、CD19 和 CD13 分别为 T 系、B 系和髓系细胞各分化阶段广谱表达的抗原,但20% ~40% 的急性髓系白血病病例中也见 CD7 表达,CD19 可见于髓系白血病细胞表达。10% ~20% 的急性淋巴细胞白血病也表达 CD13。

(2)有些分化抗原只表达于细胞分化发育的某一时期或阶段。

(3)白血病是一种高度异质性疾病,其抗原表达并不完全遵循正常细胞分化发育阶段的消长规律,常常表现出多种抗原紊乱表达的现象。

基于以上特点,进行白血病免疫分型时,必须组合应用适量的系列特异性和系列相关性抗体,并结合细胞形态学、染色体核型分析和基因检测综合确定白血病分型。

2. 急性白血病免疫分型的诊断步骤

(1)根据与正常标本的对比,找出靶细胞群,并进行设门。

(2)根据该群细胞表达的标志,判断细胞的性质,如系别、分化阶段、良恶性等。

(3)根据其他系别标志的表达情况,进行鉴别诊断。

(4)根据血液病诊断标准,做出疾病的分型诊断。

3. 急性白血病免疫分型的初步判定指标

(1)20%以上急性髓系白血病细胞或者25%以上急性淋系白血病细胞,表达早期标志(CD34、HLA-DR、TdT)或者不表达成熟标志。

(2)单一系别白血病细胞通常表达2个及以上该系列抗原

◈ 髓系:泛系标志有 MPO、CD13、CD33;阶段标志有 CD117、CD15、CD11b、CD16、CD14、CD64、CD36、CD11c。

◈ B 系:泛系标志有 cCD79a、CD19、CD22;阶段标志有 CD10、CD20、CD23、FMC7、CD79b、c/mIg。

◈ T 系:泛系标志有 CD2、CD3ε(胞质)、CD5、CD7;阶段标志有 CD1a、CD4、CD8、TCR、胞膜 CD3。

(3)如果肿瘤细胞表达两个系别及两系以上的抗原,参见急性混合白血病章节。

4. 急性髓系白血病(acute myeloid leukemia,AML)的免疫分型

(1)微分化型急性髓系白血病(minimally differentiated acute myeloid leukemia):白血病细胞 FSC 和 SSC 小,CD45/SSC 散点图上白血病细胞与其他细胞群界限清楚。白血病细胞表达干细胞标志(如 CD34、HLA-DR、TdT)和髓系祖细胞标志〔如 CD117、CD13 和(或)CD33〕;不表达髓系和单核系分化相关抗原,如 CD15、CD11b、CD14、CD64 等;流式免疫分型 MPO 可检出阳性,但细胞化学 MPO 阴性;40%的病例白血病细胞表达 CD7;但特异性淋系标志如 cCD79a、cCD22、cCD3 阴性(图 3-46)。

(2)未成熟型急性髓系白血病(acute myeloid leukemia without maturation):髓系原始细胞占非红系细胞的 90% 以上(注意:非红系细胞的计算,红系前体、淋巴细胞、浆细胞都不计在内),无明显髓系成熟依据,缺乏较成熟的中性粒细胞。在 CD45/SSC 散点图上,白血病细胞与其他细胞群界限清楚。白血病细胞表达干细胞和髓系祖细胞标志,不表达髓系分化阶段标志。MPO 部分阳性,

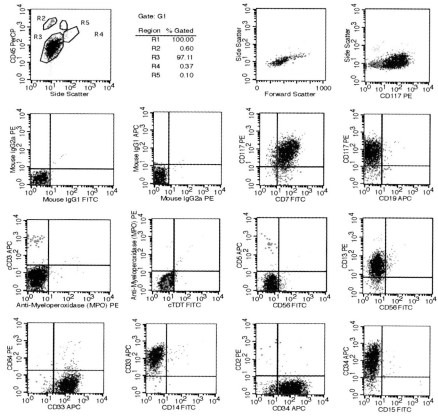

图 3 – 46 微分化型急性髓系白血病的免疫分型

  R3 细胞群(粉红色)占有核细胞 97.11%,其 FSC/SSC 小,表达原始细胞标志 CD34,表达髓系早期标志 CD117,表达泛髓标志 CD13 和 CD33,异常表达 T 系非特异性标志 CD7,不表达髓系分化标志 CD15、CD64、CD14 及 MPO,不表达其他 B 系和 T 系标志,提示髓系原始细胞的可能性大

CD13、CD33 及 CD117 等一个以上髓系相关抗原阳性,CD34 和 HLA-DR 可出现阳性,通常不表达 CD15、CD65、CD14、CD64、CD11b 等髓系分化标志,不表达特异性淋巴系抗原 cCD3、cCD79a、cCD22,部分病例可表达 CD7,少数病例表达CD2、CD4、CD19、CD56(图 3 – 47)。

  (3)成熟型急性髓系白血病(acute myeloid leukemia with maturation):在CD45/SSC 散点图上,白血病细胞向各发育阶段粒细胞群延伸,两者界限常不清楚。白血病细胞表达干/祖细胞标志,如 CD34、HLA-DR;表达髓系标志:MPO、CD117、CD13 和(或)CD33;常有部分表达髓系分化相关抗原,如 CD15、CD11b、CD64;常不表达单核标志 CD14、CD36。部分病例表达 CD7,少数病例表达

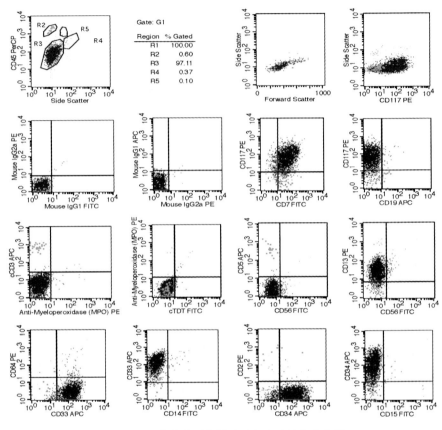

图 3 - 47　未成熟型急性髓系白血病的免疫分型

　　R3 细胞群(粉红色)占有核细胞 96.03%，表达早期标志 CD34 和 HLA-DR，表达髓系标志 CD117 和 CD13，部分表达髓系标志 CD33，部分表达 CD9 和 CD123，少量表达髓系分化标志 CD64，不表达髓系分化标志 CD11b、CD15 和 CD36，不表达其他 B 系和 T 系标志

CD2、CD4、CD19、CD56。伴 t(8;21)(q22;q22)；RUNX1-RUNX1T1 者，一般表现为伴中性粒细胞成熟障碍，常弱表达 CD19 和 cCD79a，CD56 表达常提示预后不佳。如果出现此类遗传学异常，即使骨髓幼稚细胞未达到 20%，也应归为急性髓性白血病，而非骨髓增生异常综合征(图 3 - 48)。

　　(4)急性早幼粒细胞白血病(acute promyelocytic leukemia，APL)：在 CD45/SSC 散点图中，白血病细胞的 SSC 偏大，常位于分化阶段粒细胞的位置上。白血病细胞强表达 CD33 和 MPO，CD13 表达不一；多数表达 CD117、CD64、CD9；而 HLA-DR、CD34、CD11b、CD11c、CD18 常不表达；粒系分化标志 CD15、CD65

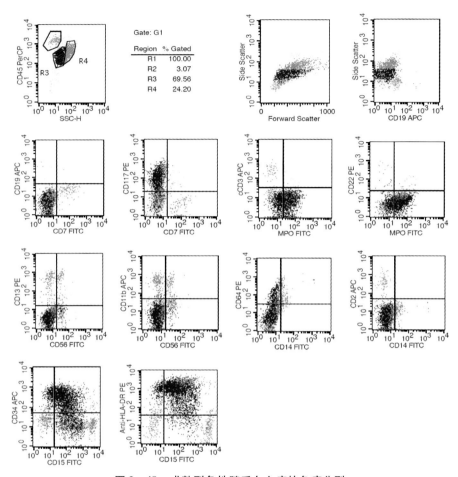

图 3 - 48   成熟型急性髓系白血病的免疫分型

R3 细胞群(粉红色)占有核细胞 69.56%,表达原始细胞标志 CD34 和 HLA-DR,表达髓系标志 CD117 和 MPO,弱表达 CD15,部分表达髓系分化标志 CD64,不表达 CD13、CD11b、CD14 等髓系标志和其他 T、B 系标志。R4 细胞群(蓝色)占有核细胞 24.2%,为早幼粒及以后的分化阶段粒细胞

常不表达或弱表达。细颗粒型或者伴 t(15;17)(q22;q12);PML-RARA 遗传学变异者,常有不典型抗原表达:如 SSC 偏小,表达 CD34、CD2 或者 HLA-DR,常有 CD15 表达。表达 CD56 者提示预后不佳(图 3 - 49)。

(5)急性粒单核细胞白血病(acute myelomonocytic leukemia, AMML):在 CD45/SSC 散点图上,通常可以见到三群病态细胞:原始细胞群的 SSC 较小,CD45 弱表达,表达干/祖细胞标志 CD117 和(或)CD34,大多数表达 HLA-DR,表达髓系抗原 CD13、CD33,部分病例表达 CD7。单核细胞群的 CD45 表达较

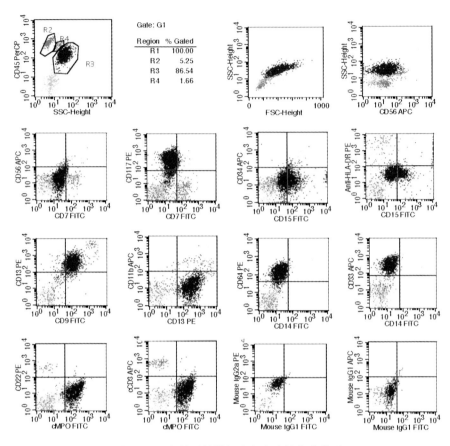

图 3 - 49 急性早幼粒细胞白血病的免疫分型

R3 细胞群(粉红色)占有核细胞 86.54%,表达 CD117、CD9、CD13、MPO、CD64,强表达 CD33,部分表达 CD15,不表达 CD34、HLA-DR、CD11b 和其他 T 系、B 系标志,SSC 偏大

高,表达单核标志 CD14、CD4、CD64、CD11b、CD11c 和(或)CD36;也可表达巨噬细胞限制性标志 CD68(PGM1)、CD163、lysozyme,尤其是弱 CD15 和强 CD64 共表达是单核系分化的特征;粒细胞群的 SSC 较大,CD45 弱表达,表达髓系相关标志 CD13、CD33、CD11b、CD15,部分表达 CD16。有时三群可能集中在一起,界限不清(图 3 - 50)。

AML 伴 inv(16)(p13.1q22)或 t(16;16)(p13.1q22);CBFB-MYH11:多为AML-M4 免疫表型,多数病例可见 SSC 偏大,CD45 高表达的嗜酸性粒细胞群,强表达 MPO,表达 CD9、CD15、CD11b、CD13、CD33,一般不表达 CD16。

(6)急性单核细胞白血病(acute monocytic leukemia,AML):在 CD45/SSC 散

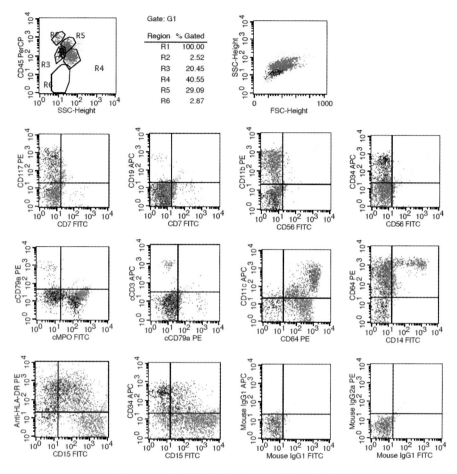

图 3 – 50　急性粒单核细胞白血病的免疫分型

　　R3 细胞群(粉红色)占有核细胞 20.45%,表达原始细胞标志 CD34 和 HLA-DR,表达髓系标志 CD117 和 MPO,部分表达髓系分化标志 CD64、CD15 和 CD11c,不表达髓系标志 CD11b 及其他 T 系、B 系标志。R4 细胞群(蓝色)占有核细胞 40.55%,为早幼粒及以后各发育阶段粒细胞。R5 细胞群(棕色)占有核细胞 29.09%,为幼稚和成熟单核细胞,其中一半为 CD14 阴性的幼稚单核细胞

　　点图上,原始单核细胞一般 CD45 较强,SSC 较大,白血病细胞群向单核细胞延伸,与成熟单核细胞常连接起来。部分病例表达 CD34,常表达 CD117,几乎所有病例都表达 HLA-DR。表达髓系抗原:CD13、CD33(常很强)、CD15、CD65;幼稚单核有至少两个单核系分化标志:CD4、CD64、CD11b、CD11c、CD68、CD36、ly-sozyme;成熟单核细胞表达 CD14。较原始单核细胞可能还未出现单核分化标志。AML-M5b 可以表达 MPO,但 AML-M5a 多不表达。部分病例异常表达 CD7

和(或)CD56(图 3 - 51,3 - 52)。

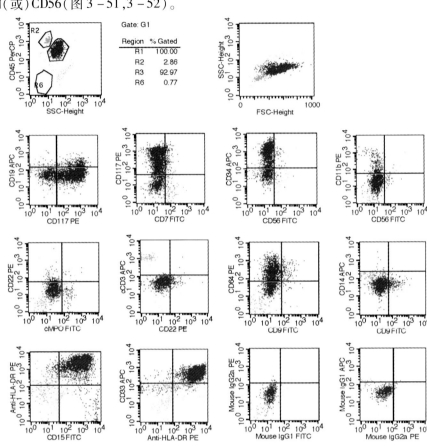

图 3 - 51　AML-M5a 的免疫分型

R3 细胞群(粉红色)占有核细胞 92.97%,表达原始细胞标志 CD34 和 HLA-DR,表达髓系标志 CD117、CD33、CD15 和 CD64,不表达髓系标志 MPO、CD11b 及其他 T 系、B 系标志。CD45/SSC 二维点图向单核区域延伸,FSC 偏大

(7)急性红白血病(acute erythroid leukemia,EL):分为红白血病和纯红白血病。红白血病:红系前体细胞不表达髓系相关标志,CD45 和 MPO 阴性,HbA 和 GlyA 阳性,但更不成熟的细胞可能不表达 HbA 和 GlyA。CD71 可以出现异常低表达。CD36 常阳性,但不特异,单核、巨核细胞均可表达,只是表达程度不同,一般情况下巨核细胞最强,其次是有核红细胞,单核细胞最弱。急性红白血病的髓系幼稚细胞可以是原粒细胞和原、幼单核细胞。CD34、HLA-DR、CD13、CD33、CD117、MPO、CD64、CD11c 不同程度阳性。由于标本稀释和溶红细胞处

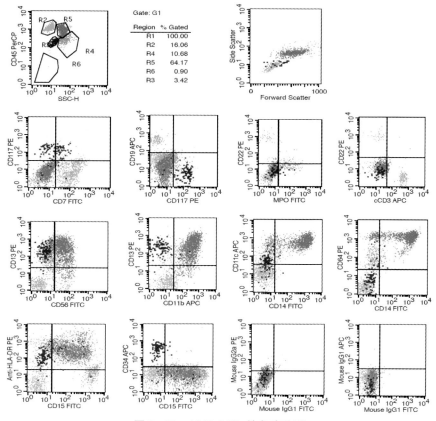

图 3 – 52　AML-M5b 的免疫分型

　　R3 细胞群(粉红色)占有核细胞 3.42%,表达原始和髓系标志 CD117、CD34、CD13、CD11c、HLA-DR 和 MPO,部分异常表达 T 系标志 CD7。R5 细胞群(棕色)占有核细胞 64.17%,表达髓系分化标志 CD64、CD11c、CD15、CD13、CD11b、HLA-DR,异常表达 CD56,部分表达 CD14,不表达髓系原始标志和其他 T 系、B 系标志,为幼稚和成熟单核细胞(其中幼稚单核细胞占有核细胞 17%)

理的原因,免疫分型中有核红细胞所占比例常比涂片中低(图 3 – 53)。纯红白血病:在 CD45/SSC 散点图上,可见 FSC 偏大的红系白血病细胞群(占有核细胞的 80% 以上)。GlyA、CD71、CD36 阳性,不表达 MPO 和髓系标志,原始细胞常HLA-DR 和 CD34 阴性,但是可以表达 CD117。更不成熟的细胞 GlyA 阴性或者部分弱表达,其他红系标志如 CD71 或者 CD36 常阳性。

　　(8)急性巨核细胞白血病(acute megakaryoblastic leukemia,AMKL):在 CD45/SSC 散点图上,白血病细胞的 FSC 大,白血病细胞表达巨核系标志 CD41 和(或)CD61,胞质内 CD41、CD61 更加敏感和特异,更成熟的标志 CD42b 可不表达。

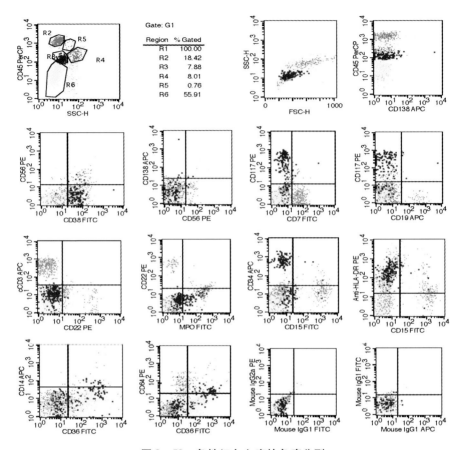

图3-53 急性红白血病的免疫分型

R3 细胞群(粉红色)占有核细胞7.88%(占非红系47.33%),表达原始细胞标志 CD34、HLA-DR 和 CD38,表达髓系标志 CD117,部分表达 MPO 和 CD36,不表达髓系分化标志和其他 T 系、B 系和浆细胞标志,为髓系原始细胞。R6 细胞群(黄色)占有核细胞55.91%,表达 CD36,不表达 CD45、其他髓系、T 系、B 系及浆细胞标志,FSC 和 SSC 偏小,为有核红细胞

CD9、CD36 一般阳性,髓系标志 CD13、CD33、CD117 可以阳性,儿童 CD34、CD45、HLA-DR 常阴性,但是也有不少病例表达 CD45 和 CD34。原巨核细胞不表达 MPO 和粒、单核系分化标志,不表达淋系抗原和 TdT,但是可以异常表达 CD7。因为 M7 常伴骨髓纤维化,所以有的病例可能原始细胞比例很低,这种情况下要结合形态学和骨髓活检诊断。因为一般免疫分型的组合很少涉及血小板/巨核相关抗原,所以 M7 容易漏诊。出现以下情况需要注意筛查:①MPO 阴性的 AML(阳性不必筛查);②儿童病例;③髓系原始细胞不表达 CD117、CD34、HLA-DR;④原始细胞

FSC、SSC 偏大,不在常见的 AML 原始细胞位置;⑤CD45 阴性(图 3 – 54)。

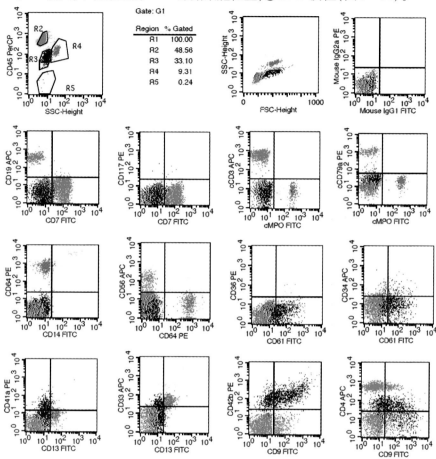

图 3 – 54　急性巨核细胞白血病的免疫分型

R3 细胞群(粉红色)占有核细胞 33.1%,表达 CD61、CD42b 和 CD4,部分表达 CD41a、CD9 和 CD33,不表达 CD36,不表达其他髓系、T 系和 B 系标志,为恶性幼稚巨核细胞

5. 前体 B 淋巴细胞白血病/淋巴瘤(B lymphoblastic leukemia/lymphoma,B-ALL/LBL)免疫分型

(1)B 原淋巴细胞白血病/淋巴瘤(B-acute lymphoblastic leukemia/lymphoma,B-ALL/LBL):原淋巴细胞强表达 B 系抗原 CD19、cCD22、cCD79a,CD22 或 cCD22 特异性相对较好(嗜碱性粒细胞弱表达);常表达 HLA-DR 和 CD10;可表达 CD24 和 TdT;CD20 和 CD34 的表达变异较大;可伴髓系抗原 CD13、CD15、CD33、CD11b 表达;少数伴 T 系抗原 CD2、CD5 表达。通常不表达膜免疫球蛋

白;在组织标本,CD79a 和 PAX5 是最常用的 B 细胞标志,其中 PAX5 被认为是最敏感、最特异的标志,但是有些 t(8;21)易位 AML 和罕见的一些其他 AML 也有表达。

(2)早期前 B-ALL(Pro B-ALL):白血病细胞群的 CD19、CD34 及 TdT 阳性,CD10、cIg 及 SmIg 为阴性,相当于 FAB 的 L1 和 L2(图 3-55)。

(3)普通型 B-ALL:白血病细胞群的 CD19、CD34、TdT 及 CD10 阳性,cIg 及 SmIg 为阴性,相当于 FAB 的 L1 和 L2(图 3-56)。

(4)前 B-ALL(Pre B-ALL):白血病细胞群的 CD19、TdT、CD10 及 cIg 阳性,SmIg 阴性,相当于 FAB 的 L1 和 L2(图 3-57)。

(5)成熟 B-ALL:白血病细胞群的 CD19 和 cIg、SmIg 阳性,CD34、TdT 及 CD10 阴性,多数相当于 FAB 的 L3。新的世界卫生组织诊断标准将原来成熟 B-ALL/LBL 中的 Burkitt 白血病/淋巴瘤归为成熟 B 淋巴细胞增殖性疾病,所以现在真正的成熟 B-ALL/LBL 非常罕见。我们的研究和最近文献都发现,很多 SmIg 阳性、没有累及 MYC 基因染色体易位的 B-ALL,形态学为 FAB 中的 L1、L2,这些病例可以有不同程度的 TdT、CD34、CD10 表达,有些病例 CD20 阴性。

现世界卫生组织将 B-ALL/LBL 分为无特殊分类和伴重现性遗传学异常两种,其中重现性异常的包括:①伴 t(9;22)(q34;q11.2);BCR-ABL1 异常的 B-ALL/LBL;②伴 t(V;11q23);MLL 重排的 B-ALL/LBL;③伴 t(12;21)(p13;q22);TEL-AML1(ETV6-RUNX1)的 B-ALL/LBL;④高二倍体 B-ALL/LBL;⑤亚二倍体 B-ALL/LBL;⑥伴 t(5;14)(q31;q32);IL3-IgH 的 B-ALL/LBL;⑦伴 t(1;19)(q23;p13.3);E2A-PBX1(TCF3-PBX1)的 B-ALL/LBL。

这些伴重现性遗传学异常的 B-ALL/LBL 与免疫分型有部分相关性。研究发现:伴 t(9;22)(q34;q11.2);BCR-ABL1 异常的 B-ALL/LBL 免疫表型多为普通型,并且伴髓系标志 CD13、CD33 表达,CD117 一般不表达,CD25 与此型 ALL 相关性很强。有 MLL 基因重排的 B-ALL 免疫表型上 Pro B-ALL 较多见,常表达 CD15,偶见 CD13、CD33 表达。伴 t(12;21)(p13;q22);TEL-AML1(ETV6-RUNX1)的 B-ALL/LBL,多为普通型,多不表达 CD9、CD20,常表达 CD13。高二倍体型多为 CD45 阴性的 B-ALL。亚二倍体型没有独特免疫表型特点。伴 t(5;14)(q31;q32);IL3-IgH 的 B-ALL/LBL 可能会伴有嗜酸性粒细胞增多。伴 t(1;19)(q23;p13.3);E2A-PBX1(TCF3-PBX1)的 B-ALL/LBL 多为 pre 型,该型多强表达 CD9,不表达或者只有少数细胞表达 CD34,如果出现这种表型,即使胞质 IgM 阴性,也要高度怀疑。

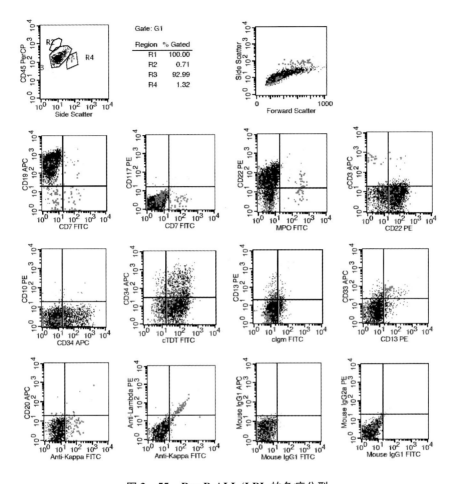

图 3 – 55　Pro B-ALL/LBL 的免疫分型

　　R3 细胞群（粉红色）占有核细胞 92.99%，表达 B 系标志 CD19 和 CD22，表达原始细胞标志 TdT，部分表达 CD34，不表达 B 系分化标志 CD10、cIgM、CD20、κ 和 λ，不表达其他 T 系和髓系标志，为恶性原始 B 淋巴细胞

　　6. T 淋巴母细胞白血病/淋巴瘤（T lymphoblastic leukemia/lymphoma，T-ALL/LBL）免疫分型　白血病细胞多数表达 TdT。CD1a、CD2、CD3、CD4、CD5、CD7 和（或）CD8 表达不一，CD7 和胞质 CD3（cCD3）出现频率最高，但只有 CD3（胞膜和胞质）具有系别特异性，可见 CD4、CD8 共表达，部分病例可以表达 CD10，但对于鉴别 ALL/LBL 还是成熟阶段 T 系肿瘤均不特异，因为 CD4、CD8 双阳性也见于 T 幼淋巴细胞淋巴瘤，CD10 阳性也见于外周 T 细胞淋巴瘤，如血

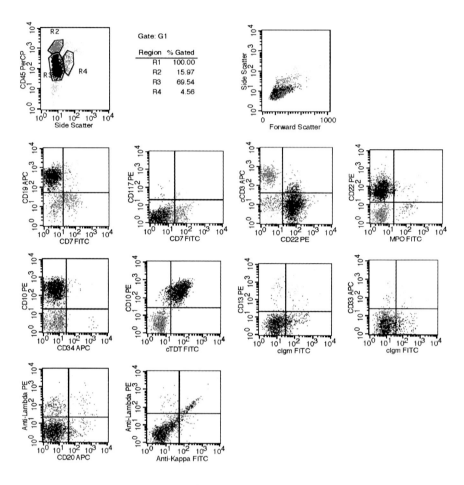

图3-56　普通型 B-ALL 的免疫分型

　　R3 细胞群(粉红色)占有核细胞 69.54%,表达 B 系标志 CD19 和 CD22,表达原始细胞标志 TdT 和 B 细胞分化标志 CD10,不表达 CD34、cIgM、CD20、κ 和 λ 等 B 系分化标志,不表达其他 T 系和髓系标志,为恶性原始 B 淋巴细胞

　　管免疫母细胞淋巴瘤。除 TdT 外,其他提示前体 T 淋巴细胞的标志还有 CD99、CD34 和 CD1a。CD99 在成熟淋巴细胞也有弱表达,而在原始 T 淋巴细胞表达较强。CD34 在 T-ALL/LBL 的阳性率并不高,CD117 和 HLA-DR 也很少表达。CD1a 仅见于胸腺皮质阶段。少数病例表达 cCD79a,也有少数病例表达 CD13 和(或)CD33。

　　WHO 诊断标准中根据抗原表达情况将 T-ALL/LBL 按照胸腺内分化阶段分

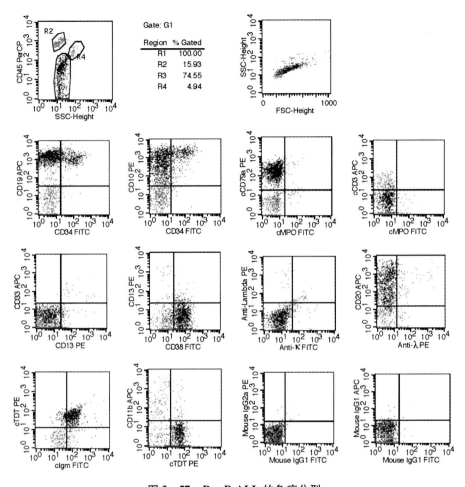

图 3 – 57 Pre B-ALL 的免疫分型

R3 细胞群(粉红色)占有核细胞 74.55%,表达 B 系标志 CD19 和 cCD79a,表达原始细胞标志 TdT 和 CD38,表达 B 细胞分化标志 CD10、cIgM 和 CD20,部分表达 CD34,不表达 κ 和 λ 等 B 系分化标志,不表达其他 T 系和髓系标志,为恶性原始 B 淋巴细胞

为不同亚型。

(1)早前期 T-ALL(Pro T-ALL):cCD3$^+$,CD7$^+$,TdT$^+$,CD34$^{+/-}$,CD2$^-$,CD1a$^-$,CD4$^-$/CD8$^-$,CD3$^-$,相当于 FAB 的 L1 和 L2(图 3 – 58)。

(2)前 T-ALL(Pre T-ALL):cCD3$^+$,CD7$^+$,TdT$^+$,CD34$^{+/-}$,CD2$^+$,CD1a$^-$,CD4$^-$/CD8$^-$,CD3$^-$,相当于 FAB 的 L1 和 L2(图 3 – 59)。

(3)皮质 T-ALL:cCD3$^+$,CD7$^+$,TdT$^{+/-}$,CD34$^-$,CD2$^+$,CD1a$^+$,CD4$^+$/

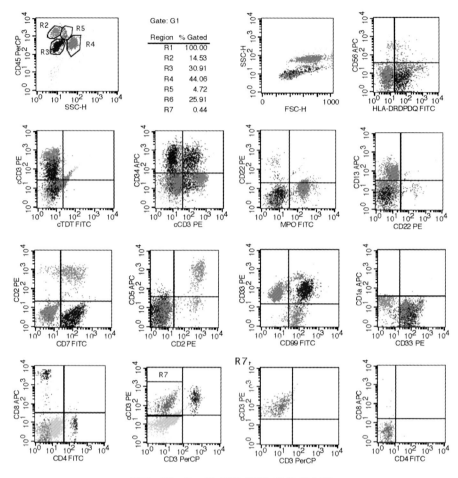

图 3 - 58　Pro-T-ALL/LBL 的免疫分型

R3 细胞群和 R7 细胞群(分别为红色和粉色)占有核细胞 30.91%,表达 T 系标志 CD7,部分表达 cCD3,表达早期标志 CD99bri 和 CD34,异常表达髓系标志 CD33,不表达 T 系标志 CD2、CD5、CD3、CD4、CD8 和 CD1a,不表达其他髓系和 B 系标志

CD8 $^+$,CD3 $^{-/+}$,相当于 FAB 的 L1 和 L2(图 3 - 60)。

(4)髓质(成熟)T-ALL:cCD3 $^+$,CD7 $^+$,TdT $^-$,CD34 $^-$,CD2 $^+$,CD1a $^-$,CD4 $^+$ 或者 CD8 $^+$,CD3 $^+$,相当于 FAB 的 L1 和 L2。

7. 急性混合细胞白血病(mixed phenotype acute leukaemia,MPAL)免疫分型 急性混合细胞白血病又称混合表型急性白血病,是指原始细胞表达两种或者两种以上系列抗原的急性白血病,通常是白血病细胞表达不同淋巴系列(T/B 细胞系)和(或)淋巴和髓系特异性抗原,如表达 B 系和髓系(B/MY)MPAL、T 系和髓系(T/MY)MPAL 及 T 系和 B 系(T/B)MPAL。大多数为两种系别共存,少见病例三种系别共存。根据不同系列标志同时表达在一群细胞还是分别表达于不同细胞群,又分为急性双表型白血病和急性双克隆白血病,前者指同一群白血病细胞上共表达不同淋系或淋系和髓系分化抗原,后者指两群白血病细胞分别表达不同淋系或淋系和髓系分化抗原(图 3 − 61,3 − 62)。而流式细胞术是诊断 MPAL 的首选方法。

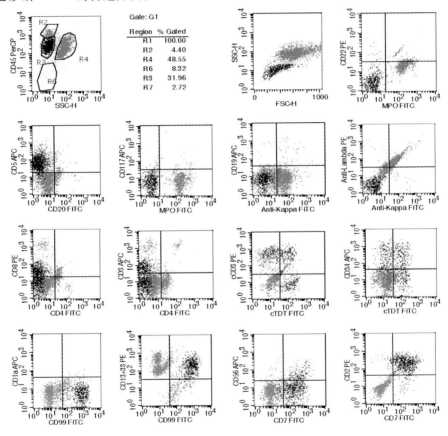

图 3 − 59　Pre-T-ALL/LBL 的免疫分型

R3 细胞群(粉红色)占有核细胞 31.96%,表达 T 系标志 CD7、CD2 和 CD5,部分表达 cCD3,表达原始细胞标志 CD99bri、CD34 和 TdT,部分弱表达 CD3 和 CD8,异常表达髓系标志 CD13 和 CD33,不表达 CD1a 和 CD4,不表达其他髓系和 B 系标志

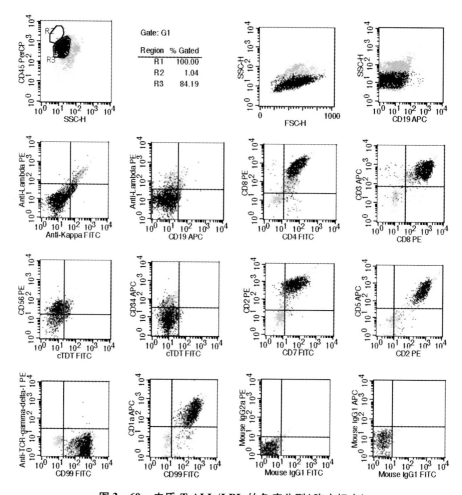

图 3-60 皮质 T-ALL/LBL 的免疫分型（胸水标本）

R3 细胞群（粉红色）占有核细胞 84.19%，表达 T 系标志 CD3、CD7、CD2、CD5、CD1a、CD99bri，CD4 和 CD8 呈双阳性，部分表达 CD56，不表达原始细胞标志 TdT 和 CD34，不表达 B 系标志

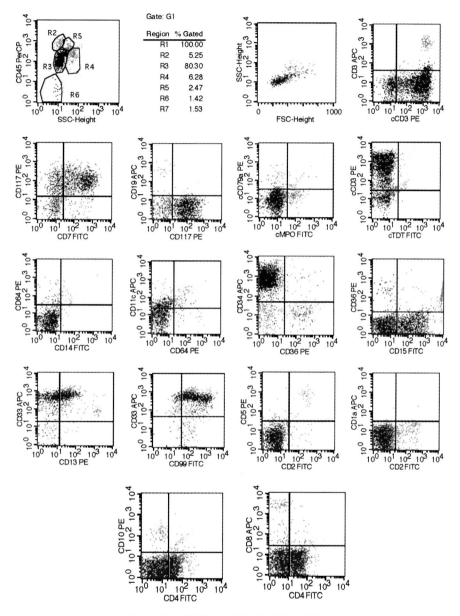

图 3-61　急性双表型白血病的免疫分型

　　R3 细胞群(粉红色)占有核细胞 80.3%,表达 T 系标志 CD7 和 cCD3,部分表达 CD4,表达髓系标志 CD117、CD33、CD13 和 CD15,表达原幼细胞标志 CD34 和 CD99,不表达 B 系和 T 系标志 CD2、CD5、CD1a 和 CD8,不表达髓系标志 MPO、CD14、CD64、CD11c 和 CD36,为恶性原始细胞,T 系和髓系双表型

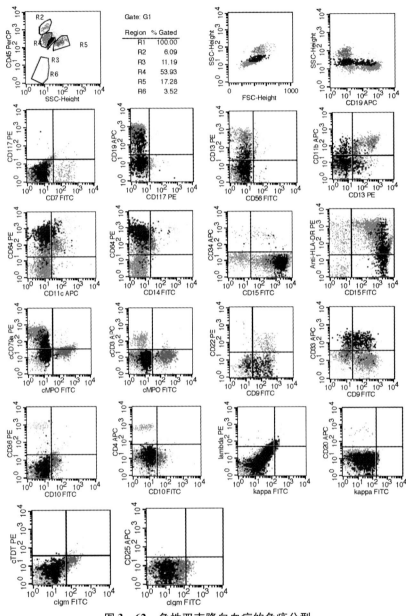

图 3-62　急性双克隆白血病的免疫分型

R3 细胞群(粉红色)占有核细胞 11.19%,表达髓系 CD64、CD15 和 CD33,部分表达 CD9 和 HLA-DR,不表达原始细胞标志、T 系、B 系和其他髓系分化标志,为恶性幼稚单核细胞。R4 细胞群(蓝色)占有核细胞 53.93%,表达 B 系标志 CD19、cCD79a,部分表达 CD22,表达 CD9 和 HLA-DR,不表达原始细胞标志 TdT、CD34 和分化标志 CD10、cIgM、κ、λ、CD20,不表达 T 系和髓系标志,为恶性幼稚 B 淋巴细胞

（1）单群肿瘤细胞的系别确定方案

◈ 方案一：Garand 等提出的急性白血病免疫分型的积分方案。选择 B 淋巴细胞系列的 9 种抗原、T 淋巴细胞系列的 9 种抗原、粒单细胞系列的 12 种抗原、巨核细胞系列的 6 种抗原和红细胞系列的 5 种抗原，依据其抗原系列特异性程度的强、中、弱，分别给予每种阳性表达的抗原 2 分、1 分和 0.5 分，然后累积各细胞系列的总分（表 3-3）。应用该积分方案可把急性白血病分为四型。①单表型急性白血病：某一系列积分 >2 分，其他系列积分为 0 分；②表达某一个系列抗原为主的急性白血病：某一系列积分 >2 分，伴另一系列抗原的表达，但积分≤2 分，包括 Ly + AML 和 My + ALL；③混合表型急性白血病：至少两个系列的积分同时 >2 分；④未分化型急性白血病：所有系列分数均小于或等于 2 分。

表 3-3 Garand 急性白血病免疫学系列分型积分方案

分数	B 淋巴系	T 淋巴系	粒单细胞系	红细胞系	巨核细胞系
2	m/cCD22	m/cCD3	MPO	Glycophorin A	CD41
	cCD79a	m/cTCRαβ	cCD13	HbF	CD42
	cIgM	m/cTCRγδ		RhD	CD61
	sIg	CD2	mCD13		FⅧ
1	CD19	CD5	CD33	CD36（强）	CD36（强）
	CD20	CD8	CD36（弱）	ABH	ABH
			CDw65		
			cCD68		
0.5	CD10	CD7	CD11b/c		
	CD24	CD1a	CD14		
	TdT	CD4	CD15		
			CD64		
			CD117		

◈ 方案二：欧洲白血病免疫特征工作组（European Group for the Immunological Characterization of Leukemias，EGIL）提出的混合表型急性白血病免疫分型方案（1995）。EGIL 的系列判定方案与 Garand 方法相似，也选择了积分方法，即某一系列肿瘤的分值≥2.5 分，否则认为伴随表达（表 3-4）。

表 3-4 EGIL 急性白血病系别判定方案（1995）

分数	B 系	T 系	髓系
2 分	cCD79a	CD3	MPO
	cIgM	TCR	
	cCD22		

分数	B 系	T 系	髓系
1 分	CD19	CD2	CD13
	CD10	CD5	CD33
	CD20	CD8	CDw65
		CD10	CD117
0.5 分	TdT	TdT	CD14
	CD24	CD7	CD15
		CD1a	CD64

◈ 方案三:WHO 血液和淋巴系统肿瘤诊断标准中关于混合表型急性白血病免疫分型方案(2008)。因急性白血病常有伴系表达,如 T-ALL 常有 cCD79a 和 CD10 表达,B-ALL 常有 CD13、CD33、CD15 表达,因此,2008 年 WHO 提出了关于单群肿瘤细胞的系别判定方案。新方案更加注重了系别判断的特异性标志,如髓过氧化物酶(MPO)、胞质 CD3(cCD3)及 B 系抗原强表达等(表 3 – 5)。

表 3 – 5 WHO 混合表型急性白血病免疫分型方案(2008)

B 系	T 系	髓系
CD19 强表达伴下述之一强表达:cCD79a、cCD22、CD10	cCD3 阳性	MPO 阳性
或 CD19 弱表达伴下述之二强表达:cCD79a、cCD22、CD10	或 mCD3 阳性	或单核系分化(至少表达两项:NSE、CD11c、CD14、CD64、lysozyme)

2008 年 WHO 关于 MPAL 分类,增加了遗传学信息:如 MPAL 伴有 t(9;22)(q34;q11.2);BCR-ABL1、MPAL 伴有 t(v;11q23);MLL 重排、B/髓混合性 MPAL(无特殊分类)、T/髓混合性 MPAL(无特殊分类)、罕见型 MPAL(未特殊分类)。

(2)常用细胞分化抗原在 MPAL 免疫分型中的诊断思路:cCD3 是 T-ALL 特异敏感的分型指标。CD7 对 T-ALL 最敏感,但特异性差,在 AML 中常有伴随表达。cCD22 是 B-ALL 最特异敏感的分型指标(嗜碱性粒细胞有弱表达),其次为 CD19 和 cCD79a。MPO 是诊断髓系白血病最特异的指标,但只有部分 AML 表达 MPO。因此,通过检测 cCD3、cCD22 和 MPO 可以对系列分型做出初步诊断。

如果 MPO、cCD3 和 cCD22 均阴性,必须检测到 2 个同系列抗原,并排除其他诊断,才能做出系列分型。在 AML 的诊断中联合检测 CD33、CD13 和 CD117,对大多数 AML 病例进行分型,上述 3 个抗原在 ALL 中同时伴随极为罕见。

如白血病细胞 CD33、CD13、CD64 和 MPO 等髓系抗原和淋巴抗原标志均阴性,必须考虑红系或巨核细胞系白血病,或者罕见的 BPDC 肿瘤(blastic plasmacytoid dendritic cell neoplasm),应检测红系抗原 CD71、CD36、GlyA 或巨核系抗原 CD41、CD61、CD42b 或 BPDC 抗原 BDCA-2(CD303)、BDCA-4(CD304)、CD4、CD56、CD123、HLA-DR 等。

CD45 阴性者,除考虑上述造血系统肿瘤外,还要除外浆细胞肿瘤、淋巴瘤和转移癌。

在诊断 MPAL 的时候,还需与其他类型的白血病进行鉴别。t(8;21)(q22;q22);RUNX1-RUNX1T1、t(15;17)(q22;q12);PML-RARA、inv(16)(p13.1q22)或 t(16;16)(p13.1;q22);CBFB-MYH11 重现性遗传学异常的 AML,常伴有淋系抗原表达;伴有 FGFR1 突变的白血病、慢性髓细胞白血病(chronic myelogenous leukemia,CML)急变、AML 伴骨髓发育异常相关改变、治疗相关 AML,即使有混合表型,也要特别指出原发病。

(三)成熟骨髓造血系统肿瘤免疫分型

成熟淋巴细胞肿瘤包括成熟 B 淋巴细胞肿瘤、成熟 T 淋巴细胞肿瘤及成熟 NK 淋巴细胞肿瘤等,成熟髓系细胞肿瘤包括骨髓增生异常综合征(myelodysplastic syndrome,MDS)、骨髓增殖性肿瘤(myeloproliferative neoplasms,MPN)、骨髓增生异常/骨髓增殖性肿瘤(MDS/MPN)等。

1. 成熟 B 淋巴细胞肿瘤 成熟 B 淋巴细胞肿瘤表达成熟 B 细胞标志和膜免疫球蛋白,不表达不成熟标志(如 TdT、CD34 或者 CD45 弱表达)。主要包括慢性淋巴细胞白血病(CLL)、浆细胞肿瘤及其他 B 细胞淋巴瘤。肿瘤性 B 细胞免疫表型与正常成熟 B 细胞的免疫表型不同,主要表现为免疫球蛋白轻链限制性、异常成熟 B 细胞抗原表达(如异常表达 CD5、CD23、CD10、CD103、ki67 等)、正常成熟 B 细胞抗原表达强度异常等。

(1)轻链限制性表现:在正常 CD20 阳性成熟 B 细胞,轻链 κ 和 λ 均有表达,两者比值在 0.5~2。发生成熟 B 细胞肿瘤时,大多数病例是单克隆细胞增殖,因此一般会出现轻链限制性表达,即单一性表达 κ 或者 λ。但 κ/λ 比值超过什么范围定义为轻链限制性,存在较大争议。

◈ 轻链限制性判定:①κ:λ>3:1 或者<0.3:1;②或者 25% 以上的 B 细胞不表达或低水平表达膜免疫球蛋白。精确设门对判定肿瘤细胞是否为单一性表达 κ 或者 λ,或者均不表达非常重要。某些正常的 B 细胞混杂在肿瘤 B 细胞中,B 细胞群 κ/λ 比例取决于肿瘤细胞与正常细胞比例。但是如果做不到精确设门,κ/λ 比值大于 3 或小于 1/3 可能有助于提示。

◈ 轻链限制性判定的注意事项:①正常多克隆性 B 细胞可能会掩盖少量的异常克隆性

B 细胞群;②罕见情况下,存在两群不同轻链限制性的肿瘤细胞群,导致整体的 κ 轻链、λ 轻链表达趋于平衡;敏感的判定方法是根据表型设门分别评价,但并非所有的肿瘤细胞都有轻链限制性以外的异常抗原表达;③单克隆细胞或者轻链限制性细胞群也见于反应性增生的寡克隆细胞及某些特殊部位的细胞,如生发中心 B 细胞可以表达 CD10,或弱表达免疫球蛋白。

(2)常见的成熟 B 淋巴细胞肿瘤的免疫分型

◎ 慢性淋巴细胞白血病/小淋巴细胞淋巴瘤(chronic lymphocytic leukemia/small lymphocytic lymphoma,CLL/SLL):由单一性小圆 B 细胞或者轻度不规则 B 形成的肿瘤,主要累及外周血、骨髓、脾脏、淋巴结,组织浸润的标本可能混有幼稚淋巴细胞和副免疫母细胞,形成增殖中心。如果没有髓外组织浸润,外周血中有 CLL 表型的单克隆淋巴细胞需大于或等于 5×10^9/L。肿瘤细胞的典型表型是共同表达 CD5 和 CD23。肿瘤细胞的 FSC 和 SSC 都比正常淋巴细胞小,CD45 表达比正常细胞稍弱,即 CD45/SSC 散点图中肿瘤细胞位于正常成熟淋巴细胞的左下。肿瘤细胞表达 CD20、CD19、CD22 及 cCD79a 等成熟 B 细胞抗原;典型CLL/SLL 表达 CD23;弱表达 CD5、CD81 及轻链限制性膜免疫球蛋白;不表达 CD10、FMC7 和CD79b。部分病例表达 CD38 和 ZAP-70,这可能和预后不佳有关(图 3-63)。

◎ 单克隆 B 淋巴细胞增多症(monoclonal B lymphocytosis,MBL):外周血或者骨髓中存在单克隆或寡克隆 B 细胞增殖,但没有其他淋巴瘤表现。多数具有典型的 CLL 免疫表型,少数 CD5 可不表达。MBL 诊断标准:①外周血出现单克隆 B 细胞;②特异性免疫表型;③单克隆 B 细胞稳定存在 3 个月以上;④单克隆 B 细胞 $<5 \times 10^9$/L(5000/μl);⑤没有其他 B 淋巴细胞增殖性疾病的特点。MBL 排除标准:①淋巴结肿大和器官肿大;②有相关的自身免疫病或传染病等;③B 淋巴细胞超过 5×10^9/L(5000/μl);④有其他 B 淋巴细胞增殖性疾病的特点。

◎ 多毛细胞白血病(hairy cell leukemia,HCL):是一种成熟小 B 细胞形成的惰性肿瘤,肿瘤细胞有椭圆形核,有切迹,胞质丰富,有毛状突起,主要累及外周血、骨髓和脾脏红髓,也可以侵犯肝脏和淋巴结,偶见皮肤浸润。免疫表型特点:强表达轻链限制性膜免疫球蛋白,强表达 CD20、CD22、CD11c,表达 CD103、CD25、FMC7、Annexin A1,常弱表达 CyclinD1。大多数 HCL 不表达 CD10 和 CD5。虽然 WHO 诊断标准中将 HCL 定义为小 B 细胞肿瘤,但是由于肿瘤细胞胞质丰富,因此流式细胞仪检测中,经常发现肿瘤细胞的 FSC 较大,SSC 也偏大,CD45 强表达(图 3-64)。

◎ 滤泡淋巴瘤(follicular lymphoma,FL):滤泡中心(生发中心)B 细胞肿瘤,典型者由中心细胞、中心母细胞/大的转化细胞组成。一般至少有部分滤泡结构。累及部位:主要累及淋巴结,也可以见于脾脏、骨髓、外周血和 Waldeyer 环。淋巴结广泛浸润的病例可以有结外受累。免疫表型特点:表达膜表面免疫球蛋白,呈轻链限制性。表达成熟 B 细胞抗原:CD22、CD20、CD19、cCD79a,由于来源于生发中心,成熟细胞也可表达 CD10。典型病例表达 bcl-2、bcl-6 及 CD10,不表达 CD5 和 CD43,CD21 和 CD23 表达不一(图 3-65)。

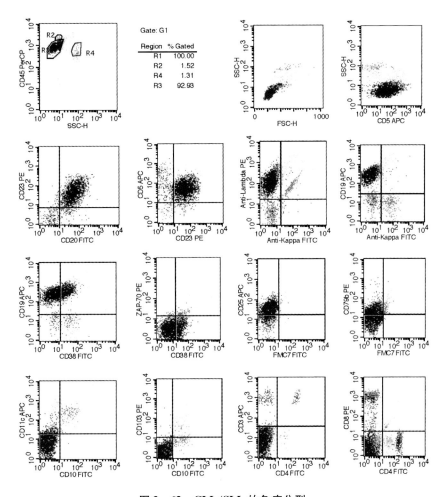

图 3 – 63 CLL/SLL 的免疫分型

R3 细胞群(粉红色)占有核细胞 92.93%,表达 B 细胞标志 CD19、CD20 和 CD23,表达 CD5,单克隆表达膜轻链 λ,部分表达 CD25、CD79b 和 CD38,不表达 κ、ZAP70、FMC7、CD10、CD11c 和 CD103,FSC 和 SSC 小,为恶性单克隆成熟小 B 细胞

此型淋巴瘤需要与 B-ALL/LBL、Burkitt 样淋巴瘤/白血病、骨髓中的 B 祖细胞、淋巴结中正常生发中心细胞等表达 CD10 的 B 细胞相鉴别。B-ALL/LBL 细胞为幼稚淋巴细胞,表达原始细胞的抗原标志,不表达膜轻链,多数 CD45 表达也较低。Burkitt 淋巴瘤细胞较大,有胞质空泡,ki67 几乎 100% 阳性,FSC 和 SSC 均较大。而 FL 为成熟的小 B 细胞,表达 bcl-2,不表达 ki67。FL 骨髓标本需与正常增生的 B 祖细胞鉴别:B 祖细胞的 CD10、CD20、CD19 等标志的表达呈有规律的连续性变化,并且没有轻链限制性。FL 淋巴结标本与正常生发中心细

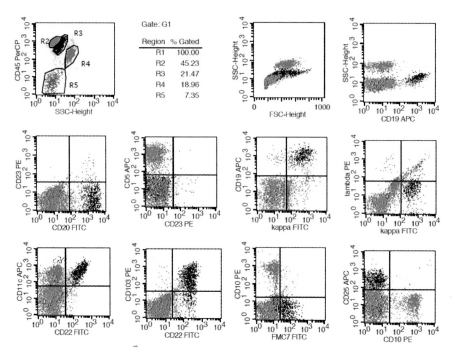

图 3 – 64   HCL 的免疫表型

R3 细胞群(粉红色)占有核细胞 21.47%,强表达 B 细胞标志 CD22、CD20 和 CD19,单克隆表达膜轻链 κ,表达 FMC7、CD11c、CD25 和 CD103,不表达 CD5、CD10 和 CD23,为恶性单克隆成熟 B 细胞,FSC 和 SSC 略大

胞的鉴别主要在于肿瘤细胞表达 bcl-2,且为轻链限制性,而正常生发中心细胞不表达 bcl-2,没有轻链限制性。少数 FL 不表达 bcl-2,此时轻链限制性的判断很重要。

◈ 套细胞淋巴瘤(mantle cell lymphoma, MCL):由单形性小到中等大小 B 细胞形成的肿瘤,核不规则,有 CCND1 易位,没有肿瘤转化细胞(中心母细胞)、副免疫母细胞和增殖中心。淋巴结是最常见的浸润部位,也累及脾脏和骨髓等。

免疫表型:膜表面免疫球蛋白表达相对较强,轻链限制性,λ 比 κ 型多见。表达 CD5、FMC7、CD43,不表达 CD10、bcl-6,CD23 阴性或者弱表达。幼稚细胞型或者多形性变异型不表达 CD5,可能表达 CD10、bcl-6。几乎所有病例都表达 CyclinD1,包括 CD5 阴性的变异型(图 3 –66)。

◈ 淋巴浆细胞淋巴瘤(lymphoplasmacytic lymphoma,LPL):为小 B 细胞、浆样淋巴细胞和浆细胞的肿瘤,常累及骨髓,也累及淋巴结和脾脏,但未达到其他可能有浆细胞分化的小 B 淋巴细胞肿瘤标准。

免疫表型:典型病例可以看到单克隆 B 细胞和浆细胞,浆细胞比例可能不高。肿瘤细胞的 FSC 和 SSC 都很小,B 细胞轻链限制性表达膜免疫球蛋白,浆细胞或者淋巴样浆细胞轻链限制

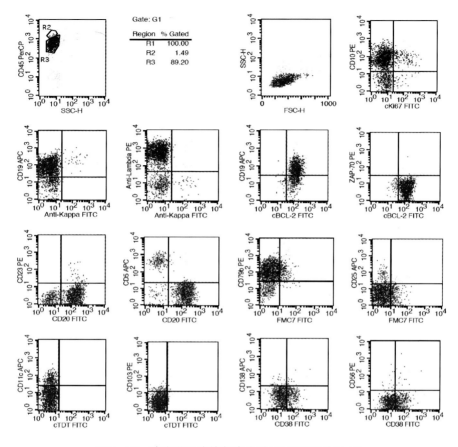

图 3-65　滤泡淋巴瘤的免疫分型（淋巴结活检标本）

　　R3 细胞群（粉红色）占有核细胞 89.2%，表达 B 细胞标志 CD19、CD20、λ 和 CD79b，表达 bcl-2 和 CD10，不表达幼稚细胞标志 TdT，不表达 ki67、CD23、CD5、CD38、CD103、CD11c 和 CD25 等，FSC 和 SSC 小，为恶性成熟小 B 细胞淋巴瘤

性表达胞质免疫球蛋白，常为 IgM，有时候为 IgG，少见 IgA，典型病例 IgD 阴性。肿瘤性 B 细胞表达 B 细胞抗原 CD19、CD20、CD22、cCD79a、CD79b、FMC7；不表达 CD10、CD23、CD103、CD138；常有 CD25 和 CD38 表达，但差异性较大。大多数病例 CD5 阴性。浆细胞表达 CD138 和 CD38，不表达胞膜免疫球蛋白，胞质免疫球蛋白轻链限制性表达。与浆细胞肿瘤的浆细胞不同，LPL 的浆细胞常表达 CD45 和 CD19，不表达 CD56（图 3-67）。

　　大多数 B 细胞增殖性疾病和意义不明的单克隆免疫球蛋白增多症（monoclonal gammo-pathy of undetermined significance，MGUS）都会有单克隆 IgM 分泌，因此出现单克隆 IgM 不等同于 WM。LPL 的 IgM 浓度会高一些，但是有相当多的重叠。LPL 与 MZL 很难区分。如果完全表达浆细胞抗原（胞质 IgM 阳性、CD138 阳性，不表达 CD20、CD22、CD79b），则不符合

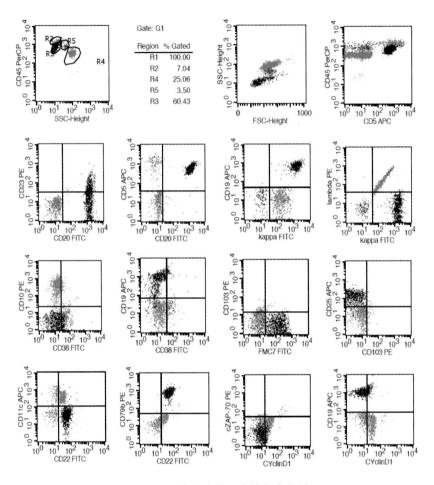

图 3 - 66　套细胞淋巴瘤的免疫分型

　　R3 细胞群(粉红色)占有核细胞 60.43% ,强表达 B 细胞标志 CD20、CD19、CD22、CD79b、FMC7 和 κ,表达 CD5 和 CD25,少量表达 CyclinD1 和 CD23,不表达 CD103、CD11c 和 CD10,FSC 和 SSC 小,为恶性成熟小 B 细胞淋巴瘤

WHO 的 LPL 标准,应诊断为 IgM 型多发性骨髓瘤。

　　❉ Burkitt 淋巴瘤(Burkitt lymphoma,BL):一种生长快速、倍增时间很短的侵袭性成熟 B 细胞肿瘤,常累及结外或表现为急性白血病。肿瘤由单形性中等大小的肿瘤细胞组成,分裂象多见,累及 MYC 的易位是其典型特点,但并不特异。

　　免疫分型:Burkitt 淋巴瘤(包括白血病)肿瘤细胞中等到强表达膜 IgM 和 κ 或者 λ 轻链。表达 B 细胞相关抗原:CD19、CD20、CD22、CD10、CD79b、cCD79a。表达 bcl - 6、CD38,bcl - 2 常阴性或者弱阳性,原始细胞标志 TdT 和 CD34 阴性。ki67 几乎 100% 细胞阳性(图 3 - 68)。

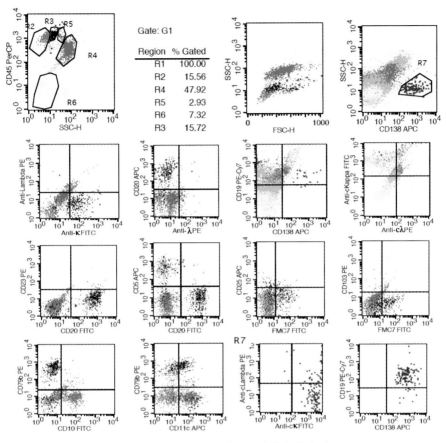

图 3 – 67　淋巴浆细胞淋巴瘤的免疫分型

R3 细胞群(粉红色)占有核细胞 15.72%,表达 B 细胞标志 CD19、CD20、κ、FMC7、CD79b 和 cκ,不表达 CD138、CD23、CD5、CD10、CD103、λ 和 cλ,FSC 和 SSC 中等偏小,为恶性单克隆成熟小 B 细胞。R7 细胞群(紫红色)占有核细胞 1%,表达 CD138、CD19 和 cκ,为恶性单克隆浆细胞

BL 需与表达膜轻链的 B-ALL/LBL 相鉴别,后者罕见,不同程度表达 TdT、CD34、CD10,或者不表达 CD20,形态呈典型 ALL/LBL 表现。

◈ 弥漫大 B 细胞淋巴瘤(diffuse large B-cell lymphoma, DLBCL):一种由大 B 细胞形成的侵袭性肿瘤,细胞核大小类似于正常巨噬细胞核,或者更大一些,细胞大小相当于正常淋巴细胞的两倍,呈弥漫性生长。累及淋巴结或者结外器官,最常见的结外部位是胃肠道,部分病例有骨髓受累。

免疫表型:肿瘤细胞表达 B 细胞标志 CD19、CD20、CD22、cCD79a、CD79b,但可能丢失一个或者更多。大多数病例有胞膜和胞质免疫球蛋白表达(IgM > IgG > IgA),并有轻链限制性;CD20 阳性细胞很少共表达 CD38 和 CD138;部分病例表达 CD10 和 bcl-6;少数病例表达

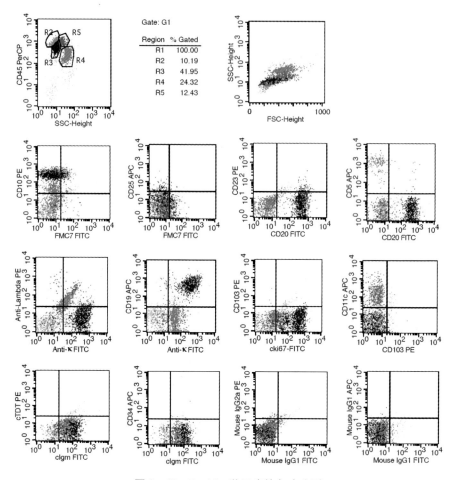

图 3 - 68　Burkitt 淋巴瘤的免疫分型

R3 细胞群(粉红色)占有核细胞 41.95%，表达成熟 B 细胞标志 CD20、κ 和 CD19，强表达 CD10、cIgM 和 ki67，不表达原始细胞标志 TdT 和 CD34，不表达 CD25、FMC7、CD23、CD5、CD103 和 CD11c，FSC 和 SSC 中等大小，为恶性中等大小成熟 B 细胞淋巴瘤

CD5；ki67 多为部分表达(图 3 - 69)。

◈ 浆细胞肿瘤(plasma cell neoplasms)：分泌免疫球蛋白的终末分化 B 细胞克隆性扩增导致的肿瘤，包括 MGUS、浆细胞骨髓瘤(plasma cell myeloma)、浆细胞瘤、免疫球蛋白沉积病、骨硬化性骨髓瘤(POEMS 综合征)。浆细胞骨髓瘤常称为多发性骨髓瘤(multiple myeloma，MM)，是累及骨髓的多灶性浆细胞肿瘤，主要包括有症状浆细胞骨髓瘤、无症状(冒烟型)骨髓瘤、非分泌性骨髓瘤和浆细胞白血病。如果外周血中克隆性浆细胞 $>2 \times 10^9$/L 或占白细胞 20% 以上，则定义为浆细胞白血病(plasma cell leukemia，PCL)。

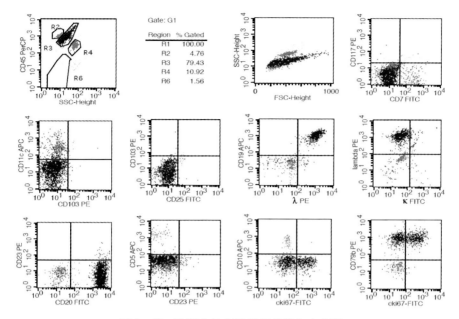

图 3-69 弥漫大 B 细胞淋巴瘤的免疫分型

R3 细胞群(粉红色)占有核细胞 79.43%,表达成熟 B 细胞标志 CD19、CD20、CD79b 和 λ,部分表达 ki67,不表达 CD25、CD103、CD11c、CD23、CD5、CD10 和 κ,FSC 和 SSC 偏大,为恶性单克隆成熟大 B 细胞。

免疫表型:正常浆细胞表达 CD38、CD138、CD27,弱表达 CD45、CD19、cCD79a,胞浆免疫球蛋白 κ/λ 比值在 0.5~3(>10 或者 <1/4 为单克隆性,>4 或者 <1/3 可疑异常)。不表达膜免疫球蛋白、CD56 和其他 B 细胞和髓系抗原标志。FSC 和 SSC 略大于淋巴细胞(图 3-70)。

典型的浆细胞肿瘤轻链限制性表达胞质免疫球蛋白,大多数不表达膜免疫球蛋白。常用 CD38(强表达)和 CD138 两种抗原共同识别浆细胞,CD38 还见于增生的 B 祖细胞(hematogones)、一些成熟 B 细胞、活化 T 细胞和髓细胞,但是强度不如浆细胞。CD138 见于浆细胞和一些转移癌细胞,后者弱表达。肿瘤性浆细胞的 CD38 和 CD138 表达强度减弱,多不表达 CD45 和 CD19。FSC 和 SSC 增大,FSC 尤为明显。大多数病例异常表达 CD56。部分病例异常获得 CD28,丢失 CD27,这可能与疾病进展有关。部分病例异常表达 CD117、CD13、CD33、HLA-DR 等。正常浆细胞弱表达 CD19,不表达 CD20,浆细胞肿瘤 CD20 和 CD19 可阳性,但同时阳性者罕见。

2. 成熟 T/NK 淋巴细胞肿瘤 正常成熟 T 细胞表达胞膜和胞质 CD3、TCR(95% 为 TCRα/β,5% 为 TCRγδ)、CD5、CD2、CD7,大多数为 CD4 或者 CD8 单阳性细胞,CD4/CD8 比值为 0.5~2.5,有些部位可能某种亚群 T 细胞较多。不同亚群 CD3 表达强度有差别,TCRγδ+ T 细胞 CD3 表达最强,其次是 CD4 阳性 T 细胞,CD8 阳性 T 细胞表达最弱,但是差别比较细微。分散表达 TCRVβ。因为

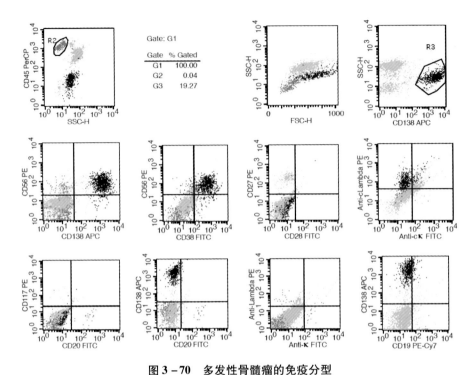

图3-70　多发性骨髓瘤的免疫分型

R3细胞群(粉红色)占有核细胞19.27%,表达CD38、CD138、CD56和cλ,不表达CD45、CD28、CD27、cκ、CD20、CD117、κ、λ和CD19,为恶性单克隆浆细胞

T细胞不是在骨髓内成熟,所以骨髓和外周血中T细胞不表达幼稚细胞标志TdT和(或)CD34、CD1a,CD99弱表达或者阴性。

异常成熟T细胞表型:①丢失T细胞抗原(如CD2、CD3、CD5或者CD7);②正常表达的抗原荧光强度改变;③CD4和CD8双阳性;④CD4和CD8双阴性;⑤异常表达非T系抗原CD13、CD20、CD10、cCD79a、CD117等;⑥正常情况下少量表达或者不表达的抗原出现一致性表达,如CD30、HLA-DR、CD25、CD57、CD56、CD16、ki67等;⑦正常情况下弱势细胞群比例明显增多并出现异常表达,如TCRγδ⁺T细胞;⑧TCRVβ出现单一性表达(T细胞抗原设门后单一亚型TCRVβ表达超过30%~50%)或者检测的24个TCRVβ亚型抗原表达量之和明显减低(<70%)。需要注意的是,T细胞是免疫细胞,受到其他因素如感染、自身免疫病、药物、毒物等影响,会出现某一亚群细胞反应性增生,某些标志发生荧光强度改变,因此需要结合临床和其他实验室检查鉴别反应性T细胞和肿瘤性T细胞。常见的成熟NK/T淋巴细胞肿瘤免疫分型如下。

（1）外周 T 细胞淋巴瘤，无特殊分类（peripheral T-cell lymphoma not otherwise specified，PTCL,NOS）：一组异质性淋巴结或结外成熟 T 细胞淋巴瘤，不能归入任何特殊分类的 T/NK 细胞淋巴瘤中。大多数累及淋巴结，但是任何部位均可受累。常有骨髓、肝脏、脾脏、结外组织浸润。外周血常可发现肿瘤细胞，但是很少出现典型白血病表现。

免疫表型，异常 T 细胞表型，如 CD5、CD7、CD3 表达下调。淋巴结多为 CD4⁺/CD8⁻ 表型。有时可见 CD4/CD8 双阳性或者双阴性病例。部分病例表达 CD8、CD56、细胞毒性颗粒。TCRαβ 阳性可以与 TCRγδ 淋巴瘤和 NK 淋巴瘤相鉴别。少数病例表达 CD30、CD15。偶见 CD20 和（或）cCD79a 异常表达（图 3 −71）。

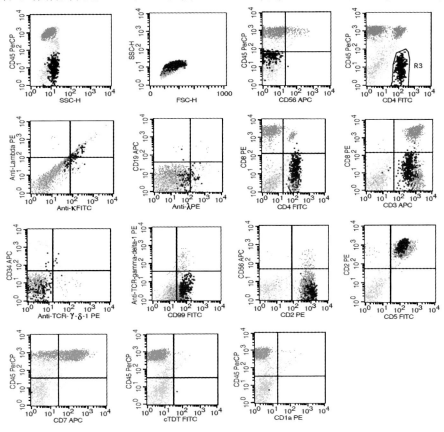

图 3 −71 外周 T 细胞淋巴瘤（无特殊分类）的免疫分型

R3 细胞群（粉粉红色）占有核细胞 3%，表达 T 细胞标志 CD3、CD4、CD99、CD2、CD5，丢失 CD7，不表达原始细胞标志 CD34、TdT 和 CD1a，不表达 TCRγδ、CD56、CD19、κ、λ 和 CD45，为恶性成熟 T 淋巴细胞

（2）T 细胞大颗粒淋巴细胞白血病(T-cell large granular lymphocytic leukemia, LGL)：一种异质性疾病，特点是无明确原因持续性（>6 个月）外周血大颗粒淋巴细胞增多，通常为(2~20)×10^9/L。累及外周血、骨髓、肝脏、脾脏，淋巴结肿大少见。常有严重粒细胞减少，淋巴细胞增多，CD4 阳性者常与潜在恶性肿瘤有关。

免疫表型：肿瘤细胞典型为 CD3 阳性、CD8 阳性、TCRαβ 阳性细胞毒性 T 细胞。少见变异型，如 CD4 阳性者和 TCRγδ 阳性者，TCRγδ 型中 60% 为 CD8 阳性，其余为 CD4 和 CD8 双阴性者。CD5 和（或）CD7 异常减弱或者丢失比较常见。大多数病例表达 CD57 和 CD16。部分病例表达 CD94/NKG2 和 NK 相关 MHC-I 类受体 KIR 家族。T-LGL 表达细胞毒性效应蛋白 TIA1、颗粒酶 B 和颗粒酶 M（图 3-72）。

（3）NK 细胞淋巴瘤：正常 NK 细胞表达 CD56、CD16（90%~95% 细胞为 CD56dim/CD16$^+$ 亚群，5%~10% 细胞为 CD56bri/CD16$^-$ 亚群）、CD2、CD7、CD161、CD94，分散表达 KIR。部分弱表达 CD8，不表达 ki67、CD5、CD4、胞膜 CD3。NK 细胞没有完整的 TCR，活化 NK 表达胞质 CD3ε 链和 ζ 链。异常 NK 细胞表型：正常 NK 细胞表达的抗原（CD16、CD56、CD2、CD7、CD94、CD161）减弱或者丢失；正常 NK 细胞部分表达 CD8dim，NK 细胞肿瘤时，可能会一致性表达 CD8，或者获得 CD5；异常表达 ki67；单一性表达某种 KIR 或者检测的几种 KIR 亚群抗体均不表达；与其他 NK 细胞肿瘤相比，惰性 NK 细胞大颗粒淋巴瘤除了表达 CD56 以外，还经常表达 CD57，病程类似 T 细胞大颗粒淋巴瘤。但是需要注意的是，丢失 CD8 或 CD2、CD7、CD161 等不能证明恶性；因此有时候单纯靠免疫分型很难诊断恶性 NK 细胞肿瘤（图 3-73）。

（4）TCRγδ$^+$T 细胞淋巴瘤：是一组罕见的结外和髓内肿瘤，源自 γδT 细胞。常由中等大小淋巴细胞组成，根据累及部位，WHO 将其分为肝脾 γδT 细胞淋巴瘤、皮肤 γδT 淋巴瘤、肠道 γδT 淋巴瘤、鼻腔 γδT 淋巴瘤，还有少见的骨髓 γδT 淋巴瘤。最多见的为累及肝脾的淋巴瘤，属于肝脾 T 淋巴细胞淋巴瘤(hepatosplenic T-cell lymphoma, HSTL)。γδ 细胞主要分布于皮下、肠道、呼吸道和泌尿生殖系统黏膜及脾脏红髓窦区中，正常血液中 γδT 细胞占 T 淋巴细胞的 0.5%~10%。

免疫表型：正常 γδT 细胞表型为 CD3 强表达，TCRγδ 强表达，CD5 弱表达，多为 CD4 和 CD8 双阴性，少数 CD8 呈弱表达，少量表达 CD56。肿瘤性肝脾 γδT 细胞常表达 CD56，TCRγδ 和 CD3 表达比正常 γδT 细胞弱，多不表达 CD5、CD4、CD8。其他部位肿瘤性 γδT 细胞表型异常多样化，如不表达 CD56，弱表达 CD8，强表达 TCRγδ 和（或）CD3 等，大多丢失 CD5。绝大多数各部位 γδT 细胞淋巴瘤都是成熟阶段细胞，但也有原始幼稚细胞类型（图 3-74）。

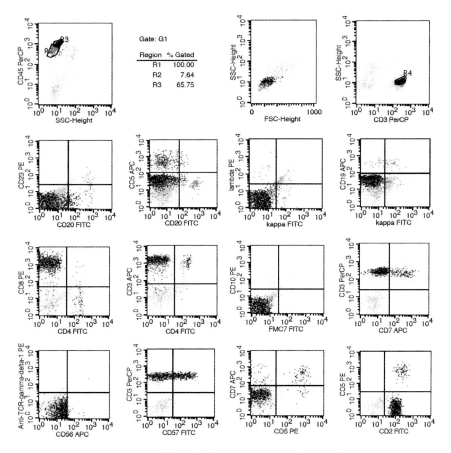

图 3 - 72 T 细胞大颗粒淋巴细胞白血病的免疫分型

R3 或 R4 细胞群(粉红色)占有核细胞65.75%,表达成熟 T 细胞标志 CD8、CD3 和 CD2,部分表达 CD57,丢失 CD5 和 CD7,不表达 CD56、TCRγδ、CD4、CD23、CD10 和 CD20,SSC 大,为恶性成熟 T 淋巴细胞

3. 成熟髓细胞肿瘤　免疫分型并不能对所有成熟髓细胞疾病进行分型,尤其是除慢性髓细胞白血病以外的其他 MPN,但有助于对形态学不明显的病例判断有无髓系异常。

(1)慢性粒细胞白血病(chronic myelogenous leukemia, BCR-ABL1 positive, CML):来源于异常骨髓多能干细胞的疾病。其慢性期(chronic phase, CP)的免疫表型特点为:①原始细胞比例不高,但是与健康人骨髓相比,CD45/SSC 散点图上原始细胞偏集中,表达 CD34、CD117、CD13、CD33、HLA-DR,部分异常表达 CD7、CD56、CD19、CD2 等其他系别标志。②粒细胞比例明显升高,常超过

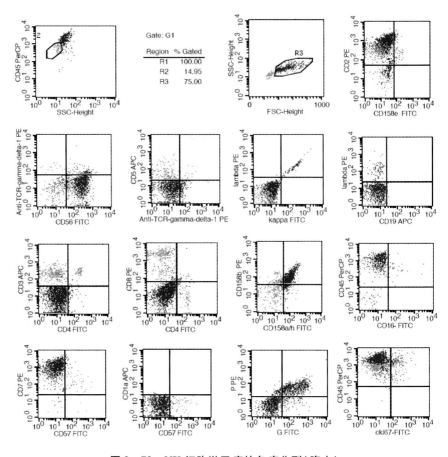

图 3-73　NK 细胞淋巴瘤的免疫分型(腹水)

R3 细胞群(粉红色)占有核细胞 75%,表达 CD56、CD2、CD7、CD158a/h 和 CD158b,部分表达颗粒酶 B(图中的 G FITC)和穿孔素(图中的 PPE),不表达 T 细胞标志 CD3、CD5、CD4、TCRγδ、CD57 和 CD1a,丢失 CD16、CD8 和 CD158e,不表达 ki67,为肿瘤性 NK 细胞,FSC 和 SSC 偏大

80%。③各分化阶段粒细胞发育模式改变:CD16 阴性阶段的早中幼粒细胞比例增加:由于 CD16 和 CD11b 分别出现于不同发育阶段的粒细胞,而 CD13 又随着粒细胞的成熟表达强度有波动,因此通常采用 CD16/CD13/CD45/CD11b 组合来检测成熟髓系疾病,通过 CD16/CD13、CD11b/CD13、CD16/CD11b 散点图观察粒细胞发育模式有无异常。CML-CP 的发育模式与 MDS 不同,不以强度改变、断档或者局部增多等异常为主,而是表现为 CD16/CD11b 双阴性、CD16 阴性/CD11b 阳性阶段偏多,各阶段连贯性较好。④粒细胞异常表达:可出现成熟

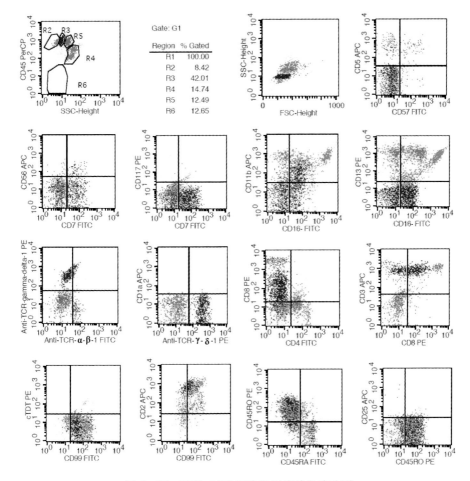

图 3-74 TCRγδ⁺T 细胞淋巴瘤的免疫分型

R3 细胞群(粉红色)占有核细胞 42.01%,表达 CD7、CD16、TCRγδ、CD8 dim、CD3、CD2、CD99 和 CD45RO,部分表达 CD11b,不表达 CD56、CD117、CD13、CD1a、TdT、TCRαβ、CD4、CD25 和 CD45RA,FSC 和 SSC 略大,为恶性成熟 TCRγδ⁺T 细胞

粒细胞异常表达 CD56,CD15 表达强度减低等。⑤可见明显的嗜酸性粒细胞和嗜碱性粒细胞群:嗜酸性粒细胞的特点是 SSC 偏大,在 CD45/SSC 散点图上位于粒细胞群的右上方,表达 MPO、CD15、CD13、CD64、CD33 和 CD9,一般不表达 CD16。嗜碱性粒细胞因为标本操作过程中容易发生脱颗粒,SSC 可能偏小,在 CD45/SSC 散点图上位于原始细胞左上方,夹在成熟淋巴细胞和髓系原始细胞之间,表达 CD9、CD13、CD33 和 CD36,强表达 CD38 和 CD123,弱表达 CD22 和

CD25,弱表达或不表达 CD117,不表达 CD19。⑥有核红细胞比例减低。⑦外周血免疫分型与骨髓相似。⑧嗜碱性粒细胞不超过 20%,骨髓原始细胞不超过 10%,否则定义为加速期或者急变期(图 3 - 75)。

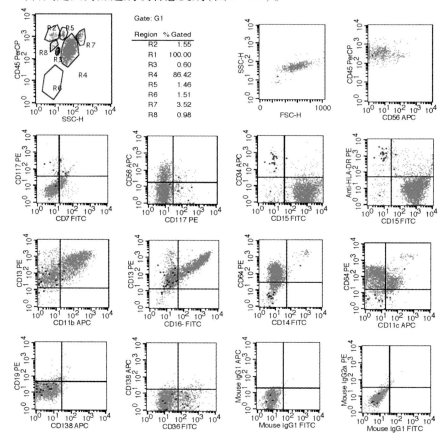

图 3 - 75　慢性粒细胞白血病慢性期的免疫分型

　　R3 细胞群(粉红色)占有核细胞 0.6%,表达 CD34、CD117、CD13 和 HLA-DR,不表达髓系分化标志,为髓系原始细胞。R4 占有核细胞 86.42%,表达髓系标志 CD13、CD15 和 CD64,顺次性表达 CD11b、CD11c、CD16,符合各成熟阶段粒细胞的免疫表型特征,早中阶段比例略偏多,CD15 表达强度减弱,部分异常表达 CD56。R7 细胞群(浅粉色)占骨髓有核细胞的 3.52%,此类细胞 SSC 大,表达 CD15、CD13、CD64 和 CD11c,符合嗜酸性粒细胞免疫表型特征。R8 细胞群(粉色)占骨髓有核细胞的 0.98%,此类细胞表达 CD117dim、CD13 和 CD11b,符合嗜碱性粒细胞免疫表型特征。R5 细胞群(棕色)占有核细胞 1.46%,表达 CD64、CD14、HLA-DR 和 CD15,为成熟单核细胞。R6 细胞群(黄色)占有核细胞 1.51%,不表达 CD45,表达 CD36,为有核红细胞

（2）骨髓增生异常综合征（MDS）：是一组克隆性造血干细胞疾病，特点是细胞减少，一个或者一个以上主要的髓系增生异常，无效造血，发展为 AML 的危险性增加。免疫分型主要用于评价原始细胞比例及异常表达，发育阶段髓系细胞颗粒性、有无异常表达，以及髓系细胞发育异常情况，有核红细胞比例及异常表达，巨核细胞的比例等。

◎ 出现正常不表达的抗原：如淋系抗原 CD7 和 CD56，较少伴随 CD2、CD5 和 CD19 表达。多见于原始细胞，但是各个成熟阶段的粒细胞和单核细胞均可出现伴系表达。

◎ 粒细胞或者单核细胞抗原表达改变：包括丢失、增强、减弱。

◎ SSC 减低提示脱颗粒。

◎ 可能出现淋巴细胞比例增多，和（或）有核红细胞比例增多，粒细胞比例减低，少数有巨核细胞或者巨大血小板比例增多。

◎ 髓系发育异常，主要表现在 CD16/CD11b、CD11b/CD13、CD16/CD13、CD64/CD11c 表达模式异常。随着粒细胞的成熟，这些抗原在相应阶段出现，并逐渐增强或减弱，呈一定规律性，从而根据这些抗原的表达可以判断某一阶段细胞的比例。MDS 经常出现 CD16 阳性及 CD11c 阳性、CD64 弱表达的成熟阶段细胞比例减低，CD16 阴性 CD11b 阳性的中间阶段细胞增多，和（或）CD11b 阴性、CD13 阳性的早期阶段细胞增多，或者 CD64 强表达 CD11c 阴性的早中期阶段细胞增多（图 3 - 76）。

上述表型异常与各型 MDS 并非完全一一对应，但有一定的相关性。难治性贫血伴单系增生异常（refractory cytopenia with unilineage dysplasia，RCUD）出现的免疫表型异常较少，如仅出现粒细胞发育异常和（或）红系比例增多，CD71 表达减弱；难治性贫血伴多系增生异常（refractory cytopenia with multilineage dysplasia，RCMD）出现的上述异常较多，并且多为较特异的异常，如伴淋系抗原表达。MDS 伴孤立性 5q- 染色体异常是一种比较特殊的 MDS 亚型，表现为血小板增多，其他系别发育异常不明显，小巨核细胞增多。免疫表型可能没有过多异常，主要为 FSC 偏大、CD45 阴性的小巨核细胞增多，表达巨核细胞抗原 CD61、CD41 和 CD42b。

结合国际预后评分系统（international prognostic scoring system，IPSS），可以将异常表型的数量和疾病的严重程度进行量化和关联。如大量粒细胞和单核细胞携带非髓系细胞抗原，比粒细胞和单核细胞表达改变更有分量。出现多种粒细胞或者单核细胞抗原异常比单个异常有更强的预后意义。即使形态学诊断为难治性贫血或者难治性贫血伴环形铁粒幼细胞，如果 CD7 表达异常，则提示预后不佳。

正常骨髓中，巨核细胞占有核细胞的比例为 1/10000，大小 $50 \sim 100 \mu m$，采用流式细胞仪很难检测到，但小巨核细胞的体积为 $20 \sim 50 \mu m$，在比例增多的情况下，可以通过流式细胞仪检测出。需要注意的是，上述抗原均不是巨核细胞特异性标志，血小板均表达上述抗原，如果血小板黏附于其他细胞，容易造成假阳性。通常在免疫荧光染色时增加洗涤次数，尽可能去除血小板的干扰。免疫分型有助于识别原始细胞克隆，但其比例受到标本稀释和溶红细

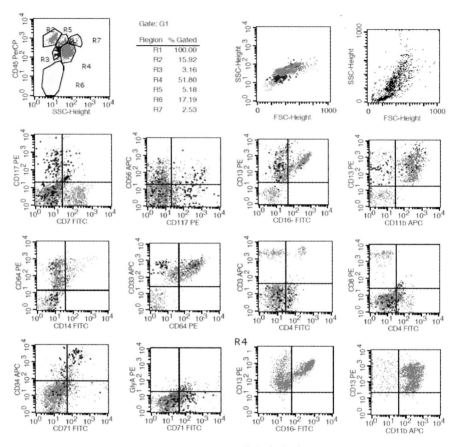

图 3 - 76   MDS 的免疫分型

R3 细胞群(粉红色)占有核细胞 3.16%,表达 CD117、CD34、CD71、CD13 和 CD33,不表达髓系分化标志,部分异常表达 CD7 和 CD56,为恶性髓系原始细胞。R4 细胞群(蓝色)占有核细胞 51.8%,SSC 减低,CD16/CD13、CD11b/CD13 图发育模式异常,部分异常表达 CD56

胞影响,因此有些病例免疫分型原始细胞和有核红细胞比例虽然未达到 AML 诊断标准,但是形态学已经符合 AML,此时以形态学原始细胞比例为准。

(3)慢性粒单核细胞白血病(chronic myelomonocytic leukemia,CMML):是一种克隆性造血系统恶性疾病,同时具备 MPN 和 MDS 的特点。根据原始细胞的比例,将 CMML 分成两个亚型,即 CMML-1 和 CMML-2。在外周血中,CMML-1 的原始细胞(包括幼稚单核细胞)<5%,CMML-2 的原始细胞为 5% ~19%;在骨髓中,CMML-1 的原始细胞 <10%,CMML-2 的原始细胞为 10% ~19% 或者出现 Auer 小体。免疫分型特点如下(图 3 -77)。

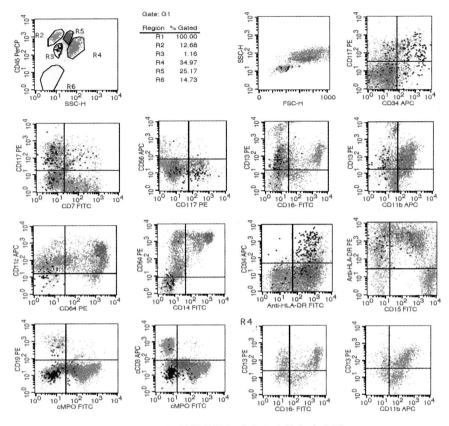

图 3 - 77　慢性粒单核细胞白血病的免疫分型

R3 细胞群(粉红色)占有核细胞 1.16%,表达 CD117、CD34、HLA-DR 和 CD13,不表达髓系分化标志,部分异常表达 CD7,CD45 表达偏高,SSC 偏低,为恶性髓系原始细胞。R4 细胞群(蓝色)占有核细胞34.97%,为各发育阶段粒细胞,CD16/CD13、CD11b/CD13 图发育模式异常。R5 细胞群(棕色)占有核细胞 25.17%,表达 CD13、CD11b、CD64、CD11c、CD14、HLA-DR、CD15 和 MPO,为成熟单核细胞,比例增多

◈ 外周血类似骨髓,出现原始细胞、有核红细胞、不成熟粒细胞、幼稚单核细胞;外周血和骨髓中成熟单核细胞比例增多,常大于 20%(占有核细胞)。

◈ 在 CD45/SSC 散点图上,CD45 弱表达和 SSC 偏大的分化粒细胞的比例可能减少;SSC偏小、CD16 阳性和(或)CD16 阴性、CD11b 阳性的成熟和偏成熟阶段细胞的比例减低,或者阶段性缺乏,这部分细胞异常表达 CD56、CD34 和 HLA-DR,髓系抗原 CD13、CD33、CD15、CD16、CD11b、CD11c、CD64 和 MPO 可能出现表达强度异常。

◈ 外周血中 CD34 阳性、CD117 阳性和 HLA-DR 阳性的髓系原始细胞比例增加,但骨髓中增加不明显;部分病例异常表达 CD7 和 CD56,CD13、CD33 和 CD117 的表达减低或缺失。

◈ CD14 阴性的不成熟单核细胞的比例可能升高,可能伴有 CD56 异常表达,或者上述单核细胞抗原表达强度异常。

◈ 有核红细胞的比例升高,尤其是外周血,可能出现 CD71 表达强度减低。

第四节 染色体分析

一、概述

随着细胞遗传学和分子生物学的发展,目前对血液肿瘤的发生机制有了更加清楚的认识。根据这些机制可以找到有针对性的药物进行治疗,从而提高患者的存活率。在临床实践中,细胞遗传学分析已经成为血液肿瘤诊断的一项常规技术手段,对于血液肿瘤的治疗和预后起重要作用。多项临床研究显示,治疗前的细胞遗传学分析结果已是血液肿瘤最重要的独立预后因素之一,但细胞遗传学正常的血液肿瘤依然存在不良预后。因此,研究分子细胞遗传学也是十分重要的,一些细胞遗传学和分子遗传学异常与特定的形态学亚型密切相关。而特定的染色体异常以及相应的分子细胞遗传学的改变已被纳入 WHO 造血及淋巴组织肿瘤的分类标准中,与形态学、免疫分型和临床特征综合判断确定血液肿瘤的类型及预后。

大多数血液肿瘤都存在染色体改变。通常染色体改变为后天获得性而非先天性遗传,可分为原发性和继发性畸变。原发性畸变是指发生在疾病早期,与疾病的发生及细胞学、免疫表型相关,不仅对疾病本身具有病理分型作用,同时还决定其生物学特性,包括预后和治疗反应。继发性畸变是指疾病发展过程中由于增殖克隆演变出的异常,与疾病的发生无关,而是与疾病本身的性质相关,甚至与原发性畸变同时存在。染色体畸变虽然类型繁多,按照细胞 DNA 含量有无改变可分为两大类。①平衡型畸变:表现为染色体结构重排,主要为易位和倒位,其结果可能导致新的融合基因;②不平衡畸变:表现为染色体整条或部分的增加或丢失。

传统的细胞遗传学主要研究疾病中染色体数目和结构的畸变。数目畸变主要有整倍体和非整倍体的改变,而结构畸变主要有缺失、重复、插入、易位和倒位等。一个体细胞中的全部染色体,按其大小、形态特征顺序排列所构成的图像称之为染色体核型。临床上较常见的染色体结构畸变有:缺失、重复、易位、倒位、环状染色体和等臂染色体等。其中相互易位在血液肿瘤中最为多见。

而对一些亚微结构上的易位,传统的细胞遗传学方法却不能检出,甚至使用高分辨率显带技术也难以达到目的。

目前,传统的细胞遗传学在临床中已经广泛使用,但该方法的分析费时、费力,敏感性和特异性差,特别是对复制染色体异常的分析尤为困难。其局限性也限制着血液病研究的发展。荧光原位杂交技术(fluorescence in situ hybridization,FISH)和比较基因组杂交(comparative genomic hybridization,CGH)等细胞遗传学技术克服了传统细胞遗传学的缺陷,是对传统细胞遗传学的有力补充。这些技术在血液肿瘤的 MICM 诊断、疗效、预后判断及微小残留灶(minimal residual disease,MRD)的检测中具有重要的临床价值,也可辅助评估疗效及进行缓解后的长期监测,还可用于研究血液疾病的发生和发展,确定血液肿瘤细胞的分化程度和阶段。

二、细胞遗传学技术方法

(一)传统细胞遗传学方法

传统细胞遗传学方法主要用于染色体核型分析,包括非显带分析和显带分析。非显带染色体分析主要用于染色体数目的检测,但不能将每条染色体本身的特征完全显示出来,因此,只能根据各染色体的大致特征(大小、着丝粒位置)来识别。而显带染色体分析是对已制备好的染色体进行处理后,通过生物染色剂或荧光素使染色体上呈现着色深浅不同或荧光强弱不同的不同区域,在显微镜下可观察到染色体上显示出的不同深浅和宽窄的横纹,即染色体的带(band),显示的带纹称为 Q 带(Q band),不同的带代表了一段特定的 DNA 片段。显带技术分为。

1. G 显带(G banding) 是将染色体标本用碱、胰蛋白酶或其他盐溶液处理后,再用姬姆萨(Giemsa)染色,染色体上出现与 Q 带相类似的带纹,在普通显微镜下可见染色深浅相间的带纹,称 G 带(G band)。

2. R 显带(R banding) 用盐溶液处理标本后,再用姬姆萨染色,显示出与 G 带相反的带,称 R 带(R band)或称反带(reverse band)。

3. T 显带(T banding) 将染色体标本加热处理后,再用姬姆萨染色可使染色体末端区域深染,称 T 带(T band)。

4. C 显带(C banding) 用碱性溶液处理后,再用姬姆萨,可使着丝粒和次级缢痕深染。

5. N 显带 用硝酸银染色,可使染色体的随体及核仁形成区着色,这种阳性着色称 Ag-NOR。

在临床中,R 显带和 G 显带最为常用,它们对标本和条件的要求非常严格,操作步骤均比较复杂且有不同。Q 显带方法稳定,可以识别某些染色体的变异。R 显带的特点是识别染色体末端易位与缺失比较容易,而 G 显带的特点是对整个染色体的显带较为清晰。在操作过程中,培养基配制、标本采集及预处理、标本接种、收获细胞、低渗处理、固定、制片和染色等每一环节对染色体显带的清晰度都会有影响。常规显带技术只能显示出 320 ~ 554 条带纹,随着细胞遗传学的发展可得到分辨率较高、带纹较多的染色体,如晚前期的染色体可显带纹为 843 ~ 1256 条,主要用于遗传性疾病的诊断、肿瘤和基因等方面的研究。

(二)荧光原位杂交技术

荧光原位杂交技术(fluorescence in situ hybridization, FISH)是在传统细胞遗传学基础上结合分子生物学技术而产生的一种新技术。按照碱基互补原则,荧光标记的核酸探针与细胞内的核酸序列进行特异性结合形成杂交双链 DNA,再借助荧光显微镜在细胞或组织中观察荧光探针信号,以获得对靶点基因状态的定性、定量和定位分析。FISH 技术弥补了传统细胞遗传学对间期细胞、复杂核型细胞和染色体微缺失等方面鉴定的不足,广泛用于遗传性疾病和肿瘤的诊断及治疗监测。目前在血液肿瘤中常用的 FISH 技术有以下几种。

1. 非变性探针荧光原位杂交(non-denaturing FISH, ND-FISH) 使用同一染色体质控点和靶点检测出非整倍体和染色体缺失的方法称为 ND-FISH,是最常见的 FISH 技术。最常用的荧光颜色是红色和绿色,如正常细胞间期显示两红和两绿的信号;染色体三体型显示三个质控点信号和三个靶点信号;染色体缺失显示两个质控点信号和一个靶位点信号。质控点和靶点的选择需要建立在大样本的细胞遗传学研究基础上。例如,在 del(5)(q13q33)或 del(7)(q22q34)的选择中,质控点确保相关位点不出现缺失,靶点是相关缺失位点上最频繁发生丢失的 DNA 片段。正常细胞核上常出现相同颜色重叠、DNA 杂交失败和不对称性交叉杂交引起假阳性信号的产生。ND-FISH 检测的敏感性为 200 个细胞核中肿瘤细胞复制的单倍体数大于 5%,染色体三体数大于 3% 和缺失数大于 7%。

2. FISH 的扩增检测 通过 FISH 探针信号可检测到与某些血液肿瘤相关的基因扩增,如 AML 中的 *MLL* 基因,*Burkitt* 淋巴瘤中的 *c-MYC* 基因,*CML* 中的 *BCR/ABL* 融合基因,*ALL* 中的 *TEL/AML*1 融合基因。

3. 断裂点探针荧光原位杂交(break-apart probe FISH, BAP-FISH) 多种不

同易位中常出现一些基因片段的丢失。BAP-FISH 是检测易位类型最常用的方法,该方法仅是检测探针与同一染色体特定区域的杂交。红色和绿色探针信号出现在断裂点的两侧,但过小的断裂点不是探针信号。正常细胞显示红色和绿色融合的黄色信号,易位或倒转的断裂分离显示分开的红绿两点。异常细胞显示一红、一绿和一黄。偶尔在细胞间期 DNA 复制时会出现较多的分离的红绿假阳性信号。BAP-FISH 检测的敏感性为 200 个细胞核中肿瘤细胞复制数大于 3%。

4. 双色荧光原位杂交(dual-color FISH,D-FISH) D-FISH 是检测染色体相互易位上两个点融合信号的方法,也是敏感性最好的方法,一般使用红绿两个探针与靶点杂交。正常细胞核显示两红和两绿。出现相互易位的细胞显示相邻红绿融合信号。异常细胞显示一红、一绿和两黄色融合信号。一般该方法较少出现假阳性信号,连续 18000 个细胞核中仅有一个假阳性信号,而出现假阳性信号是由于信号重叠和迅速衰减所造成。D-FISH 检测的敏感性为 500 个细胞核中肿瘤细胞复制数大于 1%,而分析 6000 个细胞核则为大于 0.079%。

5. 额外信号探针荧光原位杂交(extra signal FISH,ES-FISH) ES-FISH 是检测染色体相互易位上多个单信号融合与微小信号融合的方法,也是检测相互易位的较敏感的一种方法。一般使用红绿两个探针与不同位点进行杂交。杂交位点区域显示为同一染色体上断裂点。另一染色体上的杂交位点为另外一边的断裂点。正常细胞显示两红和两绿。出现相互易位的细胞上显示一个黄色融合信号和一个微小红色信号。异常细胞显示有两红、一绿和一个黄色融合信号。假阳性信号产生是由于细胞间期红绿信号分离的技术原因所造成的。ES-FISH 检测的敏感性为 200 个细胞核中肿瘤细胞复制数大于 3%。

6. 单色荧光原位杂交(Single-Color FISH, S-FISH) S-FISH 是最早用于检测染色体相互易位的方法。检测相互易位上的融合信号,一般用红、绿两个探针和不同易位上基因位点杂交。正常细胞核显示两红和两绿。出现相互易位的细胞上显示一个黄色信号。异常细胞显示一红、一绿和一黄色信号。信号重叠是产生假阳性信号的主要原因。S-FISH 检测的敏感性为 200 细胞核中肿瘤细胞复制数大于 10%。

传统 FISH 技术一次只能检测一个或几个备选位点,并且只能检测已知的染色体畸变,同时也存在荧光信号空间位置的重叠引起的假阳性和假阴性,而不能作为疾病的筛查试验。随着分子细胞遗传学技术的发展,对染色体核型检测水平日益提高。在 FISH 的基础上,光谱核型分析技术(spectral karyotyping,SKY)、多色 FISH(multi-color FISH,M-FISH)、彩色显带 FISH(cross-species color banding FISH,Rx-FISH)等技术将染色体分析带入全新的彩色世界。1996 年,

在 *Sience* 杂志上,Schrock E 等首次报道了 SKY,该项技术克服了传统 FISH 只能检测已知靶点的缺点,可分辨人类的 22 对染色体及 XY 性染色体或鼠的 21 种不同染色体,同时可用各种不同颜色标记出来。该方法联合应用了光谱干涉、频谱遥感成像和傅立叶变换测量可见光和近红外范围内所有点的发射光谱,因而可使多个荧光染料的频谱重叠探针得以应用。可同时使用 24 种染色体的涂染探针对分裂中期染色体上的靶 DNA 进行检测。表 3 – 6 列出了各种 FISH 方法在各种血液肿瘤中检测特异基因敏感性的比较。

表 3 – 6　各种 FISH 方法在造血系统肿瘤中检测特异基因敏感性的比较

疾病	核型	FISH 探针	敏感性	方法
ALCL	t(2,var)(p23,var)	ALK	<3%	BAP
AML	t(8;21)(q22;q22) and variants	AML1/ETO	>1%	D
AML Pre-B-ALL MDS	t(11;var)(q23;var)	MLL	>3%	BAP
AML	t(15;17)(q22;q21) and variants	PML/RARα	>1%	D
AML	inv(16)(p13q22) and variants	CBFβ	>3%	BAP
B-CLL,MM,MGUS	del(6)(q13q23)	D6Z1,MYB	>7%	ND
B-CLL,MM,MGUS	del(11)(q13q23)	D11Z1,ATM	>7%	ND
B-CLL,MM,MGUS	+12	D12Z3,MDM2	>2%	ND
B-CLL,MM,MGUS MDS,MPD	del(13)(q12q14),–13	D13S319,13q34	>7%	ND
B-CLL,MM	del(17)(p13)	D17Z1,P53	>7%	ND
BL,Pre-B-ALL	t(8;14)(q24;q32) and variants	c-MYC/IGH	>1%	D
CML,Pre-B-ALL AML	t(9;22)(q34;q11.2) and variants	BCR/ABL	>1%	D
DLCL	t(3;var)(q27;var)	BCL6	>3%	BAP
FL	t(14;18)(q32;q21) and variants	BCL2/IGH	>1%	D
MALT	+3,+7,+12,+18	D3Z1,D7Z1 D12Z3,D18Z1	>4%	ND
MALT	t(11;18)(q24;q21) and variants	AP12/MALT1	>1%	D
MALT	t(14;18)(q32;q21) and variants	MALT1/IGH	>1%	D
MALT	t(18;var)(q21;var)	MALT1	>3%	BAP
MCL,MM,MGUS	t(11;14)(q13;q32) and variants	CCND1/IGH	>1%	D

续表

疾病	核型	FISH 探针	敏感性	方法
MDS,AML,MPD	del(5)(q13q33),−5	D5S23,D5S721	>7%	D
		EGR1		ND
MDS,AML,MPD	del(7)(q22q34),−7	D7Z1,D7S486	>7%	ND
MDS,MPD,AML	+8	D8Z2,D10Z1	>4%	ND
MM,MGUS	t(4;14)(p16.3;q32)and variants	FGFR3/IGH	>1%	D
MM,MGUS	t(14;16)(q32;q23)and variants	c-MAF/IGH	>1%	D
MPD	+9	D9Z1,ABL	>4%	ND
MPD	del(12)(p12)		>10%	D
MPD,MDS	del(20)(q11q13),−20	D20S108	>10%	ND
Pre-B-ALL	t(12;21)(p13;q22)and variants	TEL/AML1	>3%	ES
Pre-B-ALL	+4,+10,+17	D4Z1,D10Z1,D17Z1	>4%	ND

注:BAP:BAP-FISH;D:DFISH;ND:ND-FISH;ES:ES-FISH。

(三)比较基因组杂交技术

比较基因组杂交(comparative genomic hybridization,CGH)的基本原理是分别采用不同荧光素标记分离出正常和肿瘤组织中的全部 DNA,正常 DNA 标记为红色,肿瘤 DNA 标以绿色,将其混合后与待测染色体杂交。若显示黄色则正常,若显示红色则说明染色体缺失,若显示绿色则说明有相应序列的基因扩增。与 FISH 相比,CGH 可在全基因组水平对肿瘤分子细胞遗传学异常进行检测,并能对常规显带技术检测不出的染色体内的 DNA 扩增和缺失,可描绘出相应的 CGH 核型图,可对不同来源染色体的同源性进行比较,弥补传统 FISH 应用范围的局限。CGH 最适合用于检测实体肿瘤、淋巴瘤等不易获得标本的疾病。与 FISH 在血液肿瘤中的应用有所不同,CGH 适用于外周血淋巴细胞中期染色体的检测。由于 CGH 技术检测异常染色体遗传物质存在局限性,不能检测出染色体平衡易位、基因突变及较小的染色体 DNA 扩增和缺失。

三、临床应用

造血系统肿瘤是我国十大高发肿瘤之一,随着对疾病发病机制的研究,细胞遗传学对肿瘤分型、诊断、治疗和预后都具有重大意义。随着对疾病不断的深入认识,WHO 的造血和淋巴组织肿瘤分类标准几经修订。在 2008 年 WHO 诊断标准中对于细胞遗传学检查尤为重视,通过相关检查对过去很多疾病重新认识。美国国立综合癌症网络(National Comprehensive Cancer Network,NCCN)指南也将分子细胞遗传学列为重要的预后标准,并根据其对预后的影响将血液肿瘤预后分组,也直接影响到临床治疗方案。以下我们按照 WHO 分类标准介绍几种常见的造血系统肿瘤。

(一)髓系肿瘤

1. 急性髓系白血病(AML)　总的来说,在成人 AML 中,染色体核型异常的患者为 56%,而在儿童中核型异常比例较高,约为 76%。细胞遗传学异常仅是 AML 分型的要素之一,其他还包括临床特征、形态学和免疫表型。AML 的核型异常主要分为四种类型:易位、缺失、三体和正常核型。不同核型对预后的影响是不同的,2011 年 NCCN 白血病指南分类标准根据染色体核型异常对预后的影响,将白血病分为预后良好、预后中等、预后较差三个层次。预后良好:t(15;17)、t(8;21)和 t(16;16)/inv(16);预后中等:正常核型、+8、t(9;11)等;预后较差:-5/del(5q)、-7/del(7q)、11q23 重排、inv(3)、t(3;3)、t(9;22)、t(6;9)及复杂核型(三种或三种以上染色体改变)。

(1)预后良好的常见核型

⊛ t(8;21):多发生于年轻 AML 患者,约 90% 是分化型 AML(FAB 分类:AML-M2),6% 见于 AML-M1,有时也可见于 AML-M4,但发生率极低。从分子水平上看,由 21q22 的 AML1(RUNX1)基因易位至 8q22 的 ETO(RUNX1T1)基因形成的 AML1/ETO 融合基因。有时细胞遗传学检测技术不能准确检出 t(8;21)的改变,需借助 FISH 或 RT-PCR 等技术检测 AML1/ETO 融合基因。在临床中,t(8;21)为最常见的预后良好的核型,其化疗缓解率较高、生存期较长。有学者认为,与 t(15;17)和 t(16;16)/inv(16)不同,有些 t(8;21)的患者其年龄等因素可直接影响预后,5 年生存率接近 35%,5 年复发率为 84%。75% 伴有 t(8;21)的 AML 患者还有其他染色体异常,其中以-Y 最常见,其次为 9q-,少数可有较复杂的变异型易位,这些伴有其他染色体异常也是其预后不良的因素之一。此外,还有外周血白细胞计数、CD56 表达及髓外浸润等也是导致预后不良的因素。

⊛ t(15;17):是急性早幼粒细胞白血病(acute promyelocytic leukemia, APL)特有的细胞遗传学标志,常伴有 t(15;17)(q22;q12)易位。采用 FISH 可以检测到 17 号染色体上 RARα 基因与 15 染色体上的 PML 基因易位形成 PML/RARα 融合基因(图 3-78)。该基因导致异常早幼粒细胞分化停滞,根据其细胞遗传学的特点,联合砷剂和维 A 酸化疗的 5 年生存率在 95% 以上。APL 已经成为可以治愈的第一种髓系白血病。

⊛ t(16;16)或 inv(16):5%~8% AML 中出现 t(16;16)或 inv(16),多见于年轻患者。t(16;16)(p13;q22)或 inv(16)(p13.1q22)是由 16p13 的 MYH11 与 16q22 的 CBFβ 基因相融合形成 CBFβ/MYH11 融合基因,其编码的蛋白 CBFβ-SMMHC 抑制了正常细胞的分化从而导致白血病。常用的检测方法是 FISH(图 3-79)和 RT-PCR。伴有 t(16;16)或 inv(16)CBFβ/

*MYH*11 的 AML 对化疗药物较敏感,完全缓解率可达 100%。

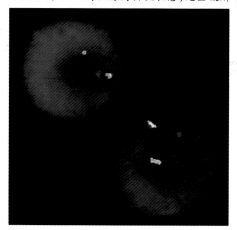

图 3 – 78 采用 FISH 技术检测出 APL
细胞中 *PML/RARα* 融合基因

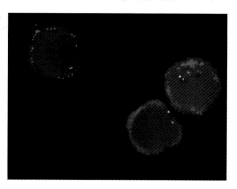

图 3 – 79 采用 FISH 技术检测出 AML-
M4EO 细胞的 *CBFβ/MYH*11 融合基因

(2)其他预后不良的核型:大约有 88% 的 AML 患者伴有正常核型和其他核型,其预后均没有特异性核型好。 – 7/del(7q):– 7 与 del(7q)被归类为预后不良组。伴有 – 7 者其总体生存率较 del(7q)者差,但很大程度上受到同时存在的其他核型的影响,在排除预后良好核型和预后不良核型〔inv(3),5q – , + 21〕的影响后,两者总体生存率无明显差异。 – 5/del(5q)常见于 AML,但也可见于少数的 MDS 患者。伴有 – 5/del(5q)的患者预后不良,伴有该核型的 AML 患者5 年生存率不足 10%,中位生存期不超过 6 个月。 – 5, – 7 均为染色体单体,与其他预后不良核型相比,患者生存期更短,4 年生存率不到 5%,通常伴有该类异常单体的患者预后比不伴有染色体单体异常的复杂核型要差。2011 年 NC-CN 指南将伴有 + 8 异常者归为预后中等组,但也有学者认为是预后不良的核型,合并复杂核型时预后更差。inv(3)(q21q26)和 t(3;3)(q21;q26)多见于AML、MDS 和骨髓增殖性肿瘤(myeloproliferative neoplasms, MPN)中,伴有该类核型的患者对治疗反应较差,也是预后不良的标志。 + 11 也是一个预后不良的核型,常在复杂核型中出现。伴有 11q23、t(6;9)、复杂核型(同时三种或三种以上的染色体改变)及其他染色体基因重排的患者预后都比较差。

2. 骨髓增生异常综合征(MDS) 约 50% 的 MDS 伴有克隆性细胞遗传学异常。5q – 综合征多见于女性,特点为巨核细胞分叶减少或不分叶、难治性大细胞性贫血、血小板正常或增多,临床预后较好,被认为是 MDS 的一个特殊类型。17p – 与 MDS 或 AML 中性粒细胞假性 Pelger-Huët 核异常、胞质小空泡、TP53 突变及预后不良有关,多见于治疗相关性 MDS。复杂核型(同时三种或三种以上的染色体改变)、特别是 – 5/del(5q)是预后不良的标志。 – 7/del(7q)在 MDS 中较为常见,其预后较差,而 5% 的 MDS 伴有 del(20q)的患者预后较好。同时一些其他核型异常可伴有特征性的形态学改变,如 del(20q)多累及红系及巨核系;inv(3)或 t(3;3)多见于伴异常巨核细胞增多的 MDS 和 AML。一些 MDS 患者有重现性染色体异常,如 – 7/del(7q), – 5/del(5q), + 8 或 del(20q)等,同时伴有难治性血细胞减少,但在形态学上则无病态造血表现,也可拟诊为 MDS。这些患者需长期随访及时发现 MDS 形态学的异常表现。出现在 MDS 中的重现性染色体异常,如 – Y, + 8 或 del(20q),也见于再生障碍性贫血及对免疫抑制剂有良好效果的血细胞减少症。造血细胞 Y 染色体缺失也可能是老龄化伴随的一个表现。因此, – Y, + 8 或 del(20q)目前不认为是 MDS 特异性的染色体异常。

3. 骨髓增殖性肿瘤(myeloproliferative neoplasms,MPN) 骨髓增殖性疾病是起源于骨髓造血干细胞的一组克隆性疾病,表现为骨髓中一系或多系血细胞增殖,外周血出现过多的成熟或幼稚细胞。2001 年 WHO 将其列于慢性骨髓增殖性疾病(myeloprpliferative disease,MPD)范畴,包括慢性髓细胞白血病、真性红细胞增多症(polycythaemia vera,PV)、原发性血小板增多症(essential thrombocythaemia,ET)及原发性骨髓纤维化(primary myelofibrosis,PMF),与慢性中性粒细胞白血病(chronic neutrophilic leukaemia,CNL)、慢性嗜酸性粒细胞白血病/嗜酸性粒细胞过多综合征(chronic eosiophilic leukemia/hypereosinophilic syndrome,CEL/HES)及未分类 MPD 相并列。随着 MPD 分子机制的不断阐明,尤其是 *JAK*2 突变在 PV、ET 和 PMF 中的发现,2008 年 WHO 将 MPD 重命名为骨髓增殖性肿瘤,并将 *BCR/ABL* 融合基因阴性的 PV、ET 和 PMF 划入为 MPN,而 CML 则与 PMF、CNL、CEL 非分类(chronic eosinophilic leukaemia,NOS,CEL-NOS)、HES、肥大细胞病及未分类 MPN 列于 MPN 的范畴。

慢性粒细胞白血病(CML)是一种起源于多潜能造血干细胞的恶性克隆性疾病。由于造血干细胞发生恶性病变致使其分化能力丧失,停滞在不同的造血阶段。CML 的特异性细胞遗传学改变是伴有 t(9;22)(q34;q11)和 *BCR/ABL* 融合基因。90% ~95% 的 CML 患者存在 t(9;22)(q34;q11),2% 患者为变异型 t(9;22)(q34;q11),此外 3% 患者存在不明显易位结构,这些结构不能被常规显带技术所检出。此外,少数患者还存在其他复杂核型。1960 年在美国费城首先发现 t(9;22)(q34;q11),被命名为 Ph 染色体。根据 22 号染色体长臂上断裂点的不同,可分为四种不同大小的 Ph 染色体:Ⅰ型最大,断裂点位于 22q13.3;Ⅱ型较大,断裂点位于 22q13.1;Ⅲ型中等大小,断裂点位于 22q12;Ⅳ型最小,断裂点位于 22q1.3。前两型较少见,后两型较为多见。在 t(9;22) 中,位于 22 号染色体的 1 区 1 带上的断裂点有一段 DNA 序列,称为 BCR 基因,而位于 9q34 上的 ABL 基因易位到 22q11 上和 BCR 基因的一部分融合,形成 BCR/ABL 融合基因,其编码的蛋白质具有酪氨酸激酶活性。而酪氨酸激酶是一类催化 ATP γ-磷酸转移到蛋白质酪氨酸残基上的激酶,能催化多种底物蛋白质酪氨酸残基磷酸化,进而激活细胞中多条信号传导途径,促进细胞增殖,减少细胞凋亡,最终导致慢性粒细胞白血病的发生。针对 Ph 和 BCR/ABL 融合基因的检测最常用的方法是 FISH 和 PCR。BCR/ABL 融合基因是 CML 治疗的理想靶点,它在 95% 的 CML 患者中表达,它的持续酪氨酸活性是恶性转化的基本要素。2001 年首个酪氨酸激酶抑制剂——甲磺酸伊马替尼的问世,使白血病进入了靶向治疗的时代。半数以上的慢性粒细胞白血病患者可能会进展为急性白血病,与之相关的异常染色体有 +8、i(17q)、+19 和变异型 Ph 染色体。少数慢粒急变者与 −7、−17、+17、+21、−Y 和 t(3;21)(q26;q22) 有关。在 CML 急变中也可能存在 PML 基因,它是维持 CML 的造血干细胞和静止期白血病启动细胞的必需基因,因此,可以联合酪氨酸激酶抑制剂和砷剂共同对 CML 急变期进行治疗。

除 CML 外,至少还有多种染色体异常与 MPN 相关。尽管不能根据这些染色体异常核型诊断 MPN,但 MPN 与染色体异常之间仍存在着密切关系,如 del(13)(q12q14) 与 PMF 相关,t(5;12)(q33;p13) 与原发性 ET 相关,del(20)(q11q13)、+8、+9 与 PV 相关。这些异常染色体很容易被常规显带技术所检出,然而 FISH 技术可有效提高异常染色体的检出。

(二)淋巴系肿瘤

1. 急性 B 淋巴细胞白血病(B-lineage acute lymphoblastic leukemia,B-ALL)是一种起源于单个细胞的恶性克隆性疾病,以 B 系前体细胞过度增殖导致正常造血受抑制和髓外浸润为特征。占儿童 ALL 的 85% ~90%,成人 ALL 的 75%。多数 B-ALL 可有细胞遗传学改变,其中以 t(9;22)(q34;q11)、t(12;21)(q13;q22)、t(1;19)(q23;q13) 和 MLL 基因重排等为特异标志,对 B-ALL 的诊断、治疗、预后判断和 MRD 检测等均有重要意义。随着 FISH、CGH 及基因检测技术的发展和广泛使用,一些新的分子遗传学标志被发现,如 IK6、E2A/PBX1、MLL/AF4、TEL/AML1 和 BCR/ABL 等,与 B-ALL 发生、发展及预后也有一定的相关性。这些发现使人们对 B-ALL 的发病机制有了新的认识,并为靶向治疗提供依据。

(1)t(9;22)(q34;q11):11%~29% 的成人 ALL 和约 3% 的儿童 ALL 可见该类易位。该易位最早在 CML 中发现,称之为 Ph 染色体,同时伴有 BCR/ABL 融合基因。其发病机制也是酪氨酸激酶激活途径,其中 60%~80% 的 Ph 阳性的 ALL 为 p190 融合蛋白,20% 的 Ph 阳性的 ALL 为 p120 融合蛋白。BCR/ABL 是儿童和成人 ALL 预后不良的标志。如 BCR/ABL 持续不能转阴,提示该患者对化疗不敏感性。因此,分子细胞遗传学技术对 BCR/ABL 基因定性和定量检测尤为重要。

(2)t(12;21)(q13;q22):约 25% 的儿童 ALL 和 3% 的成人 ALL 中可见该类易位,具有前体 B-ALL 的生物学特性。t(12;21)易位使得 12p13 上的 TEL 基因与 21q22 上的 AML1 基因相互融合形成 TEL/AML1 融合基因。其转录形成 TEL/AML1 融合蛋白抑制了由 AML1 结合到核心增强序列的 DNA 区域引起的转录活化。TEL/AML1 融合蛋白是一个转录因子,可以异常募集组蛋白去乙酰化蛋白导致染色质浓集和 HOX 等基因失活。TEL/AML1 融合基因阳性的儿童 ALL,在其发病前 5~10 年的新生儿外周血中即可检出相关基因,说明 TEL/AML1 融合基因与 ALL 的发病密切相关。常规显带技术不易检出 t(12;21)(q13;q22),而 RT-PCR 和 FISH 等技术较容易检出 TEL/AML1 融合基因。伴有 TEL/AML1 融合基因的患者预后不良,但体外试验发现伴有该类融合基因的 ALL 细胞对门冬酰胺酶高度敏感,这给治疗带来了希望。

(3)t(1;19)(q23;q13):约 5% 的儿童 ALL 和 3% 的成人 ALL 中存在该类易位,同时常伴有 E2A/PBX1 融合基因。位于 19p13.3 上的转录因子 3 基因(也称 E2A)和 1q23 上 HOX 基因 PBX1 融合形成 E2A/PBX1 融合基因。其编码的 E2A/PBX1 融合蛋白可阻断 HOX 基因和 E2A 靶基因的表达,从而使细胞分化停滞。der(19)t(1;19)不平衡易位较常见,伴有 t(1;19)的平衡易位者比不平衡易位者预后差。通常该类易位伴有其他异常核型,以结构异常为主,数目异常较少见。伴有 t(1;19)及 E2A/PBX1 融合基因的患者对标准化疗不敏感,预后较差。

(4)超二倍体:超二倍体在前体 B-ALL 患者中最为常见,在约 30% 的儿童 ALL 和 9% 的成人 ALL 中出现。与 TEL/AML1 一样,在伴有超二倍体的 ALL 细胞中发现特征性的基因表达谱,但缺少可识别的重现性特异基因。约 20% 的超二倍体患者伴有 E2A 基因突变,存在酪氨酸激酶的激活途径,这预示着酪氨酸激酶抑制剂有助于该病的治疗。大多数伴有超二倍体的 ALL 患者预后良好,无事件生存率接近90%。

(5)11q23 重排:约8%的儿童 ALL 和10%的成人 ALL 患者中出现 11q23/MLL 基因重排,尤其在婴儿 ALL 患者,其发生率高达60% ~70%。伴有 *MLL* 基因重排的白血病,与其他类型的 ALL 和 AML 相比,同样具有特征性基因表达谱。位于 11q23 上的 *MLL* 基因编码 MLL 蛋白,有抑制造血细胞发育和生存的作用。伴有 MLL 的 ALL 常表现为前 B-ALL 的特征。约20%的伴有 MLL 重排的 ALL 还出现 *FLT*3 基因突变,或 *MLL/AF*4 基因重排。涉及 *MLL* 基因重排的 ALL 大多数预后不良,伴有 *MLL* 基因重排的婴儿 ALL 预后极差,伴有 t(4;11) 的儿童和成人 ALL 预后也不佳。

2. 成熟 B 细胞肿瘤 2008 年 WHO 将成熟 B 细胞肿瘤分为非霍奇金淋巴瘤、白血病和浆细胞肿瘤。不同类型的淋巴瘤有各自不同的染色体易位。多种染色体易位可控制淋巴细胞发育分化过程中的关键蛋白失活,与淋巴瘤的发生有密切关系(表3－7)。

表3－7　淋巴瘤相关的染色体变异

淋巴瘤类型	染色体异常	基因改变
B 细胞淋巴瘤		
伯基特淋巴瘤	t(8;14)(q24;q32)	*MYC/IGH*
	t(2;8)(p12;24)	*IGK/MYC*
	t(8;22)(q24;q11)	*MYC/IGL*
弥漫性大 B 细胞淋巴瘤	t(3q27)	*bcl*-6
	t(14q32)	*IGH*
	t(14;18)(q32;q21)	*IGH/bcl*-2
	t(8;14)(q24;q32)	*MYC/IGH*(*IGL/IGK*)
	t(9;12)(q22;p13)	*TEL/ETV*6
滤泡性淋巴瘤	t(14;18)(q32;q21)	*IGH/bcl*-2(*IGL/IGK*)
	t(3;14)(q27;q32)	*bcl*-6/*IGH*
黏膜相关淋巴瘤	t(11;18)(q21;q21)	*API2/MALT*1
	t(14;18)(q32;q21)	*IGH/MALT*1
	t(1;14)(p22;q32) + 3/ + 3q	*bcl*-10/*IGH*
套细胞淋巴瘤	t(11;14)(q13;q32)	*CCND*1/*IGH*
T 细胞淋巴瘤		
间变性大细胞淋巴瘤	2 p23 基因重排	*ALK*/其他
	t(2;5)(p23;q35)	*NPM/ALK*
T 淋巴母细胞性淋巴	7q35 基因重排	*TRB*6

(1)t(14;18)易位:见于59.6% ~100%的滤泡性淋巴瘤和30%的弥漫大B细胞淋巴瘤,目前认为,伴有t(14;18)的弥漫大B细胞淋巴瘤是中心细胞来源的一种亚型,而其他非霍奇金淋巴瘤中很少有这种易位。弥漫大B细胞和滤泡细胞淋巴瘤在遗传学上有很多一致性,但是在免疫表型和预后方面具有较大差别。t(14;18)易位中存在于18q21上的 $bcl-2$ 基因,促使细胞生存期延长,导致滤泡淋巴瘤的发生。其检测方法包括传统细胞遗传学、FISH、DNA印迹及PCR等。细胞遗传学检测的基因范围较广,但由于操作复杂,难以在常规病理中应用;DNA印迹需要从新鲜组织中提取DNA,干扰因素过多也不适用于临床;而FISH双色双融合探针最适于检测t(14;18)易位,能检测出64% ~100%的滤泡性淋巴瘤,敏感性很高,优于现有的PCR技术。在细胞数目足够多的情况下,FISH技术更适合诊断初发或复发的淋巴瘤,但对微小残留病变检测却需借助PCR技术。

(2)t(8;22)和t(2;8):是Burkitt淋巴瘤特征性的异常染色体,发生率分别为54% ~90%和10% ~25%。Burkitt淋巴瘤生长迅速,大剂量环磷酰胺短期而强烈的化疗可获得良好疗效。因此,早期明确诊断,选择合适的化疗方案,对提高缓解率十分重要。由于位于不同染色体易位上形成了不同的 $C\text{-}MYC$ 基因断裂,因此可用双色FISH分离重排探针检测Burkitt淋巴瘤相关 $C\text{-}MYC$ 基因断裂。

(3)t(11;14)(q13;q32):是套细胞淋巴瘤的具有特征性的遗传学标志。除该类易位外,其他常见的异常核型还包括3q26 +、8q24 +、15q23 +、7p21 +,以及del(13)(q11q13)、del(11)(q22q23)、del(9)(p21)、del(1)(p13p31)、del(17)(p13)、del(6)(q23q27)、del(8)(p22)、del(8)(p22)、del(9)(p21)、del(13)(q14)等。其中del(13)(q14)及del(9)(p21)的患者预后较差。

(4) -13和del(13q):13号染色体部分或完全缺失是多发性骨髓瘤中最早发现的染色体异常,在多发性骨髓瘤中较常见,也是预后及生存期预测的指标之一。

(5)14号染色体异常:是多发性骨髓瘤最常见的染色体异常,应用FISH技术检测14号染色体易位,发现20% ~60%的浆细胞伴有14号染色体易位;其中t(11;14)(q13;q32)是最常见的染色体易位改变,30%的14号染色体易位可使瘤细胞形态表现为小裂浆细胞。其他还有 t(8;14)(q24;q31),t(14;18)(q32;q21),t(4;14)(p16;q32)及t(6;14)(q21;q32)等,染色体断裂点几乎都发生在14q32.3。这些易位常采用FISH技术检测。

多发性骨髓瘤通常会出现多种染色体异常的合并存在,而非单一的染色体缺失或易位。常见的复合染色体异常主要有 14q32/IGH 基因重排伴 13 号染色体的全部或部分缺失。

总的来说,这些具有独立预后意义的染色体与基因异常所造成的根本改变是原癌基因与抑癌基因相互制约的失衡,这种失衡主要表现为原癌基因的过度表达或抑癌基因的缺失。染色体分析在白血病及淋巴瘤的诊断和临床研究中已得到了公认。FISH 技术在历经了 20 年的发展后,现在仍具有旺盛的生命力,CGH 在淋巴瘤的应用中突显强大的效力,而高分辨率 CGH 芯片技术势必将进一步拓宽分子遗传分析技术在鉴定疾病发病相关遗传区域中的应用。但我们必须注意各种现行生物信息学技术迫切需要改善。新兴细胞和分子遗传学技术的快速发展带来了海量的生物信息数据,而目前我们仍没有能够正确地、标准化地处理这些数据的分析工具。尽管如此,我们仍将有可能通过综合细胞遗传学与序列杂交、基因表达芯片等技术绘制疾病的诊断全景图谱,并且借此对血液系统恶性肿瘤的发病机制、诊断治疗做出全新的认识。

第五节 基因分析

一、概述

白血病是一类造血干细胞异常的克隆性恶性肿瘤,白血病克隆失去进一步分化成熟的能力而停滞在细胞发育的不同阶段。造血系统肿瘤的基因变异可同时伴有特征性的形态学异常和独特的临床特点,与白血病的诊断和治疗关系密切。临床研究发现,部分白血病存在着某种染色体易位,从而产生新的融合基因,或伴有癌基因扩增、原癌基因点突变、抑癌基因的失活等分子水平的异常。白血病的检查方法经过了形态学、免疫学、细胞遗传学、分子生物学检查的漫长过程,如今的 MICM 分型不仅为白血病的诊断,而且为白血病的治疗和预后的判断等提供了重要的信息,其中基因检测对白血病的诊断、分型及治疗主要体现了以下几方面的价值。

(一)补充 MIC 检查的不足

形态学检查是白血病诊断的基础,但是单靠形态学观察,有时候不能区分细胞的类型及分化成熟的程度,尤其是淋巴细胞、原始细胞,甚至是开始分化的早期细胞,分子诊断能有效地弥补这一不足;白血病细胞的免疫表型常以 CD 表示,当出现跨系表达时,如淋系细胞表达髓系抗原或髓系细胞表达淋系抗原等,免疫表型有时也难于做出准确的判断。此时需要借助分子诊断。细胞遗传学是从染色体上对白血病进行分类,而基因突变有的仅为局部核苷酸的异常,正常排列失常、点突变等,染色体检查不能发现异常,如少数情况下 CML 染色体检查为正常核型,用 RT-PCR 法可以检测到 *BCR/ABL* 融合基因。如 M3 有四种亚型,其中 t(11;17)(q23;q11),(11;17)(q13;q11)的 MIC 检查结果十分相似,无法区别,但所累及的融合基因,分别为 *PLZF/RARα* 及 *NUMA/RARα*。

(二)判断预后

应用分子生物学技术研究细胞内某些基因转录本,如 bcl-2、P53、WT-1、多耐药基因、肺耐药蛋白基因等可以判断疾病的预后。现已证明表达多耐药基因、肺耐药蛋白基因、bcl-2、WT-1 基因的急性白血病对化疗的疗效差,缓解率低,预后差。

(三)指导治疗

检测 *PML/RARα*、*AML1/ETO* 和 *CBFβ/MYH*11 融合基因对 AML 患儿选择化疗方案有重要帮助。几乎所有的 APL 和 *PML/RARα* 阳性的患者经全反式维 A 酸治疗均可达到完全缓解,此与白血病性早幼粒细胞分化和出现正常造血而不发生骨髓增生不良有密切关系。*AML*1/*ETO* 或 *CBFβ/MYH*11 与大剂量阿糖胞苷治疗后较高的长期完全缓解率有关。

二、常用的分子生物学技术

从分子水平诊断造血系统肿瘤,主要针对特定基因的表达改变、染色体易位及融合基因出现等,常见的检测方法有以下几种。

(一)基因表达谱

基因表达谱(gene expression profiling)分析是采用基因芯片技术,通过对数千个基因转录活性的检测,研究患者体内全基因的表达情况。已有多项研究利用芯片技术开展了对白血病亚型的分型,其中最为典型的便是涉及全球 11 个实验室的白血病芯片革新(microarray innovations in leukemia,MILE)计划,研究人员使用定制的 AmpliChip Leukemia 芯片对 3000 名患者急性或慢性白血病亚型、MDS 及分类不明的疾病进行检测,并将检测结果与传统的诊断金标准进行了对比。结果显示该芯片可在 48 小时内对白血病进行准确有效地鉴定,且其检测结果可在实验室内与实验室间进行比对评估。Skyline Diagnostics 在 2011年推出了第一款经由欧盟认证的 AML 分型芯片(AML profiler)。该芯片可通过检测 31 个特定基因的表达情况,对 t(8;21)(q22;q22)易位进行近乎 100% 的准确鉴定。这款芯片还可以直接检测常见的 A、B、D 三种 *NPM*1 基因突变、*EVI*1 基因过表达与 *BAALC* 基因的低表达。基因表达芯片成功地帮助医务人员整合了细胞遗传学检测、基因突变分析与基因表达分析这三项技术,并对不同的疾病亚群进行比较,以发现在某些亚群中下调的基因、发掘新的分子药物靶点。

（二）反转录 PCR

反转录 PCR(reverse transcription-polymerase chain reaction,RT-PCR)是检测融合基因表达最常用的方法。正是由于 RNA 作为基因表达的模板去除了内含子序列,更适合直接用于染色体重排研究。不同的患者其 DNA 序列中常会发生不同的易位断裂点,但这些断裂点多数集中于特定区域(多数断裂点发生在特定的内含子中,少数位于外显子内)。通过设计覆盖断裂区域的引物并使用 RNA(或 cDNA)作为模板进行 PCR,便可以通过引物扩增对绝大多数患者体内由染色体易位所导致的融合基因进行检测。RT-PCR 对于检测或排除白血病中的某些融合基因具有独特意义,可以为白血病的诊断、分型、治疗方案的选择和预后判断提供重要依据,也可以作为白血病微小残留病监测的重要手段。相比于 FISH 等细胞遗传学技术,RT-PCR 具有检测灵敏度高、速度快、可使用非分裂中期的细胞作为检测样本、可检测 FISH 等技术无法检测的染色体重排,以及可通过改变引物序列检测非传统融合基因等优势。

（三）多重连接探针

多重连接探针(multiplex ligation probe amplification,MLPA)是一项通过检测基因拷贝数的变化鉴定全基因组非整倍体、外显子缺失、重复、基因甲基化谱及突变筛查的技术。MLPA 的本质是将两条特异性核酸探针杂交至靶序列后进行连接扩增。只有当两条探针均结合于模板上时,连接反应方可进行,而在探针侧翼末端的通用序列则用于后续的多重 PCR 反应。整个 PCR 反应扩增了连接后的核酸探针,而非 DNA 模板。因此,可通过探针与扩增引物间长度可变的填充序列,分辨体系中近 50 种扩增序列的拷贝数信息。通过毛细管电泳对探针连接产物进行分离后,便可与参比样本进行比对,观察荧光峰值高低与出峰长度来定量样本中的目标序列,对序列拷贝数异常进行鉴定。在此过程中,未连接的探针由于仅含有一侧引物并不会被扩增亦不会产生荧光信号。现有商品化的 MLPA 试剂盒可供用于 CLL、MDS、21 号染色体内扩增及 ALL 的检测。MRC-Holland 还推出了由 2p23(*ALK*)、7p12(*IKZF*1)、8q24(*MYC*)、10q23

（*PTEN*）、11q23（*ATM*）、12p13（*ETV*6）、13q14（*RB*1、*MIR*15A）、17p13（*TP*53）及21q22（*RUNX*1）缺失与重复探针组成的血液恶性肿瘤检测试剂盒，可用于 ALL、AML、MDS、CML 和 CLL 的诊断及预后评估。

（四）扩增阻碍突变系统

扩增阻碍突变系统（amplification refractory mutation system，ARMS）是利用PCR 引物的 3′端末位碱基必须与其模板 DNA 互补才能有效扩增的原理，设计等位基因特异性 PCR 扩增引物，在严格的条件下，只有在引物 3′碱基与模板配对时才能出现 PCR 扩增带，从而检测出突变。

（五）高分辨率熔解分析

高分辨率熔解分析（high resolution melting analysis，HRMA）根据熔解温度判断 PCR 产物的特性。样品之间根据序列、长度或者甲基化状态（经亚硫酸氢盐处理后）进行区分，分辨率之高甚至可以稳定地鉴别单核苷酸多态性（SNP）。在 PCR 过程中加入一种嵌入式的饱和染料，如 LCGreen 或 EvaGreen，使其与双链 DNA 结合并发出荧光。循环扩增完成后，在可以检测 HRMA 的实时 PCR 仪上将 PCR 产物加热到大约 95℃，当 DNA 双链变性时，染料释放，荧光曲线随之发生变化，仪器记录荧光信号的改变。该方法可检测突变型产物熔解曲线与正常野生型产物熔解曲线的差异，即便是细微的变化都能轻易辨别出。

（六）测序

分子检测的金标准是核苷酸序列测定，可明确碱基的组成，精确到单个核苷酸变化。在毛细管测序仪上完成的 Sanger 测序法是 20 年来最常用的测序方法，也是人类基因组计划主要采用的方法。其不足之处在于，只有当突变等位基因数量超过 10% 时，才能准确鉴定。

第二代测序（next generation sequencing，NGS）技术/大规模平行测序系统是由包括焦磷酸测序在内的多种技术方案进一步发展得到的超高通量测序方法。NGS 技术有望彻底转变分子医学的实践模式，使全基因组测序成为价廉的、可在数小时内完成的检测。NGS 可以一次性完成数千个基因的测序，并且能同时检测缺失、插入、碱基替换、拷贝数变异和包括平衡重排在内的易位。

NGS 技术为 AML 等异质性疾病的诊断提供了强有力的工具，该技术可能预测出所有致病相关的遗传改变，有助于在分子层面对 AML 等异质性疾病进行更为细致的分型，并制定个体化治疗方案。NGS 基因测序具有较高的敏感性（1% ~ 2%），可用于全基因测序（如前文提到的 AML 基因测序）、全外显子组测序（对与临床表现关系最为密切的基因编码区域外显子进行直接测序）及全转录组测序。由于外显子组测序无法发现内含子断裂引起的染色体易位等基因结构变异,因此进行全转录组测序能检测到染色体重排产生的新融合转录本,并为基因表达水平提供全面的定量分析。

三、临床应用

白血病融合基因(fusion gene)是白血病的分子生物学特异性标志。近年来,由于分子生物学技术的发展,对白血病细胞分子遗传学改变的了解也不断深入。迄今报道的白血病涉及至少数十种融合基因,利用这些新产生的融合基因,能有效地帮助临床诊断白血病并指导治疗。除了融合基因外,某些基因的突变对血液系统恶性肿瘤的发生发展也起到了十分重要的作用。因此,分子生物学检测对该类肿瘤患者具有重要的诊断、治疗监测和预后判断的作用。常见的基因变异如下。

（一）*PML/RARα* 融合基因及其变异型

急性早幼粒细胞白血病(acute promyelocytic leukemia,APL)病情凶险,易并发弥散性血管内凝血,未及时治疗可在较短时间内死亡。多数 APL 存在染色体 t(15;17)(q22;q21)易位,位于 15q22 的早幼粒细胞白血病(promyelocytic leukemia,PML)基因和 17q21 维 A 酸受体 α(retinoic acid receptor-α,RARα)基因融合,形成 *PML/RARα* 融合基因。在颗粒型增多型异常 APL 细胞中均可检出这种易位。全反式维 A 酸与砷剂治疗 APL,使 90% 以上患者易于达到完全缓解,但仅有 t(15;17)和 *PML/RARα* 异常的 APL 患者才对维 A 酸治疗有效。APL 细胞中的融合基因根据融合位点分为两种:PML 第 6 外显子和 RARα 第 3 外显子结合形成 p6r3(L 型,约占 55%)和 PML 第 3 外显子和 RARα 第 3 个外显子结合形成 p3r3(S 型,约占 45%)。该融合基因可以通过 PCR 法等检测。

（二）*AML1/ETO* 融合基因染色体

t(8;21)(q22;q22)所致 *AML1/ETO* 融合基因,是 AML 中常见的异常基因,位于染色体 21q22 的 *AML1* 基因与 8q22 的 *ETO* 基因融合,产生 *AML1/ETO* 融合基因。20%~40% 的 AML-M2 患者有该融合基因,且年龄越小发生率越高,其中 AML-M2b 亚型中约 90% 有 *AML1/ETO* 融合基因。M2b 有骨髓髓过氧化物酶强阳性,Auer 小体显著,胞质空泡易见,成熟中性粒细胞胞质中有橙红色颗粒等典型的形态学特征,临床诊断时可以与基因异常相互验证。伴有这种融合基因的 AML 缓解率高,预后良好。

（三）*CBFβ/MYH*11 融合基因

该融合基因仅见于 AML 中的 M4Eo 型,系染色体 inv（16）（p13q22）或 t（16;16）（p13q22）所致。此类型 AML 常常预后较好,AML-M4Eo 细胞学上常显示粒系和单核系的白血病细胞浸润伴特征性骨髓嗜酸性粒细胞异常,包括比例增高（>5%）或质的异常（嗜酸性颗粒中夹杂大而不规则的嗜碱性着色颗粒,糖原和氯醋酸酯酶均呈强阳性）。

（四）11q23（MLL）异常

在急性白血病中染色体 1lq23 是发生变异的常见部位,11q23 异常可涉及 *MLL*、*PLZF*、*RCK* 等基因,其中混合系白血病（mixed lineage leukemia, MLL）基因最常见,其变异可由缺失、倒位、重复或者易位所致,其中易位占 86%。易位往往导致 *MLL* 基因与各种伙伴基因融合,目前认为 1lq23/MLL 重排是 ALL 预后不良的独立因素。AML 和 ALL 都可有 *MLL* 基因变异,如 *MLL/AF*4 阳性最常见于儿童 ALL,而 *MLL/AF*9 最常见于 AML-M5,而 *MLL/AF*6 重排可能是 AML-M5a 亚型的重要标志,与单核细胞分化有密切关系。有形态学异常疑为急性白血病者,即使原始或（和）幼稚细胞比例达不到急性白血病的诊断标准,只要具有上述任何一种染色体异常,也应诊断为急性白血病。

（五）*NPM*1 基因突变

25% 的 *AML* 患者有核磷酸蛋白（nucleophosmin, NPM）1 基因突变,导致细胞核 NPM 蛋白出现在胞质中。*NPM*1 突变主要见于染色体核型正常的白血病,易缓解但也易复发,可以作为无染色体易位的 AML 的标志。

（六）*FLT*3 重复序列

Fms 样酪氨酸激酶 3（Fms-like tyrpsine kinase 3, FLT3）基因近膜区的内部串联重复（internal tandem duplication, ITD）是最早被识别的与 AML 预后相关的分子标志之一,*FLT*3-*ITD* 的预测价值与突变等位基因的比例有关,疾病复发率、无病生存率和总体生存期随着突变率的升高均有恶化趋势。

（七）*TEL/AML*1 融合基因

*TEL/AML*1 是儿童白血病常见的融合基因,由 t（12;21）（p13;q22）形成的,TEL 位于 12 号染色体,*AML*1 在 21 号染色体上。*TEL/AML*1 见于 12% ~28% 的 B-ALL,但仅见于前体 B-ALL（BCP-ALL）,*TEL/AML*1 是预后较好的指标。

（八）*BCR/ABL* 融合基因

90% 以上的 CML 患者具有典型的 Ph 染色体,即染色体 t（9;22）（q34;q11）

易位,形成 *BCR/ABL* 融合基因,10% 以内的患者具有变异型、复杂型或隐匿型 Ph 易位。*BCR/ABL* 融合基因编码的蛋白具有酪氨酸激酶活性,能导致细胞恶性增殖。Ph 染色体或 *BCR/ABL* 融合基因阳性已经成为 CML 的主要诊断标准之一。针对 BCR/ABL 融合蛋白已经开发出有效的靶向治疗药物,能使大多数 CML 达到细胞遗传学完全缓解,但 *BCR/ABL* 基因突变也可导致耐药。荧光定量 PCR 可用来检测是否存在 *BCR/ABL* 融合基因。

（九）*JAK2-V617F*

骨髓增殖性肿瘤(myeloproliferative neoplasm,MPN)是一类以一系或多系多功能造血干细胞异常增殖导致的血液系统恶性肿瘤。经典的 *BCR/ABL* 融合基因阴性的 MPN 主要包括真性红细胞增多症(polycythemia vera,PV)、特发性血小板增多症(essential thrombocythemia,ET)和原发性骨髓纤维化(primary myelo-fibrosis,PMF),这类疾病具有特征性的分子改变,如 *JAK2-V617F* 突变。*JAK2-V617F* 突变是指 *JAK2* 基因 14 外显子第 1849 位核苷酸 G 被 T 替代,导致第 617 位氨基酸由缬氨酸(V)变为了苯丙氨酸(F)。当 *V617F* 突变发生后,JH2 功能丧失,*JAK2* 的自我抑制能力消失,致使其持续磷酸化和活化,造成了造血干细胞对细胞因子的高度敏感和不依赖红细胞生成素的髓系造血干细胞的存活,进而导致骨髓增殖性肿瘤的发生。*JAK2-V617F* 突变对于经典的 *BCR/ABL* 融合基因阴性的 MPN 诊断具有极高的特异性,90% 以上的 PV 以及超过 50% 的 ET 和 PMF 患者都会发生 *JAK2-V617F* 突变。而在其他血液系统疾病中,如慢性中性粒细胞白血病、急性髓系白血病、MDS、慢性粒单核细胞白血病和嗜酸性粒细胞综合征中虽有报道,但发生率极低。

（康惠媛　潘玉玲　李绵洋　王卉　徐丹菲

陈锟　关明　崔巍）

参考文献

1. Zola H, Swart B, Banham A, et al. CD molecules 2006 – human cell differentiation molecules. J Immunol Methods,2007,319(1 – 2):1 – 5.

2. Swerdlow SH, Campo E, Harris NL, et al. WHO Classification of Tumours of Haematopoietic and Lymphoid Tissues. 4th Edition. IARC Press, 2008:150 – 155.

3. 张正,崔巍. 医学检验科诊断常规. 北京:中国医药科技出版社, 2012:30 – 63.

4. Craig FE, Foon KA. Flow cytometric immunophenotyping for hematologic neoplasm. Blood, 2008, 111: 3941 – 3967.

5. Rawstron AC, Bennett FL, O'Connor SJM, et al. Monoclonal B-Cell Lymphocytosis and Chronic Lymphocytic Leukemia. N Engl J Med, 2008,359:575 – 583.

6. 陈竺. 医学遗传学. 北京:人民卫生出版社, 2010,7:41 – 60.

7. Tefferi A, Vardiman Jw. Classification and diagnosis of myeloproliferative neoplasms: the 2008 World Health Organization criteria and point-of-care diagnostic algorithms. Leukemia,2008, 22(1):14 – 22.

8. Ito K, Bernardi R, et al. PML targeting eradicates quiescent leukaemia-initiating cells. Nature, 2008, 453(7198):1072 – 1078.

9. Milone JH, Enrico A. Treatment of Philadelphia chromosome-positive acute lymphoblastic leukemia. Leuk Lymphoma,2009,50(2):9 – 15.

10. Gu K, ChanWC, H aw ley RC. Practioal detection of t(14; 18)(IgH/BCL2)in follicular lymphoma. A rch Pathol Lab Med,2008,132(8):1355 – 1361.

第四章

血栓与止血检验

第一节　出血相关检验

一、概述

出血性疾病是由于正常止血机制发生障碍引起的,临床上以自发性出血、轻微损伤后出血过多或出血不止为特征的一组疾病。发病机制与微血管壁异常、血小板质和量改变、凝血功能障碍等原发性或获得性异常有关。根据发病机制和临床表现一般将出血性疾病分为两大类:一类是由血管壁和血小板异常引起的出血性疾病,归为一期止血障碍;另一类是由凝血因子质或量的异常引起的出血性疾病,归为二期止血障碍。

本节所述出血相关检验,重点讨论一期止血障碍的出血性疾病实验诊断,二期止血障碍的相关检查将在下节凝血相关检验中讨论。出血相关检验大体上分为两大类,即血管因素检查和血小板相关检查。常用实验包括出血时间测定、血小板计数、血小板黏附试验、血小板聚集试验、血小板释放功能检查、血块收缩试验、血小板相关免疫球蛋白测定、血管性血友病因子 vWF 检测。

二、检验项目

(一)出血时间测定

1. 原理　出血时间(bleeding time,BT)是指皮肤毛细血管被刺破后自然出血到自然止血所需要的时间。BT 主要反映毛细血管与血小板的相互作用,包括皮肤毛细血管的完整性、收缩功能、血小板的数量和功能、血管周围结缔组织成分、血管内皮的功能等。与这些反应相关的血管和血液因子有缺陷时,如血管性血友病因子(von Willebrand Factor,vWF)和纤维蛋白原含量等异常时,出血时间也可出现异常。

2. 方法　参考方法是 Ivy 法,常用出血时间测定器检测。主要有束臂加压、定位消毒、标准切割伤口、计时测定几个步骤。

3. 参考范围　出血时间测定器法:(6.9 ± 2.1)分钟。

4. 应用评价　BT 受方法学影响结果相差很大,尽可能使用可标准化的 Ivy 法或出血时间测定器法。出血时间延长见于:①血小板明显减少,如原发性或继发性血小板减少性紫癜;②血小板功能异常,如血小板无力症或药物影响(如阿司匹林、双嘧达莫);③严重缺乏血浆有关因子,如血管性血友病、弥散性血管内凝血;④血管异常,如遗传性出血性毛细血管扩张症、血管性紫癜。出血时间缩短见于某些严重高凝状态或血栓性疾病。

(二)血小板计数

1. 原理　血小板是由骨髓中巨核细胞的胞浆分离之后的膜片断所形成,通常其寿命为 7~10 天,其后主要在以脾为中心的单核-巨噬细胞系统中被处理掉。血小板有 70% 存在于血流中,其余存在于脾内的血小板池中。血小板计数是检测全血当中血小板的数量。

2. 方法　目视计数法和仪器测定法。目视计数法适用于 EDTA 诱导血小板聚集的血液标本。仪器法一般有血细胞分析仪、流式细胞仪测定法。

3. 参考范围　成人:男$(85 \sim 303) \times 10^9/L$;

女$(101 \sim 320) \times 10^9/L$;

新生儿:$(100 \sim 300) \times 10^9/L$;

儿童:$(100 \sim 300) \times 10^9/L$。

4. 应用评价

(1)血小板减少:血小板计数小于 $100 \times 10^9/L$ 称为血小板减少。通常血小板数在 $50 \times 10^9/L$ 以下,患者即有出血症状。在用血细胞分析仪进行血小板计数时,因采用 EDTA 盐做抗凝剂,易引起血小板聚集,而造成假性血小板减少,应注意排查和处理。引起血小板减少的原因主要有以下几方面。

◈ 血小板的生成障碍:见于再生障碍性贫血、放射线损伤、白血病、巨幼细胞性贫血、骨髓纤维化等。

◈ 血小板破坏或消耗亢进:见于①免疫性破坏,如有血小板自身抗体(原发性血小板减少性紫癜、系统性红斑狼疮、恶性淋巴瘤)、过敏性药物损伤(奎宁、磺胺药)、病毒感染(上呼吸道炎症、风疹)、血小板同种抗体(新生儿血小板减少症、输血后血小板减少症);②消耗亢进(弥散性血管内凝血、血栓性血小板减少性紫癜);③血小板自身异常(先天性血小板减少症）。

⊗ 血小板分布异常：如脾大（肝硬化、Banti 综合征）、血液受到稀释（输入大量库存血或大量血浆）。

（2）血小板增多：血小板计数大于 $400 \times 10^9/L$ 称为血小板增多。

⊗ 原发性增多：见于骨髓增生性疾病。其代表性疾病为慢性粒细胞白血病、真性红细胞增多症和原发性血小板增多症。

⊗ 反应性增多：见于急性或慢性炎症、缺铁性贫血、癌症患者。这种增多是轻度的，多在 $500 \times 10^9/L$ 以下，在治疗原疾病后可得到改善。

（三）血小板黏附试验

1. 原理 当血管受损后，血管内皮细胞合成的 vWF 与内皮下胶原即会介导血小板黏附于血管内皮下组织，此过程与血小板膜糖蛋白（glycoprotein，GP）Ⅰb-Ⅸ-Ⅴ的结构和功能、血浆中 vWF 的含量和功能有关。巨血小板综合征患者血小板膜 GPⅠb-Ⅸ-Ⅴ复合物缺陷，血小板胞体巨大，黏附功能不良，导致患者出血。

2. 方法 玻璃柱法和玻璃滤器法。血液以一定速度流经检测器皿即玻璃柱或玻璃滤器，分别测定流经器皿前后的血小板数量，用以下公式计算出血小板黏附率。

$$血小板黏附率（\%）= \frac{接触玻璃柱前血小板数 - 接触后血小板数}{接触前血小板数} \times 100\%$$

3. 参考范围 玻璃柱法：$(62.5 \pm 8.6)\%$；玻璃滤器法：$(31.9 \pm 10.9)\%$。

4. 应用评价 血小板黏附率与取血过程是否顺利、血液流过检测器皿的速度等有关。血小板黏附率增高见于血栓性疾病，如心肌梗死、心绞痛、脑血管病、糖尿病、深静脉血栓形成、肾小球肾炎、妊娠期高血压疾病等。血小板黏附率减低见于出血性疾病，如血管性血友病、血小板无力症、骨髓增生性疾病、肝硬化、尿毒症及服用血细胞抑制药物等。

（四）血小板聚集试验

1. 原理 当血小板黏附于血管破损处或受到诱导剂（如二磷酸腺苷、肾上腺素、凝血酶、胶原等）作用后即被活化，在钙离子的存在下，活化血小板膜 GPⅡb-Ⅲa 复合物发生分子构型变化而露出纤维蛋白与之结合，使血小板相互黏附而形成聚集体。

2. 方法 光学法、电阻法。光学法是在特定的连续搅拌条件下，于富含血小板血浆中加入诱导剂，检测血小板发生聚集前后的浊度变化，计算出血小板聚集的程度和速度。电阻法可以直接以抗凝全血做标本，在标本中加入检测电极,测量加入诱导剂前后血小板在电极上聚集导致的电阻的变化,以电阻计算血小板聚集率。

3. 参考范围 各实验室应建立自己的参考范围。

(1)O'Brien 的参考值

◈ 浓度:6×10^{-6} mol/L 的 ADP 时 MAR 为(35.2 ± 13.5)%,坡度为63.9 ± 22.2。

◈ 浓度:4.5×10^{-5} mol/L 的肾上腺素可引起双相聚集曲线,此时第一相 MAR 为(20.3 ± 4.8)%;坡度为61.9 ± 32.9。

(2)电阻法:花生四烯酸诱导$2.0 \sim 13.0\Omega$,胶原诱导$2.0 \sim 18.0\Omega$。

4. 应用评价 血小板无力症患者 GPⅡb-Ⅲa 复合物缺陷,血小板聚集功能不良,发生出血性疾病。

两种血小板聚集试验的方法各有优缺点。电阻法可以使用全血,无需标本处理,没有血细胞的丢失,维持血小板的真正数目,可以评价其他血细胞的干扰。光学法需要处理标本,离心过程中可能有血小板丢失,脂血标本可影响检测结果。

(五)血小板释放功能检查

1. 原理 血小板被激活后,质膜磷脂成分的分布发生明显变化,原来分布于质膜内侧面的磷脂酰丝氨酸等转向外侧面,成为血小板第 3 因子(platelet factor 3,PF3),为凝血因子激活提供催化表面,促进血液凝固。

2. 方法 血小板第 3 因子有效性测定(platelet factor 3 availability test,PF3aT)。该试验用健康人和患者富血小板血浆及乏血小板血浆相互配合,以白陶土为活化剂,促使 PF3 形成。测定凝固时间,比较各组时间差,从而得知 PF3 是否有缺陷。

3. 参考范围 第 1 组比第 2 组的结果如超过 5 秒为异常,提示 PF3aT 减低;第 3 组与第 4 组对照,在血友病时第 3 组亦会延长。

4. 应用评价

(1)血液与抗凝剂混匀后立即离心。

(2)富血小板血浆中的血小板应调至$(200 \sim 250) \times 10^9$/L,而乏血小板血浆中的血小板应调至$(10 \sim 20) \times 10^9$/L 为宜。

(3)血小板悬液内不得混有红细胞。

(4)判断试验终点时应严格控制,以出现纤维蛋白丝为准。

(5)最好测定双管取均值。

(6)除白陶土外,还可用蝰蛇毒作为活化剂。

（六）血块收缩试验

1. 原理　活化血小板在纤维蛋白网中伸出伪足连接到相邻的活化血小板或纤维蛋白束上,通过骨架蛋白的收缩,使血块纤维蛋白网中的血清被挤出,血凝块加固,以利于永久止血。

2. 方法

（1）血浆法:富含血小板血浆中加入氯化钙或凝血酶,使血浆凝固。血小板收缩蛋白伸出伪足,使纤维蛋白网眼缩小,血清被析出。血清的体积反映血小板血块收缩能力。

$$血块收缩（\%） = \frac{析出血清体积}{RPR\ 体积} \times 100\%$$

（2）定量法:血块收缩时有相应的血清析出,计算析出血清占原有血量的百分数,表示血块收缩能力。

3. 参考范围　血浆法:>40%;定量法:48%～64%。

4. 应用评价　血块收缩不良见于以下情况。

（1）血小板减少:血小板计数小于 $50 \times 10^9/L$ 时退缩显著减弱。

（2）血小板功能异常:如血小板无力症。

（3）凝血因子异常:如因子Ⅷ缺乏症。

（4）纤维蛋白原或凝血酶原显著降低:纤溶亢进者一度形成的血块会又重新溶解,红细胞沉于管底;纤维蛋白原减少者形成的血块很小。

（七）血小板相关免疫球蛋白测定

1. 原理　血小板相关免疫球蛋白(platelet-associated immunoglobulins,PAIg)又称血小板相关抗体,是人体产生的自身抗血小板抗体,包括 PAIgG、PAIgM、PAIgA。血小板抗体的检测有助于血小板破坏过多的血小板减少症的诊断。

2. 方法　酶联免疫吸附测定(enzyme-linked immunesorbent assay,ELISA)或流式细胞仪法。ELISA 法采用抗血小板抗体与血小板相关抗原结合形成抗原抗体复合物,并存在于上清成分中。将该上清液加至抗人 IgG、抗人 IgM 或抗人 IgA 包被的微孔反应板中,再加入酶标记的抗人 IgG、抗人 IgM 或抗人 IgA 后加底物显色。将已知免疫球蛋白含量的参考血清做标准曲线,根据标准曲线计算出相应的 PAIg 的含量。

3. 参考范围　PAIgG:0～78.8ng/10^7 PLT;PAIgM:0～7ng/10^7PLT;PAIgA:0～2.0ng/10^7PLT。

4. 应用评价

(1)诊断特发性血小板减少性紫癜(idiopathic thrombocyto penicpurpura,ITP):90%以上 ITP 患者的 PAIgG 增高,如同时测定 PAIgM、PAIgA,则阳性率可达 100%。

(2)对 ITP 进行疗效观察和预后估计:ITP 患者经肾上腺皮质激素治疗有效者,PAIgG 会下降。如 PAIgG 在 2 周内下降者其预后较好。

(3)研究其他一些疾病的免疫机制,如系统性红斑狼疮、Evans 综合征、慢性活动性肝炎、恶性淋巴瘤、多发性骨髓瘤和药物性免疫性疾病等。

(八)血管性血友病因子检测

1. 原理   血管性血友病(von Willebrand disease,vWD)是临床上常见的一种遗传性出血性疾病,其发病机制是患者的血管性血友病因子(vWF)基因突变,导致血浆 vWF 数量减少或质量异常。临床常进行 vWF 抗原(vWF:Ag)和 vWF 活性测定。

血管性血友病因子瑞斯托霉素辅因子测定,是在瑞斯托霉素(Ristocetin)存在的条件下,vWF 通过与血小板膜 GPIb 相互作用可使正常血小板发生凝聚。洗涤并固定的正常血小板加入瑞斯托霉素和待测样品中,可从血小板凝聚的程度来计算样品中 vWF:Reo 的活性,以反映 vWF 的活性。

2. 方法   vWF 抗原测定应用 ELISA 法。纯化的兔抗人 vWF:Ag 抗体包被聚苯乙烯反应板,加入稀释的待测血浆。样本中的 vWF:Ag 结合于固相的抗体上,然后加入酶标记兔抗人 vWF:Ag 抗体,与其定量相结合,洗去多余抗体后,加底物显色,通过查标准曲线,即可计算出 vWF:Ag 的含量。

血浆 vWF 瑞斯托霉素辅因子(vWF ristocetin cofactor,vWF:Rcof)检测,在瑞斯托霉素存在的条件下,vWF 与血小板膜 GPIb-IX 相互作用,使血小板发生凝集。凝集的强度与受检血浆中 vWF 的量和(或)质有关。将混合健康人血浆作为 100% vWF:Rcof,用缓冲液稀释成不同稀释度,混合正常血浆代替受检血浆,在同样条件下测定血小板凝集反应。根据正常血浆的稀释度及其相应的透光度,绘制标准曲线。根据受检血浆的透光度从标准曲线中计算出受检血浆中 vWF:Rcof 的含量。

3. 参考范围   vWF:Ag,(107.5±29.6)%;vWF:Reo,50%~150%。

4. 应用评价   本试验是检测 vWF 功能活性较敏感而实用的筛选试验,绝大多数 vWD 患者的聚集率减低,而其他聚集诱导的血小板聚集率均正常,并且不同类型 vWD 血浆中 vWF:Rcof 的含量是不同的,Ⅰ型和Ⅲ型患者减低,ⅡB

型正常,而 Ⅱ 型的其他亚型可减低。因此,本试验可作为诊断 vWD 及其分型的主要指标。

三、临床思路

由血管壁和血小板异常引起的出血性疾病主要有以下几种。

(一)血管因素异常

血管本身异常和血管外因素异常均可引起出血性疾病。过敏性紫癜、维生素 C 缺乏症、遗传性毛细血管扩张症等即为血管本身异常所致;老年性紫癜、高胱氨酸尿症等即为血管外异常所致。

(二)血小板异常

主要包括血小板数量改变和黏附、聚集、释放反应等功能障碍引起的出血性疾病。

1. 血小板减少

(1)血小板生成减少:再生障碍性贫血、白血病、感染、药物抑制等。

(2)血小板破坏过多:ITP、药物免疫性血小板减少性紫癜。

(3)血小板消耗过多:血栓性血小板减少性紫癜、弥散性血管内凝血。

2. 血小板增多

(1)原发性:原发性血小板增多症。

(2)继发性:继发于慢性粒细胞白血病、脾切除后、感染、创伤等。

3. 血小板功能缺陷

(1)遗传性:血小板无力症、巨大性血小板病、原发性血小板病。

(2)继发性:继发于药物、尿毒症、肝病、异常球蛋白血症等。

由血管壁和血小板异常引起的出血性疾病的实验诊断以 BT、PLT 为两个主线,结合血小板数量和功能的相关检查项目进行筛查和确诊。出血相关检验的实验室分析思路见图 4－1。

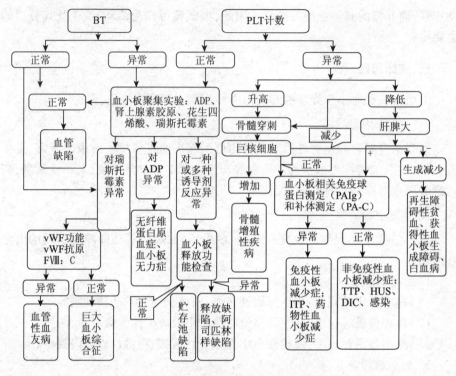

图 4 – 1　出血相关检验的实验室分析思路

第二节　凝血相关检验

一、概述

（一）凝血系统组成及特性

1. **凝血因子**　血液凝固简称凝血，是血液由液体流动状态变为凝胶状态的过程，它是止血功能的重要组成部分。凝血过程是一系列凝血因子被相继酶解激活的过程，国际凝血因子命名委员会将参与血液凝固过程的凝血因子按发现时间的先后次序，以罗马数字统一命名，从因子 I 到 XIII 共有 12 个，加上前激肽释放酶（prekallikrein，PK）、高分子量激肽原（high molecular weight kininogen，HMWK），目前凝血因子实际上共有 14 个。

2. 凝血因子特性

(1)除因子Ⅳ(FⅣ)为 Ca^{2+} 外,其余凝血因子都是糖蛋白。

(2)因子Ⅲ(FⅢ)由组织细胞产生,存在于细胞组织中,故亦称为组织因子。其余因子均存在于血浆中。

(3)除 FⅣ、FⅢ 外,大多数凝血因子是在肝脏内合成的。其中 FⅡ、FⅦ、FⅨ、FⅩ 在合成过程中需有维生素 K 的参与,又称为维生素 K 依赖凝血因子。当维生素 K 缺乏或口服维生素 K 拮抗剂时,这些凝血因子的含量和活性会减低。

(4)vWF 的载体作用:血浆 vWF 作为 FⅧ 的载体蛋白,与 FⅧ1∶1 结合形成非共价键结合的复合物。vWF 的含量降低或功能缺乏时,会导致 FⅧ 的凝血活性降低或缺乏。

(5)大部分凝血因子在血浆中并无活性,须经过水解作用,以暴露或形成活性中心,才呈现活性,这个过程称为激活。大部分糖蛋白类凝血因子活化后为丝氨酸蛋白酶。

(二)凝血机制

建立在凝血瀑布学说基础上的凝血机制是指,凝血过程基本上是一系列蛋白质有限水解的过程,凝血过程一旦开始,各个凝血因子便一个激活另一个,形成一个"瀑布"样的反应链直至血液凝固。血液凝固过程分为外源、内源两大启动途径和凝血活酶形成、凝血酶形成及纤维蛋白形成三个阶段。

内源性凝血途径的凝血因子全部来自血液,包括 HMWK、PK、FⅫ、FⅪ、FⅨ、FⅩ、FⅧ、FⅡ、FⅤ、Ca^{2+} 和纤维蛋白原。外源性凝血途径是指参与的凝血因子并非全部存在于血液中,还有外来的凝血因子参与凝血,包括 FⅢ(组织因子,TF)、FⅩ、FⅦ、FⅤ、FⅡ 和纤维蛋白原。

二、检验项目

凝血相关检验分为筛查实验和确诊实验两大类。一般测定凝血酶原时间筛查外源性凝血因子异常,测定活化部分凝血活酶时间筛查内源性凝血因子异常,用凝血酶时间筛查共同通路凝血因子异常。确诊实验有凝血因子活性或含量定量测定如 FⅠ、FⅧ、FⅨ、FⅦ、FⅤ、FⅪ等活性含量测定,以及凝血过程中产生的相关分子标志物测定,如标志凝血酶生成的分子标志物凝血酶原肽段 1+2(F1+2)、凝血酶–抗凝血酶Ⅲ复合物,标志纤维蛋白单体生成的纤维蛋白肽 A(fibrinopepide-A,FPA)、纤维蛋白肽 B(fibrinopepide-B,FPB)测定等。通过筛查和确诊实验,可以基本确定凝血系统异常的原因,从而做出相应诊断。

(一)凝血酶原时间

1. 原理　凝血酶原时间(prothrombin time,PT)是指将 PT 试剂即组织凝血活酶(兔脑、人脑、胎盘、肺组织等浸出液)和 Ca^{2+} 加到枸橼酸钠抗凝的乏血小板血浆中,使凝血酶原转变为凝血酶,后者使纤维蛋白原转变为纤维蛋白后血浆凝固的时间。因为组织凝血活酶激活的是外源性凝血途径,所以 PT 不仅反映血浆凝血酶原水平,也反映凝血因子如 FⅦ、FⅤ、FⅩ 和纤维蛋白原的水平,是外源性凝血途径的筛查实验。

2. 方法　采用凝固法。确定量的血浆(如 50μl)样本经一定时间加温后,加入 PT 试剂,采用波长 660nm 的光照射样本,凝血过程中血浆的浑浊度可以通过测量散射光光强度的改变来测定,然后通过凝集曲线求出凝血酶原时间,再通过参数计算得出凝血酶原活动度及国际标准化比值(international normalized ratio,INR)。

3. 参考范围　凝血酶原时间有 4 种结果报告方式,临床应用时应根据检查目的合理选用。各种报告方式的参考范围如下。

(1)PT:男性 11 ~ 13.7 秒,女性 11 ~ 14.3 秒,男女平均为(12 ±1)秒。待测者的测定值较正常对照值延长超过 3 秒以上有临床意义。

(2)凝血酶原活动度(prothrombin activity,PTA):70% ~ 130%,主要用于肝细胞损伤程度的估计。

(3)凝血酶原时间比值(prothrombin time ratio,PTR):0.82 ~ 1.15,平均 1.00 ±0.05。$PTR = \dfrac{待测血浆的\ PT(s)}{正常参比血浆的\ PT(s)}$。

(4)INR:0.9 ~ 1.1。$INR = PTR^{ISI}$,是 WHO 推荐的口服抗凝剂的监测指标。

4. 应用评价　凝血酶原时间测定主要用于外源性凝血因子活性筛查、口服抗凝剂治疗监测、维生素 K 缺乏症筛查、肝功能评价及弥散性血管内凝血的筛查。

由于仪器、试剂、操作者的不同,PT 受到许多因素的干扰,尤其由于不同来源、不同制备方法的组织凝血活酶对结果影响很大,造成结果的可比性差,对判断口服抗凝剂的治疗效果具有一定的影响。WHO 提出以人脑凝血活酶 67/40 批号作为标准品,并以国际敏感度指数(international sensitivity index,ISI)表示各种制剂与 67/40 之间的关系。67/40 为原始参考品,定 ISI 为 1.0,因此各种制剂必须标以 ISI 值。需要注意的是,INR 不适用于以下情况:口服抗凝药初期者、肝病凝血因子缺陷者、非抗凝治疗而 PT 延长者。

（二）活化部分凝血活酶时间

1. 原理　将含部分凝血活酶及激活剂（如鞣花酸）的试剂加入到枸橼酸钠抗凝的乏血小板血浆中，经孵育后，再加入适当浓度的 Ca^{2+}，测得的血浆凝固的时间即为活化部分凝血活酶时间（activated partial thromboplastin time，APTT）。因为部分凝血活酶启动的是内源性凝血途径，所以 APTT 是检测内源凝血系统凝血因子如 $FⅫ$、$FⅪ$、$FⅧ$、$FⅨ$、PK、HMWK 及纤维蛋白原活性和相关抑制物的筛查实验，也是当前用于内源性凝血因子、肝素抗凝治疗及狼疮抗凝物质检测的主要手段。

2. 方法　凝固法。确定量（如 50μl）的血浆样本经一定时间加温后，加入 APTT 试剂混匀，再经过一定时间孵育后，加入氯化钙试剂混匀，采用波长 660nm 光照射样本，凝血过程中血浆的浑浊度可以通过测量散射光光强度的改变来测定，然后通过凝集曲线求出活化部分凝血活酶时间。

3. 参考范围　APTT：26 ~ 36 秒。因仪器、试剂的不同，会得出不同结果，故很难统一规定参考范围。各实验室应根据自己的仪器、试剂等条件，建立自己的参考范围。

4. 应用评价　APTT 是一个较为敏感且简便的试验，可替代普通试管法凝血时间测定或血浆复钙时间测定。与 PT 测定一样，不同的部分凝血活酶、不同的活化剂和不同的激活时间对各种凝血因子缺陷、对肝素和对狼疮抗凝物质的敏感性相差很大。例如，检测 APTT 的试剂中，所用的激活剂有白陶土、二氧化硅微粒、鞣花酸等。Richard 等研究三种各含白陶土、二氧化硅微粒、鞣花酸激活剂试剂盒的精确度与灵敏度，结果发现：鞣花酸为激活剂可检出 $FⅧ$ 活性小于 50% 的甲型血友病，而白陶土只有当凝血因子活性小于 35% 或更低时才能显示延长。而二氧化硅微粒对于 $FⅨ$ 缺乏时最不敏感。只有当活性小于 12% 或更低时才能显示异常。

APTT 测定主要用于内源性凝血因子活性筛查、肝素治疗监测、循环中抗凝物质增多筛查及狼疮抗凝因子的检测。

APTT 结果超过正常对照 10 秒以上即为延长。APTT 延长见于：①先天性凝血因子异常，以甲型和乙型血友病阳性率最高，其次是接触因子（$FⅫ$、$FⅪ$）缺乏、vWD 等；②获得性凝血因子缺乏，如严重肝病、维生素 K 缺乏、弥散性血管内凝血、纤溶亢进等；③循环抗凝物质增加，如系统性红斑狼疮。APTT 延长可用纠正试验以明确何种凝血因子缺乏，协助诊断，指导治疗。APTT 缩短见于弥散性血管内凝血和妊娠高血压疾病等高凝状态。

（三）凝血酶时间

1. 原理　凝血酶时间（thrombin time，TT）是将标准浓度的凝血酶加入到枸橼酸钠抗凝的乏血小板血浆中后的血浆凝固时间。TT测定主要用于筛查纤维蛋白原的含量及结构有无异常，循环中肝素样抗凝物有无增多，以及有无病理性抗凝物质如纤维蛋白（原）降解产物增多等。

2. 方法　仪器法：乏血小板血浆加入牛凝血酶试剂，体外激活纤维蛋白原直接形成纤维蛋白凝固体。通过测量反应前后散射光光强度的改变，经凝集曲线求出凝血酶时间。

3. 参考范围　14~21秒。测定值较对照值延长3秒以上有意义。

4. 应用评价　TT测定主要用于纤维蛋白原含量及结构异常的筛查，循环中抗凝物质增多的筛查，纤溶治疗的监测等。

（四）纤维蛋白原测定

1. 原理　纤维蛋白原（fibrirlogerl，Fg）可采用Clauss法测定。其原理为将高活性凝血酶加入乏血小板血浆中，使纤维蛋白原变成纤维蛋白，血浆便出现凝固。在有足量的凝血酶时，与不同含量的纤维蛋白原作用，其出现血浆凝固的时间与纤维蛋白原含量呈负相关。

2. 方法　凝固法：确定量的血浆样本经过一定时间的加温后，加入纤维蛋白原试剂，采用波长为660nm的光照射样本，凝血过程中血浆的浑浊度可以通过测量散射光光强度的改变来测定，从散射光光强度的测定，可以做出凝血曲线，通过百分比中点法（percentage detection method）求得凝血时间，再通过凝血时间，求出Fg含量。

3. 参考范围　2~4g/L。

4. 应用评价　纤维蛋白原由肝脏合成，存在于血浆和体液中，其结构和功能基本已清楚，但迄今仍无理想的临床检测方法。文献报道的测定方法多至10余种，1992年，英国国家生物标准及控制研究所研发了一种纤维蛋白原标准品，编号为89/644，被ECBS批准为国际参考品。目前，我国通过ISO15189实验室认可的纤维蛋白原测定均可溯源到国际参考物质如WHO98/612。

（五）活化凝血时间测定

1. 原理　离体血浆中加入白陶土、脑磷脂的混悬液以充分激活FXII，并为凝血反应提供丰富的催化表面，测得的血浆凝固时间即活化凝血时间（activated clotting time，ACT）。它是内源性凝血系统敏感的筛选实验之一。

2. 方法 凝固法:试管内加入4% 白陶土、脑磷脂的混悬液和血浆,用ACT 测定仪测定凝固时间。

3. 参考范围 (1.70±0.76)分钟。

4. 应用评价 ACT 是监测体外循环肝素用量的常用指标之一。在肝素化后 ACT 保持在 360～450 秒为宜,在肝素中和后 ACT 应小于 130 秒。

(六)单个凝血因子分析

1. 原理 内源性和外源性凝血因子的检测分别采用加乏因子血浆的 APTT 和 PT 检测法。内源性凝血因子 FⅧ、FⅨ、FⅪ、FⅫ检测使用 APTT 试剂体外激活内源性凝血途径,乏因子血浆提供除要测试因子外的所有其他必需的凝血因子,测得的 APTT 直接依赖于样本自身的因子数量。外源性凝血因子 FⅡ、FⅤ、FⅦ、FⅩ测定使用 PT 试剂体外激活外源性凝血途径,乏因子血浆提供除要测试因子外的所有其他必需的凝血因子,测得的 PT 时间直接依赖于样本自身的因子数量。

2. 方法 单个凝血因子分析可有含量和活性测定两种方式。活性测定采用凝固法或发色底物法,通过乏因子血浆建立标准曲线后测定待检标本的凝血因子活性;含量测定多采用免疫学方法,检测凝血因子抗原含量。目前临床上多应用凝血因子活性测定方法。

3. 参考范围 FⅡ:C、FⅤ:C、FⅦ:C、FⅩ:C、FⅪ:C:70%～120%。

FⅧ:C、FⅨ:C、FⅤ:C、FⅫ:C、HMWK、KK:70%～150%。

4. 应用评价 单个凝血因子测定在临床上主要用于二期止血障碍导致的出血性疾病的实验诊断。当凝血功能检测筛查实验异常,疑有凝血因子缺乏时,可选用单个凝血因子检测以确定相关凝血因子含量或活性。

ICSH 推荐使用 3.2% 枸橼酸钠作为凝血因子检查的抗凝剂,抗凝剂与血液的比例为 1:9。用硅化或塑料注射器抽取空腹静脉血,轻轻混合均匀。以 3000r/min,离心 10 分钟,分离乏血小板血浆,并在 4 小时内完成实验。

(七)狼疮抗凝物质检测

1. 原理、方法 采用改良鲁塞尔蝰蛇稀释实验(dilute Russell's viper venom test,DRVVT)测定。狼疮抗凝物(lupus anticoagulant,LA)筛查分为两类:在 LA1 筛查试验中,鲁塞尔蝰蛇毒能直接激活 X 因子,导致血浆凝固,LA 抗体使 LA1 筛查试验的凝固时间延长。在 LA2 筛查实验中,因其检测试剂中含有高浓度的磷脂,外源性磷脂与 LA 抗体结合从而纠正凝固时间。

2. 参考范围 LA1:31～44 秒;LA2:30～38 秒;LA1/LA2 比率:0.8～1.2。

3. 应用评价　每个实验室的检测系统和检测方法的参考范围会有差异。DRVVT 主要用于狼疮抗凝物的筛查和确诊。

(八)凝血分子标志物的检测原理及应用

凝血分子标志物包括血浆纤维蛋白肽 A(FPA)、凝血酶原片段 1 + 2(prothrombin fragment F1 + 2)、组织因子(tissue factor, TF)、可溶性纤维蛋白单体复合物(soluble fibrin monomer complex, SFMC)、FⅨ-35、FⅨ-9 肽片段和 FⅩ-52、FⅩ-15 肽片段等。

1. FPA 测定　凝血酶作用于纤维蛋白原之后,首先从其 A(α)链的氨基端裂解下一对由 1 ~ 16 号氨基酸组成的小肽,即 FPA,相对分子质量为 1536。它是凝血酶作用于纤维蛋白原的早期产物,是反映凝血酶已形成的敏感指标。在取得特殊抗凝的血浆后必须立即测定,用 ELISA 法比较方便,PTS 时含量常增高。

通常把 FPA >2μg/L 作为血凝亢进的指标,表示血液中有凝血酶的生成。FPA 定量主要用于弥散性血管内凝血的早期诊断,也是血栓性疾病、心肌梗死、冠心病、白血病、肾脏疾病的诊断指标之一。因为 FPA 自肾排泄,故肾功能不全时也增多。FPA 在体内的半衰期短,在抗凝疗法时其变动出现的也早,所以FPA 测定可用于弥散性血管内凝血抗凝疗效的监测。在弥散性血管内凝血患者使用肝素疗法开始后,如 FPA 下降,是治疗起效的表现。

2. F1 + 2　凝血酶原激活物作用于凝血酶原,使其肽键 Arg273-Thr274 及Arg322-Ile323 同时裂开,从 N 端释出,前者为 F1 + 2 片段,后者为凝血酶。

F1 + 2 升高见于血栓前状态和 25% ~ 50% 的易栓症。F1 + 2 可作为口服抗凝和溶栓治疗的监测,但同时需注意以下几点:血浆 F1 + 2 水平与年龄、性别、种族、吸烟有关;机体大运动量活动后血浆 F1 + 2 水平可明显升高。F1 + 2 对抗血小板药物无监测价值。

3. TF　近年研究表明,与内源性凝血途径相比,TF 途径在生理性止血过程与病理过程的血栓形成中具有重要意义。在血管壁受损时,受刺激的内皮细胞表达 TF。

4. SFMC　是纤维蛋白单体与纤维蛋白原或纤维蛋白降解产物形成的可溶性复合物,在血栓前状态时 SFMC 血浆浓度增高。

5. FⅨ-35、FⅨ-9 肽片段和 FⅩ-52、FⅩ-15 肽片段　这 4 种肽片段水平分别反映 FⅨ和 FⅩ被激活情况,血栓形成急性期其血浆含量升高,是血栓前状态特异的和敏感的 FⅨ及 FⅩ标志物。

(九)应用评价

1. 血液标本的采集、运输和处理是否得当对凝血实验结果有直接影响

(1)标本采集:尽可能保证每次采血都在同样的条件下进行。患者应处于平静和空腹状态。采血人员应技术熟练,一针见血,以防损伤组织致外源性凝血因子进入试管,影响实验结果。止血带不应扎得太紧,采血时间应尽量短。采血后立即将血液与抗凝剂充分混匀,但不要用力振荡,以免溶血。建议使用真空采血系统,可颠倒混匀,确保血液和抗凝剂混合充分。

(2)抗凝剂选择和使用:用 0.109mol/L 的枸橼酸钠作为抗凝剂,全血与抗凝剂的比例为 9:1,对于严重贫血和血细胞比容明显增高(≥55%)的血液标本要调整抗凝剂的量。按照公式 $C = 1.85 \times 10^{-3}(100 - H) \times V$,C 为枸橼酸钠的毫升数,H 为压积的百分数,V 为取血量。

(3)标本运输:最好在实验室内采血,或尽快送至检测地点,严防剧烈振动、日光直射和异物落入。有些检测项目需在 4℃ 条件下运送标本,以防止 FV 和 FⅡ 的降解。

(4)标本处理:标本应尽快离心。一般在 15~20℃ 离心,但纤溶试验需在 4℃ 下离心。溶血的血浆会引起凝血时间缩短,应弃之不用。离心后立即检测,否则应低温保存。标本的保存时间与保存温度有关,22~24℃ 保存 2 小时,2~4℃ 保存 4 小时,-20℃ 保存 2 周,-70℃ 保存 6 个月。

2. 凝血相关实验的标准化 对检测标本、试剂、仪器、技术和操作等制定统一标准,以减少误差。

(1)PT 试验:用不同级别的凝血活酶国际参考品(如原级凝血活酶参考品 67/40,次级参考品 68/434 等),校正本土制备或生产的组织凝血活酶参考物,本土生产的凝血活酶试剂必须标有 ISI 值;监控口服华法林类药物疗效时,需采用 INR。

(2)APTT 试验:推荐的方法与仪器要求基本同 PT 试验。但应该注意,不同的部分凝血活酶、不同的活化剂和不同的激活时间,对各种因子缺陷、对肝素和狼疮抗凝物质的敏感性差异很大,应根据不同的检测目的选择相应敏感的凝血活酶或活化剂。

(3)纤维蛋白原试验:世界卫生组织的生物标准化委员会已将 1992 年问世的纤维蛋白原标准品 89/644 定为国际参考品,并推荐采用改良 Jacobsson 法和 IRP 来标准化本地区的次级标准品。在常规纤维蛋白原含量测定时建议使用 Clauss 法。需要注意的是,目前国内使用的某些仪器可以根据 PT 的变化换算

出纤维蛋白原含量,这种方法只能对纤维蛋白原含量做出大致估计,当含量明显异常特别是明显减低时,不能准确判断。

三、临床思路

（一）PT

1. PT 延长

（1）先天性凝血因子异常:如 F I 、F II 、F V 、F VII 、F X 之一或两种以上的凝血因子有质量异常时。但当单一凝血因子异常时,其活性要减少到一定水平之下,PT 才显示异常。例如,F I 要在 1000mg/L 以下;F VII 要在 5% 以下;F II 、F V 、F X 要在 10% 以下。

（2）后天性凝血因子异常:如严重肝病、维生素 K 缺乏(慢性肠道病、阻塞性黄疸、新生儿黑粪症)、纤溶亢进、弥散性血管内凝血晚期、使用抗凝药物(如双香豆素类)、异常凝血酶原增加等。在内源性凝血障碍时 PT 一般为正常。

2. PT 缩短

（1）血液高凝状态:如促凝物质进入血液及凝血因子的活性增高等情况。

（2）血栓性疾病:如心肌梗死、不稳定型心绞痛、脑血管病变、糖尿病伴血管病变、肺梗死、深静脉血栓形成、急性血栓性静脉炎、多发性骨髓瘤。

（3）妊娠期高血压疾病和肾病综合征等。

（二）APTT

1. APTT 时间延长

（1）血浆 F VIII 、F IX 和 F XI 水平减低:如血友病 A、血友病 B 及 F XI 缺乏症。虽可检出 F VIII :C 水平低于 25% A 型血友病,但对于亚临床型血友病(F VIII :C 大于 25%)和血友病携带者特异性欠佳。

（2）严重的凝血酶原(F II)、F V 、F X 和纤维蛋白原(F I)缺乏:肝脏疾病、阻塞性黄疸、新生儿出血症、肠道灭菌综合征、吸收不良综合征、口服抗凝剂及低(无)纤维蛋白血症等。

（3）纤维蛋白溶解活力增强:如继发性和原发性纤维蛋白溶解功能亢进等。

（4）血液循环中有抗凝物质:如抗 F VIII 或 F IX 抗体等;狼疮抗凝因子是一种抗磷脂的自身抗体,常引起静脉血栓。由于它与参与凝血反应的磷脂相结合,故能干扰凝血使 APTT 延长。

（5）系统性红斑狼疮及一些免疫性疾病。

（6）肝素治疗监测:APTT 对血浆肝素的浓度很敏感,是目前广泛应用的实验室监护指标。此时要注意 APTT 测定结果必须与肝素治疗范围的血浆浓度呈线性关系,否则不宜使用。一般在肝素治疗期间,APTT 维持在正常对照的 1.5 ~ 3.0 倍为宜。

2. APTT 时间缩短

(1)高凝状态:如促凝物质进入血液及凝血因子的活性增高等情况。

(2)血栓性疾病:如心肌梗死、不稳定型心绞痛、脑血管病变、糖尿病伴血管病变、肺梗死、深静脉血栓形成。

(3)妊娠期高血压疾病和肾病综合征等。

(三)Fg

1. Fg 减低　先天性纤维蛋白原缺乏症,异常纤维蛋白原血症,新生儿,早产儿,肝损伤(如氯仿,磷中毒,急性黄色肝萎缩,微生物毒素中毒,肝硬化),恶性肿瘤,严重结核病,烧伤。纤维蛋白原溶解活性增高见于弥散性血管内凝血。

2. Fg 增高　月经期和妊娠期、糖尿病、动脉粥样硬化、大叶性肺炎、支气管肿瘤、肾病综合征、淀粉样变性、尿毒症、亚急性细菌性心内膜炎、心包炎、心肌梗死、血栓性静脉炎等。剧烈运动后纤维蛋白原增加。

(四)TT

1. TT 延长

(1)血浆纤维蛋白原水平低下:如低(无)纤维蛋白原血症,异常纤维蛋白原血症等。

(2)循环中抗凝血活性增高:如纤维蛋白(原)降解产物〔fibrin(-ogen) deg-radation products,FDP/FgDP〕存在、高肝素血症、抗凝血酶Ⅲ活性增高等。

(3)肝硬化、肝肿瘤、弥散性血管内凝血、异常抗凝物质增多。

2. TT 缩短　较罕见,异常纤维蛋白血症、巨球蛋白血症 TT 可缩短,但无特别临床意义。

(五)凝血因子

1. 凝血因子活性缺乏　FⅡ、FⅤ、FⅦ、FⅩ、FⅨ、FⅪ、FⅫ等活性缺乏见于先天性或获得性因子缺乏疾病。

(1)FⅧ活性减低:见于血友病 A,血管性血友病其降低程度不如血友病 A 明显,弥散性血管内凝血时也减少。FⅨ活性减低见于血友病 B。根据 FⅧ、FⅨ促凝活性减低的程度,将血友病 A、血友病 B 分为重型(FⅧ:C 或 FⅨ:C < 2%)、中型(FⅧ:C 或 FⅨ:C 2% ~ 5%)、轻型(FⅧ:C 或 FⅨ:C 5% ~ 25%)、亚临床型(FⅧ:C 或 FⅨ:C 25% ~ 45%)。

(2)FXII减低:先天性FXII减低见于遗传性FXII缺乏症,获得性FXII减低见于肝硬化、重症肝炎、弥散性血管内凝血等。

(3)FXI减低:见于先天性FXI缺乏症或FXI分子结构异常。

(4)FII减低:见于先天性或获得性凝血酶原缺乏症,后者见于维生素K缺乏症、严重肝脏疾病、某些药物中毒及弥散性血管内凝血等。

(5)FV减低:见于先天性及获得性FV缺乏症,后者见于弥散性血管内凝血、肝脏疾病、大手术后、肾功能不全、白血病、恶性肿瘤及骨髓增生异常综合征等。

(6)FVII减低:见于先天性和获得性FVII缺乏症,后者发生于肝脏疾病、弥散性血管内凝血、维生素K缺乏症、恶性肿瘤、骨髓增生异常综合征等。

(7)FX减低:见于先天性和获得性FX缺乏症,后者见于维生素K缺乏症、肝脏疾病、弥散性血管内凝血、恶性肿瘤、原发性及继发性淀粉样变等。

2. 凝血因子活性增高

(1)FX增高:见于血栓前或高凝状态和血栓栓塞性疾病,如静脉血栓形成、妊娠中后期、肾小球病变、糖尿病、口服避孕药等。

(2)FVIII活性增高:见于剧烈运动后、妊娠中后期、应激状态、静脉血栓形成、肺部疾患、妊娠期高血压疾病、外科大手术后等。

(3)FIX增高:见于高凝状态和血栓栓塞性疾病,如静脉血栓形成、肺栓塞、妊娠期高血压疾病、手术后、口服避孕药、心瓣膜手术、糖尿病伴血管病变等。

(4)FXII增高:见于外科大手术后、深静脉血栓形成、肾病综合征等。

(5)FII增高:见于高凝状态和血栓栓塞性疾病,如弥散性血管内凝血高凝血期、深静脉血栓形成、妊娠后期及妊娠期高血压疾病、肺栓塞、外科大手术后等。

(6)FV增高:见于先天性FV增多症、高凝状态和血栓栓塞性疾病。

(7)FVII增高:见于高凝状态和血栓栓塞性疾病,如深静脉血栓形成、血栓性静脉炎、肺栓塞、外科大手术后、弥散性血管内凝血高凝血期、妊娠后期及妊娠期高血压疾病等。FVII是除纤维蛋白原浓度升高之外导致心、脑血管血栓性疾病的又一高危因素。

(六)临床思路

1. 凝血机制异常所导致的出血性疾病 又称为二期止血缺陷所致出血性疾病。在诊断时,要通过循证检验医学的研究,确定处于不同病期、不同病理状态的不同类型疾病的最佳实验诊断项目组合。一般按照先常见病、后少见病及罕见病、先易后难、先普通后特殊的原则,逐层深入,从筛查实验到确诊实验,进行程序性诊断。

(1)遗传性出血性疾病

◈ 血友病A、血友病B系性连锁隐性遗传性疾病:男性发病,女性为携带者,诊断时要询问家族史。一般有关节肌肉深部组织血肿,尤其是轻微损伤或术后出血不止。血友病A缺乏凝血FⅧ,血友病B缺乏凝血FⅨ,所以血友病A、血友病B主要是内源性凝血途径凝血功能缺陷,可以用APTT实验筛查,通过FⅧ、FⅨ活性或含量定量来确诊和分型。

◈ 遗传性FⅪ缺乏症为常染色体不完全隐性遗传病:男女均可发病,发病率较低。APTT实验对FⅪ缺乏较敏感,可作为筛查实验,再通过FⅪ活性或含量测定确诊。

◈ 先天性FⅤ、FⅦ、FⅩ缺乏:较少见,可以通过PT、APTT实验筛查,再通过相应的因子活性或含量测定确诊。

◈ 遗传性纤维蛋白原缺乏及减少症:常染色体不完全隐性遗传,较少见。通过TT实验可筛查,血浆纤维蛋白原测定明显减少,排除继发性原因,可确诊。

◈ 遗传性FⅩⅢ缺陷症:常染色体隐性遗传病,较少见。由于FⅩⅢ主要作用于纤维蛋白单体使其形成交联纤维蛋白即血凝块,而PT、APTT实验均以纤维蛋白非共价键聚集形成凝块为检测终点,所以PT、APTT不能筛查FⅩⅢ缺乏症,而应选用血块溶解实验筛查,即当FⅩⅢ缺乏时,血块很快在5mol/L尿素中溶解,再做FⅩⅢ活性或含量测定确诊。

(2)获得性出血性疾病

◈ 肝病性凝血障碍:除Ca^{2+}、组织因子外,几乎所有凝血因子都在肝脏合成,严重肝脏疾患会导致凝血功能紊乱,凝血因子活性降低,表现为PT、APTT、TT时间延长,纤维蛋白原含量降低,凝血因子含量减低等检测结果异常。

◈ 维生素K缺乏症:FⅡ、FⅦ、FⅨ、FⅩ在肝脏合成的过程中,需要有维生素K的参与,故又称为维生素K依赖性凝血因子,所以维生素K缺乏会导致以上凝血因子合成不足。因FⅡ、FⅦ、FⅨ、FⅩ主要参与外源性凝血过程,所以可以通过PT明显延长进行筛查。临床多通过INR值来调整维生素K拮抗剂作为抗凝治疗的药量。

◈ 弥散性血管内凝血:在弥散性血管内凝血高凝期,大量的凝血因子被消耗,凝血因子的含量、活性均大幅度减低,造成二期止血障碍。去除引起弥散性血管内凝血的原发病因后,凝血功能才能恢复。

2. 凝血机制异常的血栓性疾病　其实验诊断与出血性疾病不同,没有行之有效的筛查实验组合,更多的要依赖医生对患者基本情况的判断、病史及家族史的询问,在此基础上,依据循证医学的原则,找到疾病的相关证据。

遗传性血栓性疾病多有血栓性疾病史,常在幼年即发病,而且多反复发作,有的甚至在服用抗凝剂的情况下形成血栓。对于这类疾病,应从凝血分子标志物入手,找出凝血的结构异常。

凝血相关检验的实验室分析思路见图4-2。

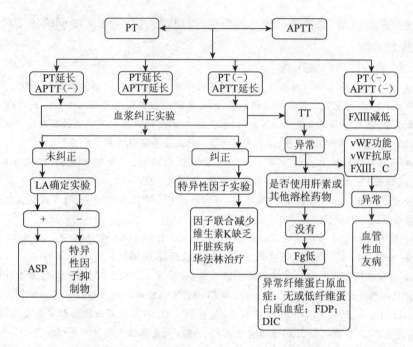

图 4-2 凝血相关检验的实验室分析思路

第三节 抗凝血相关检验

一、概述

血液凝固简称凝血,是血液由液体状态转为凝胶状态的过程。凝血系统包括凝血和抗凝血两个方面,二者的动态平衡是机体维持体内正常血液流动状态和防止血液丢失的关键。当机体抗凝血或纤溶系统功能降低,将会导致血栓形成,反之,则可能发生出血。正常的血管内皮细胞、血小板、凝血因子、抗凝因子、纤溶成分和血流状态是保证凝血和抗凝功能正常的必要条件。

生理性抗凝功能可分为细胞抗凝功能和体液抗凝功能两部分,当凝血发生时,生理性抗凝物质也被激活来调控体内的凝血反应。细胞抗凝功能主要包括:肝细胞对血液中已激活的凝血因子的清除(FⅨa、FⅩa、FⅦa、FⅡa等);网状内皮系统吞噬进入体内的组织因子、免疫复合物、细胞磷脂、内毒素等;血管内皮细胞表面的硫酸乙酰肝素和凝血酶调节蛋白分别促进抗凝血酶(AT)灭活凝血酶和使凝血酶激活蛋白 C。

体液抗凝功能在机体抗凝中发挥了更重要的作用,其中主要有三个体系:抗凝血酶、蛋白 C 系统和组织因子途径抑制物。抗凝血酶是由肝脏、血管内皮细胞和巨核细胞合成的一种多功能的丝氨酸蛋白酶抑制剂,其对凝血酶的抑制可高达 80%,是血浆生理性抑制物中最重要的抗凝物质。肝素可明显加强 AT 的抗凝血酶活性。蛋白 C 系统包括蛋白 C(protein C,PC)、蛋白 S(protein S,PS)、血栓调节素(thrombomodulin,TM)及活化蛋白 C 抑制物(activated protein C inhibitor,APCI)。PC 在肝脏合成,是依赖维生素 K 的蛋白质。PS 也是由肝脏合成的依赖维生素 K 的蛋白质,是活化 PC 的辅因子。组织因子途径抑制物(tissue factor pathway inhibitor,TFPI)是组织因子(tissue factor,TF)凝血机制的主要拮抗物质,是体内天然的抗凝活性成分。机体正常抗凝血途径见图 4-3。

生理性抗凝物质或因子,如抗凝血酶、PC、PS 等,一般并不会因过多而引起出血。在病理情况下,血循环中可出现抗凝物质,引起出血,这些抗凝物质称为病理性抗凝物质。病理性抗凝物质主要包括肝素及类肝素物质、狼疮抗凝物(lupus anticoagulation,LAC)、凝血因子抑制物等。下面将从生理性抗凝蛋白的检验和病理性抗凝物质的检验两方面来介绍抗凝血的相关检验。

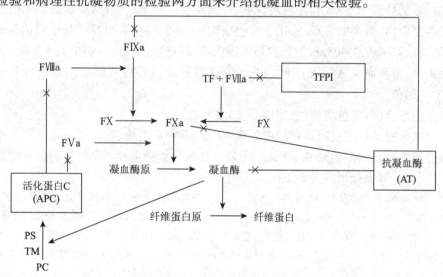

图 4-3 体内抗凝血途径
——→激活 ——✕→抑制

二、检验项目

(一)生理性抗凝蛋白检测

1. 抗凝血酶实验

(1)血浆抗凝血酶活性测定

原理:抗凝血酶(antithrombin,AT)是由肝脏合成的一种典型的丝氨酸蛋白酶抑制物,是血浆生理性抑制物中最重要的一种抗凝物质,在所有抗凝物质中,只有 AT 具有真正的持久灭活凝血酶的能力。AT 能和凝血酶生成凝血酶-抗凝血酶复合物(thrombin antithrombin,TAT),使之丧失转化纤维蛋白原为纤维蛋白的酶活性。肝素可作用于 AT 的赖氨酸残基,从而极大地增强 AT 的抗凝血酶活性(2000 倍以上)。除凝血酶外,AT 还能抑制 $FIXa$、FXa、$FXIa$、$FXIIa$ 及纤溶酶等,其作用机制都是相同的,通过形成 1:1 的共价复合物而灭活这些物质。因此,能用 AT 与凝血酶或 FXa 的反应标准曲线来计算血浆抗凝血酶活性(antithrombin activity,AT:A)。

方法:以 AT 和因子 Xa 的反应为例介绍 AT:A 检测的方法。发色底物法:在过量的肝素和 FXa 存在的条件下,待测血浆中的 AT 与 FXa 形成 1:1 的无活性复合物,剩余的 FXa 作用于发色底物 S-2765,并释放出显色基团对硝基苯胺,对硝基苯胺在 405nm 波长有最大吸收峰,其显色的程度与剩余的 FXa 呈正相关,与待测血浆 AT:A 呈负相关。依据吸光度值即可从标准曲线中计算出 AT:A 的值。

参考范围:发色底物法:$(108.5 \pm 5.3)\%$。

临床意义:AT 是凝血过程中最重要的丝氨酸蛋白酶,主要作用是抑制在凝血过程中形成的凝血酶和 FXa。AT 缺乏是发生静脉血栓与肺栓塞的常见原因之一,与动脉血栓形成关系不大。

◈ 减低:见于遗传性 AT 缺陷或获得性 AT 缺陷。①遗传性 AT 缺陷可分为两型:Ⅰ型,即交叉反应物质阴性(cross-reacting material negative,CRM⁻)型,AT 活性与抗原含量均下降;Ⅱ型,即 CRM⁺型,AT 活性下降,抗原含量正常。②获得性 AT 缺陷可见于合成降低、丢失增加和消耗增加。合成降低主要见于各种肝脏疾病,如肝硬化、肝癌晚期、重症肝炎等,常与疾病严重程度相关,可伴发血栓形成;丢失增加主要见于消化道疾病和肾病,如消化道疾病时导致蛋白质吸收减少和肾病综合征时 AT 随尿蛋白排出增加;消耗增加主要见于血栓前期和血栓性疾病,如 DIC、心绞痛、心肌梗死等。

◈ 增高:见于白血病、血友病、口服抗凝药的治疗及再生障碍性贫血的急性出血期等。

应用评价:AT:A 测定是评估高凝状态的良好指标。待测标本应采用枸橼酸盐或草酸盐抗凝,不宜用肝素做抗凝剂。AT：A 测定采用过量的肝素和凝血酶与待测血浆中的 AT 作用,测定剩余的凝血酶活性来反映 AT 活性。但凝血酶容易使血浆纤维蛋白凝固,活性不如 FXa 稳定,而且 AT 对 FXa 的亲和力是凝血酶的 70 倍。在测定中用 FXa 替代凝血酶可以减少干扰并增加结果稳定性。AT 抗原和活性同时检测有利于进行先天性 AT 缺乏的分型。在疑难弥散性血管内凝血的诊断时,AT 水平下降具有诊断价值;急性白血病时,AT 水平降低是弥散性血管内凝血发生的信号;抗凝治疗中,如怀疑肝素抵抗,可测定 AT 来确定;抗凝血酶代替治疗时,也应首选 AT 来监测。

（2）抗凝血酶抗原含量(antithrombin antigen,AT：Ag)测定

原理:同 AT：A 测定。

方法:免疫火箭电泳法:受检血浆中的 AT 抗原在含有抗 AT 抗体血清的琼脂糖凝胶中电泳时,通过抗原抗体相互作用可以形成特异的火箭样免疫沉淀峰。沉淀峰的高度与受检血浆中的 AT 抗原含量成正比关系,由标准曲线可计算 AT：Ag 的量。

参考范围:免疫火箭电泳法:(290 ± 30.2)mg/L。

临床意义:同 AT：A 一起测量作为遗传性 AT 缺乏分型的依据,Ⅰ 型 AT 抗原含量下降,Ⅱ 型 AT 抗原含量正常。详见 AT：A 测量的临床意义。

应用评价:待测标本应采用 0.109mol/L 枸橼酸盐或草酸盐抗凝,不宜用肝素做抗凝剂。样本于低温冰箱中取出应立即置于 37℃ 水浴解冻,不宜反复冻融。AT 抗原和活性测定最好同时检测,以利于进行先天性 AT 缺乏的分型。

（3）凝血酶-抗凝血酶复合物(thrombin-antithrombin complex, TAT)测定

原理:凝血酶生成后,血浆中的抗凝血酶(AT)能迅速与凝血酶 1：1 结合,生成凝血酶-抗凝血酶复合物(TAT),从而调节凝血反应的强度。

方法:双抗体夹心 ELISA 法:将待测血浆加入用兔抗人凝血酶抗体包被的酶标反应板中,血浆中 TAT 中的凝血酶与结合于固相的兔抗人抗凝血酶抗体结合。然后加入酶标记的鼠抗人抗凝血酶抗体,与 TAT 中的抗凝血酶结合。最后加底物显色,颜色的深浅与血浆中的 TAT 含量呈正相关。

参考范围:双抗体夹心 ELISA 法:(1.0 ~ 4.1)μg/L。

临床意义:血浆 TAT 增高见于约 90% 以上 DIC 病例,并且可用于早期诊断 DIC。

◈ 血浆 TAT 含量增高代表 FXa 增高和凝血活性亢进,见于血栓前状态和血栓性疾病,如深静脉血栓形成、肺栓塞、急性白血病及一些恶性肿瘤(如肺癌、卵巢癌)。

◈ 典型 DIC 时 TAT 明显升高,抗凝治疗有效后,TAT 下降。

◈ 急性心肌梗死(AMI)时,血浆 TAT 含量仅轻度升高。溶栓治疗后,由于溶栓介导的凝血酶形成增加,TAT 进一步升高。若溶栓治疗有效,TAT 可迅速下降,在溶栓治疗后 2 小时内,如血浆 TAT < 0.6μg/L,表明溶栓治疗成功。急性心肌梗死的患者在接受溶栓治疗后,如血浆 TAT 水平仍高于 6μg/L,则有再梗死可能。

应用评价:TAT 含量的测定是血栓前状态十分重要的检测指标,其血浆水平在 DIC 前期即升高,所以 TAT 可作为 DIC 及 Pre-DIC 的诊断指标,其特异性和敏感性达 80% ~ 90%,被视为反映凝血活化的分子标志物之一。

2. 蛋白 C 系统检测

(1)PC 活性测定

原理:PC 是维生素 K 依赖的抗凝物质,可被凝血酶、胰蛋白酶、蝰蛇蛇毒激活,激活的 PC 称为活化蛋白 C,具有明显的抗凝抗血栓功能。活化蛋白 C 主要通过灭活 FVa 及 FⅧa 来完成其抗凝作用,其次可阻碍 FXa 与血小板结合,促进纤维蛋白溶解。

方法:发色底物法:在待测血浆中加入 PC 激活剂(一种蛇毒制剂),PC 即转化为活化蛋白 C,活化蛋白 C 作用于发色底物 S-2366,并释放出发色基团对硝基苯胺,对硝基苯胺在 405nm 处有最大吸收峰,显色的深浅与 PC 活性(protein C activity,PC:A)有关。

参考范围:发色底物法:(100.24 ± 13.18)%。

临床意义

◈ 减低:见于先天性 PC 缺陷和获得性 PC 缺陷。①先天性蛋白 C 缺陷:患者表现为反复无明显原因的血栓形成,尤其见于年轻人。Ⅰ型患者 PC 活性与含量均降低;Ⅱ型患者 PC 活性降低,含量正常。②获得性 PC 缺陷:主要见于弥散性血管内凝血、肝脏疾病、口服香豆素类抗凝剂、呼吸窘迫综合征等。

◈ 增高:见于血栓性疾病和血栓前状态,如冠心病、糖尿病、肾病综合征、妊娠后期等。

应用评价:PC 活性检测是诊断易栓症必不可少的指标,并可用于寻找动静脉血栓原因,帮助诊断高凝状态,测定肝病和维生素 K 缺乏对凝血与抗凝蛋白的影响,对先天性 PC 缺陷症进行分类等。

(2)PC 抗原含量测定

原理:蛋白 C 由肝细胞合成,是依赖维生素 K 的糖蛋白,与凝血酶调节蛋白(TM)、蛋白 S(PS)及活化蛋白 C 抑制物(APCI)组成一组对血液凝固起重要调节作用的蛋白质,称为蛋白 C 系统。PC 除了抗凝作用外还有抗炎作用。

方法:免疫火箭电泳法:受检血浆中的 PC 抗原在含有抗 PC 抗体血清的琼脂糖凝胶中电泳时,在电场作用下通过抗原抗体相互作用可以形成特异的火箭样免疫沉淀峰。沉淀峰的高度与受检血浆中的 PC 抗原含量成正比关系,由标准曲线可计算蛋白 C 抗原含量(protein C:antigen,PC:Ag)。

参考范围:免疫火箭电泳法:(102.5±20.1)%。

临床意义:同 PC:A 一起测量作为先天性 PC 缺陷分型的依据。详见 PC:A 测量的临床意义。

应用评价:制作琼脂糖凝胶板时,加抗血清时的琼脂温度控制在 50~60℃,温度过高将使抗体失活。打孔时避免加样孔裂开。加样时样品切勿溢出孔外。

(3)血浆 PS 抗原测定

原理:PS 是由肝细胞合成的依赖维生素 K 的蛋白质,是活化蛋白 C 的辅因子。人血浆中的 PS 有 40% 以游离的形式存在,60% 与补体 C4b 结合(C4bP-PS)。游离 PS 与活化蛋白 C 通过 1:1 结合使活化蛋白 C 与磷脂表面的亲和力增大 10 倍,加速后者对 FVa 的灭活。FVa 灭活后即丧失结合 FXa 的能力,从而中断了血液凝固的"瀑布"。

方法:免疫火箭电泳法:原理与 PC:Ag 测定相似,是在琼脂糖凝胶板上同时测定 TPS:Ag 和 FPS:Ag。在受检血浆中加入一定量的聚乙二醇,C4bP-PS 便会被沉淀下来,FPS 则游离于上清液中,将上清液和未加聚乙二醇的血浆分别做免疫火箭电泳则分别得到游离血浆蛋白 S 抗原(free protein S:antigen,FPS:Ag)和总血浆蛋白 S 抗原(total protein S:antigen,TPS:Ag)的含量。

参考范围:FPS:Ag(100.9±11.6)%;TPS:Ag(96.6±9.8)%。

临床意义:PS 作为 PC 的辅因子,对 FVa、FVⅢa 有加速灭活的作用,PS 缺陷的患者容易出现血液高凝状态,发生血栓栓塞症的风险增加,尤其是青年人。获得性 PS 缺陷:见于肝脏疾病、维生素 K 缺乏症、急性呼吸窘迫综合征等。

应用评价:只有 FPS 才有抗凝活性,制备好的上层血浆应当天检测。由于单纯 PS 和 PC 缺乏引起的血栓性疾病并不多见,所以多采用 PS 和 PC 检测同时进行,并且单纯 PS 缺乏作为高凝状态的证据比单纯 PC 缺乏的价值低。

(4)活化蛋白 C 抵抗实验

原理:活化蛋白 C 抵抗(actived protein C reluctant resistance,APC-R)即血浆样本对 APC 抗凝活性反应的异常下降。凝血过程中,FVⅢa 和 FVa 参与凝血酶的形成而促进凝血。蛋白 C 由凝血酶激活成活化蛋白 C 后可以灭活 FVⅢa 和 FVa,防止凝血过程的进一步扩大。活化蛋白 C 对细胞有直接的保护作用,这种直接保护效应可间接地下调凝血酶生成。

方法:在被检血浆中加入 FⅫ激活剂、部分凝血活酶、钙离子和活化蛋白 C,由于活化蛋白 C 使 FVⅢa 和 FVa 灭活,导致 APTT 延长。如果被检血浆中存在

APC-R(如 FV Leiden 突变等),则 APTT 延长程度比正常者较轻。加活化蛋白 C 试剂和不加活化蛋白 C 试剂的 APTT 比值即活化蛋白 C 敏感度比值(activated protein C-sensitivity ratio, APC-SR)。通过比较 APC-SR 的大小可判断 APC-R 存在与否。将被检标本与对照血浆的 APC-SR 相除,可得标准化 APC-R(n-APC-SR)。n-APC-SR 的误差更小。

参考范围:APC-SR > 2.0, n-APC-SR > 0.84。

临床意义:APC-R 可能与机体存在 APC 抗体、APC 某种抑制物、PS 缺陷及基因突变等导致 FⅧa 和 FⅤa 不被活化蛋白 C 灭活等有关。检测 APC-R 对诊断血栓性疾病有意义。APC-R 或 n-APC-SR 异常即表明存在 APC-R,欧美白人中发生率较高,多为 FV Leiden 突变所致。FV Leiden 突变是指在 FV 基因的 1691 位核苷酸 G→A 突变,FV 分子 506 位上的精氨酸被谷氨酰胺取代,导致 FⅤa 不被 APC 降解,进而诱发凝血反应亢进而容易形成血栓,其 APC-R < 2.0,纯合子 n-APC-SR < 0.4,杂合子 n-APC-SR 在 0.4 ~ 0.7。

应用评价:APC 抵抗筛查面临的主要挑战在于界定用于定性 APC 抵抗的凝血分析的参考范围。由于 APC-R 试验是在加入外源性 APC 条件下进行 APTT 测定,除 FV Leiden 突变外,PS 缺陷、狼疮抗凝物存在及 FⅡ、FⅧ、FⅩ 缺乏、口服抗凝药治疗等均可影响实验结果,急性血栓形成或妊娠妇女由于体内凝血系统的异常变化也可能影响实验结果。APC 为活性酶试剂,不宜反复冻融,且在使用时要注意酶活力的变化,以防失活。

3. 组织因子途径抑制物活性测定

原理:血浆组织因子途径抑制物(TFPI)主要在血管内皮细胞内合成。组织因子(TF)与 FⅦ结合,并激活 FⅦ是外源性凝血途径的触发点。激活的 FⅦa 非常稳定,即使在肝素存在时,AT 对它的灭活也很缓慢。TFPI 是其主要的调节物,在生理性抗凝血蛋白作用中占相当重要的比重,并且直接参与了血液凝固的过程,TFPI 可直接抑制 FⅩa,并在 Ca^{2+} 存在的条件下以依赖 FⅩa 的形式抑制 TF/FⅦa 复合物。

方法:发色底物法:将待测血浆与过量的 TF/FⅦa 和 FⅩ作用,剩余的 TF/FⅦa 水解发色底物,释放出发色基团——黄色的对硝基苯胺,颜色的深浅与血浆中的组织因子途径抑制物活性(tissue factor pathway inhibitor activity, TFPI:A)呈负相关。测定反应液中对硝基苯胺在波长 405nm 处的吸光度值,由已知 TFPI 活性制得的标准曲线,得出 TFPI:A。

参考范围:发色底物法:$(99.96 \pm 5.0)\%$。

临床意义

(1)减少:多为获得性 TFPI 缺陷,可见于各种原因所致的弥散性血管内凝血、脓毒血症、大手术等因凝血亢进消耗而减少。

(2)增高:由于 TFPI 由血管内皮细胞合成,当一些疾病导致广泛性血管内皮损伤时,血浆 TFPI 可增多。见于致死性败血症、慢性肾衰竭等。生理性增高可见于妊娠及老年人。

应用评价:TFPI 是外源性凝血途径特异性抑制物,是目前所知的唯一能抑制 TF/FⅦa 活性的生理性物质,一旦缺陷将导致血液的高凝状态。注入肝素可引起血管内皮释放 TFPI,从而引起血浆中 TFPI 增加,在生理情况下老年人和妊娠时血浆 TFPI 含量较高。

(二)病理性抗凝物质的检测

1. 病理性抗凝物质的筛查试验

(1)血浆凝血酶时间

原理:凝血酶生成后,可使纤维蛋白原转变为纤维蛋白。除此之外,它还可以通过多条途径加速和巩固凝血过程,主要包括:①激活 FⅧ 和 FV 使两者分别转为 FⅧa 和 FVa。②激活 FⅦ 使其转变为 FⅦa。③激活 F ⅩⅢ,促进纤维蛋白的交联。④激活 FⅪ。⑤引起血小板的活化,从而为 FX 酶和凝血酶原酶复合物的形成提供有效的膜表面等。

方法:在缺乏凝血酶血浆中,加入一定量的标准化的凝血酶后发生血浆凝固,测定血浆凝固所需的时间,称为凝血酶时间(thrombin time,TT)。

参考范围:(16~18)秒,待测血浆比对照血浆延长 3 秒以上有临床意义。

临床意义

◈ 原发性或继发性纤溶亢进时,产生大量 FDP,可干扰纤维蛋白的聚合。血浆 FDP > 50mg/L 时,TT 显著延长。故 TT 测定是用于弥散性血管内凝血的一项诊断试验。

◈ 普通肝素治疗时,或者血浆肝素样抗凝物质增多时,TT 显著延长。肝素样抗凝物质增多见于严重肝病、恶性肿瘤、系统性红斑狼疮、流行性出血热、过敏性休克等。

◈ 血栓性疾病溶栓治疗时,导致 FDP 增高和纤维蛋白原浓度减低,使 TT 延长。一般较正常延长 1.5~2.5 倍时,可达到较好的治疗效果。

◈ 纤维蛋白原异常时,TT 明显延长。见于:①数量异常。低纤维蛋白原血症,当血浆纤维蛋白原 <0.6g/L 时,TT 明显延长。②结构异常。异常纤维蛋白原血症由于纤维蛋白原的分子结构异常,使纤维蛋白肽释放、聚合或交联异常,导致 TT 显著延长,延长幅度可达正常的 2.5 倍以上,甚至血浆完全不凝固。

◈ TT 缩短:见于某些异常蛋白血症或技术原因等。

应用评价

❖ TT 延长见于肝素增多或类肝素抗凝物质的存在,可作为类肝素物质增多的筛查。采用甲苯胺蓝纠正试验可确定是否为肝素或类肝素物质增多导致 TT 延长,即在待测血浆中加入甲苯胺蓝后再测定,若能使延长的 TT 明显缩短 5 秒以上或恢复正常,则提示肝素或类肝素物质增多,可作为肝素样抗凝物质的定性检查。当血中纤溶酶活性增高,导致 FDP 增加时,使 TT 明显延长,故 TT 可作为纤溶活性的筛选试验。也可用于纤维蛋白原异常的筛查。

❖ TT 测定的标本不能用 EDTA 和肝素做抗凝剂,室温下放置不得超过 3 小时。TT 测定时,加入的凝血酶试剂的浓度对结果影响极大,将对照血浆的 TT 值调整到 16~18 秒,再测定标本较为合适。

（2）复钙交叉试验

原理:复钙交叉试验（cross recalcification test,CRT）即血浆再钙化时间,是检测内源凝血系统缺陷的一种试验。用草酸钠抗凝的血浆,抗凝剂与血浆中的钙离子结合而导致凝血过程中断,这种血浆加入适当的钙溶液后,血液的凝固过程则继续进行。

方法:血浆复钙时间延长可能是由于凝血因子缺乏或血液中存在抗凝物质所致。若延长的复钙时间可以被 1/10 体积的健康人混合血浆所纠正,说明存在内源性凝血系统凝血因子缺陷;若延长的复钙时间不能被等量的健康人混合血浆所纠正,说明血液中含有病理性的抗凝物质。

参考范围:2.2~3.8 分钟。若受检血浆与 1/10 量正常血浆混合,复钙时间不在参考范围内,则认为受检血浆中存在异常抗凝物质。

临床意义:用于判断血浆复钙时间延长的原因,是血浆中有无病理性抗凝物质的一项筛选实验。

应用评价:本试验可用于鉴别血液中是否存在循环抗凝物质,还可用于筛选内源性凝血系统的功能异常,但由于其敏感性不如 APTT,易受血小板的影响,目前主要用来筛查病理性抗凝物。取血后应当立即检测,室温放置时间不得超过 2 小时。

2. 病理性抗凝物质的诊断试验

（1）血浆肝素和肝素样抗凝物质的定量测定

原理:抗凝血酶是血浆中以丝氨酸蛋白酶为活性中心的凝血因子（凝血酶、FXa 等）的抑制物。在正常情况下,AT 抑制凝血的作用较慢,而肝素可与 AT 结合形成 1:1 复合物,使 AT 的精氨酸反应中心暴露,该反应中心与凝血酶、FXa 的丝氨酸活性部位相作用,从而使激活的凝血因子灭活,这样 AT 的抑制作用便会大大增强。

方法:发色底物法:在待测血浆中加入过量的 AT 和 FXa,普通肝素(unfractionated heparin,UFH)和低分子量肝素(low molecular weight heparin,LMWH)均可与 AT 形成复合物并灭活 FXa,剩下的 FXa 水解发色底物,释放出黄色发色基团对硝基苯胺(PNA),颜色的深浅与血浆中的 UFH 和 LMWH 浓度呈负相关,可从标准曲线求得待测血浆 UFH 或 LMWH 的浓度。

参考范围:0U/ml。

临床意义

◈ 肝素增多:见于普通肝素抗凝治疗及体外循环、血液透析等。

◈ 类肝素物质增多:严重肝病、系统性红斑狼疮、过敏性休克、流行性出血热等可有肝素样抗凝物增多。某些肿瘤细胞可分泌肝素样物质,如肾上腺皮质肿瘤、多发性骨髓瘤等。在严重的肝脏损伤时,肝素在肝脏的降解作用减弱,导致肝素样抗凝物质增多。

应用评价:在用肝素防治血栓性疾病,以及血液透析、体外循环的过程中,血浆中肝素浓度是监测普通肝素用量的最好方法。肝素或类肝素物质与血浆中的抗凝血酶结合形成复合物,具有较强的抑制凝血酶活性,导致 TT 延长。甲苯胺蓝和硫酸鱼精蛋白均可特异性中和肝素,因此两者均可用于 TT 延长的纠正试验。如果将已知不同浓度的肝素加入正常血浆中,测定其相应的 TT,则可制作出肝素浓度 – TT 标准曲线。由于不同种类的 UFN 或 LMWH 有其自身的特异性抗 FXa 活性,所以当用于治疗剂量监测时,实验组所用标准品应与临床使用的相同。发色底物法测定肝素的范围在 0 ~ 1.0U/ml。

(2)凝血因子抑制物检测

原理:凝血因子抑制物(clotting factor inhibitor,FI)的本质是一种抗体,是能中和血液各种凝血因子促凝血活性的循环自身抗体。患者的凝血因子和因子抑制物结合后被快速灭活,而肝脏又不能及时产生足够的凝血因子补充,导致血浆凝血因子水平降低,出血风险增大。

方法:混合血浆法(Bethesda 法):待测血浆与正常血浆按一定比例混合,在37℃温育一段时间后,检测混合血浆的凝血因子活性。如果待测血浆中含有 FI(如 FⅧ抑制物),则混合血浆的凝血因子活性(如 FⅧ:C)将会降低。把受检温育混合物和正常温育混合物的 FⅧ活性进行比较,以 Bethesda 单位来计算抑制物的含量。通常一个 Bethesda 单位相当于灭活 50% 某种凝血因子的 FI 活性。

参考范围:FI:阴性;混合血浆凝血因子活性为 100%。

临床意义:临床较常见的是 FⅧ抑制物,常见于反复输血、血液制品替代治疗、自身免疫性疾病和妊娠期间,极少自发产生抗 FⅧ抗体。其产生原因主要有两种。

◈ 血友病 A 采用 FⅧ制品防治:血友病 A 患者一般在输注 FⅧ制剂之后产生抗 FⅧ抗体,具体机制尚不清楚。

◈ 自发获得性 FⅧ抑制物:多见于 70 岁以上老人,其他可见于药物反应、肿瘤免疫及免疫性疾病,如系统性红斑狼疮、类风湿关节炎、恶性淋巴瘤、多发性骨髓瘤、巨球蛋白血症等,自发获得性因子可能是免疫性疾病中多种自身抗体中的一种。

应用评价:Bethesda 法测定 FI 较简便,可用于多种 FI 测定。但本法仅对同种免疫产生的 FI 较敏感,如血友病 A 患者出现抗 FⅧ抗体者。对自身免疫、药物免疫、肿瘤免疫产生的 FI 不敏感。

(3)血浆狼疮抗凝物检测

原理:血浆狼疮抗凝物(LAC)是一种会增加动静脉血栓形成风险的蛋白质,是三种最主要的与血栓形成有关的抗磷脂抗体中的一种。它是非特异性抑制物,不针对某个特定的凝血因子,而是结合试验中的磷脂,抑制磷脂依赖的止血反应和体外凝血试验。

方法:筛选和确证实验为改良 Russell 蝰蛇毒稀释试验,包括两个内容。

◈ Lupo 试验Ⅱ:为筛选实验。加入正常血浆于蝰蛇毒试验延长的待检血浆中,若蝰蛇毒时间缩短,为凝血因子缺陷;若蝰蛇毒时间不缩短,则提示待检血浆中存在狼疮抗凝物质。

◈ Lucor 试验:为确证实验。加入过量的脑磷脂与血浆中的狼疮抗凝物质发生中和作用,若能使血液凝固时间缩短或正常,确证血浆中存在 LAC。

参考范围:Lupo 试验Ⅱ:(31 ~ 44)秒;Lucor 试验:(30 ~ 38)秒;Lupo 试验Ⅱ/Lucor 试验比值为 1.0 ~ 1.2。

临床意义:血浆 LAC 阳性可见于自身免疫性疾病(如系统性红斑狼疮)、病毒感染、骨髓增生性疾病、复发性流产等。Lupo 试验Ⅱ和 Lucor 试验均比正常延长 20%,提示有 LAC 的存在。

◈ Lupo 试验Ⅱ/Lucor 试验比值大于 2.1,表示有大量 LAC 存在;Lupo 试验Ⅱ/Lucor 试验比值为 1.5 ~ 2.0,表示有中等量 LAC 存在;Lupo 试验Ⅱ/Lucor 试验比值 1.3 ~ 1.4,表示有少量 LAC 存在。

◈ Lupo 试验Ⅱ和(或)Lucor 试验凝固时间延长,Lupo 试验Ⅱ/Lucor 试验比值小于 1.2,也可出现于 FⅡ、FV、FX 缺乏或应用肝素的患者,可加入正常血浆温育后再加入 Lupo 试剂Ⅱ,若延长的时间不被纠正,提示 LAC 存在。

应用评价:LAC 检测用于辅助判断无法解释的血栓形成、习惯性流产或 PTT 延长的原因,可帮助判断部分凝血活酶时间延长是由于特异性抑制物(一种针对特定凝血因子的抗体)还是非特异的抑制物(如 LAC)而引起的。狼疮抗凝物检测对标本要求严格,要避免肝素污染,用枸橼酸盐抗凝,正确离心,去除大部分血小板,因为血小板中富含磷脂,对结果影响大。

三、临床思路

图4-4总结血栓和出血性疾病与抗凝功能异常相关的实验室分析思路。

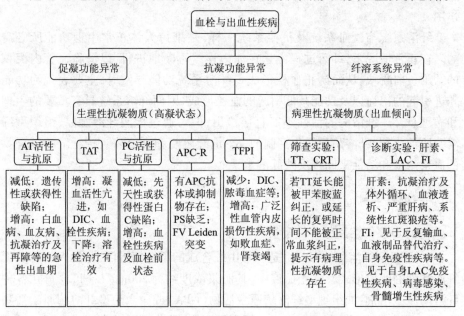

图4-4 抗凝功能异常的实验室分析思路

第四节 纤溶相关检验

一、概述

纤维蛋白溶解系统简称纤溶系统,是指纤溶酶原(plasminogen,PLG)在特异性激活物如纤溶酶原激活剂(plasminogen activator,PA)的作用下转化为纤溶酶(plasmin,PL),从而降解纤维蛋白(原)和其他蛋白质的过程。

纤溶系统的组成主要包括以下几种成分:纤溶酶原是最基本和最核心的成分,它可在内外激活剂的作用下,转变为PL;PL是一种丝氨酸蛋白酶,主要作用是降解纤维蛋白(原);PA主要包括组织型纤溶酶原激活物(tissue plasminogen activator,t-PA)和尿激酶型纤溶酶原激活物(urokinase-like plasminogen activator, u-PA),主要作用是激活纤溶酶原,启动纤溶过程;纤溶抑制物,主要包括纤溶酶原激活物抑制物(plasminogen activator inhibitor,PAI)、蛋白 C 抑制物(protein C inhibitor,PCI)、α_2-抗纤溶酶(α_2-antiplasmin, α_2-AP)等,对纤溶过程起抑制作用。

纤溶系统与凝血系统及抗凝系统一样,是维持人体正常生理功能所必需的。在正常情况下,纤溶过程也是在体内连续不断地进行,以清除血管内沉积的纤维蛋白凝块,从而防止血栓形成。纤溶系统功能异常时,主要表现为功能亢进引起的出血以及功能减低引起的血栓形成,因而纤溶系统具有重要的生理和病理意义。纤溶酶的活性不能直接检出,但可通过检测纤溶酶原、组织型纤溶酶原活化剂、纤溶酶原活化抑制剂、α_2-抗纤溶酶和纤溶酶 – 抗纤溶酶复合物的血浆浓度和活性来间接反映纤溶水平。

二、检验项目

（一）血浆纤溶酶原活性及抗原测定

1. 原理　纤溶酶原(PLG)是一种由肝合成的单链糖蛋白,分泌入血后以无纤溶活性的酶原形式存在于血液中,其血浆浓度约为 200mg/L。PLG 可在各种纤溶酶原激活剂,如组织型纤溶酶原激活物(t-PA)或尿激酶型纤溶酶原激活物(u-PA)及体外激活剂链激酶(SK)、尿激酶(UK)的作用下转变而成有纤溶活性的双链结构丝氨酸蛋白水解酶,除能裂解纤维蛋白原和纤维蛋白外,还参与分解 F II、F V、F VIII、F X、F XI和 F XIIa 等。

2. 方法

（1）纤溶酶原活性测定:发色底物法。向受检血浆中加入链激酶和发色底物(S-2251),链激酶可作用于受检血浆中的 PLG 使其转变为 PL,继而作用于发色底物使其释放出对硝基苯胺而显色,显色的深浅与纤溶酶的活性呈正相关,在 405nm 波长下测定吸光度,可求得血浆纤溶酶原活性(plasminogen activity, PLG:A)。

（2）纤溶酶原抗原测定:ELISA 法。将受检血浆加入到包被有抗纤溶酶原抗体(PLG 抗体)的酶标板上,血浆中的纤溶酶原可与抗体发生反应,再加入过氧化物酶标记的 PLG 抗体,形成抗体 – 抗原 – 酶标抗体复合物,再加入底物(邻苯二胺)显色后读取 A 值,显色深浅与 PLG 的含量呈正相关,通过标准曲线计算求得纤溶酶原抗原(plasminogen antigen,PLG:Ag)。

3. 参考范围　发色底物法:$(85.55 \pm 150)\%$;ELISA 法:$(0.22 \pm 0.03)g/L$。

4. 应用评价 血浆纤溶酶原的水平可受多种因素的影响而出现波动,因此单纯测定 PLG 的活性和水平并不能灵敏地反映纤溶亢进水平。纤溶酶原水平减低可由于过度消耗或合成减少所致,测定 PLG 减低的结果价值要高于增高结果,不能单纯依据 PLG 含量或活性增高来确定血栓前状态。从链球菌中提取的尿激酶,不能直接激活 PLG,而是形成复合物,使 PLG 结构改变后自身发生降解,而产生纤溶酶水解发色底物而显色。发色底物法测定 PLG 活性简便、快速,比免疫化学法更适用。除了少数患者外,PLG 活性与抗原测定的相关性较好。

(二)血浆组织纤溶酶原激活物活性及抗原测定

1. 原理 组织型纤溶酶原激活物(tissue plasminogen activator,t-PA)是一种由血管内皮细胞合成的单链糖蛋白,属于丝氨酸蛋白酶。在胰腺、肺、子宫、肾上腺、前列腺和甲状腺等组织中含量高,正常血浆浓度仅为 6μg/L。t-PA 是体内最强的纤溶酶原激活物,与纤维蛋白具有很强的亲和力。只有在纤维蛋白存在的条件下,t-PA、PLG 和纤维蛋白三者形成复合物后,才能有效地激活 PLG 转变成 PL,从而使纤维蛋白凝块溶解。人体运动时大量的 t-PA 释放入血,但是在没有纤维蛋白存在时也不能产生纤溶酶,因此在生理情况下 t-PA 和纤溶酶原共同存在于血浆中而不相互作用。

2. 方法

(1)组织型纤溶酶原激活物活性(tissue plasminogen activator activity,t-PA:A):发色底物法。向受检血浆中加入过量的纤溶酶原和纤维蛋白共价物,血浆中的 t-PA 可吸附于纤维蛋白上,并使纤溶酶原转变为纤溶酶,后者作用于发色底物使其释放出对硝基苯胺(PNA)而显色,显色的深浅与 t-PA 含量呈正相关,在 405nm 波长下测定吸光度,可求得出血浆 t-PA:A。

(2)组织型纤溶酶原激活物抗原(tissue plasminogen activator antigen,t-PA:Ag):ELISA 法。将受检血浆加入到包被有组织纤溶酶原激活物单克隆抗体(t-PA 抗体)的酶标板上,血浆中的 t-PA(抗原)与抗体发生反应,再加入过氧化物酶标记的 t-PA 抗体,形成抗体-抗原-酶标抗体复合物,再加入底物(邻苯二胺)显色后读取 A 值,显色深浅与 t-PA 的含量呈正相关,通过标准曲线计算求得 t-PA:Ag。

3. 参考范围 发色底物法:0.3~0.6U/ml;ELISA 法:1~12μg/L。

4. 应用评价 t-PA 增高可见于应激反应、剧烈运动、先天性增高及纤溶亢进时;减低往往见于高凝状态和血栓性疾病、口服避孕药、肥胖症等。t-PA 和 PAI 的检测除可了解纤溶系统激活状态,目前在动静脉血栓形成性疾病的诊断、预后和治疗评价中也被广泛应用。血浆 t-PA 测定的影响因素较多,血液标本采集时的状况(如压脉带的使用)、标本溶血等可影响 t-PA 活性测定,此外血浆中的其他抗体(如嗜异性抗体、类风湿因子)等可影响 t-PA 抗原的测定结果。检测前样本必须酸化处理,以抑制 PAI 的作用。由于不同厂家试剂盒及实验室所用的 t-PA 抗体相差较大,检测体系也不尽相同,因此实验室间检测结果差异较大,不同实验室应根据所使用方法建立各自的参考范围。

(三)血浆纤溶酶原活化抑制物活性及抗原测定

1. 原理　血浆纤溶酶原活化抑制物(plasminogen activator inhibitor,PAI)主要包括血管内皮细胞型 PAI,即 PAI-1 和胎盘型 PAI,即 PAI-2;健康人血浆中 PAI-2 含量极低,但在妊娠早期开始出现,随着妊娠而增高,产后迅速减少或消失,可能与妊娠高凝状态有关,在正常妊娠时调节纤溶活性中起重要作用。PAI-1 的含量较高,主要以 PAI-1 为主,正常情况下血浆只能检出 PAI-1。PAI 属于丝氨酸类蛋白酶抑制剂,可与 t-PA 或 u-PA 结合形成复合物而抑制它们的活性,还可抑制凝血酶、F X a、F XII a、激肽释放酶和 APC 的活性,在调控纤溶活性中起重要作用。

2. 方法

(1)纤溶酶原活化抑制剂活性(plasminogen activator inhibitor activity,PAI:A):发色底物法。向受检血浆中加入过量的 t-PA 和纤溶酶原(PLG),部分 t-PA 与血浆中的 PAI 形成 1:1 的无活性复合物;剩余的 t-PA 可激活 PLG,使其转化为纤溶酶(PL),PL 水解发色底物(S-2251)并释放出对硝基苯胺(PNA)而显色,显色的深浅与 PAI:A 呈负相关,在 405nm 波长下测定 PNA 的吸光度,可计算出血浆 PAI:A。

(2)纤溶酶原活化抑制物抗原(plasminogen activator inhibitor antigen,PAI:Ag):ELISA 法。将待测样品加入到包被有纤溶酶原激活物抑制物-1(PAI-1)单克隆抗体的酶标板上,样品中的 PAI-1(抗原)与抗体发生反应,再加入过氧化物酶标记的 PAI 抗体,形成抗体 - 抗原 - 酶标抗体复合物,再加入底物(邻苯二胺)显色后读取 A 值,显色深浅与 PAI-1 的含量呈正相关,通过标准曲线计算求得 PAI:Ag。

3. 参考范围　发色底物法:0.1~1.0 抑制单位/ml;ELISA 法:4~34ng/ml。

4. 应用评价　血浆中的 PAI 主要包括 PAI-1 和 PAI-2,前者含量较高,正常情况下主要检测血浆 PAI-1。PAI 释放有明显的昼夜节律性,早晨最高、下午最低。一般在上午 8~10 时采血较为适宜,而且采血前患者应休息 20 分钟以上,尽量减少 t-PA 释放,以免影响 PAI 测定。在正常情况下,PAI 和 t-PA 处于动态平衡,单独检测 PAI 的抗原含量或者活性意义不大,应与 t-PA 同时检测,且要注意观察 PAI 与 t-PA 比例,当这一对生理活性物质平衡失调将与许多出血性疾病及血栓性疾病的发生发展密切相关。标本检测须采用乏血小板血浆样本,否则会影响测定结果。PAI 的测定方法较多,而且缺乏标准化,不同实验室的报告方式和参考范围有显著不同,每个实验室应根据所使用方法建立各参考范围。

(四)血浆 α_2-抗纤溶酶活性及抗原测定

1. 原理　血浆 α_2-抗纤溶酶(α_2-antiplasmin, α_2-AP)是一种主要由肝脏合成的单链糖蛋白,正常血浆中水平约为 70mg/L,天然的 α_2-AP 半衰期约为 3 天。α_2-AP 是一种丝氨酸酶抑制物,在控制纤溶中起关键作用。人血浆中 α_2-AP 是主要的生理性纤溶酶抑制物,其作用机制是其 N 端的谷氨酰胺 2 与纤维蛋白 A 链 303 位上的赖氨酸结合,使 α_2-AP 与纤溶酶形成复合物,从而使纤溶酶灭活。

2. 方法

(1)α_2-抗纤溶酶活性(α_2-antiplasmin activity, α_2-AP:A):发色底物法。向待测血浆中加入过量的纤溶酶(PL),使其与 α_2-AP 形成无活性复合物,剩余的 PL 可作用于发色底物(S-2251)释放对硝基苯胺而显色,显色的深浅与 α_2-AP 呈负相关,在 405nm 波长下测定对硝基苯胺的吸光度,可计算出血浆 α_2-AP:A。

(2)α_2-抗纤溶酶抗原(α_2-antiplasmin antigen, α_2-AP:Ag):ELISA 法。将受检血浆加入包被有 α_2-抗纤溶酶单克隆抗体(α_2-AP 抗体)的酶标板上,血浆中的 α_2-AP 与抗体发生反应,加入过氧化物酶标记的 α_2-AP 抗体,形成抗体-抗原-酶标抗体复合物,再加入底物(邻苯二胺)显色后读取 A 值,显色深浅与 α_2-AP 的含量呈正相关,通过标准曲线计算求得 α_2-AP:Ag。

3. 参考范围　发色底物法:$(95.6 \pm 12.8)\%$;ELISA 法:(66.9 ± 15.4)mg/L。

4. 应用评价　血浆 α_2-AP 升高可见于妊娠、分娩后和月经期等生理变化,还可见于动脉与静脉血栓形成、恶性肿瘤等;血浆 α_2-AP 减低可见于遗传性 α_2-AP 缺陷症和获得性 α_2-AP 缺乏症,前者少见。血浆 α_2-AP 的含量通常较为恒定,α_2-AP 比纤溶酶原测定能更灵敏地反映纤溶活性。对于一些伤口愈合慢,出血时间延长,PT、APTT 正常的患者,可能是由于 α_2-AP 缺乏所致。血浆中的 α_2-抗纤溶酶存在游离型和与纤维蛋白(原)及纤溶酶原的结合型,具有活性的主要是结合型 α_2-抗纤溶酶。另外,ELISA 方法检测 α_2-抗纤溶酶含量受游离型和结合型的影响,故发色底物法活性测定要优于 ELISA 抗原检测。

（五）血浆纤溶酶－抗纤溶酶复合物测定

1. 原理　纤溶酶-抗纤溶酶复合物（PAP）是机体纤溶与抗纤溶物质相互结合的产物。PAP 标志着体内纤溶酶的生成和抗纤溶酶的消耗。在 PAP 形成的过程中，随着原肽键的断裂，新共价键的形成，分子构象的改变，呈现了新的抗原性。

2. 方法　将受检血浆加入到包被有纤溶酶－抗纤溶酶复合物抗体（PAP 抗体）的酶标板中，血浆中的 PAP 与抗体发生反应，加入过氧化物酶标记的 PAP 抗体，形成抗体－抗原－酶标抗体复合物，再加入底物（邻苯二胺）显色后读取 A 值，显色深浅与 PAP 的含量呈正相关，通过标准曲线计算求得 PAP 的含量。

3. 参考范围　ELISA 法：$0.12 \sim 0.70 \text{mg/L}$。

4. 应用评价　血浆 PAP 是反映体内纤溶实际水平较为敏感的标志物，优于血浆 α_2-AP，但由于耗时长、操作步骤多，不适于急性 DIC 的诊断应用。血浆 PAP 浓度增高，提示纤溶活性亢进，出血风险增加。临床一般用双抗体 ELISA 进行准确定量，也可用胶乳凝集试验半定量。不同包被抗体和酶标抗体特异性的差异可影响结果。各实验室应建立各自的参考范围。

（六）血浆纤维蛋白（原）降解产物测定

1. 原理　血浆纤维蛋白（原）降解产物（FDP）是纤维蛋白原（Fg）和纤维蛋白（Fb）被纤溶酶降解产物的总称。用抗纤维蛋白原 D 和 E 碎片的特异性抗体标记的乳胶悬液与受检血清混合，如血清中含有 FDP，尤其是 D 和 E 碎片时，抗体标记的乳胶颗粒在 FDP 介导下发生肉眼可见的凝集反应。根据乳胶的灵敏度和血清的稀释度可对 FDP 进行半定量。血浆 FDP 增高常见于 DIC、急性静脉血栓、原发性纤溶症、链激酶等溶栓治疗、急性心肌梗死、严重的肺炎、大手术后、恶性肿瘤和休克等。

2. 方法

（1）乳胶凝集法：将特异性抗纤维蛋白（原）D 和 E 片段抗体标记的胶乳颗粒与受检血清混合，如血清中含有纤维蛋白（原）降解产物（FDP），特别是 D 和 E 片段，可发生抗原抗体反应，导致胶乳颗粒凝集。

（2）乳胶增强散射比浊法：将 FDP 抗体包被在乳胶颗粒上，加入待测标本后，抗体会与标本中的 FDP 结合，形成 FDP 抗原抗体复合物的乳胶凝集颗粒，体积增大，根据散射光的变化计算出其含量。

（3）ELISA 法：将待测血清加入到包被有 FDP 抗体的酶标板上，如存在 FDP 即发生抗原抗体反应，再加入过氧化物酶标记的抗 FDP 抗体，形成抗体－抗原–酶标抗体复合物,再加入底物(邻苯二胺)显色后读取 A 值,显色深浅与 FDP 的含量呈正相关,通过标准曲线计算求得 FDP 的含量。

3. 参考范围 乳胶凝集法:阴性;乳胶增强散射比浊法:0～5μg/ml;ELISA 法:血清(28±17)mg/L。

4. 应用评价 血浆或血清 FDP 增高,间接反映纤溶活性亢进,可作为纤溶活性的筛查指标之一,具有较高的灵敏度。临床常用手工乳胶凝集法检测 FDP,该法较为简单,适合少量标本测定。ELISA 法可定量测定 FDP,血浆 FDP 增高常见于 DIC、急性静脉血栓、原发性纤溶症、链激酶等溶栓治疗、急性心肌梗死、严重的肺炎、大手术后、恶性肿瘤和休克等。

(七)血浆 D-二聚体测定

1. 原理 血浆 D-二聚体(D-dimer,D-D)是交联纤维蛋白经纤溶酶作用后的终末产物,机体发生凝血时,凝血酶作用于纤维蛋白,使其转变为交联纤维蛋白,同时纤溶系统被激活,降解交联纤维蛋白形成各种 FDP 碎片。由于 γ 链的交联,便产生了包含 γ 链相连的 2 个 D-片段,即形成 D-D 碎片,其水平的增高可反映体内继发纤溶活性增强,可作为高凝状态和纤溶亢进的分子标志物。

2. 方法

(1)乳胶凝集法:将标有 D-二聚体(DD)单克隆抗体的乳胶颗粒悬液与受检血浆混合,若血浆中的 D-二聚体含量高于 0.5mg/L,则会与乳胶颗粒上标记的单抗发生抗原抗体反应,则导致乳胶颗粒凝集。

(2)乳胶增强散射比浊法:将 D-二聚体抗体包被在乳胶颗粒上,加入待测标本后,抗体会与标本中的 D-二聚体结合,形成 D-二聚体抗原抗体复合物的乳胶凝集颗粒,体积增大,根据散射光的变化计算出其含量。

(3)ELISA 法:将受检血浆加入到包被有 D-二聚体单抗的酶标板中,血浆中的 D-二聚体会与抗体发生反应,加入过氧化物酶标记的 D-二聚体抗体,形成抗体–抗原–酶标抗体复合物,最后加入底物(邻苯二胺)显色后读取 A 值,显色的深浅与血浆中的 D-二聚体含量呈正相关,通过标准曲线计算求得 D-二聚体的含量。

3. 参考范围 乳胶凝集法:阴性;乳胶增强散射比浊法:0～256μg/L;ELISA 法:0～200μg/L。

4. 应用评价 D-D 是继发性纤溶亢进诊断的重要依据。在血栓形成、血栓溶解及有血块形成的出血过程中均呈阳性或升高,可作为溶栓治疗有效的观察指标。该试验敏感度高,但缺乏特异性。D-D 阴性是排除深静脉血栓形成和肺栓塞的重要试验。血浆 D-D 测定方法较多,常用胶乳颗粒凝集试验进行半定量。

乳胶凝集法是近年来开始应用的简便、快速定量方法,它与 ELISA 具有相似的灵敏度与特异性,在临床得到广泛使用;由于需要自动凝血仪进行检测,目前在一般基层实验室难以普及。虽然 ELISA 可准确定量 D-D,但操作步骤多、耗时长。

血液标本采集后应尽快送检,以免出现假阳性结果。不同测定方法检测血浆 D-D 的灵敏度有差别,其参考范围也不同。

(八)血浆纤维蛋白肽 Bβ1-42 与 Bβ15-42 测定

1. 原理   Fg 在 PL 的作用下产生降解产物是由 X、Y、D、E、Bβ1-42 和极附属物 A、B、C、H 碎片组成。而 Fb-I 在 PL 的作用下,先从其 Bβ 链上裂解出小肽 Bβ1-42,再从其 Aα 链裂解出 A、B、C、H 极附属物,最终形成 X′、Y′、D 和 E′。在 PL 的作用下 Fb-II 中 Bβ 链被裂解释放出肽 Bβ15-42,然后又从 Aα 链裂解出 A、B、C、H 极附属物,最终也降解为 X′、Y′、D 和 E′碎片。

2. 方法   蛋白质或多肽根据相对分子质量大小可在层析中进行有机相和无机相洗脱和分配,再与标准品对照,可确定受检血浆中多肽的位置和含量,用荧光物质衍生受检血浆则可提高检测敏感性。根据以上原理,先将血浆预处理后,再用高压液相色谱仪将血浆中不同的纤维蛋白多肽分离,并与标准品比较,从而测定纤维蛋白肽 Bβ1-42 和 Bβ15-42 的含量。

3. 参考范围   纤维蛋白肽 Bβ1-42:0.74 ~ 2.24nmol/L;纤维蛋白肽 Bβ15-42:(1.56 ± 1.20)nmol/L。

4. 应用评价   纤维蛋白肽 Bβ1-42 与 Bβ15-42 含量的检测是纤溶活性增强敏感的指标,如果同时检测血浆 D-二聚体的含量,则是诊断 DIC 特异的指标。血浆中纤维蛋白肽 Bβ1-42 与 Bβ15-42 含量增高见于高凝状态、血栓性疾病、DIC;纤维蛋白肽 Bβ1-42 增高见于原发性纤溶;Bβ15-42 增高见于继发性纤溶,依此鉴别原发性纤溶和继发性纤溶。

三、临床思路

血栓和出血性疾病与纤溶系统异常相关的实验室分析思路见图 4 - 5。纤溶因子的异常主要有以下几种。

(一)纤溶功能亢进引起的出血倾向

1. 获得性纤溶功能亢进

(1)富含纤溶酶原激活物器官,如子宫、卵巢、前列腺、心、脑、肺等脏器大手术或严重损伤时,可释放大量纤溶酶原激活物,引起纤溶亢进。

(2)某些恶性肿瘤(如白血病等)也可释放大量 t-PA 入血,引起纤溶亢进。

（3）肝脏功能严重障碍时,可因肝合成 PAI-1 减少及 t-PA 灭活减少而引起纤溶亢进。

（4）DIC 时可产生继发性纤溶亢进。

（5）溶栓疗法时,溶栓药物等可引起纤溶亢进,甚至出血。

2. 遗传性纤溶亢进　见于先天性 α_2-抗纤溶酶缺乏症和 PAI-1 缺乏症,有出血倾向,但临床上甚为罕见。

（二）纤溶功能降低与血栓形成倾向

1. 获得性血浆纤溶活性降低　常见于血栓前状态、动脉或静脉血栓形成性疾病、高脂血症、缺血性脑卒中及口服避孕药等。这类患者的血浆中多有 t-PA 降低及 PAI 增高等纤溶功能降低的变化,这一变化被认为可能与血栓形成密切相关。但血栓形成与纤溶功能降低之间的关系还有待进一步研究。

2. 遗传性纤溶低下

（1）PAI-1 基因多态性改变:已证明 PAI-1 基因型中 4G/4G 可高水平表达 PAI-1,与心肌梗死或血栓性疾病的发生可能有一定关系。

（2）先天性纤溶酶原异常症:纤溶酶原基因的突变可能与血栓形成倾向有关,患者血浆纤溶酶原可降低。

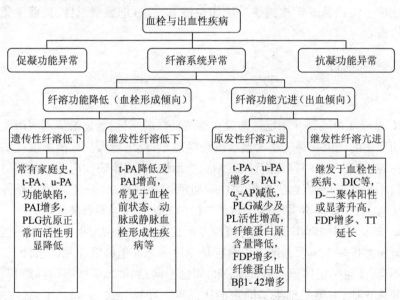

图 4 – 5　纤溶系统异常的实验室分析思路

第五节 血液流变学相关检验

一、概述

1951 年 Coply 首次把血液流变学从生物流变学中分离成为一门独立的学科。血液流变学主要是研究血液及其组成成分的流动性、变形性、聚集性的变化规律及其在临床疾病的诊断和治疗中作用的学科。

血液流变学检查包括全血黏度、全血还原黏度、血浆黏度、红细胞电泳时间、血小板电泳时间、纤维蛋白原测定、血沉及红细胞变形能力等 10 多项指标。主要是反映由于血液成分变化而带来的血液流动性、凝滞性和血液黏度的变化。在正常情况下,血液在外力(血压)的作用下,在血管内流动,并随着血管性状(血管壁情况和血管形状等)及血液成分(黏度)的变化而变化,维持正常的血液循环。当血液黏度变大时,血液流动性就变差,也就最容易发生脑血栓性疾病。反之,黏度较小,流动性较好。

临床上血液流变学检测主要应用血液黏度、红细胞变形性、血液聚集性三方面检查。

二、检验项目

(一)全血黏度测定

1. 原理 血液黏度测定是衡量血液流动性的指标,为血液流动时所受切变力与切变率的比值。黏度越大血液流动性越小,反之越大。血液黏度主要由血细胞比容(HCT)、红细胞聚集性、红细胞变形性、红细胞表面电荷、血浆黏度、纤维蛋白原含量、白细胞血小板流动性等血液内在因素决定;还与测量条件如温度、pH、渗透压、标本存放时间、抗凝剂、检测方法和仪器等有关。

2. 方法 目前常用于全血黏度测定的仪器主要有两大类:旋转式黏度计和毛细管黏度仪。毛细管黏度计法测定是利用一标准毛细管在相同条件下,液体黏度不同,流过一定体积的液体所需时间也不同,黏度越大所需时间越长,黏度与时间成正比,其测量结果是同水的比黏度。计算公式:$\eta = \eta_0 t/t_0$,式中 η_0 为水黏度,t_0 为流过时间;η 为待测液体黏度,t 为流过时间。

旋转式黏度计法是通过检测样品槽中锥体受力的大小来测定全血黏度。

样品槽旋转时会提供高(200^{s-1})、中(50^{s-1})、低(5^{s-1})三种切变率,加入样品槽中的血样越黏,通过血样传递给锥体的扭矩越大,从而检测高中低三种切变率下的全血黏度值。

3. 参考范围 由于血液黏度受各种因素的影响,即使应用通用的仪器和标准化的操作也难以获得一致的参考范围,所以不同实验室应有自己的参考范围。

(1)毛细管黏度计法:全血黏度 男(4.25 ± 0.41)mPa·s;女(3.65 ± 0.32)mPa·s;全血比黏度 男(7.764 ± 1.05)mPa·s;女(4.568 ± 1.60)mPa·s。

(2)旋转式黏度计法

230^{s-1}:男(4.53 ± 0.46)mPa·s;女:(4.22 ± 0.41)mPa·s。

11.5^{s-1}:男(9.31 ± 1.48)mPa·s;女:(8.37 ± 1.22)mPa·s。

200^{s-1}:男3.83~5.30 mPa·s;女:3.39~4.41 mPa·s。

50^{s-1}:男:4.94~6.99 mPa·s;女:4.16~5.62 mPa·s。

5^{s-1}:男:8.80~16.05 mPa·s;女:6.56~11.99 mPa·s。

4. 应用评价 全血黏度增高提示血细胞比容或血浆黏度增高,红细胞聚集性增高,红细胞变形能力或弹性差,血管壁硬化毛糙。增高常见于脑血管病、红细胞增多症、冠心病、糖尿病、高血压、慢性支气管炎、脉管炎、肺心病、结缔组织疾病活动期、镰状血红蛋白症、白血病等。

血液是非牛顿流体,血液的黏度随切变率的变化而改变,血液在毛细管中流动,距轴心不同半径处切变率不同,故管中各处黏度也就不同。用毛细管黏度计测量全血黏度,所得结果只是某种意义上的平均,得不出在某一特定切变率下的黏度。故用毛细管黏度计测全血黏度有其原则的局限性,或者可以这样理解:对牛顿流体来说,切应力与切变率之比是个常数,是线性关系,用解决线性关系的仪器去解决非线性问题,必然影响测试精密度,产生误差。

(二)血浆黏度测定

1. 原理 血浆中含有各种蛋白质、脂类和电解质,其中蛋白质对血浆黏度影响最大,这主要取决于蛋白质分子的大小、形状和浓度。纤维蛋白原对血浆黏度的影响最大,球蛋白次之,白蛋白最小。此外,蛋白质还通过与红细胞相互作用,引起红细胞聚集性增加和变形性降低,进而引起血液黏度升高。

2. 方法 血浆是牛顿液体,所以血浆黏度不受切变率的影响。用于血浆黏度测量的方法同全血黏度测定方法。将肝素(10~20U/ml)抗凝血以3000r/min离心后取血浆在黏度计上检测。

3. 参考范围　血浆黏度:男(1.76 ± 0.04)mPa·s;女(1.78 ± 0.06)mPa·s。

4. 应用评价　血浆黏度反映体内生物大分子(纤维蛋白原、球蛋白、血脂)对血细胞黏度的影响。增高见于脑血管病、巨球蛋白血症及白血病等。其他意义同全血黏度。

(三)红细胞聚集性测定

1. 原理　当红细胞聚集时,随着红细胞聚集体的形成及其比重的增加,红细胞沉降率明显加快。红细胞沉降率在一定程度上反映了红细胞的聚集性,但受血细胞比容、血浆黏度、红细胞表面电荷、温度以及血浆与细胞之间密度差等因素的影响。因此,以方程的形式表达血沉与血细胞比容的关系,利用血沉方程求出 K 值,由 K 值估计红细胞的聚集性。其正常参考值为男:$0 \sim 62.69$,女:$5.83 \sim 72$。

2. 方法　用温氏法测定血沉,通过离心法测定血细胞比容(HCT)。应用方程:血沉 $= K[Hct(lnH + 1)]$,求出 K 值。

3. 参考范围　K 值的均值为(53 ± 20)。

4. 方法评价　红细胞沉降率与血浆比重、黏度和红细胞间聚集力有关。血沉方程 K 值意义在于得出排除血细胞比容影响的血沉 K 值。K 值增加反映红细胞聚集性增加。K 值正常而血沉增快反映血细胞比容减低。血沉增快伴 K 值增大,提示血沉增快;血沉正常,而 K 值正常提示血沉正常;血沉正常而 K 值增大,提示血沉加快。

(四)红细胞变形性测定

1. 原理　红细胞占血液中有形元素总体积99%以上,占血液体积的40%~45%。红细胞的结构和功能是影响血液流动性和黏滞性的最主要因素。红细胞变形性是指红细胞能自由通过比其自身直径小的微血管的能力。红细胞变形性降低会导致全血黏度,特别是高切变率下全血表观黏度升高,加大血流阻力。红细胞变形能力由以下因素决定。

(1)红细胞膜的黏弹性,它主要受脂双层的组成与结构、膜骨架结构及其动态调节的影响。

(2)红细胞的几何特性取决于细胞表面 s 与体积 v 之比(s/v)。

(3)红细胞胞浆黏度主要受血红蛋白浓度影响。

2. 方法　有黏度检测法和微孔滤过法。

(1)黏度检测法:根据血液的表观黏度随切变率的增高而降低,高切变率下的表观黏度主要由红细胞的变形性决定。在相同血细胞比容、介质黏度和切变率时,表观黏度越低者红细胞的平均变形性越好。同此,通过测定血液在高切变率的表观黏度及相应的血浆黏度结合血细胞比容值可间接估计红细胞的平均变形性。

(2)微孔过滤法:根据测量红细胞通过滤膜上微孔(3~5μm)的能力来反映红细胞变形性。测定所用红细胞滤过仪主要由滤膜、负压发生系统和控温栏等部分组成。测量一定体积的悬浮液和介质流过滤膜所需的时间为 t_s 与 t_0。用滤过指数表示红细胞的变形性,滤过指数越高红细胞变形时应力与应变之间的关系越密切。

3. 参考区间 黏度检测法:$180^{s^{-1}} < 1.00$;微孔滤过法:全血滤过法(0.29 ± 0.1),红细胞悬浮液滤过法(0.98 ± 0.08)。

4. 方法评价 细胞易堵塞滤孔而影响检测结果,故样品中的白细胞应尽量少。血细胞比容应控制在 10% 左右。与心肌梗死、脑梗死及高血压等有关。

(五)红细胞表面电荷测定

1. 原理 正常红细胞表面带负电荷,互相排斥,保证红细胞互相不黏附聚集。如果红细胞表面电荷改变,红细胞聚集性就会改变,从而影响红细胞黏度。

2. 方法 红细胞电泳法。通过测量红细胞在电场中的泳动来反映红细胞表面电荷,进而研究红细胞的表面结构和功能。由于红细胞表面带有负电荷,因此,红细胞向正极移动,电泳速度与其表面负电荷的密度大小成正比。按下列公式计算:$EPM = \dfrac{v}{E}$,式中 EPM 为电泳泳动度,v 为细胞泳动速度,E 为电场强度。

3. 参考范围 14.6~18.2 秒。

4. 应用评价 红细胞电泳速度与介质的离子强度、电场强度、温度均有关。离子强度越大,电泳速度越慢。红细胞表面电荷减少或丧失,导致红细胞间的静电斥力减少,使红细胞聚集性增加,形成串联、堆集现象,血流减慢。

红细胞电泳时间越短则表明红细胞表面电荷越多,红细胞间越分散,聚集性减少;反之,若时间越长,反映其表面电荷越少,则红细胞越趋向聚集,使红细胞之间互成串状、堆状,使全血黏度增大。电泳时间延长见于脑血管病、冠心病、动脉硬化、高脂血症等。

(六)与血液流变学有关的其他检查

血细胞比容、纤维蛋白原、红细胞沉降率、血小板计数及功能等测定,可参见有关章节。

(七)注意事项

1. 采血与抗凝剂　采血方式不当可引起黏度测定误差。根据国际血液学标准化委员会的建议,压脉带压迫的时间应尽可能缩短,针头插入血管后应在压脉带松开5秒后开始抽血,抽血时用力不宜过猛,抗凝剂用肝素(10～20U/ml)或EDTA-Na$_2$(1.5g/L)为宜。为防止对血液的稀释作用,应采用固体抗凝剂,若采用液体抗凝,应提高抗凝剂的浓度,以减少加入液体的量。

2. 血样存放时间　采血后立即进行测试,在室温下存放时间过长,会引起测量结果偏高,最好于4小时内完成测试,若存于4℃冰箱可延长至12小时。血样不宜在0℃以下存放,在冷冻条件下红细胞会发生破裂。

3. 生命节律　研究指出,人体在24小时内血液黏度呈现规律性的变化。一般有两次高峰,分别在上午11:00时和晚上20:00时。进食会引起血细胞比容和血浆成分的变化。因此,采血时以清晨空腹为宜。

4. HCT　血液是血细胞在血浆中的悬浮液,其黏度受血浆和血细胞质与量的影响。为排除血浆黏度的影响,引入了相对黏度(η_r)的概念,它是血液黏度(η_b)与血浆黏度(η_p)的比值:$\eta_r = \eta_b/\eta_p$。血液黏度(η_b)与标准参照液(H_2O)黏度(ηH_2O)的比值,即 $\eta = \eta_b/\eta H_2O$。

红细胞是血液中最主要的有形成分,对血液黏度的影响最大,全血黏度随HCT的增加呈指数上升,为排除HCT变化对血液黏度的影响,引入了还原黏度的概念,它表示因红细胞单位比容的变化,引起的血液黏度的增加。全血还原

$$黏度(mPa \cdot s) = \frac{\eta_b - \eta_p}{\eta_p} \times \frac{1}{HCT}。$$

低切变率下,血液黏度主要受红细胞聚集的影响;高切变率下血液黏度主要受红细胞变形性的影响。因此,在低切变率情况还原黏度升高,表明红细胞聚集性增高,若高切变率下还原黏度升高,表明红细胞变形性减低。

5. 残留液　在测量每一血样后,在毛细血管内壁上会残留一薄层液体,它将会影响下一样品的黏度检测。需以第二血样冲洗,在实际测量中也可以加入过量的第二血样,使其沿先前流入的液体冲洗毛细管,带走残留层。

6. 表面张力　在毛细管黏度计中,无论在流体前端的凸液面,还是流体尾部的凹液面,都会由于液体表面张力而产生一种与驱动力方向相反的力(表面张力),从而影响黏度测量的结果。为减少表面张力的影响,故以采用较大口径的毛细管为好。

三、临床思路

临床和实验资料表明,血液流变学异常是出血性脑血管病和缺血性脑血管病共同的病理基础,并与其严重程度密切相关。

（一）高血压

原发性高血压患者全血黏度、血浆黏度、血细胞比容和纤维蛋白原升高。此外,在1/s切变率时的全血黏度与血压明显相关;血液流变学也与血管紧张素的水平相关;当血压降低后,血液黏度也随之降低。因此,在高血压患者由于红细胞变形性降低和全血黏度升高,导致血循环阻力增加,血流减慢,组织呈现血流灌注不足。

（二）动脉粥样硬化

动脉粥样硬化不仅与血管壁受损、脂质代谢紊乱和血液凝固性增强有关,而且与血液流变学也有关。血管弯曲会影响血液流动,或使血管内应力增加,导致血管内皮细胞受损、通透性增加、血液黏度增高、血液淤滞、纤维蛋白网形成、血管平滑肌增生和血小板激活等,有利于动脉粥样硬化的发生。

（三）心肌梗死和心绞痛

心肌梗死和心绞痛的红细胞聚集性增强、红细胞变形能力降低、白细胞数升高、白细胞滤过性降低、血浆黏度升高,血浆纤维蛋白原和球蛋白升高。心肌梗死后第一天,血液黏度即明显增高,持续几天后渐渐降低。

（四）脑梗死

脑血管病变尤其是脑梗死急性发作期的患者,全血黏度、血浆黏度和血细胞比容升高,细胞变形性减低,血小板自发性聚集率升高,纤维蛋白原的水平升高。

（五）肺心病

肺心病患者的血细胞比容升高,导致血黏度升高、血流阻力增大、组织血液灌注减少、组织缺氧,既可导致酸中毒,又可引起红细胞内黏度增加、红细胞变硬、红细胞变形能力降低。若伴感染,可使免疫球蛋白升高,加重血液流变学的改变。

（六）血液病

常见于镰状细胞贫血(HbS)、遗传性球形和(或)椭圆形红细胞增多症、血红蛋白病、红细胞增多症、血小板增多症等,都有特殊的血液流变学的异常,是血栓形成的重要因素之一。

与疾病相关的血液流变学检查的实验室分析思路见图4-6。

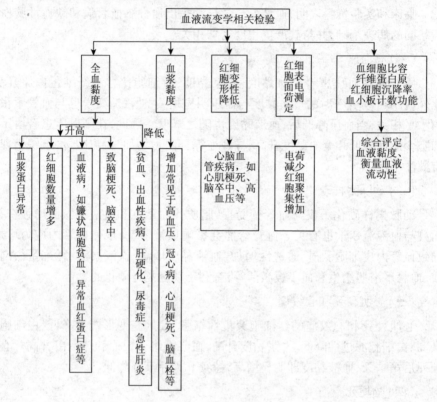

图4-6 血液流变学相关检查的实验室分析思路

（马海梅 司徒博 熊石龙 郑 磊）

参考文献

1. Marder VJ, Aird WC, Bennett JS, et al. Hemostasis and Thrombosis. 6th Edition. California, San Diego：Wolter Kluwer Health/Lippincott Williams & Wilkins, 2013.

2. Michiels JJ, Berneman Z, Gadisseur A, et al. Laboratory diagnosis and molecular basis of mild von Willebrand disease type 1. Acta Haematol,2009,121(2-3):85-97.

3. Castaman G. New development in von Willebrand disease. Curr Opin Hematol,2013,20

(5):424 – 429.

4. Kwaan HC. Role of plasma proteins in whole blood viscosity: a brief clinical review. Clin Hemorheol Microcirc,2010,44(3):167 – 176.

5. Dupire J, Socol M, Viallat A. Full dynamics of a red blood cell in shear flow. Proc Natl Acad Sci U S A, 2012.

第五章

常见红细胞疾病与检验

第一节 贫血概论

贫血(Anemia)是由于多种原因引起的外周血单位体积血红蛋白(Hb)浓度、红细胞计数(RBC)及血细胞比容(HCT)低于参考范围下限的一种症状。为全身循环红细胞总量减少,不能对周围组织充分供养的一种病理状态。

一、分类概述

根据临床表现不同,贫血分类方法也不同,如按照细胞形态学变化分类、按照骨髓增生程度分类、根据病因及发病机制不同进行分类。形态学分类法直观、简单,对贫血诊断有实用价值,但很难概括贫血的全貌。病因及发病机制分类有利于贫血的诊断和治疗,但对多种因素所致的贫血无法进行归类。

（一）细胞形态学分类

血液一般检查提供的平均红细胞容积(MCV)、平均红细胞血红蛋白量(MCH)、平均红细胞血红蛋白浓度(MCHC)和红细胞容积分布宽度(RDW)用于细胞形态学分类。

1. 根据 MCV、MCH 和 MCHC 分类 根据 MCV、MCH 和 MCHC 的变化,贫血被分为正常细胞性贫血、大细胞性贫血、单纯小细胞性贫血和小细胞低色素性贫血四类,见表 5-1。

表 5 - 1　根据 MCV、MCH 和 MCHC 对贫血进行形态学分类

类型	MCV/fl	MCH/pg	MCHC/(g/L)	疾病举例
正常细胞性贫血	正常	正常	正常	急性失血、再生障碍性贫血、溶血性贫血
大细胞性贫血	>100	>34	正常	巨幼细胞贫血
单纯小细胞性贫血	<80	<27	正常	慢性病性贫血
小细胞低色素性贫血	<80	<27	<320	缺铁性贫血、铁粒幼细胞贫血

2. 根据 MCV 和 RDW 分类　根据 MCV 和 RDW 的变化,贫血被分为正细胞均一性、大细胞均一性、小细胞均一性、正细胞不均一性、大细胞不均一性和小细胞不均一性六类,见表 5 - 2。

表 5 - 2　根据 MCV 和 RDW 对贫血进行形态学分类

类型	MCV/fl	RDW/%	疾病举例
正细胞均一性	正常	正常	急性失血、溶血性贫血
大细胞均一性	增高	正常	再生障碍性贫血、MDS
小细胞均一性	降低	正常	慢性病性贫血、轻型地中海贫血
正细胞不均一性	正常	增高	铁粒幼细胞性贫血
大细胞不均一性	增高	增高	巨幼细胞贫血
小细胞不均一性	降低	增高	缺铁性贫血

(二)骨髓增生程度分类

根据骨髓增生程度,贫血可分为增生性贫血和增生低下性贫血。

1. 增生性贫血　骨髓增生活跃或明显活跃,多见于溶血性贫血、失血性贫血、缺铁性贫血、巨幼细胞贫血等。

2. 增生低下性贫血　骨髓增生低下或重度低下,见于再生障碍性贫血、纯红细胞再生障碍等。

(三)病因和发病机制分类

根据病因和发病机制不同,贫血被分为红细胞生成减少、红细胞破坏增多和红细胞丢失过量三种,见表 5 - 3。

表5-3　根据贫血的病因和发病机制分类

类型	病因	常见疾病
红细胞生成减少	骨髓衰竭	再生障碍性贫血、范可尼贫血
	红系祖细胞增殖、分化障碍	纯红细胞再生障碍、慢性肾衰竭所致贫血(肾性贫血)
	无效造血	MDS、先天性红系造血异常性贫血
	骨髓受抑	放化疗后贫血
	骨髓浸润	血液恶性肿瘤、实体瘤骨髓转移所致贫血
	DNA合成障碍	叶酸和维生素B_{12}缺乏所致巨幼细胞贫血
	血红蛋白合成障碍	缺铁性贫血、原发性肺含铁血黄素沉着症、珠蛋白生成障碍性贫血
	红系造血调节异常	低氧亲和力血红蛋白病
	原因不明	慢性病性贫血、铁粒幼细胞性贫血
红细胞破坏增多溶血性贫血	红细胞内在异常先天性溶血性贫血	遗传性红细胞膜缺陷病(膜缺陷病):球形红细胞增多症、椭圆形红细胞增多症、靶形红细胞增多症、口形红细胞增多症
		先天性红细胞酶缺陷病(酶缺陷病):葡萄糖-6-磷酸脱氢酶缺陷病(G-6-PD)、丙酮酸激酶缺乏症
		血红蛋白异常病:珠蛋白生成障碍性贫血、异常血红蛋白病
	红细胞外在异常获得性溶血性贫血	自身免疫性:温抗体型自身免疫性溶血性贫血、冷凝集综合征;同种免疫性:新生儿溶血症、血型不合输血;药物免疫性:药物诱发性免疫溶血性贫血
		阵发性睡眠性血红蛋白尿症
		机械性:红细胞破碎综合征、心源性溶血性贫血
		物理性:烧伤所致溶血
		化学性:化学物质所致溶血
		生物性:微生物、动物毒素所致溶血
		脾功能亢进
		微血管病性溶血性贫血:弥散性血管内凝血(DIC)、溶血尿毒症综合征(HUS)
红细胞丢失过量	急性失血	消化道大出血、大量咯血、创伤、手术失血、内脏破裂、宫外孕
	慢性失血	月经过多、痔疮、慢性创面出血、疟疾、出血性疾病

二、相关实验室检查

实验室指标是诊断贫血的重要依据,包括反映外周血红细胞浓度变化的血液一般检查(血常规)、网织红细胞分析、外周血红细胞形态检查、骨髓细胞形态和病理检查、病因检查等。

(一)血常规

Hb、RBC、HCT、MCV、MCH、MCHC 和 RDW 是贫血诊断、判断贫血程度和形态学分类的首选指标。

1. 贫血诊断标准　成年男性 Hb 浓度 <120g/L,RBC 计数 <4.0×10^{12}/L,HCT <0.40;成年女性 Hb 浓度 <110g/L,RBC 计数 <3.5×10^{12}/L,HCT <0.35;孕妇 Hb 浓度 <100g/L,RBC 计数 <3.5×10^{12}/L,HCT <0.30。

2. 贫血程度分级　根据 Hb 浓度减低的程度分为 4 级,轻度贫血 Hb 浓度 >90g/L;中度贫血 Hb 浓度 60 ~90g/L;重度贫血 Hb 浓度 30 ~60g/L;极重度贫血 Hb 浓度 <30g/L。

(二)网织红细胞

主要指标有网织红细胞计数(Ret%)、网织红细胞绝对值(Ret 绝对值)、网织红细胞生成指数(reticulocyte production index,RPI)和网织红细胞血红蛋白含量(cellular hemoglobin reticulocyte,CHr)。

1. 鉴别贫血类型

(1)增生性贫血:网织红细胞增多,Ret% >3.0%,Ret 绝对值 >100×10^9/L,RPI >3.0,主要见于溶血性贫血。

(2)骨髓造血功能低下:网织红细胞减少,Ret% <0.5%,Ret 绝对值 <20×10^9/L,RPI <1.0,主要见于再生障碍性贫血。

2. 诊断铁缺乏　CHr 直接反映新生红细胞中 Hb 的合成水平,CHr 降低是诊断铁缺乏的一项早期、敏感指标。

3. 监测贫血治疗效果、骨髓移植的重建和放化疗后骨髓抑制等情况

(三)外周血红细胞形态检查

血涂片中的红细胞、白细胞、血小板的数量、大小和形态对贫血诊断提供了重要信息。红细胞数量的多少对生成减少性和破坏增多性贫血、红细胞体积的变化对大细胞性和小细胞性贫血、红细胞形态的异常对膜缺陷病和 Hb 异常病的诊断具有重要价值。泪滴状红细胞、细胞缗钱状形成和 Hb 在红细胞中的分布等,分别对骨髓纤维化、多发性骨髓瘤/冷凝集综合征和缺铁性贫血的诊断有

参考价值。

（四）骨髓细胞形态及病理检查

（1）根据骨髓增生情况，将贫血分为增生性贫血和增生低下性贫血，前者如溶血性贫血，后者如再生障碍性贫血等。

（2）根据骨髓细胞形态学和组织病理学是否异常，帮助诊断不同类型的贫血。例如，巨幼细胞贫血时，红系、粒系和巨核系三系细胞出现巨幼变；MDS 时，可见红系、粒系、巨核系三系细胞出现病态造血；急性白血病时，可见原始和（或）幼稚细胞增多；再生障碍性贫血时，三系造血细胞减少、非造血细胞增多。

（五）病因检查

贫血的诊断以查明贫血的性质和病因最为重要，除以上提到的实验室指标外，血清学指标如血清铁、血清铁蛋白、叶酸和维生素 B_{12} 水平、血红蛋白电泳、溶血相关实验、流式细胞术免疫分型、CD55 和 CD59 计数、免疫组化染色、骨髓铁染色、DNA 序列等对贫血的最后诊断非常重要，这将在本章以下各节针对不同疾病进行详细介绍。

三、项目评价

Hb、RBC 和 HCT 是贫血诊断和贫血程度划分的重要依据。外周血红细胞形态和 MCV、MCH、MCHC 和 RDW 是贫血形态学分类的依据。Ret%、Ret 绝对值、RPI 和 CHr 是骨髓造血功能的重要监测指标。细胞形态及病理检查是贫血诊断，以及与骨髓增生和骨髓病态造血相关性贫血进行鉴别诊断的直接依据。病因检查帮助贫血的确诊。

四、临床思路

贫血的诊断需要结合临床表现和实验室检查进行综合分析，首先要确诊是否为贫血，进一步对贫血的程度和类型进行诊断，最后要查明导致贫血的病因或疾病，图 5-1 总结了贫血诊断和分型的实验室分析思路。

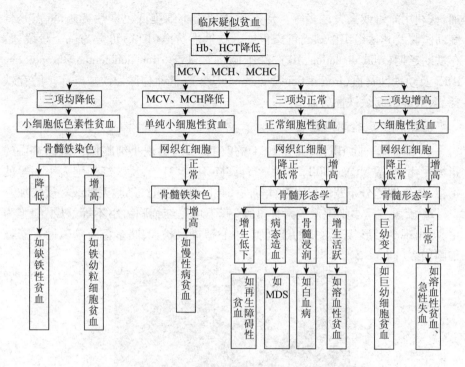

图 5-1 根据形态学特征对贫血进行分类诊断的思路

第二节 红细胞生成减少性贫血

红细胞生成起源于多能造血干细胞,红细胞生成素(EPO)作用于红系定向祖细胞,促进红细胞生成。红细胞生成不足或减少的病因和发病机制复杂多样,可以由于造血原料不足,或造血原料利用障碍,或骨髓造血本身出现衰竭,或造血干、祖细胞的异常等,有时是多因素叠加的结果。本节主要介绍缺铁性贫血、慢性病贫血、巨幼细胞贫血和再生障碍性贫血等。

一、缺铁性贫血

(一)概述

缺铁性贫血是体内储存铁缺乏,不能满足正常红细胞生成需要而发生的贫血,是临床上最常见的贫血。常见原因有铁摄入量不足、吸收量减少、需要量增加、铁利用障碍或丢失过多等。形态学表现为小细胞低色素性贫血,特点是骨髓、肝、脾及其他组织中缺乏可染色铁。缺铁性贫血(IDA)可分为三个阶段:贮存铁缺乏期(iron depletion,ID)、红细胞内铁缺乏(iron deficient erythropoiesis,IDE)及缺铁性贫血(iron deficient anemia,IDA),三者总称为铁缺乏症。贮存铁耗尽,最终引起缺铁性贫血。

(二)相关实验室检查

1. 血常规 除 Hb、RBC 和 HCT 的改变外,还出现小细胞低色素性贫血的指标变化,包括 MCV < 80fl,MCH < 27pg,MCHC < 31% ;反映红细胞大小不等的指标,如红细胞分布宽度(RDW)增加;CHr 降低,网织红细胞正常或轻度增加。

2. 血象 呈小细胞低色素性贫血,镜下可见红细胞大小不等,以小细胞为主,可出现少量形状不规则的红细胞,中心淡染区扩大,嗜多色及嗜碱性点彩红细胞增多(图 5 - 2)。

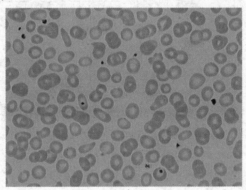

图 5 - 2　缺铁性贫血的外周血红细胞形态

3. 血清铁蛋白(ferritin in serum,SF) SF 降低, < 12μg/L 提示储铁耗尽, < 20μg/L 表示贮存铁缺少。

4. 铁代谢指标 血清铁(SI)降低, < 8.95μmol/L(50μg/dl);总铁结合力(TIBC)升高, > 64.44μmol/L(360μg/dl);转铁蛋白饱和度(TS)降低, < 15% 。

5. 骨髓铁染色 细胞内外铁均减少,尤以细胞外铁减少明显,显示骨髓小粒可染铁消失,铁粒幼红细胞 < 15% 。

6. 骨髓象 骨髓增生活跃,主要以红系增生为主,粒红比例降低。中幼红细胞比例增多,体积较正常减小,边缘不整齐,胞浆少,染色偏蓝,核固缩似晚幼红细胞,表现为"核老浆幼"的发育不平衡表现,粒系细胞和巨核细胞的数量和形态均正常。

7. 可溶性转铁蛋白受体(sTfR)测定 缺铁早期和红系造血增生时,血清sTfR 可增高。

8. 红细胞游离原卟啉(free erythrocyte protoporphyrin, FEP) 由于铁缺乏导致血红蛋白合成减少,造成红细胞内 FEP 蓄积,FEP 增高及 FEP/Hb 比值升高,反映了缺铁性红细胞生成增多。

9. 其他检查 为明确贫血病因,需要多次进行粪便的潜血和虫卵,尿常规,肝、肾功能及胃镜等多方面相关检查。

(三)项目评价

诊断缺铁的实验室指标较多,常采用多种指标联合检查以提高诊断准确率。其中,血清铁蛋白减低或骨髓铁染色显示细胞内外可染铁减少是诊断 IDA 的可靠指标,而单有血清铁减低不能诊断为缺铁。sTfR 是反映组织水平铁供应减少的一项指标,是提示缺铁性红细胞生成期的敏感指标。

(四)临床思路

根据病史、体检和实验室检查,缺铁并不难诊断,一旦诊断缺铁后,还应进一步查找病因和原发病。ID 主要表现为血清铁蛋白(SF)降低,其他指标变化不明显;IDE 除 SF 降低外,血清铁代谢也发生了异常,而 Hb 变化不明显;IDA 的 Hb 开始降低。缺铁性贫血需要与慢性病贫血、珠蛋白生成障碍性贫血和铁粒幼细胞性贫血进行鉴别,尤其是慢性病贫血(表 5-4)。实验室分析思路见图5-3。

表 5-4　缺铁性贫血与慢性病贫血的鉴别

贫血类型	SI	TIBC	TS	SF	骨髓铁
缺铁性贫血	↓	↑	↓	↓	缺如
慢性病贫血	↓	↓	正常或↓	↑	↑

二、慢性病贫血

(一)概述

慢性病贫血(anemia of chronic disease, ACD),也被称为"炎症性贫血"(anemia of inflammation, AI),为伴发于慢性感染、炎症及一些肿瘤的轻至中度的贫血,发病率仅次于缺铁性贫血,其特点是血清铁浓度降低、转铁蛋白水平正常或

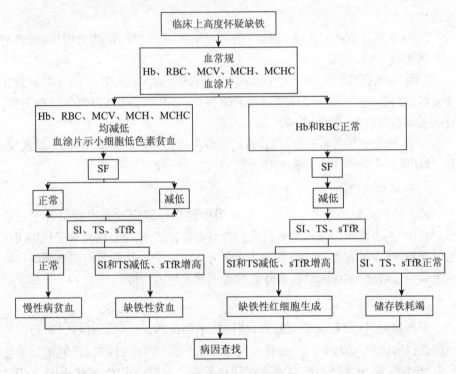

图 5 - 3　铁缺乏症的实验室分析思路

降低,铁蛋白水平正常或升高。ACD 的机制是铁的利用障碍,是由于细胞因子对红细胞生成抑制所致。原发病的有效治疗是纠正 ACD 的最主要手段,在原发病无法缓解的情况下,促红细胞生成素(erythropoietin,EPO)的治疗可部分纠正 ACD。

(二)相关的实验室检查

1. 红细胞及网织红细胞　　ACD 通常表现为轻至中度(血红蛋白浓度 70 ~ 110g/L)的正色素、正细胞性贫血,当疾病加重或者病程延长时可演变成小细胞低色素性贫血。网织红细胞绝对计数通常正常或者轻度升高。

2. 铁相关指标　　血清铁及总铁结合力降低、铁蛋白升高是 ACD 特征性表现。血清铁半衰期为 90 分钟,变化迅速,可在感染开始或者严重炎症反应数小时后出现。总铁结合力常常反映转铁蛋白水平,转铁蛋白水平半衰期 8 ~ 12天,变化较血清铁缓慢,在 ACD 中可正常或轻度降低。

血清铁蛋白水平反映铁储备,在 ACD 中升高、在缺铁性贫血(IDA)中降低,对鉴别两种疾病很有帮助。但是铁蛋白是一种急性反应蛋白,在炎症刺激后升高,受疾病状态影响较大,且长时间 ACD 的患者可出现铁储备下降,合并缺铁性贫血。可溶性转铁蛋白受体是转铁蛋白膜受体片段的分解产物,当铁供给减少时升高(IDA),而在 ACD 中因为合并炎症因子的负调节作用则正常或减少。可溶性转铁蛋白受体与铁蛋白对数值的比值对鉴别 ACD、IDA 及二者合并较铁蛋白的价值更大,比值小于 1 提示 ACD,比值大于 2 提示存在 IDA。

3. 骨髓铁染色 骨髓穿刺或者活检对诊断 ACD 很有帮助,但很少作为常规检查手段。总的来说,除相关原发病骨髓受累外,骨髓细胞形态学多正常。而铁染色的铁分布对鉴别 IDA 则有帮助。IDA 中铁粒幼细胞及巨噬细胞内均缺铁,而 ACD 中铁粒幼细胞数量减少,但巨噬细胞内铁粒增多。尽管铁染色可作为鉴别 ACD 及 IDA 的金标准,但临床上因铁蛋白测定的便利性,骨髓穿刺属有创检查,这使铁染色很少作为常规检查手段。

4. EPO 测定 ACD 需根据贫血的严重程度来决定是否测量 EPO 浓度。血红蛋白水平在 100g/L 以下才需要监测 EPO 水平,因为在此之上 EPO 有一定的代偿范围。EPO 水平可作为 ACD 治疗疗效的参考标准。

5. 铁调素(hepcidin)测定 尿铁调素含量在 ACD 中明显高于健康人或 IDA 患者,可有效地将二者鉴别。血清铁调素浓度对二者鉴别意义不大。

(三)项目评价

临床上见到在慢性疾病基础上,出现以下实验室特征:①正细胞正色素性贫血,或小细胞低色素性贫血,但 MCV 很少小于 72fl;②网织红细胞正常;③骨髓铁染色提示铁粒幼细胞减少,巨噬细胞内铁粒增多;④红细胞游离原卟啉增多;⑤血清铁及总铁结合力均降低,转铁蛋白饱和度正常或稍低,⑥血清铁蛋白升高,可考虑存在 ACD。其中铁蛋白升高,可以与 IDA 鉴别,转铁蛋白饱和度正常或稍低,可以与血色病鉴别。

(四)临床思路

在慢性疾病基础上,出现小细胞或正色素性贫血,血清铁降低,而铁蛋白升高,应考虑 ACD。但需除外慢性病患者可能存在的其他原因导致的贫血。

1. 在感染、炎症及肿瘤患者中,药物可导致骨髓抑制,或者诱发溶血性贫血 当骨髓被细胞毒药物抑制或者非特异性毒性反应时,血清铁升高、网织红细胞计数降低。溶血性贫血时网织红细胞、非结合胆红素及 LDH 升高,血清结合珠蛋白降低。

2. 慢性失血导致铁储备丢失、血清铁降低、铁蛋白降低但转铁蛋白升高 尽管 ACD 铁蛋白多升高,但合并慢性失血时铁蛋白可降低,需积极发现出血部位,如是否静脉抽血过多(医源性)或月经失血等。多次检查粪便潜血以除外消化道出血。当发现出血部位时口服或者静脉补铁治疗有效,可证实为 ACD 合并 IDA。

3. 肾功能不全导致的 EPO 缺乏性贫血 尿毒症患者中血清铁水平正常或升高,但同时血肌酐也升高可明确诊断。肾衰竭导致的炎症状态可合并出现 ACD 对 EPO 治疗抵抗,炎症状态时 ESR 及 CRP 升高。

4. 骨髓中肿瘤细胞浸润导致的贫血 贫血可在恶性肿瘤,尤其在恶性淋巴瘤病情进展中出现,并可有血清铁正常或升高。骨髓受累时血涂片通常发现异常红细胞、泪滴状红细胞、幼红细胞及不成熟髓系细胞,骨髓涂片可确定诊断。但骨髓受累时多伴随有 ACD。

5. 轻微的地中海贫血 是某些地区贫血常见的原因,可与 ACD 相混淆。地中海贫血时小红细胞数目增多且持续终身,且贫血严重程度常常超过 ACD。

6. 稀释性贫血 妊娠及严重血浆蛋白增多的疾病(如高球蛋白血症、多发性骨髓瘤等)中可出现稀释性贫血。

三、巨幼细胞贫血

(一)概述

巨幼细胞贫血是由于细胞 DNA 合成障碍引起的贫血。特征是出现巨幼细胞,其为这组疾病标准的形态学特征,巨幼细胞体积增大,含较多细胞质,由于在细胞分化时染色质聚集浓缩较正常为慢,细胞核和细胞质发育不平衡,细胞质发育较成熟,血红蛋白充盈,而细胞核较幼稚,这种特殊形态改变称为"巨幼变"。常表现为全血细胞减少。其原因为缺乏叶酸或钴胺素(维生素 B_{12})所致。叶酸缺乏常由营养不良所致,也可见于酗酒、超高营养疗法及血液透析的患者,以及热带和非热带口炎性腹泻患者。钴胺素缺乏的常见原因是恶性贫血,是由于内因子缺乏,肠道不能吸收维生素 B_{12} 而造成的巨幼细胞贫血。分普通成人型和遗传型。在普通成人型,内因子缺乏的原因是由于消化道黏膜萎缩,内因子分泌减少,多数患者可有内因子抗体,故与免疫有关。遗传型为幼年起病,胃肠黏膜正常,胃酸分泌正常,只有内因子分泌障碍,其家族中可有同样的内因子缺乏患者。临床表现与维生素 B_{12} 缺乏的巨幼细胞贫血相同,常伴神经系统症状。钴胺素缺乏的另一个原因还包括胃切除、末端回肠疾患或切除及长期素食者。

（二）相关实验室检查

1. 血细胞　所有细胞系均可受累。Hb、RBC 和 HCT 变化提示贫血，为大细胞正色素性贫血的变化指标，平均红细胞体积 MCV≥100～150fl，网织红细胞正常或轻度增加，血象往往呈现全血减少，中性粒细胞及血小板均可减少，但程度轻于贫血的改变。血涂片可见多数红细胞呈大卵圆形。严重病例，可见碱性点彩和核的残留物（Howell-Jolly 小体），Cabor 环。中性粒细胞核分叶过多。可有 5 叶或 6 叶以上分叶（图 5－4），这种情况在正常中性粒细胞是不可能存在的。血小板分布宽度增大，偶可见大血小板。

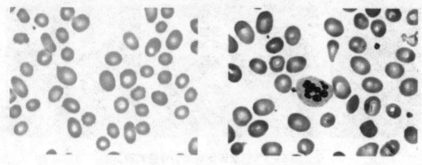

图 5－4　巨幼细胞性贫血的外周血涂片检查

2. 骨髓　增生活跃或明显活跃，伴有明显的巨幼细胞样改变，尤其红系细胞增生明显增多，粒系与红系前体细胞之比（粒红比，M/E）降至 1∶1 或更低。红系可见大量巨幼样红细胞，其胞体大，胞质较胞核成熟，呈"老浆幼核"，核染色质呈分散的颗粒状浓缩。粒细胞系统及巨核细胞系统也有巨幼样改变，以晚幼和杆状核粒细胞更为明显（图 5－5）。

3. 血生化改变　血浆胆红素、血清铁、转铁蛋白水平常有不同程度增高。血清 LDH 明显增高。谷丙转氨酶正常，红细胞生成素水平增高，但增高的水平较其他类型贫血为低，还可观察到，增高的红细胞生成素水平在治疗一天内急剧下降，此时血细胞比容尚无任何改变。

4. 血清叶酸水平降低，小于 6.81nmol/L（3ng/ml），参考范围为 5.1～45.4nmol/L（2.5～20ng/ml）。红细胞叶酸降低，<227nmol/L（100 ng/ml）。维生素 B_{12} 水平降低，小于 111pmol/L（140pg/ml），参考范围为 148～664pmol/L（200～900pg/ml）。

5. 内因子抗体的检测　在恶性贫血患者的血清中，内因子阻断抗体的检出

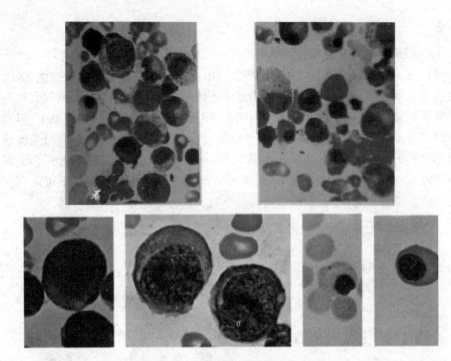

图 5 – 5　巨幼细胞贫血的骨髓表现

率在 50% 以上,故为明确维生素 B_{12} 缺乏的原因,还可行内因子抗体的检测,为恶性贫血的筛选方法之一。

6. 血清高半胱氨酸和甲基丙二酸水平测定　用以诊断和鉴别叶酸及维生素 B_{12} 缺乏。血清高半胱氨酸水平(参考范围 5 ~ 16μmol/L)在叶酸及维生素 B_{12} 缺乏时均升高,可达 50 ~ 70μmol/L,而血甲基丙二酸升高(参考范围 70 ~ 270nmol/L)仅见于维生素 B_{12} 缺乏,水平可达 3500 nmol/L。

7. 维生素 B_{12} 吸收试验(Schilling 试验)　用于判断维生素 B_{12} 缺乏的原因是由于内因子缺乏所致还是其他因素影响。

(三)项目评价

巨幼细胞样改变的血象应注意几个方面,如同时存在缺铁或地中海性贫血、慢性炎症,可能掩盖其大细胞性贫血的改变。轻度具有大细胞性改变的贫血有可能是巨幼细胞贫血的早期改变。

大细胞还可发生于不伴巨幼细胞贫血的酗酒者和甲状腺功能减退、再生障碍性贫血、骨髓增生异常综合征、妊娠、溶血性贫血等疾病中,但此情况下 MCV

很少超过 110fl。

由于血清叶酸和维生素 B_{12} 水平易受近期摄入量多少的影响,又由于部分健康人可有血清维生素 B_{12} 低于 200pg/ml,另外叶酸和维生素 B_{12} 的作用均在细胞内而非血浆中,巨幼细胞贫血患者中也有血清叶酸及维生素 B_{12} 水平正常的,故此项检查结果仅对诊断提供一定参考,单纯血清叶酸及维生素 B_{12} 测定不能确定叶酸及维生素 B_{12} 缺乏。

萎缩性胃炎患者也可能出现内因子抗体阳性,故不能仅以内因子抗体阳性诊断维生素 B_{12} 缺乏或恶性贫血,需综合考虑血象、生化、胃镜等各项指标。

(四)临床思路

在了解病史的同时,血象呈大细胞贫血、粒细胞分叶过多就考虑巨幼细胞贫血的可能,骨髓出现典型的巨幼型改变就能确定诊断,为进一步明确是叶酸缺乏还是维生素 B_{12} 缺乏需进一步行血清叶酸及维生素 B_{12} 水平测定。

四、再生障碍性贫血

(一)概述

再生障碍性贫血(aplastic anemia,AA),是指由化学、物理、生物因素或不明原因引起的骨髓造血功能衰竭,以骨髓造血细胞增生减低和外周血全血细胞减少为特征,骨髓无异常细胞浸润和网状纤维增多,临床以贫血、出血和感染为主要表现。再生障碍性贫血也简称再障。再障分为遗传性和后天获得性(原发性再障)。后天获得性再障大多与免疫异常,对自身造血干细胞攻击有关,免疫抑制剂或骨髓移植是治疗后天获得性再障的主要手段。

(二)相关实验室检查

1. 血象 呈全血细胞减少,少数病例早期可仅有 1 系或 2 系细胞减少。贫血可为正细胞正色素性贫血;不少患者 MCV 在正常上限,或呈大细胞性贫血,但 MCV 大多小于 110fl。网织红细胞绝对值减少,急性再障网织红细胞比例小于 1%。白细胞数量减少,其中中性粒细胞减少尤明显,急性再障均低于 $0.5 \times 10^9/L$。淋巴细胞数量相对增多,比例增加。血小板不仅数量少,而且形态较小,可致出血时延长,血管脆性增加,血块回缩不良。急性再障血小板常低于 $20 \times 10^9/L$。外周血细胞涂片可见白细胞和血小板数量减少,白细胞以淋巴细胞为主,有时可见中性粒细胞胞质中毒颗粒;红细胞和血小板形态无明显异常。

2. 免疫功能检测 包括 T 细胞亚群,HLA-DR 等细胞免疫功能检测,以明确患者的免疫功能状态。

3. 溶血相关试验　酸溶血试验、糖水试验、蛇毒因子溶血试验;流式细胞仪测外周血红细胞和中性粒细胞 CD59、CD55,粒细胞 Flaer 等除外阵发性睡眠性血红蛋白尿症(paroxysmal nocturnal hemoglobinuria,PNH)或 AA/PNH 综合征。

4. 血清叶酸和维生素 B_{12} 浓度测定　除外巨幼细胞贫血。

5. 病毒检测　包括甲型肝炎病毒、乙型肝炎病毒、丙型肝炎病毒、EB 病毒、人类免疫缺陷病毒(human immunodeficiency virus,HIV)、巨细胞病毒和微小病毒 B19 等。

6. 免疫指标筛查　除外免疫性疾病。

7. 铁代谢　再障患者如果存在输血依赖,则出现血清转铁蛋白饱和度增加,铁蛋白增高,导致骨髓细胞内外铁和肝脾、心脏等脏器储存铁均增加,出现铁过载。

8. 骨髓象　骨髓细胞形态学分析是再生障碍性贫血最重要的检查之一,仔细进行骨髓细胞形态学分析,可对大多数由血液系统疾病导致的全血细胞减少患者做出明确诊断或提供重要线索。再障患者骨髓可呈油状或稀水样,抽吸顺利。若骨髓干抽提示可能不是再障,需注意骨髓纤维化和其他恶性血液病及骨髓转移瘤等。

再障骨髓涂片肉眼观察可见油滴增多。镜检骨髓小粒空虚,造血细胞减少,多呈非造血细胞支架,非造血细胞常超过 50%。再障多部位骨髓增生减低(至少应检查 2 个以上部位),三系造血细胞明显减少,非造血细胞包括淋巴细胞、浆细胞、肥大细胞和网状细胞增多,巨核细胞明显减少或缺如。急性再障骨髓有核细胞减少多更为明显,甚至胸骨骨髓增生也重度减低,残存细胞多为淋巴细胞和其他非造血细胞。慢性再障与急性再障骨髓改变相似,多数病例骨髓增生减低,三系造血细胞减少,其中幼稚红细胞及巨核细胞减少更明显,非造血细胞增加,比例大于 50%。慢性再障骨髓可有散在增生灶,如穿刺遇增生灶,骨髓可增生活跃,呈红系代偿性增生,但成熟停滞在较晚阶段,因晚幼红脱核障碍而出现较多炭核晚幼红。尽管增生活跃甚至明显活跃,慢性再障骨髓巨核细胞数量仍是减少的。

再障骨髓幼红细胞可表现形态异常,主要为轻度的巨幼样改变、核质发育不平衡和退行性改变等。再障红系发育异常形态学改变不似在 MDS 那样明显,并且未经治疗的再障骨髓极少有粒系和巨核细胞形态异常。

9. 骨髓活检　所有再障患者均应进行骨髓活组织检查以评价骨髓造血面积,活检标本至少应 1cm 长,取材不理想者须重取。再障骨髓组织呈黄白色,增生减低,主要为脂肪细胞、淋巴细胞和其他非造血细胞。上述细胞比例大于

50%,并可见骨髓间质水肿和出血。正常骨髓造血随年龄增大而逐渐减少,正常儿童和年轻人髂骨活检标本 80%(60% ~ 100%)为造血骨髓,而老年人仅30%。因此,评价骨髓造血面积时必须考虑年龄因素的影响,在儿童和老年人尤其如此。一般将 30% 作为正常成人骨髓造血面积下限。

10. 造血祖细胞培养　部分粒、单核系集落形成单位(colony forming unit-granulocyte macrophage,CFU-GM)、红系集落形成单位(erythroid colony forming unit,CFU-E)、爆式红系集落形成单位(burst forming unit erythroid,BFU-E)及巨核系集落形成单位(colony forming unit-megakaryocyte,CFU-Meg)均减少。部分急性再障成纤维祖细胞集落形成单位(colony forming unit-fibroblastic,CFU-F)亦减少,慢性再障半数正常,半数减少。

11. 遗传学检查　用来鉴别再障和低增生 MDS。再障很少出现细胞遗传学异常,而 MDS 中细胞遗传学异常较为常见,如果出现特征性细胞遗传学异常,如 − Y、+ 8 或 20q − 等,考虑拟诊 MDS。

年龄 40 岁以下者可以检测胎儿血红蛋白百分率(the percentage of fetal he-moglobin,HbF%)、外周血细胞染色体断裂分析、端粒酶基因突变和端粒长度,以除外 Fanconi 贫血、先天性角化不良等遗传性骨髓衰竭疾病。

12. 核素骨髓扫描　用同位素标记骨髓造血组织或骨髓间质,可全面估计造血组织分布和骨髓受损程度。急性再障正常造血部位明显减少,慢性再障正常造血部位减少,常可见局部代偿造血,可用来评估全身的造血情况。

附:再生障碍性贫血的分型标准

1. 重型再生障碍性贫血(SAA)

(1)骨髓细胞增生程度 < 正常的 25%;如 < 正常的 50%,则造血细胞应 < 30%;

(2)符合以下 3 项中至少 2 项:①中性粒细胞 < 0.5×10^9/L;②血小板 < 20×10^9/L;③网织红细胞 < 20×10^9/L。

2. 极重型再生障碍性贫血(VSAA)　①符合 SAA 标准;②中性粒细胞 < 0.2×10^9/L。

3. 非重型再生障碍性贫血(NSAA)　不符合 VSAA,也不符合 SAA 的再生障碍性贫血。非重型再障病程中如病情变化,临床表现、血象及骨髓象与重型再障相同,称重型再障Ⅱ型(SAAⅡ)。

(三)项目评价

临床上见到 1 系以上血细胞减少,伴网织红细胞减少,淋巴细胞比例相对增多的正细胞正色素性贫血,需考虑再生障碍性贫血的可能。可建议进行骨髓涂片检查和骨髓活检检查。骨髓涂片发现至少一个部位增生减低或重度减低(如增生活跃,需有巨核细胞明显减少及淋巴细胞相对增多),骨髓非造血细胞增多;骨髓活检显示造血组织减少,脂肪组织增加,则高度提示再生障碍性贫血的可能。还需除外其他引起全血细胞减少的疾病,如先天性骨髓衰竭疾病、PNH、MDS、自身抗体介导的全血细胞减少、急性造血功能停滞、骨髓纤维化、急性白血病、恶性组织细胞病等,可以行相应检查以诊断或排除。根据以上标准诊断为再障后,再进一步分为重型和普通型。

(四)临床思路

全血细胞减少的诊断和鉴别诊断是实验室常常需要面对的问题。可以先从细胞大小进行判断:大细胞性贫血常常见于巨幼细胞贫血,且 MCV 值往往超过110fl;MDS 也可出现大细胞性贫血,但 MCV 值往往不及巨幼细胞贫血,网织红细胞可以正常、增高或减低;大细胞贫血还可见于溶血性贫血,溶血性贫血往往合并网织红细胞计数增高,生化检查中胆红素升高,以间接胆红素为主,如果为血管内溶血,常常合并 LDH 升高。当然部分再生障碍性贫血也可以细胞偏大。小细胞低色素性贫血需与缺铁性贫血、铁粒幼细胞性贫血、慢性病贫血等进行鉴别。正细胞正色素性贫血需考虑的疾病较多,几乎涵盖了各种血液系统疾病和非血液系统疾病的血液学表现。

需与再生障碍性贫血进行鉴别的主要疾病有以下几种。

1. 阵发性睡眠性血红蛋白尿症(PNH) 临床上 AA 与 PNH 不发作型鉴别较困难。但实验室检查患者往往网织红细胞绝对值明显增高,细胞体积偏大,生化检查间接胆红素、乳酸脱氢酶升高;含铁血黄素尿试验(Ruos)可阳性,酸化血清溶血试验(Ham)和蛇毒试验(CoF)多阳性。骨髓多增生活跃,粒、红比倒置,幼红细胞增生较明显。流式细胞术 GPI 锚联蛋白缺失细胞比例增多,能快速、准确地将二者区分开来。

2. 骨髓增生异常综合征(MDS) AA 与 MDS 中的难治性贫血鉴别较困难。但该病以病态造血为特征,外周血常显示红细胞大小不均,易见巨大红细胞及有核红细胞和单核细胞增多,可见幼稚粒细胞和畸形血小板。骨髓增生多活跃,有 2 系或 3 系病态造血,巨幼样及多核红细胞较常见,中幼粒增多,核质发育不平衡,可见核异常或分叶过多。巨核细胞不少,淋巴样小巨核多见,免疫组化显示有核红细胞糖原反应(PAS)阳性,环状铁粒幼细胞增多,小巨核酶标阳性。进一步可依据骨髓活检,干/祖细胞培养、染色体和癌基因等检查加以鉴别。

3. 急性造血功能停滞 常由感染和药物引起,儿童与营养不良有关。起病多伴高热,贫血重,进展快,多误诊为急性再障。急性造血功能停滞的下列特点有助于鉴别:①贫血重,网织红细胞可为 0,伴粒细胞减少,但血小板减少多不明显,出血较轻;②骨髓增生多活跃,2 系或 3 系减少,但以红系减少为著,片尾可见巨大原始红细胞;③病情有自限性,不需特殊治疗,2～6 周可恢复。

4. 骨髓纤维化(MF)　慢性病例常有脾大,外周血可见幼稚粒细胞和有核红细胞,骨髓穿刺多次干抽,骨髓活检显示胶原纤维和(或)网状纤维明显增生。

5. 急性白血病(AL)　特别是低增生性急性白血病可呈慢性过程,肝、脾和淋巴结肿大,外周血全血细胞减少,骨髓增生减低,易与再障混淆。应仔细观察血象及多部位骨髓象,可发现原始粒、单或原始淋巴细胞明显增多。骨髓活检也有助于明确诊断。

6. 恶性淋巴瘤　常伴有非感染性高热,进行性衰竭,肝、脾和淋巴结肿大,黄疸和出血较重,也可外周血全血细胞明显减少,骨髓细胞增生减低,常有噬血细胞现象。仔细查体、多部位骨髓检查和淋巴细胞免疫表型检测,以及免疫球蛋白重链基因重排/T 细胞受体基因重排检测,常有助于淋巴瘤诊断。

7. 其他需除外的疾病　毛细胞白血病、儿童急性淋巴细胞白血病前期、长时间饥饿和厌食症、结核病、骨髓转移癌和脾功能亢进等。

五、纯红细胞再生障碍性贫血

(一)概述

纯红细胞再生障碍性贫血(纯红再障,PRCA)是一种以正细胞正色素贫血、网织红细胞减低和骨髓幼红细胞显著减少或缺如为特征的综合征。可分为先天性和后天获得性两大类,后者的发病原因常由于胸腺瘤、病毒、感染、淋巴系统增殖性疾病及药物等所诱发;有些病例原因不明,多与免疫有关。贫血是唯一的症状和体征。治疗包括红细胞输注支持、免疫抑制治疗和原发病治疗等。

(二)相关实验室检查

PRCA 诊断主要依据血液学检查。凡单纯贫血、网织红细胞减少和病史不支持营养性贫血者均应疑诊 PRCA,需进一步骨髓细胞学检查以诊断或排除。

PRCA 外周血呈正细胞正色素性贫血,网织红细胞绝对值减少。白细胞分类计数正常,偶可出现轻度白细胞减少、淋巴细胞增多或嗜酸性粒细胞增多。血小板计数正常,也可轻度减少或反应性增高。

PRCA 特征性骨髓表现为幼红细胞明显减少,甚至完全缺如,但粒系细胞和巨核细胞不减少,偶有嗜酸性粒细胞增多,各系细胞形态无明显异常。在活动性微小病毒 B19 感染患者骨髓中有时可发现体积大、胞质有空泡的原始红细胞。

诊断明确后尚需评价 PRCA 可能的原因,包括:仔细询问病史,尤其近期用药史和感染病史;肝、肾功能;自身抗体检测,包括抗核抗体和抗 EPO 抗体等;骨髓造血细胞遗传学分析;T 细胞受体(TCR)基因重排;外周血流式细胞术检测 CD2、CD3、CD4、CD5、CD8、CDl6、CD56 和 CD57;病毒学检测,包括微小病毒 B19 DNA;CT 或 MRI 检查除外胸腺瘤或其他淋巴瘤。

(三)项目评价

单纯红细胞减少、正细胞正色素性贫血伴网织红细胞减少需考虑本病。骨髓涂片及骨髓活检可协助明确诊断,还需除外其他相关的疾病,并积极寻找可能的病因。

(四)临床思路

实验室见到伴网织红细胞减少的单纯性贫血可考虑 PRCA 的可能。在成人,原发性 PRCA 主要应与以 PRCA 为初始表现的 MDS 相鉴别。表现为 PRCA 的 MDS 有以下表现,可用于鉴别:网织红细胞通常 >1%,平均红细胞体积轻度增大,仔细分析外周血涂片可能发现单核细胞增多、Pelger-Hüet 畸形;骨髓幼红细胞减少,但很少小于 5%,且通常表现巨幼样变特征,可有粒系和巨核细胞形态改变,粒系细胞核左移,原始细胞增多,单圆核巨核细胞或小巨核细胞增多;骨髓造血细胞染色体核型可异常。对于免疫抑制治疗无反应的原发性 PRCA,应特别注意复查以除外 MDS。

Diamond-Blackfan 贫血是一组少见的遗传性疾病,又称先天性纯红细胞再生障碍性贫血,呈常染色体显性遗传。具有以下特点:①出生 1 岁内即出现大细胞性(或正细胞性)正色素性贫血;②网织红细胞数减少;③骨髓增生活跃,伴选择性红系前体细胞明显减少;④白细胞数正常或稍降低;⑤血小板数正常或稍增高;⑥胎儿血红蛋白(HbF)和红细胞中腺苷脱氨酶活性的明显升高等。应注意与一过性红系造血不良(TEC)相鉴别,后者是一种微小病毒 B19 感染引起的获得性的短期的红细胞生成不良,多数有感染病史,是一过性自身免疫介导的疾病,具有自限性,多发生在 1 岁以后,无阳性家族史及畸形,于发病后 4~8 周恢复,预后良好。临床诊断后,需要进行突变基因分析进一步确诊。

六、先天性红细胞生成异常性贫血

(一)概述

先天性红细胞生成异常性贫血(congenital dyerythropoietic anemia,CDA)是

一种很少见的以红细胞系无效造血为特征的遗传性疾病。其临床特点为慢性、难治性轻或重度贫血,伴持续或间断性黄疸,骨髓表现为红细胞系无效造血、多核、核碎裂和其他形态异常。根据幼红细胞形态和血清学检查将其分为3个主要亚型(Ⅰ、Ⅱ和Ⅲ型)和几个少见组,三个主要亚型的致病基因均已在染色体中定位。

(二)相关实验室检查

1. 外周血 不同程度的血红蛋白减少,网织红细胞计数正常或稍高,白细胞及血小板正常。红细胞形态异常是本病特点,其中 CDA Ⅱ型为正细胞性,CDA Ⅰ型多为大细胞性,异形、点彩和卡波环均很明显,而 CDA Ⅲ型成熟红细胞明显大小不均,可见巨大红细胞。

2. 骨髓象 光学显微镜下骨髓穿刺涂片造血细胞增生多明显活跃或极度活跃,红系细胞比例增高,粒、红细胞比例倒置。红细胞形态异常以中、晚幼红细胞最为明显,细胞质可有嗜碱性点彩和 Howell-Jolly 小体,核染色质明显疏松,核碎裂、各种怪异核畸形和核间桥,部分呈巨幼样变及巨大红细胞,而粒系及巨核细胞形态均正常。有核红细胞的核间桥对 CDA Ⅰ型诊断较为特异,但检出率低,文献报道仅 0.6% ~2.8%(平均 1.6%)的幼红细胞中存在核间桥。虽然核间桥是 CDA Ⅰ型特征性改变,但许多其他先天性溶血和 MDS 也可表现类似光镜下改变。CDA Ⅱ型骨髓中双核幼红细胞明显增多,常超过 10%,而 CDA Ⅲ型以骨髓中出现巨大多核幼红细胞为突出形态改变。

3. 电镜超微结构 海绵状,或称瑞士奶酪样(Swiss-cheese appearance)红细胞核异染色质改变,是 CDA Ⅰ型具有特征性的超微结构异常,可见于约 60% 的中、晚幼红细胞。核异染色质电子密度异常增高,核孔增大,核膜明显内陷,并可伴有胞质和细胞器向核内凸入。透射电镜检查 CDA Ⅱ型幼红细胞可见典型的双层膜结构。

4. 细胞遗传学检查 染色体核型均未见异常报道。

5. 血清学检查 酸化溶血试验(Ham's test)阳性是 CDA Ⅱ型特征性改变,已证明这是因为 CDA Ⅱ型红细胞膜表面存在 HEMPAS 抗原,抗原-抗体反应激活经典补体途径所致。进一步研究表明,HEMPAS 抗原是由 N-乙酰葡萄糖胺转移酶Ⅱ遗传异常所致。此外,部分 CDA Ⅱ型患者存在红细胞珠蛋白 Q 与非 Q 肽链比值增高。而 CDA Ⅰ型、CDA Ⅲ型和 CDA Ⅳ型(又称 CDA Ⅱ型变异型)酸溶血试验均阴性。此外,有报道部分 CDA Ⅰ型患者血红蛋白 A_2 水平增高,部分患者珠蛋白链合成不平衡,部分 CDA Ⅲ型患者存在红细胞表面抗原增加和珠蛋白合成异常。

(三)项目评价

CDA 诊断必须符合所有以下四条:①先天性或遗传性贫血/黄疸证据;②骨髓无效性红细胞生成;③骨髓幼红细胞典型形态改变;④除外已知的符合以上①、②条件的其他先天性贫血,如地中海贫血综合征、某些类型血红蛋白病和遗传性铁粒幼细胞性贫血等。

特征性的幼红细胞形态学改变是诊断 CDA 最重要的证据,也是分型诊断的主要依据。满足上述 CDA 诊断标准同时 Ham 试验阳性者诊断 Ⅱ 型 CDA;Ⅲ型 CDA 依据典型的形态学改变;而骨髓幼红细胞形态学和血清学检查(Ham 试验)不符合 Ⅱ 型、Ⅲ 型 CDA 者,如光学显微镜和(或)电镜超微结构检查骨髓有核红细胞具有巨幼样变、核染色质疏松呈海绵样、多核幼红细胞增多、核间桥或胞内核间桥,以及核孔增大和瑞士奶酪样核等,则诊断 Ⅰ 型 CDA。骨髓幼红细胞形态学符合 Ⅱ 型而血清学检查(Ham 试验)阴性者,诊断为 CDA Ⅳ 型,又称CDA Ⅱ 型变异型。此外,不同于以上类型的 CDA 陆续在三个或更多家族中发现,并被命名为 CDA Ⅳ、CDA Ⅴ、CDA Ⅵ 和 CDA Ⅶ 组等。

临床上 CDA Ⅱ 型相对最为常见,迄今文献报道超过 300 例,而Ⅲ型最少见,仅发现三个家族和 10 余个散发病例。CDA Ⅰ 型主要见于欧洲国家和以色列的贝多因部落,其他中东国家、印度、日本和中国均有报道,目前文献报道的病例总数已超过 150 例。

(四)临床思路

诊断 CDA 应除外其他先天性溶血、铁粒幼细胞性贫血、营养性巨幼细胞贫血和 MDS 等。

1. 地中海贫血 两者都有家族性,都有单纯贫血、黄疸及珠蛋白肽链的异常。但地中海贫血患者可有"地贫面容"、红细胞寿命明显缩短以及切脾治疗效果佳等特点;而 CDA 可有核间桥、瑞士奶酪样核、巨大/多核红细胞,以及HEMPAS 抗原和 i 抗原的改变等,借此可区分两种疾病。此外,基因检查将更有助于鉴别。

2. 不发作型阵发性睡眠性血红蛋白尿症(PNH) 两者都可出现酸溶血试验阳性,PNH 可通过测定红细胞膜上的补体调节蛋白(CD55 和 CD59)进行鉴别。另外,PNH 患者往往表现为全血细胞减少和骨髓增生不良,借此也可与CDA Ⅱ 型相区别。

3. 巨幼细胞贫血 主要靠病史(包括营养史和家族史),叶酸或(和)维生

素 B_{12} 的检测和治疗反应。

4. 骨髓增生异常综合征 主要依据后者往往累及全髓（全血细胞），且有形态、病理和染色体的异常。

第三节 红细胞生成异常性贫血

一、骨髓增生异常综合征

（一）概述

骨髓增生异常综合征（MDS）是一组异质性后天性克隆性恶性疾病。其基本病变是克隆性造血干、祖细胞发育异常，导致无效造血及恶性转化危险性增高。其基本临床特征是骨髓中造血细胞有发育异常的形态学表现和外周血中三系血细胞减少，其后果为骨髓造血功能衰竭及转变为 AML 的危险性增高。本综合征的病因和发病机制尚未被完全阐明。临床上主要以病程进展的阶段作为分型依据。按照国际 MDS 预后积分系统对 MDS 进行危度分组，对于评估预后和治疗决策有重要意义。MDS 的治疗应个体化地分别决策：早期 MDS 患者应以提高血细胞数量和保持较好的生活质量为主要目标；晚期患者可考虑采用与 AML 基本相同的治疗选择。

（二）相关实验室检查

1. 血细胞发育异常的形态学

（1）红细胞生成异常（dyserythropoiesis）：外周血中大红细胞增多，红细胞大小不匀，可见到巨大红细胞（直径有 2 个红细胞大小）、异形红细胞、点彩红细胞，可出现有核红细胞。骨髓中幼稚红细胞常见的发育异常形态改变有核出芽，核间桥，核碎裂，多核，菜花样核，核的巨幼红细胞样改变，环状铁粒幼红细胞（铁粒幼红细胞分为三型：Ⅰ型，<5 个铁颗粒；Ⅱ型，≥5 个铁颗粒但不呈核周分布；Ⅲ型，环状铁粒幼红细胞，≥5 个绕核周分布的铁颗粒，常大于或等于 1/3 核周），空泡，PAS 阳性，成熟红细胞形态改变同外周血。

（2）粒细胞生成异常（dysgranulopoiesis）：外周血中中性粒细胞颗粒减少或缺如，胞质持续嗜碱性，假性 Pelger-Hüet 样核异常。骨髓中出现异型原粒细胞（Ⅰ型，Ⅱ型），异型原粒细胞形态特征如下：Ⅰ型是无嗜天青颗粒的原始细胞；Ⅱ型是有嗜天青颗粒的原始细胞（当出现清晰可辨的核旁高尔基区时则为早幼粒细胞)。幼粒细胞核质发育不平行,巨幼样变,核低分叶(假 Pelger-Hüet 异常),不规则过度分叶,颗粒减少,无颗粒,假 Chediak-Higashi 颗粒,Auer 小体。成熟粒细胞形态改变同外周血。

(3)巨核细胞生成异常(dysmegakaryocytopoiesis):外周血中可见到巨大血小板。骨髓中出现小巨核细胞(包括淋巴细胞样小巨核细胞,小圆核(1~3 个核)小巨核细胞),或有多个小核的大巨核细胞。一般的巨核细胞也常有核分叶明显和胞质颗粒减少的改变。淋巴样小巨核细胞形态特征如下:大小及外观与成熟小淋巴细胞相似,核质比大,胞质极少。核圆形或稍有凹陷,核染色质浓密,结构不清,无核仁。胞质强嗜碱性,周边有不规则的毛状撕扯缘或泡状突起。

WHO 工作组提出,进行 MDS 患者形态学分析时制片标本须为新鲜采得,接触抗凝剂不宜超过 2 小时。计数原始细胞百分数时,骨髓细胞分类需数 500 个细胞,外周血需计数 200 个细胞。判断各系别有否发育异常的定量标准为该系有形态异常的细胞数大于 10%。

2. 外周血 全血细胞减少是 MDS 患者最普遍也是最基本的表现。少数患者在病程早期可表现为贫血和白细胞或血小板减少。极少数患者可无贫血而只有白细胞和(或)血小板减少。但随着病程进展,绝大多数都发展为全血细胞减少。MDS 患者各类细胞可有发育异常的形态改变。外周血可出现少数原始细胞,不成熟粒细胞或有核红细胞。部分患者也可以有一系或多系血细胞增多。

3. 骨髓 骨髓涂片检查:有核细胞增生程度增高或正常,原始细胞比例正常或增高,红系细胞比例明显增高,巨核细胞数目正常或增多,淋巴细胞比例减低。红、粒、巨核系细胞有明确的发育异常的形态改变,常至少累及两系。

骨髓活检检查:①造血组织面积增大(>50%)或正常。②造血细胞定位紊乱。红系细胞和巨核细胞不分布在中央窦周围,而分布在骨小梁旁区或小梁表面;粒系细胞不分布于骨小梁表面而分布在小梁间中心区,并有聚集成簇的现象。③(粒系)不成熟前体细胞异常定位(abnormal localization of immature precursors,ALIP)现象。原粒细胞和早幼粒细胞在小梁间中心区形成集丛(3~5 个细胞)或集簇(> 5 个细胞)。每张骨髓切片上都能看到至少 3 个集丛和(或)集簇为 ALIP(+)。④基质改变。血窦壁变性、破裂,间质水肿,网状纤维增多等。所有疑似 MDS 的患者均应做骨髓活检,其价值在于:①当骨髓穿刺混血时,借助 CD34 免疫组织化学染色(IHC)与 AML 进行鉴别;②借助 CD34 细胞化学染色与低增生性 AML 进行鉴别;③与再生障碍性贫血(AA)进行鉴别:检测 CD34$^+$ 祖细胞异常分布/定位(ALIP);④借助 IHC(CD31、CD42 或 CD62)观察巨核细胞形态和异常聚集;⑤确定是否有骨髓纤维化;⑥除外其他髓系肿瘤;⑦低增生性 MDS 的诊断;⑧当染色体核型分析无分裂象时可用原位 FISH 进行细胞遗传学分析;⑨查明有否血管生成增多(CD34-IHC);⑩诊断 MDS-U 或系统性肥大细胞增多症合并 MDS。

4. 染色体核型分析　MDS 的重现染色体异常包括以下几种。

(1)非平衡异常:+8,-7 或 del(7q),-5 或 del(5q),del(20q),-y,i(17q)或 t(17p),-13 或 del(13q),del(11q),del(12p),del(9q)。其中+8,del(20q)和-Y,在不符合形态学标准的情况下不能作为 MDS 的确诊依据。

(2)平衡异常:t(11;16)(q23;p13.3),t(3;21)(q26.2;q22.1),t(1;3)(p:6.3;q21.1),t(2;11)(p21;q23),inv(3)(q21;q26.2),t(6;9)(p23;q34)。MDS 患者如常规染色体核型分析失败,应做至少包括 5q31、CEP7、7q31、CEP8、20q、CEPY 和 p53 等探针在内的 FISH 检测。

姊妹染色单体分化(sister chromatid differentiation,SCD)延迟:用 Brdu SCD 检测法,骨髓细胞在体外培养 56 小时不出现 SCD 现象为 SCD(-)。这是细胞周期延长的反映。MDS 患者 SCD(-)对于预示转白有肯定价值。

经过很多学者反复证实,MDS 患者有无染色体异常以及异常的类型对于诊断分型、评估预后和治疗决策都具有极为重要的意义。因此,细胞遗传学检查必须列为 MDS 常规检测项目之一。

5. 骨髓细胞体外培养　大多数 MDS 患者骨髓细胞 CFU-E、CFU-MK、CFU-CEMM 集落均明显减少或全无生长。CFU-CM 的生长有以下几种情况:①集落产率正常;②集落减少或全无生长;③集落减少而集簇明显增多;④集落产率正常甚至增多,伴有集落内细胞分化成熟障碍,成为原始细胞集落。有学者认为前两种生长模式提示非白血病性生长;后两种模式提示白血病性生长,常预示转白。以红系受累为主的 RA 和 RARS,其 CFU-GM 生长可正常。

6. 其他　MDS 患者可有血清铁和铁蛋白水平增高,血清乳酸脱氢酶活力增高,血清尿酸水平增高,血清免疫球蛋白异常,血清 β_2 微球蛋白增多,红细胞血红蛋白 F 含量增高等。这些都属非特异性改变,对于诊断无重要价值,但对于评估患者病情有参考价值。

(三)项目评价

MDS 的诊断:已经有外周血或骨髓原始细胞增多的 MDS(如 RAEB)诊断一般不难,而原始细胞比例增高不明显且无克隆性染色体核型异常患者的诊断,基本上是排除性诊断。

目前对 MDS 的诊断标准也在不断修订。下面列出了 2007 年维也纳标准。诊断 MDS 需满足 2 个必要条件和 1 个确定标准。

1. 必要条件

(1)持续的 1 系或多系血细胞减少(Hb < 110g/L;PLT < 100 × 10^9/L;中性粒细胞 < 1.5 × 10^9/L,至少 6 个月,除非伴有特殊核型或两系病态造血,此种情况下只需 2 个月)。

(2)除外其他引起病态造血/血细胞减少的原发原因。

2. 确定标准

(1)病态造血(骨髓三系中至少一系大于或等于 10%)。

(2)环状铁粒幼红细胞占有核红细胞比例≥15% 。

(3)原始细胞计数 5% ~ 19% 。

(4)特殊的 MDS 相关的核型,如 del(5q),del(20q), + 8,或 − 7/del(7q) 。

3. 辅助标准 用于符合必要标准,未达到确定标准,而且表现其他方面的典型临床特征的患者。

(1)流式细胞仪显示骨髓细胞表型异常,提示红细胞和(或)髓系存在单克隆细胞群。

(2)单克隆细胞群存在明确的分子学标志(基因分析)。

(3)骨髓和(或)外周血中祖细胞的 CFU 集落形成显著和持久减少。

符合所有两个"必备条件"和至少一个"确定条件"时,可确诊为 MDS;若不符合任何"确定条件",但患者显示有髓系疾病,则需参考"辅助条件",以帮助确定患者是患有 MDS,或是存在"高度疑似 MDS"。

目前广泛采用的 WHO(2008)MDS 分型,可用来对 MDS 进行分层和预后判断(表 5 – 5)。

表 5 – 5 WHO(2008)骨髓增生异常综合征的分类和诊断标准

类型	外周血	骨髓
难治性血细胞减少伴单系发育异常(RCUD)	1 系或 2 系血细胞减少,无或罕见原始细胞(<1%)	1 系发育异常;发育异常的细胞占该系细胞的 10% 或以上。原始细胞 < 5% ,环状铁粒幼细胞 <15%
难治性贫血(RA)		
难治性中性粒细胞减少(RN)		
难治性血小板减少(RT)		

续表

类型	外周血	骨髓
难治性贫血伴环状铁粒幼细胞（RARS）	贫血，无原始细胞	仅红系病态造血，环状铁粒幼细胞≥15%，原始细胞<5%
难治性血细胞减少症伴有多系发育异常（RCMD）	血细胞减少（≥2系减少），无或罕见原始细胞（<1%），无Auer小体，单核细胞<1×10⁹/L	≥2系发育异常的细胞≥10%，原始细胞<5%，无Auer小体，环状铁粒幼细胞<15%
难治性贫血伴原始细胞增多-1（RAEB-1）	血细胞减少，原始细胞<5%，无Auer小体，单核细胞<1×10⁹/L	单系或多系病态造血，原始细胞5%~9%，无Auer小体
难治性贫血伴原始细胞增多-2（RAEB-2）	血细胞减少，原始细胞5%~19%，有或无Auer小体，单核细胞<1×10⁹/L	单系或多系病态造血，原始细胞10%~19%，有或无Auer小体
MDS，不能分类（MDS-U）	血细胞减少，无或罕见原始细胞（<1%），无Auer小体	1系或多系异常细胞<10%，同时伴细胞遗传学异常；原始细胞<5%；无Auer小体
MDS伴单纯del(5q)	贫血，血小板计数常正常或增高，原始细胞<1%	巨核细胞正常或增加伴核分叶减少；原始细胞<5%；单纯del(5q)遗传学异常；无Auer小体

偶见2系血细胞减少，多数情况为全血细胞减少应诊断为MDS-U；如果骨髓中原始细胞<5%，外周血中为2%~4%，则诊断为RAEB-1；如RCUD和RCMD患者外周血原始细胞为1%，应诊断为MDS-U；伴有Auer小体，原始细胞在外周血中小于5%，骨髓中小于10%，应诊断为RAEB-2。

（四）临床思路

血细胞发育异常的形态改变是MDS的基本特征，但不少疾病也可出现程度不等的类似改变，如营养缺乏性疾病（缺乏维生素 B_{12}、叶酸、维生素 B_6 等）、先天性红细胞生成异常性贫血（CDA）、骨髓增殖性肿瘤、原发性血小板减少性紫癜、阵发性睡眠性血红蛋白尿和其他溶血性疾病、再生障碍性贫血治疗好转期、某些恶性肿瘤、骨髓转移瘤、某些感染（结核病、人类免疫缺陷病毒感染等）、某些结缔组织病、苯和铅中毒等。MDS的诊断须排除这些疾病。

二、几种特殊类型的 MDS

（一）铁粒幼细胞性贫血（sideroblastic anemia，SA）

1. 概述　SA 是一组异质性疾病，其共同特征是由于不同原因引致幼红细胞中亚铁血红素生物合成障碍，致使线粒体内铁负荷过多，形成绕细胞核排列的铁粒，即环状铁粒幼红细胞；同时伴有无效红细胞生成，使得血清铁和组织铁水平增加。其临床表现为小细胞低色素性贫血。SA 可分为三大类：①遗传性和先天性 SA；②获得性特发性 SA；③由酒精中毒和某些药物引起的获得性继发性 SA。只有获得性特发性 SA 才属于 MDS 的范畴。获得性原发性铁粒幼细胞贫血分为：MDS 性，即 RARS、RCMD-RS；非 MDS 性质的。

2. 相关实验室检查　获得性原发性铁粒幼细胞性贫血 50 岁以上发病多见，以小细胞低色素贫血为主要临床表现，网织红细胞正常或轻度增高，白细胞、血小板数多正常。骨髓中可见红系病态造血，红系细胞过度增生，可伴粒系、巨核系病态造血；环形铁粒幼细胞大于 15%。血清铁、转铁蛋白饱和度及铁蛋白均增高，肝活检显示铁质沉积与细小结节状肝硬化，提示储存铁增高。约 50% 以上 MDS 性质的特发性铁粒幼细胞贫血患者存在染色体核型异常：①8、11、20 号染色体异常；②Ph 染色体异常；③3 号染色体异常伴血小板增高；④Y，X 染色体病变 Xql3 等。最近研究结果表明伴血小板增高的 RARS 患者（RARS-T），存在较高频率的 *JAK2-V617F* 融合基因突变。

3. 项目评价　与遗传性铁粒幼细胞性贫血不同，获得性特发性铁粒幼细胞性贫血发病年龄较大，可有外周血和骨髓 1 系或多系血细胞数量和形态异常。骨髓中环形铁粒幼细胞大于 15%，并除外了其他原因的铁粒幼细胞增多，可以诊断。铁过载相关的指标阳性可协助诊断。

4. 临床思路　临床上见到的小细胞、低色素性贫血，如果血清铁蛋白增高，需考虑本病之可能。但需与慢性病贫血进行鉴别。慢性病铁蛋白增高，往往存在慢性基础疾病，转铁蛋白饱和度增高不明显。SA 铁蛋白增高，同时转铁蛋白饱和度增高，临床上有铁过载表现。骨髓穿刺可协助诊断。

（二）骨髓增生异常/骨髓增殖性肿瘤

骨髓增生异常/骨髓增殖性疾病（myelodysplastic/myeloproliferative diseases，MDS/MPD）是 2001 年 WHO 造血组织和淋巴组织肿瘤分类中新设立的一大类髓系肿瘤，2008 年 WHO 造血组织和淋巴组织肿瘤分类中更名为骨髓增生异常/骨髓增殖性肿瘤（myelodysplastic/myeloproliferative neoplasms，MDS/MPN）。

其特征是患者就诊时的临床和血液学表现兼有 MDS 和 MPN 的特点,如骨髓髓系细胞中 1 系或 2 系过度增殖且为有效造血,导致外周血中该系细胞增多伴或不伴发育异常;而髓系细胞中另外的 1 系或 2 系却明显发育异常且为无效造血,导致外周血中该系细胞减少且形态异常。这类患者不符合 MPN 或 MDS 中任何一个已知疾病的诊断标准。因而将它们归为一个大类——MDS/MPN。MDS/MPN 大类中包括 4 种独立的疾病,即慢性粒单核细胞白血病、不典型慢性髓系白血病、幼年型慢性粒单核细胞白血病和不能分类的 MDS/MPN。需要注意的是,原来曾明确诊断为 MPN 的患者,继后出现了 MDS 的表现,这常常表明原来的 MPN 发生恶性转化。对于这类病例仍应维持原来 MPN 的诊断,而不应诊断为 MDS/MPN。下面将分别进行阐述。

(三)慢性粒单核细胞白血病

1. 概述　慢性粒单核细胞白血病(chronic myelomonocytic leukemia, CMML)是一种骨髓造血干细胞的克隆性疾病,其特征为:①外周血中单核细胞持续性增多($> 1 \times 10^9/L$);②无 Ph 染色体或 *BCR/ABL* 融合基因;③无 *PDGFRα* 或 *PDGFRβ* 重排(在有嗜酸性粒细胞增多的病例中要特别加以排除);④外周血和骨髓中原始细胞 <20%(幼单核细胞也视为原始细胞);⑤一系或多系髓系细胞存在发育异常。如无肯定的发育异常,但符合 CMML 的其他条件。且骨髓细胞有获得性克隆性细胞遗传学或分子学异常,或单核细胞增多持续至少 3 个月并能除外引起单核细胞增多的其他原因,如恶性肿瘤、感染或炎症,仍可诊断为 CMML。CMML 的临床血液学和形态学特征是异质性的,其表现变动于从以骨髓增生异常为主到以骨髓增殖为主的病谱之间。CMML 中 *JAK2-V617F* 突变不常见。

2. 相关实验室检查　CMML 外周血象的标志性特征是单核细胞增多($>1.0 \times 10^9/L$),比例超过白细胞的 10%,一般为成熟单核细胞,形态无明显异常。有时可有原始细胞或幼单核细胞,但数量不会很多。约 50% 的患者白细胞正常或轻度减少,伴有中性粒细胞减少,且其他血液学特点与 MDS 基本相同。另外约 50% 的患者白细胞增高,伴有中性粒细胞增多,也可有不成熟粒细胞,但一般小于 10%,特别是原始细胞很少超过 5%,有些病例嗜酸性粒细胞增多显著。如符合 CMML 的诊断标准,但外周血嗜酸性粒细胞 $\geq 1.5 \times 10^9/L$,可诊断为 CMML 伴嗜酸性粒细胞增多。这类患者可有嗜酸性粒细胞脱颗粒相关的并发症,必须做相应的基因检测以除外髓系肿瘤伴嗜酸性粒细胞增多并有 *PDGFRα* 或 *PDGFRβ* 基因异常的患者。

　　75%以上的病例骨髓有核细胞增多。骨髓活检标本中粒系细胞增殖常是最显著的表现,但也可见有红系细胞增多。单核细胞系增殖必然存在,但在骨髓活检或骨髓穿刺液涂片中可能难以认出。当疑诊为 CMML 时,应使用有助于确认单核细胞和不成熟单核细胞的细胞化学和免疫组化方法。大多数患者有粒系和巨核系发育异常,可看到小巨核细胞和(或)核分叶异常的巨核细胞。约30%的患者骨髓中可见轻至中度网状纤维增加。20%的患者骨髓活检可见到成熟浆细胞样树突状细胞(浆细胞样单核细胞)结节。这些细胞核圆形,染色质细致分散,核仁不明显,极少量嗜酸性胞质,胞膜常清楚。浸润的细胞呈紧密聚集的外观,常见呈星空样分布的组织细胞中的凋亡小体。近来一项研究证明这些浆细胞样树突状细胞是克隆性、肿瘤性的,与合并的髓系肿瘤密切相关。CMML 患者可有肝脾大,主要见于白细胞增高者,淋巴结肿大少见。但一旦出现淋巴结肿大,可能是向更为急性期转化的信号,淋巴结可有原粒细胞弥漫性浸润。

　　CMML 患者外周血和骨髓细胞通常表达粒、单核细胞抗原,如 CD33 与 CDl3,以及不同程度地表达 CD4、CD68、CD64。20%~40%的 CMML 病例有克隆性细胞遗传学异常,但都无特异性。最常见重现性异常包括 +8、-7/del(7q)及 12p 结构性异常。诊断时或病程当中多达 40%的患者有 RAS 基因点突变。目前,有孤立性 17q 等臂染色体的造血组织肿瘤如何分类尚未确定,尽管部分患者符合 CMML 的诊断标准,其他患者可能更适合归入 MDS/MPN,不能分类的 11q23 异常在 CMML 中不常见,如有,则提示 AML。相似于 CMML 的病例可表达 p190bcr/abl,这种应分类为慢性粒细胞白血病。因此,若细胞遗传学分析未检出 t(9;22)(q34;q11),仅用 PCR 方法检测 p210 以除外 CML 是不够的。

　　3. 项目评价　CMML 的诊断应符合 2008 年 WHO 分类标准。

　　(1)外周血单核细胞持续性大于 1×10^9/L。

　　(2)无 Ph 染色体或 BCR-ABL 融合基因。

　　(3)无 PDGFRα 或 PDGFRβ 重排(在有嗜酸性粒细胞增多的病例中要特别加以排除)。

　　(4)外周血或骨髓中原始细胞(包括原始粒细胞和原、幼单核细胞)<20%。

　　(5)髓系细胞 1 系或多系发育异常,如无骨髓细胞发育异常或极微,但其他条件符合且有下述情况者,仍可诊断为 CMML。

　　◈ 造血细胞有获得性克隆性细胞遗传学或分子基因异常,或;

　　◈ 单核细胞增多至少已持续 3 个月,而且;

◈ 除外所有已知能引起单核细胞增多的其他原因。

CMML 还应进一步分为以下两个亚型。

(1)CMML-1:原始细胞数(包括幼单核细胞)外周血中小于 5%,骨髓中小于 10%。

(2)CMML-2:原始细胞数(包括幼单核细胞)外周血中占 5% ~ 19%,或骨髓中占 10% ~ 19%,如见到 Auer 小体,则不论原始细胞(包括幼单核细胞)占多少均诊断为 CMML-2。

如外周血中嗜酸性粒细胞 > $1.5 \times 10^9/L$,则相应诊断为 CMML-1 或 CMML-2 伴有嗜酸性粒细胞增多。

4. 临床思路　MDS 患者出现外周血单核细胞数量增多,达到 CMML 诊断标准,且能排除其他原因引起的单核细胞增多,需考虑该病。需要与其他克隆性疾病鉴别,分子生物学检测可提供诊断依据。

(四)不典型慢性髓系白血病

1. 概述　不典型慢性髓系白血病(atypical chronic myeloid leukemia,aCML)是一种主要累及中性粒细胞的白血病性疾病。其特征是外周血白细胞数增多,主要是不成熟和成熟中性粒细胞,而且有明显发育异常的形态学表现。但白血病细胞没有 Ph 染色体和 *BCR/ABL* 融合基因。

2. 相关实验室检查　本病的异质性很大,一般表现如下。

(1)外周血中白细胞数 ≥ $13 \times 10^9/L$,不成熟粒细胞(早幼粒 - 晚幼粒细胞)一般占 10% ~ 20%,但原始细胞常小于 5%。粒细胞形态明显发育异常。单核细胞绝对数可增多,但比例罕能大于 10%。嗜碱性粒细胞增多不明显。患者常有中度贫血和血小板减少。

(2)骨髓有核细胞增多,主要是粒系增多,而且发育异常的形态学改变常常十分突出,如获得性 Pelger-Hüet 核异常、核染色质异常凝聚、核叶形状异常、胞质颗粒异常等。原始细胞可轻度增多。粒:红比值常升高,但某些患者红细胞系可高达 30%,且有明显发育异常。巨核系细胞数量不定,也可有发育异常。骨髓组织切片中由于中性粒细胞及其前体细胞增多而有核细胞显著增多,一般看不到成簇原始细胞,有的病例网状纤维增多。

骨髓细胞染色体核型异常可高达 80%,但均无特异性。最常见的异常为 +8 和 del(20q)。罕见情况下,肿瘤细胞有孤立性 17q 等臂的患者可有 aCML 的特点,但多数病例符合 CMML 的诊断标准。无 Ph 染色体或 *BCR/ABL* 融合基因。也特别要排除伴 *PDGFRα* 或 *PDGFRβ* 基因重排的病例。某些 aCML 病例

有 *JAK2/V617F* 突变。约 30% 的患者伴有获得性 *N-ras* 或 *K-ras* 突变。

3. 项目评价　实验室检查应符合 2008 年 WHO 分类中 aCML 诊断标准。

(1)由于显著发育异常的成熟和幼稚中性粒细胞增多而致外周血白细胞增多(WBC≥13×10^9/L)。

(2)无 Ph 染色体或 *BCR/ABL* 融合基因。

(3)无 *PDGFRα* 或 *PDGFRβ* 基因重排。

(4)不成熟中性粒细胞(早幼粒细胞、中幼粒细胞、晚幼粒细胞)≥10% 白细胞。

(5)极轻微的嗜碱性粒细胞绝对值增高,比例通常小于 2% 白细胞。

(6)无或极轻微的单核细胞绝对值增多,但比例小于 10% 白细胞。

(7)骨髓有核细胞增多,粒系增多且有明显发育异常,伴有或不伴有红系和巨核系发育异常。

(8)外周血或骨髓中原始细胞 <20%。

4. 临床思路　aCML 较少见,需要与其他慢性白血病鉴别,可参考上述诊断标准。

(五)幼年型粒单核细胞白血病

1. 概述　幼年型粒单核细胞白血病(juvenile myelomonocytic leukemia, JMML)是一种克隆性骨髓多潜能造血干细胞疾病,主要发生于婴幼儿和儿童。其特征是粒系和单核系细胞异常增殖,外周血和骨髓中原始细胞 + 幼单核细胞 <20%,并常伴有红系和巨核系细胞发育异常。无 *BCR/ABL* 融合基因,有特征性的累及 RAS/MAPK 通路基因的突变。

2. 相关实验室检查　外周血一般表现为白细胞增多、贫血和血小板减少。中位白细胞数为(25~35)×10^9/L,但原始细胞(包括原粒细胞和原、幼单核细胞)一般小于 5%。外周血常见有核红细胞,成熟红细胞的改变包括大红细胞增多,特别是在有 7 号染色体单体的患者,但正细胞性红细胞更为常见。尽管血小板数不定,但还是常见血小板减少且很严重。骨髓改变本身不具有诊断意义。骨髓有核细胞增多伴粒系增殖,少数患儿红系细胞可高达 50%,单核细胞一般占 5%~10%,也可更高。原始细胞可增多,但小于或等于骨髓细胞的 20%,且绝无 Auer 小体。粒系和红系细胞可有发育异常,但一般十分轻微。巨核细胞常减少,而且无明显发育异常。

约半数患儿 N-ALP 积分升高,但无助于本病的诊断。患儿骨髓细胞在体外培养中对 GM-CSF 高度敏感,并可自发形成 GM-CFU 集落,这已成为本病的标志和一个重要的诊断依据。大多数患儿有多克隆高 γ 球蛋白血症和存在自身抗体。JMML 的临床和实验室所见有时近似于感染性疾病,特别是病毒感染。可能需要进行适当的实验室检查以除外感染。患儿红细胞的胎儿血红蛋白(HbF)水平明显高于同年龄应有值,约 2/3 患儿 HbF > 10% 。HbA2 不增高。核型分析可在约 25% 的患者检出单体 7,10% 的患者检出其他异常。无 Ph 染色体或 *BCR/ABL* 融合基因。有证据表明 JMML 至少部分是由于 RAS/MAPK 信号通路中的某个成分突变导致信号转导异常。

3. 项目评价 目前诊断 JMML 应符合 2008 年 WHO 诊断标准。

(1)外周血中单核细胞增多(>1.0×10⁹/L)。

(2)外周血和骨髓中原始细胞(包括原始粒细胞和原、幼单核细胞)<20% 。

(3)无 Ph 染色体或 *BCR/ABL* 融合基因。

(4)外加以下各项中两项或两项以上。

❉ HbF 高于年龄应有值。

❉ 外周血中有不成熟粒细胞。

❉ 白细胞数 >10×10⁹/L。

❉ 有克隆性染色体异常(如单体 7)。

❉ 体外培养,髓系祖细胞对 GM-CSF 高度敏感。

4. 临床思路 儿童出现粒细胞和单核细胞的数量和形态异常,应排除 JMML,可进行相应的骨髓和染色体核型分析以明确诊断。

(六)不能分类的骨髓增生异常/骨髓增殖性肿瘤

1. 概述 不能分类的骨髓增生异常/骨髓增殖性肿瘤(MDS/MPN,U)是指临床、血液学和形态学特点符合 MDS/MPN,但却不能满足前述 3 种 MDS/MPN 疾病的诊断标准的疾病。

在做出 MDS/MPN,U 的诊断之前:①若有 *BCR/ABL* 融合基因或 *PDGFRα*、*PDGFRβ* 或 *FGFRl* 基因重排(+)则排除 MDS/MPN,U 的诊断。②此前曾确诊为 MPN 的患者,后出现了 MDS 的特征,常表明其 MPN 进入更为侵袭性的阶段,仍应维持原来 MPN 的诊断,而不诊断为 MDS/MPN,U。然而,MDS/MPN,U 可能包括某些 MPN 患者,他们在以前的慢性期时未被查出,而一开始就表现为伴有骨髓发育异常的转化期,若基础性的 MPN 不能确定,诊断为 MDS/MPN,U 比较合适。③此前曾诊断为 MDS,U 或 MPN,U,并于最近刚接受过细胞毒药物或造血生长因子治疗的患者,需排除治疗影响的可能性。

2. 相关实验室检查 这类疾病的特点为 1 系或多系髓系细胞无效性增殖

或发育异常或二者同时存在。同时,另外 1 系或多系髓系细胞有效增殖,伴有或不伴有发育异常。实验室特点常包括不同程度的贫血,血片中有或没有大红细胞增多并常有红细胞二形性。有 1 系或多系有效增殖的证据,可以是血小板增多或白细胞增多。中性粒细胞可有发育异常,可见巨大的或颗粒少的血小板。外周血白细胞中和骨髓有核细胞中原始细胞 <20%。若外周血或骨髓中原始细胞 >10%,可能提示向更为侵袭性的阶段转化。

3. 项目评价　需符合以下 2008 年 WHO 分类中 MDS/MPD, U 的诊断标准。

患者有 MDS 一种亚型的临床、实验室和形态学特点,且外周血和骨髓中原始细胞 <20%;而且,有显著的骨髓增殖性特点,如血小板 ≥450 × 10⁹/L 伴有骨髓中巨核细胞增多,或白细胞 ≥13 × 10⁹/L,伴有或不伴有脾大。而且,先前无 MPN 或 MDS 病史,无近期细胞毒药物或造血生长因子治疗史,无 Ph 染色体或 *BCR/ABL* 融合基因,无 *PDGFRα*、*PDGFRβ* 或 *FGFR*1 基因重排,无孤立性 del (5q)、t(3;3)(q21;q26) 或 inv(3)(q21q26);或者,患者有 MDS/MPN 的特征,但不能完全满足 MDS、MPN 或前述 MDS/MPN 中任何一个亚型的诊断标准。

4. 临床思路　主要需与其他类型 MDS 或慢性白血病进行鉴别。骨髓涂片、染色体核型分析和融合基因检查可协助诊断。

第四节　红细胞破坏增多性贫血

一、溶血性贫血总论

(一)概述

溶血性贫血是指由于红细胞过早、过多地破坏而发生的贫血。正常情况下成熟红细胞的平均寿命为 120 天,自然消亡的红细胞和新生的红细胞数平衡,红细胞总量保持恒定。当红细胞破坏的速度超过骨髓造血的代偿能力时,则出现贫血。在有些情况下虽有溶血但可不贫血,称溶血性疾病或代偿性贫血。红细胞消亡的方式:①在血液循环中溶破,血红蛋白直接释放入血,称血管内溶血,又称细胞外溶血;正常衰老红细胞有 10% ~20% 以此方式破坏。②由于红细胞膜表面的变化,被肝和脾的巨噬细胞辨认捕捉,在巨噬细胞内破坏,称血管外溶血,又称细胞内溶血;正常衰老红细胞 80% ~90% 以此方式破坏。多数溶血病是血管外溶血,但是脾切除患者的红细胞寿命也不会超过120天。在不同的溶血病中红细胞的破坏方式以某种方式为主,严重者兼而有之,但仍各有侧重。另外,所谓原位溶血是指红细胞在骨髓生成过程中,在骨髓内破坏,实为无效红细胞生成。正常情况下原位溶血不应超过红细胞生成的10%,在某些造血异常的疾病中如珠蛋白生成障碍性贫血,原位溶血可增加,近年研究提示部分原因是由于早期红细胞过早凋亡。许多疾病如慢性贫血、肾性贫血、叶酸、维生素 B_{12} 缺乏,甚至缺铁性贫血,都会有红细胞的破坏过多,但溶血性贫血则是指红细胞破坏过多、过快为导致贫血的主要因素。

对溶血性疾病可按不同方式进行分类:按病因分为红细胞内在缺陷与红细胞外因素,或分为先天性和后天获得性;也可按红细胞破坏场所分血管内溶血与血管外溶血等。除阵发性睡眠性血红蛋白尿症(PNH)以外,所有红细胞内在缺陷都是先天性的,而绝大多数红细胞外溶血因素所致都是后天获得性的。有些情况是在红细胞内在缺陷的基础上又有外界因素诱发溶血。

(二)相关实验室检查

1. 红细胞破坏过多的直接证明 如血浆游离血红蛋白增多、未结合胆红素增多、结合珠蛋白减低、血红蛋白尿及红细胞寿命缩短等。对试验结果进行判断需要注意以下几点。

(1)血清未结合胆红素增高是血红素降解增加的一个指标,反映有溶血发生,结合胆红素则应正常。但血清胆红素一方面取决于红细胞破坏,另一方面取决于肝脏处理胆红素的能力,有时虽有明显溶血但胆红素正常。

(2)结合珠蛋白在肝脏生成,红细胞破坏比正常多一倍时结合珠蛋白即可消失,它是反映溶血较敏感的指标。需注意往往在血浆游离血红蛋白尚未升高时结合珠蛋白已下降,常见于遗传性球形红细胞增多症、遗传性椭圆形红细胞增多症、丙酮酸激酶缺乏症等。在血管外溶血时,虽吞噬细胞所含血红蛋白可有少许逃出细胞外,使结合珠蛋白降低,长期溶血时,血浆游离血红蛋白也可稍升高,但其程度远不如血管内溶血,结合珠蛋白不一定耗竭,故一般很少产生血红蛋白尿。有肝脏疾病时结合珠蛋白生成可减少,而有炎症、肾病、恶性肿瘤、用类固醇药时结合珠蛋白则增加。所以在评价血清结合珠蛋白含量时需加注意。

(3)高铁血红素结合蛋白在中等和严重溶血时被消耗,血清含量减低(但不如结合珠蛋白下降得明显)。在严重的血管内溶血患者的血中可出现高铁血红素白蛋白。

（4）血浆游离血红蛋白与血管内溶血程度成比例地增高，但需注意排除红细胞在体外（取血或实验过程中）溶破所造成的假象。

（5）血红蛋白尿的出现提示有严重的血管内溶血，血红蛋白尿只发生在快速的血管内溶血，如 G-6-PD 缺乏症因氧化物加重、PNH、冷性血红蛋白尿、不相容血输入、温度或机械性损伤红细胞。有时需与肌红蛋白尿鉴别。

（6）经肾小球滤过的血红蛋白部分被近端小管上皮细胞重吸收，转变为铁蛋白或含铁血黄素。随后，含铁的小管上皮细胞脱落进入尿中。因此，含铁血黄素尿和尿铁排泄增加是近期内有血红蛋白血症的可靠证据。血管内溶血急性发作后，可能要数天之后才能检测到尿铁排泄增加；而且这种异常在发作终止之后可以持续一段时间。慢性血管内溶血可以持续存在尿铁排泄增加，而血红蛋白尿仅间断出现。除了溶血性疾病，尿铁排泄增加也见于血色病和肾病综合征。尿含铁血黄素来自脱落的肾小管细胞，由 Rous 试验检出。在急性血管内溶血时，Rous 试验可阳性，数天后出现，并持续一段时间。

（7）用 Cr 标记红细胞测定红细胞生存期，是判断红细胞寿命和检测溶血的直接方法。虽因麻烦、费时不能视为必不可少的溶血检查项目，但由于可在体表测定心、肝、脾区的放射性，可帮助判断红细胞的主要破坏场所，决定脾切除适应证，是一种有用的检查方法。由于 Cr 可自标记的红细胞中有一些自然逸脱，故 Cr 标记的红细胞生存期与真正的红细胞生存期不呈直线关系，Cr 标记的红细胞生存期按放射性减低的速度计算，比红细胞的真正生存期要短得多。故前者只是后者的代表而非真实数字。

（8）溶血时血清乳酸脱氢酶（lactic dehydrogenase, LDH）可升高，但不像巨幼细胞贫血那么明显，溶血主要以 LDH-2 升高为主，巨幼细胞贫血以 LDH-1 升高为主。

2. 红细胞破坏过多的间接证明

（1）骨髓红细胞系统代偿性增生：骨髓象表现为红细胞系统明显增生活跃，粒红比例降低甚至倒置。

（2）红细胞形态异常：外周血出现有核红细胞，成人溶血时计数 100 个有核细胞时看到的有核红细胞数一般不超过 1 个，新生儿和幼儿会多些。红细胞形态学检查有红细胞生成代偿性增快的表现，如红细胞大小不等、红细胞多嗜性、有 H-J 小体等。某些形态学改变还可作为病因诊断的线索，如球形红细胞可见于遗传性球形红细胞增多症（hereditaryspherocytosis, HS）及温抗体型自身免疫性溶血性贫血（autoimmune hemolytic anemia, AIHA）；靶形红细胞见于地中海贫血、肝脏疾病等；红细胞碎片提示红细胞受机械性损伤，包括人工心瓣膜所致溶血、微血管病性溶血性贫血或弥散性血管内凝血等；镰状或新月形红细胞见于镰状细胞贫血;其他异形红细胞如口形红细胞、椭圆形红细胞、带刺红细胞等也可提供诊断参考。

(3)网织红细胞增多:反映骨髓红细胞造血功能,网织红细胞一般以百分比表示,健康人为 0.8% ~2.0%,但因贫血时红细胞绝对值减少,故即使网织红细胞产量不变,其百分比计算值会增加,造成假象。为了反映红系造血功能,网织红细胞计数应加以校正。可计算网织红细胞绝对值,即网织红细胞百分比乘以红细胞计数值,正常平均值为 $70 \times 10^9/L$;若大于 $100 \times 10^9/L$ 为红系高度增生表现,支持可能有溶血。

(三)项目评价

评价溶血性贫血的检查项目,需注意以下事项。

(1)血管内与血管外溶血有时不易截然区分,二者常在不同程度上合并存在。如细胞外的某种溶血因素使部分红细胞在血管内溶破,另一部分虽遭受损伤但细胞膜尚完整,未在血管内破坏,但可被吞噬细胞辨认并吞噬。又如红细胞本身有缺陷,通常是被吞噬细胞吞噬,但若严重影响膜的结构,则在血液循环中遭受强力挤压或有其他因素也可在血管内破坏。血管外溶血红细胞破坏过多,超过巨噬细胞系统处理能力,血红蛋白也释放入外周血中。

(2)溶血性黄疸虽应以血清未结合胆红素增高为主,但有时因肝细胞所承受的处理胆色素的负担过重,排泄不及时或由于贫血影响肝脏排泄功能,或由于胆红素过多淤滞于微细胆管,血中结合胆红素也可有所增高。单独未结合胆红素增多不伴有贫血及网织红细胞增高者,尚需排除先天性缺乏葡萄糖醛酸转移酶的体质性黄疸(Gilbert 综合征)及胆红素葡萄醛酸化遭受抑制的某些药物性黄疸等。

(3)溶血性疾病包括的病种很多,临床表现及轻重程度差异较大,近年来由于对疾病有了进一步认识,也出现一些新检测技术,但仍需强调按步骤进行。首先应确定有无贫血,再决定贫血是否由于溶血所致,溶血的主要部位和机制,然后根据临床特点及地区多发病种,推测病因及病种,按先后顺序选择由简到繁的实验,逐一证实或排除。

(4)溶血性疾病确诊后需除外继发性问题,以免遗漏原发疾病,如慢性淋巴细胞白血病合并 AIHA;系统性红斑狼疮并发 Evans 综合征等。此外,需注意两种溶血性疾病共存问题,如在华南地区可同时有葡萄糖-6-磷酸脱氢酶缺乏(glucose-6-phosphate dehydrogenase dificiency,G-6-PD)与地中海贫血。

(5)需了解每项试验的临床意义,假阳性与假阴性的原因,不典型和轻型病例的诊断特点等。不能因一项初筛试验结果阴性否定高度怀疑的疾病。如抗人球蛋白试验(AGT)是检测 AIHA 最常用的方法,但 AGT 前带现象可呈假阴性结果。结果能否阳性还受红细胞膜上抗体含量多少的影响。据统计 AIHA 患者中 AGT 阴性者占 6%,因此,AGT 阴性不能排除 AIHA。而 AIDS 患者中 34% 呈阳性反应而没有免疫溶血疾病的其他证据。

(6)药物性溶血和感染或其他诱因所致溶血,需注意是否在某些遗传性溶血病(G-6-PD 缺乏)基础上发生,应分清诱因和原发病的关系。

(四)临床思路

溶血性疾病常被视为最难诊断的血液病之一,其实,若能按部就班进行诊断并不困难。第 1 步先确定有无溶血,第 2 步确定属于哪一种。常犯的错误是先走第 2 步,既费时费用又高,比较盲目。确定有无溶血首先要综合有关资料,如贫血、网织红细胞增多、黄疸、脾大为常见表现。

1. 下述情况下尤其应想到可能有溶血

(1)同时有红细胞产生和破坏过多的证据,如贫血、胆红素升高、网织红细胞升高。

(2)虽有红系增生但仍贫血,并且无失血。

(3)贫血发展之快非红系停滞造血能解释者。

(4)有血红蛋白尿或血管内溶血证据。

2. 容易与溶血病相混的情况

(1)缺铁性贫血等营养性贫血有效治疗的初期:要随诊观察,加以鉴别。

(2)骨髓无效造血:网织红细胞不高,红细胞寿命不短。

(3)组织或体腔内出血:胆红素(间接)也可升高,出血停止后自然恢复。

(4)胆红素高,无贫血:在 Gilbert 综合征或其他胆红素代谢异常可见,网织红细胞不高,红细胞寿命测定正常。

(5)骨髓转移癌。

确定溶血后,须结合临床有目的地选择项目以进一步查明病因。确定溶血性疾病的病因可从病史、体检、血涂片、Coombs 试验等寻找线索。以往,对溶血性疾病的诊断思路具有一定的区域性。而目前随着人口流动性的变化,溶血性疾病区域性正逐渐被打乱,应引起足够的警惕。在我国北方一般思考次序是:①查找疾病诱发因素,先明确有无感染及接触生物、化学、物理因素;②做血细胞涂片,观察红细胞形态有无异常;③Coombs 试验及 Ham 试验(或 CD55、CD59);④若红细胞形态正常,Coombs 试验及 Ham 试验阴性(或 CD55、CD59 阴性),再视地区、年龄等先后进行血红蛋白电泳、红细胞渗透脆性试验、热变性(不稳定血红蛋)试验、G-6-PD 缺乏等试验;⑤若以上试验均阴性,可能为少见酶缺乏或者少见类型血红蛋白病。

二、遗传性球形红细胞增多症

(一)概述

遗传性球形红细胞增多症(HS)是一种外周血中可见到许多小球形红细胞的家族遗传性溶血性疾病。HS 是先天性红细胞膜异常疾病中最常见的一类。主要的病理基础是由于合成几种细胞膜蛋白的先天性基因异常而导致相应膜蛋白合成和功能缺陷,引起红细胞表面积丧失,使红细胞呈小球形和变形性降低。脾是小球形红细胞破坏的主要场所。HS 的主要临床表现是慢性血管外溶血及其相应并发症如胆石症、下肢溃疡。血液学特征为外周血中可见到许多小球形红细胞和红细胞渗透脆性显著提高。HS 的发病年龄不一,可从婴儿期发病,少数也有年长者发病,与膜蛋白缺陷的严重性有关。诊断 HS 要结合家族史、病史、临床表现和实验室检查,进行综合分析。HS 的主要治疗方法是脾切除,大多数患者在脾切除后贫血得到改善,婴幼儿患者慎选脾切除。HS 预后一般良好,少数可死于再障危象或脾切除后并发症。

(二)相关实验室检查

1. 血象　血红蛋白和红细胞正常或轻度降低,白细胞和血小板正常。网织红细胞计数增高,最高可达 92%,最低为 2%,一般为 5%~20%。当发生再障危象时,外周血三系均减少,网织红细胞计数降低。50% 以上的 HS 患者 MCHC 增高,原因为红细胞处于轻度脱水状态,切脾不能改变。MCV 可增高、正常或降低,MCH 的变化与 MCV 一致。

2. 红细胞形态　HS 典型的细胞形态为红细胞体积小,失去正常的双凹而呈球形,细胞中央浓密而缺乏苍白区,细胞直径变短,但厚度增加,球形细胞形态与大小比较均匀一致。球形细胞仅见于成熟红细胞,有核红细胞和网织红细胞形态正常。整个血片中红细胞形态大小不均。20%~25% 的 HS 缺乏典型的球形细胞。在重型 HS,除大量球形细胞外,血涂片还可见许多棘形红细胞。蘑菇形红细胞主要见于区带 3 蛋白缺乏的 HS。

3. 渗透脆性试验　渗透脆性试验是测定红细胞在不同浓度的低渗盐水溶液内的吸水膨胀能力,它主要受红细胞表面积和体积比率的影响。HS 的红细胞表面积/体积比率低,因此,渗透脆性增高。正常红细胞开始溶血的生理盐水浓度为 0.42% ~0.72%,完全溶血为 0.28% ~0.32%,HS 的红细胞开始溶血的浓度多为 0.52% ~0.72%,少数为 0.87%。红细胞渗透脆性试验是比较敏感的方法,但 20% ~25% 的患者缺乏典型的球形红细胞,渗透脆性试验正常或轻度增加,然而孵育渗透脆性试验几乎都增高。另外,渗透脆性曲线形态正常但曲线左移或曲线出现拖尾现象。细胞渗透脆性的增高程度与球形红细胞的数量成正比,与血红蛋白浓度无关。再障危象或合并缺铁时,脆性可相应降低。极少数典型 HS,脆性试验正常,原因不清,可能与球形细胞显著脱水有关,因为处于脱水状态的红细胞渗透脆性降低。

4. 红细胞膜蛋白定性分析 采用 SDS-PAGE 分析膜蛋白,80% 以上的 HS 可发现异常(膜蛋白缺失),结合免疫印迹法(Western blotting),检出率更高。

5. 红细胞膜蛋白定量测定 绝大多数 HS 有一种或多种膜蛋白缺乏,直接测定红细胞膜蛋白是一种最可靠的方法。SDS-聚丙烯酰胺凝胶电泳(SDS poly-acrylamide gel electrophoresis,SDS-PAGE)常用于测定膜蛋白,但结果不够精确,尤其用于测定锚蛋白时。目前多采用放射免疫法或 ELISA 法测定计算每个红细胞的不同膜蛋白含量。膜收缩蛋白分析也可采用胰蛋白酶水解法。

6. 分子生物学技术的应用 应用现代分子生物学技术可在分子水平检出膜蛋白的异常。例如,采用限制性内切酶片段长度多态性(restriction fragment length polymorphism,RFLP)或可变数目串联重复序列(variable-number tandem-repeat,VNTR)分析可确定 HS 和某个基因的相关性,用单链构象多态性分析、聚合酶链反应(polymerase chain reaction,PCR)结合核苷酸测序等可检出膜蛋白基因的突变点。

7. 其他 血清未结合胆红素增高,血清结合珠蛋白下降,乳酸脱氢酶增高。Coombs 试验阴性。骨髓象红系细胞增生,有核红细胞高达 25% ~60%。血清叶酸水平一般降低。

(三)项目评价

HS 不具有特有的临床表现或实验室检查所见,因此,诊断 HS 要结合病史、临床表现和实验室检查,进行综合分析。大多数 HS 根据其慢性溶血的症状和体征、血象中网织红细胞和 MCHC 增高、外周血中多量的小球形红细胞、红细胞渗透脆性尤其是孵育渗透脆性增高及阳性家族史,可做出明确诊断。少数 HS 需要详细的家族调查或切脾后有效才能确定诊断。极少数 HS 的诊断依靠对红细胞膜蛋白的分析或测定。青少年原因不明的脾大和胆石症,在感染尤其是微小病毒 B19 感染、传染性单核细胞增多症及妊娠过程中出现不明原因的溶血性贫血时,应怀疑有 HS 存在,需要做进一步检查。

(四)临床思路

虽然外周血出现小球形红细胞和红细胞渗透脆性增高是 HS 的两大特征,但也可见于其他疾病,如温抗体型自身免疫性溶血性贫血,新生儿 ABO 血型不相容性贫血,G-6-PD 缺乏症,镰形细胞病、不稳定血红蛋白病 S、H 缺乏症、红细胞的各种生物、化学损伤等。因此,HS 需与其他疾病相鉴别。一般而言,HS 外周血仅有小球形红细胞,其他形态异常的细胞少见,且球形细胞形态大小比较均匀一致,而其他溶血性疾病外周血除见到少量球形细胞之外,常能见到其他形态异常的细胞,且球形细胞大小不一。HS 与自身免疫性溶血性贫血(尤其Coombs 试验阴性者)的鉴别总是困难的,后者在临床更常见,反复的 Coombs 试验、MCHC 测定和红细胞自溶试验及纠正试验有助于两者的鉴别,必要时可做红细胞膜蛋白的分析或测定。

三、遗传性椭圆形红细胞增多症

(一)概述

遗传性椭圆形红细胞增多症(hereditary elliptocytosis,HE)是一组异质性家族遗传性溶血病,特点是外周血中有大量的椭圆形成熟红细胞。HE 是一组由于红细胞膜蛋白分子异常而引起的遗传性溶血病。根据不同的临床表现和分子病变,可将 HE 分为 4 类:①普通型 HE;②遗传性热变性异形红细胞增多症(hereditary pyropoikilocytosis,HPP);③球形细胞性 HE;④口形细胞性 HE(又称东南亚或美拉尼西亚卵圆形红细胞增多症)。

(二)相关实验室检查

1. 红细胞形态 外周血成熟红细胞形状呈椭圆形、卵圆形、棒状或腊肠形,细胞横径与纵径之比小于 0.78,且数量大于 25%。另外,在球形细胞性 HE,尚有小球形红细胞和小椭圆形细胞;在 HPP,可见到大量的畸形细胞;在口形细胞性 HE,有许多细胞膜僵硬的口形细胞,细胞中央有棒状分割。网织红细胞和有核红细胞形态正常。

2. 脆性试验 红细胞渗透脆性在普通型 HE 大多正常,在球形细胞性 HE、HPP 和重型 HE 的患者则增高,增高的程度与球形细胞和异形细胞的比例相关。红细胞自溶试验在 HPP 和球形细胞性 HE 增高,加入葡萄糖或 ATP 仅部分纠正。在机械切变力作用下,普通型 HE 和 HPP 的红细胞膜均易发生破裂(膜稳定性差,机械脆性增加),而口形细胞性 HE 的红细胞则稳定。各类型 HE 的红细胞变形性均减低。

3. 热不稳定试验 正常红细胞在 49～50℃(2 小时)发生破裂和膜收缩蛋白变性,而 HPP 的红细胞在 45～46℃ 即出现上述现象。但热不稳定试验并不特异,膜收缩蛋白链缺陷所致的其他 HE,有时也阳性,而少数典型 HPP 却阴性。

4. 细胞膜蛋白分析 采用 SDS-PAGE 分析 HE 红细胞膜蛋白可发现以下异常:①4. 1 蛋白缺乏或迁移异常;②膜收缩蛋白缺乏(主要见于 HPP);③相对分子质量异常的膜收缩蛋白。SDS-PAGE 结合其他方法可对膜蛋白成分做定量分析。

5. 低离子强度非变性凝胶电泳分析膜收缩蛋白 采用该方法可发现红细胞膜骨架中二聚体和四聚体膜收缩蛋白的比例。健康人,90%～95% 的膜收缩蛋白为四聚体,而在 HE,二聚体含量增加。

6. 膜收缩蛋白的胰蛋白酶水解片段分析 HE 异常的膜收缩蛋白经胰蛋白酶水解后采用平面凝胶电泳分析,可发现大小和迁移速度异常的水解片段。

7. 分子生物学方法 采用分子生物学方法可直接检出膜蛋白基因突变。

(三)项目评价

依据临床表现、红细胞形态和家族调查,绝大多数 HE 可得到明确诊断。HE 外周血椭圆形红细胞数量绝大多数均大于 25%,一般可达 60%～90%,棒状细胞可超过 10%。椭圆形红细胞也可见于部分健康人,但其数量很少超过15%,一般少于 5%,且棒状细胞罕见。

(四)临床思路

临床上见到外周血异常增多的椭圆形红细胞的溶血性贫血,应考虑本病可能,详细的家族史,临床表现的观察可有助于诊断,必要时可采用膜蛋白分析和分子生物学检测。另外,椭圆形红细胞也可见于其他血液系统疾病,如铁缺乏、骨髓纤维化、骨髓病性贫血、MDS、巨幼细胞贫血、地中海贫血、丙酮酸激酶缺乏症等,但上述疾病除椭圆形红细胞外,多有其他特殊的异形细胞和临床征象,不能依据椭圆形红细胞的数量鉴别 HE 与上述疾病,最可靠的依据是家族调查。

四、葡萄糖-6-磷酸脱氢酶缺乏症

(一)概述

红细胞酶病是遗传性溶血性贫血三大病因之一(另两大病因为血红蛋白病和红细胞膜病),发生病变可以导致溶血性贫血的酶有 20 种以上,其中葡萄糖-6-磷酸脱氢酶(G-6-PD)缺乏症是最早明确病因、发病率最高的红细胞酶病,根据 20 世纪 80 年代世界卫生组织(WHO)统计数据,C-6-PD 缺乏症发病人数超过 4 亿人,已成为全球发病率居首位的单基因遗传病。根据溶血诱因和临床表现分为五种类型:慢性溶血性贫血(chronic haemolytic anemia,CHA)、蚕豆病、新生儿溶血、药物性溶血和感染性溶血。其中 CHA 的临床表现同其他绝大多数红细胞酶病相似,以慢性血管外溶血为主,其余 4 型均表现为急性血管内溶血。

(二)相关实验室检查

1. 特异性诊断指标

(1)G-6-PD 酶活力定量测定　确诊依据为直接定量测定红细胞 G-6-PD 催化反应的产物 NADPH 含量。男性患者酶活力大多显著下降,残余酶活力低于 10% 以下的Ⅱ型变异型在我国居多。女性杂合子酶活力下降一般不明显,女性纯合子酶活力可明显低下。G-6-PD 是典型的年龄依赖性酶,细胞越年轻则酶活力越高,所以在溶血发作后期、近期输血等状态下检测酶活力,可能影响真实酶活性测值。解决方法:做 G-6-PD/6-P-GD 比值纠正、低渗溶血测值纠正,或 3 个月后复查酶活力。

(2)G-6-PD 酶活力定性分析

◈ 荧光斑点试验:G-6-PD 严重缺乏者红细胞内 NADPH 生成量少,反应 30 分钟不出现荧光;G-6-PD 中度缺乏者在 10～30 分钟出现荧光;而 G-6-PD 活性正常者 10 分钟内即出现荧光。高网织红细胞、溶血发作期、新生儿、女性等可出现假阴性。

◈ 硝基四氮唑蓝纸片法:浅黄色四氮唑蓝在 NADPH 向吩嗪硫酸甲酯递氢反应中还原为紫色甲臢,反应滤纸片在 G-6-PD 活性正常者、中度缺乏者和严重缺乏者分别呈现紫蓝色、淡紫蓝色和红色。

◈ 红细胞 G-6-PD 洗脱染色法:缺乏 G-6-PD 的红细胞中高铁血红蛋白不能立即被还原,遇氰化物后形成氰化高铁血红蛋白,易被过氧化氢洗脱,致使红细胞经染色后呈不着色的空影。健康人空影红细胞 <10%,G-6-PD 杂合子约 50%,纯合子在 75% 以上。适用于女性杂合子的检出。

(3)基因突变型分析:使用限制性酶切、PCR、变性梯度凝胶电泳、直接测序等方法,可以鉴定 G-6-PD 基因突变类型和多态性,也可用于产前诊断。

2. 非特异性诊断指标

(1)高铁血红蛋白还原试验:以高铁血红蛋白还原率间接反映磷酸戊糖旁路代谢状态。G-6-PD 显著缺陷者还原率小于 30%,中间型为 31%～74%,在健康人大于 75%。

(2)变性珠蛋白(Heinz)小体生成实验:G-6-PD 缺陷的红细胞抗氧化能力减弱;在氧化剂作用下,血红蛋白等含巯基物易变性生成 Heinz 小体。G-6-PD

显著缺陷者阳性细胞大于 28%,健康人小于 28%。

(3)GSH 含量测定:G-6-PD 缺乏患者通常测定值为参考值的 60% ~ 78%,蚕豆病现症者在 50% 以下。

(4)其他:①血象、胆红素、尿检(血红蛋白尿阳性、尿潜血阳性)等符合溶血指征。②红细胞形态学。急性溶血期外周血红细胞形态可有一些非特异性的改变,见红细胞大小不等、有核红细胞、嗜多染性红细胞和红细胞碎片,也可见少量口形、棘形红细胞。少数患者红细胞涂片可见少量"咬痕"细胞。

(三)项目评价

大多数患者具有血管内溶血的实验室表现,主要表现为血红蛋白和红细胞计数急剧下降,胆红素升高,以间接胆红素升高为主。尿液呈酱油色或浓茶色,严重溶血者可出现溶血危象或肾衰竭。CHA 者可有慢性血管外溶血的改变,如持续存在不同程度的贫血、脾大、网织红细胞增高、未结合胆红素增高,可有胆结石等并发症。G-6-PD 酶活力定量测定是特异性的确诊指标,其他非特异性指标可辅助诊断。

(四)临床思路

G-6-PD 缺乏症以急性溶血表现多见,任何年龄均可发病,男性症状明显,临床诊断时应特别注意有无溶血诱因和相关病史及家族史、有无酱油尿。同时查找溶血诱因,如近期内进食蚕豆或蚕豆制品,感染,药物,小儿接触含萘防虫剂(樟脑丸),以及其他诱因,如过强体能锻炼、过度疲劳、糖尿病酮症酸中毒、心肌梗死、手术麻醉等因素。并询问籍贯,国内患者多见于华南、西南地区。需要与其他血管内溶血进行鉴别,实验室确诊指标是直接测定红细胞 G-6-PD 酶活力。

五、丙酮酸激酶缺乏症

(一)概述

丙酮酸激酶(pyruvatekinase,PK)缺乏症是导致先天性非球形红细胞溶血性贫血的典型代表,在糖酵解酶缺乏症中是发现最早、最常见、研究最深入的遗传性红细胞酶病。红细胞 PK 缺乏症为常染色体隐性遗传病,两个等位基因均有突变的纯合子,有溶血性贫血临床症状。PK 杂合子无溶血表现,但是如果合并存在另外一种红细胞的遗传缺陷如血红蛋白病或红细胞膜病,则该患者为复合型双杂合子,可有明显溶血症状。可有慢性溶血性贫血的临床表现,诊断主要依据酶活性测定。

（二）相关实验室检查

1. PK 缺乏症特异性诊断实验　PK 酶活力直接测定和荧光定性试验为临床常用诊断指标。

（1）PK 酶活力测定：为确诊定量指标。通常 PK 缺陷杂合子酶活力在参考值的 50% ~ 75%；纯合子酶活力下降幅度差别很大，中度、轻度贫血者残余酶活力多为 30% ~ 50%，重者酶活力小于 30%，甚至完全丧失。

PK 活力测定易受下述因素干扰，出现活力测定值正常或偏高的结果。①高网织红细胞计数：因为细胞越年轻，酶活力越高；②近期输血：献血员红细胞 PK 掩盖患者酶缺陷；③测定样品污染白细胞：白细胞中 PK 活力比红细胞高 300 倍；④M_2 型 PK（PKM_2）：在幼稚红细胞才有的 M_2 亚型同工酶在病变红细胞中又出现；⑤特殊变异型表现：可能酶活力正常而酶稳定性等理化性质改变。解决对策：①对高度 PK 疑诊而酶活力无明显下降者，可同时进行荧光初筛试验、低底物利用率测定、酶稳定性测定等酶学指标分析；②同期进行家系调查；③输血 3 个月后复查酶活力。

（2）PK 荧光斑点法初筛试验：为定性试验。参考值为 20 分钟内荧光消失；PK 缺陷中间者（杂合子）荧光在 25 ~ 60 分钟消失；PK 严重缺乏者（纯合子）则 60 分钟以上荧光仍不消失。该操作较为简便，可做大样本筛查试验。干扰酶活力测定的因素也可以干扰本项测定。

（3）低底物利用率：低底物利用率的实验条件更接近细胞微环境，某些 PK 变异型在常量底物测定值时无明显变化，但低底物利用率显著下降，可作为 PK 缺陷的确诊指标之一。

（4）PK 热稳定性试验：在 53℃、60 分钟实验条件下，可检出 PK 活力无明显变化而 PK 热稳定性下降的 PK 变异型。

（5）其他 PK 生化变异型分析参数：①对底物的米氏常数和最大反应速率；②同类底物利用率；③变构剂激活度；④二磷酸腺苷抑制试验；⑤2,3 - 二磷酸甘油酸含量；⑥pH 反应曲线与最适 pH；⑦电泳迁移率。

（6）突变基因分析：用分子生物学分析方法鉴定 PK 基因缺陷类型和多态性连锁关系，可以更直接确定 PK 缺陷，了解突变型与表型的关联，进行产前诊断研究。由于 PK 突变类型非常多而绝大多数突变的发生频率很低，所以分子生物学诊断尚不能普及为常规实验。

2. PK 缺乏症非特异性溶血筛查试验

（1）红细胞形态学：多数无明显改变，贫血严重者出现红细胞大小不均、异形红细胞、嗜多染性红细胞。部分患者红细胞体积偏小,中空淡染区缩小,细胞深染、少量球形变化。约15%患者血涂片可见到典型的小棘球形红细胞,数量不等,可以是偶见,也可以超过5%,切脾后棘形红细胞明显增多。棘形红细胞虽非特异,但可作为 PK 缺乏症诊断提示。

(2)血象:除了显示 Hb 下降、网织红细胞增高以外,部分患者 MCV 可轻度下降,MCH 可不同程度升高。如果患者缺乏叶酸,可掩盖这些变化。

(3)红细胞渗透脆性:75%的患者红细胞渗透脆性正常,但是有些重症患者可表现红细胞渗透脆性增高。

(4)红细胞包涵体:部分患者红细胞包涵体试验呈阳性,但 Heinz 小体生成试验阴性。

(三)项目评价

患者常具有血管外溶血表现,有慢性贫血,网织红细胞计数在 2.5% ~ 15%,非结合胆红素升高,且能排除红细胞膜病和血红蛋白病及继发性 PK 缺陷因素。贫血和脾大程度可能与患者自觉症状不相平行。可有新生儿黄疸病史,父母一般无症状,血缘同胞可有相同症状。并可伴有胆石症,病程较长者常可查出副脾。少数患者有髓外造血灶。临床对贫血症状的判别、家族史询问等可辅助诊断。丙酮酸激酶活力测定是确诊的特异指标。

(四)临床思路

具有血管外溶血表现患者,应询问有无阳性家族史,并进行 PK 活性检测。部分 PK 缺乏症外周血涂片有细胞体积偏小、深染变化,有些伴有红细胞渗透脆性升高,易误诊为遗传性球形红细胞增多症,应做家系分析予以鉴别。反复输血患者可出现 Coombs 试验阳性特别是 C3 补体阳性,应根据激素疗效和溶血特异性诊断指标对原发病与继发现象加以甄别。生长在胸骨扁骨缘等部位的髓外造血灶常被误诊为肿瘤、结核,受到手术切除创伤性误治。需做详细的影像学检查和相关疾病检查,结合溶血试验结果综合分析。

六、珠蛋白生成障碍性贫血

(一)概述

珠蛋白生成障碍性贫血原名地中海贫血、海洋性贫血,因早年发现的病例多属地中海沿岸民族的缘故。但事实上,本病广泛分布于世界许多地区,东南亚即高发地区之一。我国广东、广西、四川较多见,长江以南各省(区)有散发病例,北方则少见。它是由于遗传的珠蛋白基因缺陷,致使血红蛋白中的一种或一种以上珠蛋白链合成缺如或不足所导致的贫血或病理状态。由于其基因缺陷的复杂多样性,缺乏的珠蛋白链在类型、数量及临床症状也表现不一,因此,珠蛋白生成障碍性贫血实际上包含着一组疾病。根据所缺乏的珠蛋白种类及缺乏程度予以命名和分类。α 珠蛋白链缺乏者称为 α 珠蛋白生成障碍性贫血,β 珠蛋白链缺乏者称为 β 珠蛋白生成障碍性贫血。

(二)相关实验室检查

1. α 珠蛋白生成障碍性贫血

(1)血象:Hb 正常或轻度下降。MCV、MCH 轻度下降,少数红细胞内有包涵体。HbH 病患者 Hb 大多在 70～100g/L,但贫血严重时可在 30g/L 以下。Hb Bart 胎儿水肿综合征 Hb 在 30～100g/L。MCV 及 MCH、MCHC 显著降低,红细胞渗透脆性降低。血涂片可见红细胞大小不均、异形及靶形红细胞,可见有核红细胞,网状红细胞显著增多。HbH 病患者血涂片经煌焦油蓝染色后可见红细胞中含有灰蓝色、均匀、圆形的颗粒状 HbH 包涵体。

(2)骨髓象:骨髓中红系细胞增生显著,HbH 病患者有核红细胞亦可见 HbH 包涵体。Hb Bart 胎儿水肿综合征者常有髓外造血灶,含铁血黄素沉着明显,铁粒幼细胞增加。

(3)Hb 电泳:HbH 病患者脐带血中 Hb Bart 占 5%～20%,成年人 HbH 占 5%～40%,HbA 及 HbF 多正常。Hb Bart 胎儿水肿综合征者 Hb 电泳几乎全部为 Hb Bart,可有微量 HbH,无 HbA、HbA_2 及 HbF。

2. β 珠蛋白生成障碍性贫血

(1)血象:轻型 β 地中海贫血 Hb 一般在 80g/L 以上,重型 β 地中海贫血 Hb 在一般 50g/L 以下,需定期输血维持生命,MCV、MCH、MCHC 明显降低。网织红细胞比率常增高,血涂片检查见靶形红细胞增多、红细胞大小不均、异形、嗜碱性点彩明显,红细胞呈典型小细胞、低色素性。白细胞数多正常,血小板数常增高,脾功能亢进时白细胞、血小板数减少。

(2)骨髓象:呈溶血性贫血骨髓象,红细胞增生显著,铁染色阳性,铁粒幼细胞增多。

(3)血红蛋白分析:轻型 β 地中海贫血 HbA_2 显著增高,HbF 可以正常,部分病例可以轻度增高,一般不超过 5%。重型 β 地中海贫血 HbF 增高明显,可达 60% 以上,有些患者 HbF 为 10%～30%。HbA_2 多正常,变化较大。

(4)铁代谢检查:轻型 β 地中海贫血患者的血清铁、铁饱和度、血清铁蛋白浓度多数正常,合并缺铁时上述指标可降低。中间型及重型 β 地中海贫血患者的血清铁、铁饱和度、血清铁蛋白浓度常增高,重型 β 地中海贫血上述指标增高更为显著。

(5)X 线检查:重型 β 地中海贫血患者骨髓长期显著增生,使骨髓腔增宽、骨皮质变薄,颅骨板障增宽。短骨由于骨小梁变薄而形成花边或嵌花样间隔,以指骨及掌骨出现较早;长骨骨皮质变薄、髓腔增宽,以股骨远端较明显。

(三)项目评价

自幼出现的小细胞低色素贫血,尤其是 MCV 值很低的患者,外周血涂片显示红细胞大小不均,有靶形红细胞,红细胞渗透脆性降低,血红蛋白电泳分析,HbF 含量显著增高,需怀疑该病。家族史和籍贯对诊断有重要意义,儿童患者必要时做颅骨 X 线检查,疑似病例需做基因分析以明确诊断。

(四)临床思路

根据临床特点和实验室检查,结合阳性家族史,一般可做出诊断。有条件时,可做基因诊断。小细胞低色素贫血需与缺铁性贫血、铁粒幼细胞性贫血、慢性病贫血等鉴别。缺铁性贫血亦为小细胞低色素性贫血,但血清铁降低;铁粒幼细胞性贫血出现环形铁粒幼细胞增多;慢性病贫血有慢性基础疾病,铁蛋白增高,这些与地中海贫血不同。出现靶形红细胞也可见于 HbE、HbC。但此两者均有电泳异常区带可资鉴别。胆红素升高,以间接胆红素升高为主,伴有脾大者需与某些先天性溶血性贫血如先天性球形红细胞增多症或红细胞酶缺陷等病相鉴别,可通过红细胞渗透脆性试验及酶缺陷检查而鉴别。HbF 和 HbA_2 增高可见于某些再生障碍性贫血、急性白血病,尤其幼年慢性粒细胞性白血病患者的 HbF 增高,HbZürich 和 Tocoma 等疾病,HbA_2 亦可增高,应注意鉴别。

七、自身免疫性溶血性贫血

(一)概述

自身免疫性溶血性贫血(autoimmune hemolytic anemia,AIHA)系体内 B 淋巴细胞免疫调节紊乱,产生自身抗体和(或)补体,并结合于红细胞膜上,致红细胞破坏加速而引起的一组溶血性贫血。AIHA 的自身抗体根据其作用于红细胞所需温度可分为温抗体型和冷抗体型两大类。冷抗体型又包括冷凝集素综合征及阵发性冷性血红蛋白尿症。当机体既产生抗自身红细胞抗体,又产生抗自身血小板抗体(甚至白细胞抗体),进而同时出现贫血和血小板减少(或全细胞减少)时,称之为 Evans 综合征。

（二）相关实验室检查

临床上 AIHA 的诊断应分为两个步骤:溶血的识别与诊断,以及确定溶血的类型及其病因。

1. 一般检查 识别与诊断明显的溶血一般不太困难,下列表现提示溶血的存在。

（1）红细胞破坏过多的表现:①血清间接胆红素水平增高,临床出现黄疸;②血浆游离血红蛋白增高（或出现高铁血红蛋白）,结合珠蛋白显著减少或消失;③尿液中尿胆原的排泄量增多,若为血管内溶血,尿液中可出现高铁血红蛋白或含铁血黄素。

（2）红细胞代偿性增生加速的表现:①外周血网织红细胞增多,部分患者可出现有核红细胞;②外周血及骨髓中多染性红细胞增多;③骨髓内红细胞系统显著增生。

2. 溶血特异性检查 下述特异性检查用于确定被检查者是否有自身红细胞抗体、抗体类型、抗体滴度水平及其可能的病因。

（1）直接 Coombs 试验:Coombs 试验即抗人球蛋白试验,主要用于检测温型自身红细胞抗体,该试验又分直接与间接两种。直接 Coombs 试验用于检测结合在红细胞膜上的不完全型温抗体。其原理是利用抗人球蛋白抗体结合致敏红细胞膜上的不完全型温抗体,进而引起致敏红细胞凝集;值得注意的是,2% ~ 11.5% 的温抗体型 AIHA 直接 Coombs 试验呈阴性。

（2）间接 Coombs 试验:用于检测血清中的游离温抗体。其原理是先将患者血清与红细胞在 37℃ 下孵育,使血清中的抗体结合到红细胞上,然后加入抗人球蛋白,使结合了温抗体的红细胞通过与抗人球蛋白结合而凝集。

（3）冷凝集素试验:冷凝集素试验分定性与定量两种。定性法根据红细胞凝集程度按 ±、+ ~ + + + 表示结果;定量法报告阳性反应的最高稀释度。在 37℃ 保温条件下制备受验血清,系列稀释。与洗涤后健康人 O 型红细胞在 4℃ 放置 2 小时,观察有无凝集。若凝集再于 37℃ 放置 30 分钟,凝集应散开（但有例外）,证实为冷凝集素。必要时在不同温度（室温、20℃ 和 32℃）观察凝集效价。健康人血清存在低效价的抗红细胞 I 抗原的 IgM 冷凝集素,4℃ 时效价 ≤1:32,温度 20℃ 时即失去活性。异常冷凝集素不但效价高,且与红细胞结合的温度范围广（高热幅度）,可高达 1:100000;反应温度上限可达 28 ~ 30℃,个别甚至可高达 37℃。冷凝集素对红细胞的破坏不仅与效价有关,更主要取决于反应的温度。

（4）冷热溶血试验：又称 Donath-Landsteiner 冷溶血试验，是测定（冷热）双相溶血素的试验。

（5）酶处理红细胞凝集试验：有时血清中的游离抗体（可以是温抗体也可以是冷抗体）含量不高，用一般间接 Coombs 试验和冷抗体试验（凝集素试验和 D-L 试验）不能测及。此时，需进行酶处理红细胞凝集试验。该试验的基本程序是先用蛋白水解酶（胰蛋白酶、木瓜蛋白酶和菠萝蛋白酶）水解红细胞表面唾液酸，以减低红细胞 Q 电位及缩短红细胞间距离，然后再行间接 Coombs 试验或冷抗体试验。本法可使 Coombs 试验敏感性提高 2 倍。

（三）项目评价

当出现下述情况时，直接 Coombs 试验可呈假阴性：①红细胞膜上结合的 IgG 抗体分子太少。欲使直接 Coombs 试验呈阳性，有学者认为每个红细胞上需要 500 个 IgG 分子，亦有文献报道需 100～500 或 150～500 个分子，但体内巨噬细胞清除致敏红细胞所需抗体浓度却远低于此。当 IgG 分子数低于检测阈值时，直接 Coombs 试验即呈阴性。②Coombs 试剂效价不高，或所含抗血清成分不全。如自身抗体是 IgA 时，一般抗球蛋白试剂含抗 IgA 较少，以致呈假阴性。③技术因素，如抗血清稀释不当产生前带现象；红细胞洗涤不够；或操作中受蛋白质污染。④某些自身抗体的亲和性较低，以致红细胞洗涤后脱落。采用各种单特异抗血清是减少直接 Coombs 假阴性的有效措施之一。

下述情况下直接 Coombs 试验可出现假阳性：①由于感染等非 AIHA 者红细胞被 C3 致敏；②某些疾病（如肾炎和 PNH 等）致体内 C3 水平升高；③红细胞 C3 受体结合循环免疫复合物；④某些抗生素（如头孢菌素类）致红细胞非特异性地吸附血浆球蛋白。

除了在冷凝集素型的 AIHA 患者可测及冷凝集素外，某些病毒感染和浆细胞病患者也可出现冷凝集素试验阳性。

（四）临床思路

首先应确认是否存在溶血性贫血，确定后进行 AIHA 的实验室检查，如阳性，还需进行病因学检查。如出现下列免疫学指标异常，如丙种球蛋白量升高，出现抗链 O、类风湿因子、抗核抗体和抗 DNA 抗体等指标的阳性，提示其可能继发于结缔组织病。其他如骨髓及消化系统等检查可进一步识别可能存在的有关原发病。

八、新生儿溶血病

新生儿溶血病(hemolytic disease of newborn,HDN)是指孕期母亲对胎儿/新生儿红细胞抗原产生的抗体(IgG),经胎盘传到胎儿/新生儿体内所产生的溶血性贫血。人类红细胞血型系统共有26个,临床上以ABO和Rh血型不合引起的溶血最为多见,而后者的溶血程度较重。MNSs血型系统中,抗-M、抗-N、抗-S、抗-s及抗-U都可能引起HDN,其发生率仅次于ABO及Rh系统的HDN;Diego血型系统中,抗-Dia及抗-Dib引起的HDN国内外亦有报道;Kidd血型系统中有关Jk、JK及JK3引起HDN的报道近年亦多见。另外,抗-Can、抗-Lw、抗-Fan和抗-Wa均可引起本病。

(一)Rh血型不合溶血病

1. 概述　Rh血型抗原来自第1对染色体上3对高度连锁的等位基因编码的6个抗原,即CeDdEe。Rh血型系统中,以D抗原性最强,其次为E抗原。具有D抗原(DD和Dd)即为Rh阳性,无D抗原(dd)则为Rh阴性。Rh血型不合溶血病主要见于母亲为Rh阴性而胎儿为Rh阳性,并具有D或E抗原。母亲孕期胎儿红细胞进入母体先被巨噬细胞所吞噬,在巨噬细胞调理和抗原呈递作用下,经过相当长时间(2~6个月)才能释放出足够量的Rh抗原,并刺激相应的淋巴细胞产生抗Rh抗体。母体首次产生的抗原含量低,且存在时间短,亦不能通过胎盘,并不对胎儿构成威胁。但当致敏孕妇再次怀孕具有Rh血型阳性胎儿后,一旦胎儿红细胞进入母亲体内,即迅速产生大量IgG型抗Rh抗体,通过胎盘致胎儿或新生儿发生溶血性贫血。

2. 相关实验室检查

(1)血象:可出现不同程度贫血、网织红细胞增高及血小板数降低,血涂片可见红细胞大小不均,多嗜性红细胞、有核红细胞及球形红细胞增多(ABO溶血时更常见)。溶血时可有不同程度白细胞增高,可见核左移。

(2)骨髓象:新生儿溶血病的骨髓象主要表现为红细胞系统过度增生,粒系比例相对减少。骨髓穿刺检查仅在高度怀疑溶血以外的其他疾病时进行。

(3)血清胆红素水平增高:脐血血清胆红素>40mg/L提示溶血严重,50~150mg/L时核黄疸发生率3.3%,151~300mg/L时发生率为18%,>300mg/L时发生率约为50%,羊水因有胆红素而呈黄绿色。

(4)血型鉴定:Rh溶血病血型鉴定:母亲为Rh(-),子女为Rh(+),父亲为Rh(+)或母亲有Rh(+)输血史。同样的Rh血型不合,母子ABO血型相同比不相同者容易发病。推测因母子 ABO 血型相同时,进入母体的胎儿红细胞(含 D 或 E 抗原)不被迅速破坏,使不合的胎儿红细胞对母体的刺激时间延长,母体更容易产生抗 Rh 抗体。

(5)免疫学检查:Rh 溶血病抗体是来自母亲血清中抗 Rh 的 IgG 抗体,产后诊断主要检查以下几项。①若新生儿间接 Coombs 试验阳性及直接 Coombs 试验阳性,表示其红细胞上及血清中有不完全抗体,大多为 Rh 血型不合所致,结合临床即可确诊;②用 Rh 阳性(及阴性对照)红细胞,通过直接 Coombs 试验和木瓜酶试验检查母体血清有无不完全抗 Rh 抗体。如果夫妇、母子 ABO 血型相合而 Rh 血型不合,可用新生儿或其父红细胞检查母体血清有无不完全抗体。

(6)Rh 溶血病产前检查:Rh 溶血病的产前诊断包括下列各点。①妊娠史和输血史:注意既往妊娠有无流产和新生儿黄疸等。初次妊娠症状较轻;妊娠次数越多,病情越重。即使既往仅有一次输血史,初次妊娠即可发生严重 Rh 溶血病。②孕妇及其丈夫 Rh 血型鉴定:如孕妇为 Rh(−),应于 16～20 周后以 Rh(＋)对照红细胞及其丈夫红细胞检查孕妇血清中有无 IgG 型抗体及其效价,并每隔数周检测一次。③根据需要可做羊水胆红素测定。

3. 项目评价　根据病史、溶血性贫血临床表现、Rh 血型鉴定及 Coombs 试验等免疫学检查可确诊。

4. 临床思路　新生儿出现黄疸、溶血性贫血等临床表现时,需考虑本病。可以完善相应的血型鉴定及 Coombs 试验等以明确诊断。

新生儿黄疸尚需与下列几种情况相鉴别:①先天性非免疫性溶血性疾病,如遗传性球形红细胞增多症、先天性红细胞酶缺陷所致的溶血性贫血和珠蛋白异常导致的溶血性贫血等;②其他非血型不合的免疫性溶血,如微小病毒 B19 感染导致的新生儿免疫性溶血;③新生儿水肿尚需与胎儿先天性心脏畸形、先天性遗传或代谢异常、胎儿宫内梅毒或弓形体感染等继发的胎儿水肿相鉴别。

(二)新生儿 ABO 血型不合溶血病

1. 概述　新生儿 ABO 血型不合溶血病是新生儿溶血病的主要类型,约占整个新生儿溶血病的 80%。40%～50% 的 ABO 溶血病见于第一胎,病情相对较轻或无症状而不易被察觉。重症者可在 24 小时内出现黄疸,3～5 天达高峰;但胎儿水肿、肝脾大及流产者均少见。ABO 溶血病最多见于母亲为 O 型、胎儿为 A 型或 B 型。第 1 胎即可发病,通常发病较轻。但随着分娩次数增加,发病率会相应增高,病情相对严重,其原因为 O 型母亲可自发性地产生抗 A 或抗 B 的 IgG 抗体。据统计,孕妇与胎儿发生 ABO 血型不合的概率为 20%～25%,而其中发生溶血病的概率仅为 10% 左右。

2. 相关实验室检查

(1)ABO 溶血病血型鉴定:了解父亲、母亲及子女 ABO 血型。绝大多数母亲为 O 型,子女为 A 型或 B 型(也可为 AB 型)。母亲 O 型时,如父亲为 A 型,则子女为 O 型或 A 型;如父亲为 B 型,子女为 O 或 B 型;如父亲为 AB 型,子女为 A 型或 B 型。

(2)溶血性贫血的实验室检查:血清胆红素水平增高 脐血血清胆红素 > 40mmol/L 提示溶血严重,50 ~ 150mmol/L 时核黄疸发生率约 3.3%,151 ~ 300mmol/L 时发生率为 18%, > 300mmol/L 时发生率约 50%,羊水因有胆红素而呈黄绿色。

(3)免疫学检查:ABO 溶血病抗体检测。检查患儿 IgG 型抗 A(B)抗体可用血清学三项试验检查。①抗体释放试验:患儿的致敏红细胞经加温使抗体释放到释放液中,能被菠萝蛋白酶处理的红细胞通过 Coombs 试验检测出。②改良间接 Coombs 试验:ABO 溶血病间接 Coombs 试验往往阴性,原因不明。该法改良后常呈阳性,提示婴儿可能受累及。③游离抗体测定:患儿血清加同型(A 型或 B 型)或 O 型红细胞悬液,37℃致敏,若凝集,说明存在抗体;若不凝集,用生理盐水洗涤红细胞后加抗人球蛋白血清,离心、观察。测定母体 IgG 型抗 A(B)抗体时需除去 IgM 型抗 A(B)抗体的影响。根据 IgM 型抗 A(B)抗体比 IgG 型抗 A(B)抗体更易被血型物质中和以及单抗 IgG Coombs 血清能提高 1gG 型抗 A(B)抗体滴度而不提高 IgM 型抗 A(B)抗体滴度的特点,先用一定量血型物质(为分泌型 A 型或 B 型人唾液)中和 IgM 型抗 A(B)抗体后再做 Coombs 试验,可较准确地测出 IgG 型抗 A(B)抗体的滴度。

3. 项目评价 母亲既往有不明原因流产史、死产史或严重新生儿黄疸史,新生儿出现的黄疸、水肿等病史,可进行溶血性贫血相应的检测,并筛查父母 ABO 血型,做免疫学检测如 Coombs 实验等,做出相应的诊断。

4. 临床思路 新生儿黄疸需进行溶血性贫血的相应检查。血型检测和免疫学检查可协助诊断。需要与生理性黄疸鉴别。后者开始出现于生后第 3 天,但程度轻,无贫血和肝脾大,可自行消退,免疫学检查阴性。ABO 溶血病应与 G-6-PD 缺乏所致新生儿溶血病相鉴别;还须与重型遗传性球形红细胞增多症相鉴别。做 G-6-PD 酶检测、渗透脆性试验等可资鉴别。胎儿水肿综合征也可发生于纯合子 α 海洋性贫血、充血性心力衰竭、低蛋白血症或全身感染,应注意鉴别。除常见的 Rh 和 ABO 溶血病外,尚有少数(5% 左右)由次要血型抗体引起的溶血病,如抗 Kell、抗 Duffy 和抗 Kidd 抗体等。因同种致敏的缘故,患儿红细胞呈直接抗人球蛋白反应阳性。以母体血清与一系列已知抗原的红细胞作用是检测抗体特异性的简便且实用的方法。

九、阵发性睡眠性血红蛋白尿症

（一）概述

阵发性睡眠性血红蛋白尿症（paroxysmal nocturnal hemoglobinuria，PNH）是一种后天获得性溶血性疾病。该病源于造血干细胞 *PIG-A* 基因突变引起一组通过糖肌醇磷脂（glycosylphosphatidylinositol，GPI）锚连在细胞表面的膜蛋白的缺失，导致细胞性能发生变化。正常造血细胞减少，使异常造血细胞得以取得相对优势。异常细胞缺乏 GPI 连接蛋白，从而对补体敏感，也因而引起相应的临床现象。临床上主要表现为血管内溶血发作，溶血重时则有血红蛋白尿、全血细胞减少和血栓形成倾向等三大特征。患者常以反复的血红蛋白尿或持久的贫血为主，约有 30% 患者在 PNH 诊断前有明确再生障碍性贫血病史，另 30% 在病程中向造血功能低下发展，与再障有相互转化的表现。特异抗体结合流式细胞技术是最特异最敏感的确诊方法。异基因造血干细胞移植可取得根治，近年来，补体抑制剂 Eculizumab 为治疗带来了新的希望。

（二）相关实验室检查

1. 外周血　绝大多数患者有不同程度的贫血，只有很少数血红蛋白正常。很多患者都出现全血细胞减少，网织红细胞常增高，合并再障者升高不明显。

2. 骨髓涂片　大都增生活跃或明显活跃，红系增生旺盛，粒红比值倒置。部分增生低下，为再障表现。极个别患者有某种程度的病态造血。

3. 骨髓活检　部分患者可有造血组织减少、脂肪组织增多的表现。

4. Hams 试验　常出现阳性，但有部分假阳性和假阴性患者。

5. 糖水溶血试验（蔗糖溶血试验）　常出现阳性，本试验敏感性高，但易出现假阳性反应。

6. 蛇毒因子（CoF）　常阳性，具有较强的特异性，敏感性比 Hams 试验强，比糖水试验略差。

7. 外周血成熟红细胞和成熟粒细胞 CD55 和 CD59 表达　应用流式细胞术检测 GPI 锚连蛋白缺失细胞数量是诊断 PNH 最直接、最敏感的方法。PNH 克隆累及造血细胞次序为粒细胞→单核细胞→红细胞→淋巴细胞，建立 PNH 诊断至少有 1 系及以上细胞的两种 GPI 锚连蛋白缺失。CD59 敏感度要高于 CD55，CD59 粒细胞可最早被检出，有早期诊断价值，且不受输血影响。对 PNH

克隆锚连蛋白的不同缺失程度进行量化,可以对 PNH 进行分型,以便进一步了解并监测病情进展及疗效。例如,将 PNH 红细胞根据 CD55、CD59 的缺乏程度可以分为三型:Ⅰ型(补体敏感度正常)、Ⅱ型(中度敏感)、Ⅲ型(高度敏感),临床溶血程度主要取决于Ⅲ型红细胞多少。目前已证实的 PNH 患者血细胞表面缺乏的蛋白有补体调节因子(CD55、CD59、C8bp),黏附分子(CD48、CD58/CD66、CD67),受体类(CD14、CD16、CD87),血型抗原(Comer、JMH、Holley Gregory、Yt、Dombrock residue),酶类(乙酰胆碱酯酶、中性粒细胞碱性磷酸酶、CD73、ADP-核糖转移酶),其他(CD16、CD24、CDw52、GP175、GP500 等)。

8. 气单胞菌溶素前体变异体(FLAER)表达 FLAER 是诊断 PNH 更敏感、最特异的方法,同传统的检测 CD55、CD59 相比,FLAER 对检测微小 PNH 克隆非常敏感,且不受输血和溶血的影响。对一些临床上高度怀疑,而 CD55、CD59检测不能确诊的病例,可以结合 FLAER 检查,获得明确诊断;应用 FLAER 分析方法诊断并监测 PNH 患者,可精确分出Ⅱ、Ⅲ型细胞,为判断病情轻重提供依据,有助于 PNH 患者疾病进展和疗效的判断;对于长期应用免疫抑制治疗的血细胞减少患者,尤其是 AA、MDS 等疾病,可监测其是否发生克隆性改变以及早发现病情变化;应用 FLAER 直接检测 GPI 蛋白,有助于 PNH 与部分免疫性血细胞减少症进行鉴别。用于检测白细胞 PNH 克隆的抗体组合见表 5-6。

表 5-6 用于检测白细胞 PNH 克隆的抗体组合

细胞		颜色					
		1	2	3	4	5	6
3 色分析	Grans	FLAER	CD24	CD15			
3 色分析	Monos	FLAER	CD14	CD33			
4 色分析	Grans	FLAER	CD24	CD15	CD45		
4 色分析	Monos	FLAER	CD14	CD33	CD45		
4 色分析	G + M	FLAER	CD24	CD14	CD33		
5 色分析	G + M	FLAER	CD24	CD14	CD15/33	CD45	
5 色分析	G + M	FLAER	CD24	CD14	CD15	CD33	
6 色分析	G + M	FLAER	CD24	CD14	CD15	CD33	CD45

(三)项目评价

国内 PNH 的诊断标准如下。

(1)Hams 试验、糖水试验、蛇毒因子溶血试验、尿隐血(或尿含铁血黄素)

等项试验中凡符合下述任何一种情况,即可诊断。

❖ 两项以上阳性;

❖ 一项阳性,但须具备下列条件:①两次以上阳性,或一次阳性,但操作正规、有阴性对照、结果可靠,即时重复仍阳性者。②有溶血的其他直接或间接证据,或有肯定的血红蛋白尿出现。③能除外其他溶血,特别是遗传性球形红细胞增多症、自身免疫性溶血性贫血、葡萄糖-6-磷酸脱氢酶(G-6-PD)缺乏症所致的溶血和阵发性冷性血红蛋白尿症等。

(2)流式细胞术检测发现外周血中 CD55 或 CD59 阴性中性粒细胞或红细胞大于 10%(5%~10% 为可疑)。

临床表现符合,实验室检查具备第(1)项或第(2)项者皆可诊断,第(1)项和第(2)项可以相互佐证。

PNH 最可靠的诊断方法是流式细胞仪检测 GPI 缺失细胞,常规检测可以检测到 1% 的 GPI 阴性细胞,但采用高敏检测技术可以检测到 0.01% GPI 缺失细胞。目前主要是检测外周血中性粒细胞 CD55、CD59、FLAER 缺失细胞的百分数,可以结合单核细胞的锚连蛋白的检测。而红细胞 CD55、CD59 检测可以预测溶血的发作,尤其是 PNH Ⅱ 型细胞的检测。PNH Ⅲ 型细胞往往提示溶血的严重程度。随着流式细胞仪技术的普及,GPI 锚连蛋白的检测可能成为取代 Hams 试验等传统方法的诊断 PNH 的金标准。

对确定 PNH 的试验检查结果要有正确的判断。试验检查阳性取决于异常血细胞的多少,刚刚发生溶血后立即化验,可能由于异常红细胞已破坏无余而使实验结果呈阴性。大量输血后正常细胞增多,异常细胞相对减少,也会影响结果。所以不能因一次结果阴性而否定诊断,应该多次检查并同时做多种检查。近年来应用特异的抗体和流式细胞仪技术有可能发现一些早期或行将发展为 PNH 的病例,并且可以检测异常中性粒细胞等,从而减少输血带来的影响。但是所有这些检查都只是提示有异常细胞存在,是否主要症状就是 PNH 还需综合分析和密切追踪观察才能下结论,因为在其他某些病症如 MDS 等也可出现少量类似 PNH 的异常红细胞,再障过程中出现少量异常细胞也可能是一过性的而不一定必然发展为 PNH。

(四)临床思路

后天获得的具有血管内溶血表现的患者,结合 Hams 试验和糖水试验,流式细胞仪检测出 GPI 阴性细胞可以诊断。PNH 常与再障伴发,或在再障治疗过程中出现,有些 PNH 有 MDS 病史,提示这几种疾病之间的密切联系。还需要与其他溶血性疾病鉴别:如遗传性球形红细胞增多症、自身免疫性溶血性贫血、G-6-PD 缺乏等,需与本病鉴别的疾病主要有以下几种。

1. 再生障碍性贫血 PNH 容易与之混淆的原因是很多病例也有全血细胞减少。两者的主要鉴别点是再障时骨髓增生减低,而 PNH 是骨髓增生活跃(特别是红系)。若骨髓增生减低而又能查出类似 PNH 的异常红细胞,或是有 PNH 的临床及实验室所见但骨髓增生低下者,应怀疑是否有疾病的转化或是兼有两病(属再障-PNH 综合征)。

2. 缺铁性贫血 PNH 因长期反复血红蛋白尿而失铁,可伴有缺铁现象,但与缺铁性贫血不同的是补铁后不能使贫血得到彻底纠正。

3. 营养性巨幼细胞贫血 因溶血促使骨髓代偿性过度增生,叶酸可能相对不足,造成巨幼细胞贫血,但补充叶酸后并不能彻底纠正本病所致贫血。

4. 骨髓增生异常综合征(MDS) 个别 PNH 患者骨髓象可看到病态造血现象,甚至原始粒细胞轻度增高或在外周血中看到少量原始粒细胞。另一方面,一些 MDS 患者也可具有类似 PNH 的异常血细胞,但其基本特点和疾病的发展仍以 MDS 为主,很少发生典型的血红蛋白尿或 PNH 的表现。

5. 自身免疫性溶血性贫血 个别 PNH 患者直接抗人球蛋白试验可阳性,另一方面,个别自身免疫性溶血性贫血患者的糖水溶血试验可阳性,但经过追查这些试验都可转为阴性,更重要的是这两种疾病各有自己的临床和实验室检查特点,鉴别不困难。此外,在大多数情况下肾上腺皮质激素对自身免疫性溶血性贫血的治疗效果远比 PNH 为好。

(邹农 韩冰)

参考文献

1. 张之南,郝玉书,赵永强,等. 血液病学. 第2版. 北京:人民卫生出版社,2011.

2. 张之南,沈悌. 血液病诊断及疗效标准. 第3版. 北京:科学出版社,2007.

3. Kenneth Kaushansky, Marshall Lichtman, et al. Williams Hematology. 8th Edition. McGraw-Hill Education,2010.

4. 李蓉生. 贫血. 北京:科学出版社,2010.

5. Furie B, Edward J, Benz J, et al. Philip McGlave. Hematology:Basic Principles and Practice. Elsevier Science Health Science Division,2008.

第六章

常见白细胞疾病与检验

第一节　急性白血病

一、急性白血病

(一) 概述

急性白血病是起源于造血干/祖细胞的恶性克隆性疾病,起病急、进展快,白血病细胞无控性增生和集聚,抑制正常造血并侵袭各组织器官,造成贫血、出血、感染和浸润征象,导致患者死亡。急性白血病可分为急性髓系白血病(AML)和急性淋巴细胞白血病(ALL)。

(二) 相关实验室检查

1. 血常规　一般白细胞明显升高,甚至达到 100×10^9/L 以上,也可以表现为白细胞正常或减少。HGB 及 PLT 常常降低。

2. 血涂片白细胞分类　可见原始及幼稚细胞。

3. 凝血功能(PT、APTT、纤维蛋白原等)　初治白血病可有凝血功能异常,尤其是 AML-M3,或伴全身广泛出血者,可能合并 DIC,表现为 PT、APTT 延长,Fg 下降,D-二聚体和 FDP 升高。

4. 骨髓涂片　急性白血病诊断以骨髓形态学检查为主要依据,如原、幼红细胞≤全部骨髓有核细胞(ANC)的50%时,原始细胞≥ANC 的20%;如原、幼红细胞≥ANC 的50%时,原始细胞≥非红系骨髓有核细胞的20%。若具有可重复性染色体异常,如 t(15;17)、t(8;21)、t(16;16)、inv(16),即使原始细胞<20%也可诊断 AML。原始细胞一般体积较大,也可见到小原始细胞,核染色质疏松,可见到核仁。原始粒细胞胞质 Auer 小体常见(白细胞胞质中出现红色细杆

状物质,长棒状,两端尖细,1 条或数条不等,长 1~6μm,称为 Auer 小体,Auer 小体是急性非淋巴细胞白血病一个具有诊断意义的形态学特征),AML-M3 可见到柴束状 Auer 小体。骨髓早幼、中幼和成熟中性粒细胞可有不同程度的病态造血。

5. 骨髓细胞化学染色

(1)骨髓过氧化物酶(MPO)、苏丹黑(SBB)染色: >3% 为阳性。AML 阳性(M0 常阴性),ALL 阴性。

(2)酯酶双重染色及 NaF 抑制试验:为萘酚 AS-D 氯醋酸酯酶阳性(丁酸萘酚酯酶双重染色)。原、早幼粒细胞呈蓝色,不被 NaF 抑制;原、幼单核细胞呈暗红色,可被 NaF 抑制。

(3)糖原染色(PAS 反应):幼红细胞及原、幼淋巴细胞呈阳性,单核、巨核细胞呈弱阳性。

(4)酸性磷酸酶(ACP)染色:T 淋巴细胞及巨核细胞呈强阳性,原、幼粒及单核细胞阳性。

6. 骨髓免疫分型

(1)AML 各亚型主要阳性标志:除 AML-M3 外,其他亚型一般有 CD34、HLA-DR 阳性(尤其 M0~M2)。M0:CD33 和(或)CD13 阳性,可有 CD7、TdT 阳性。M1:CD33、CD13、CD15、CD117 阳性。M2:同 M1。M3:CD33、CD13、CD15 阳性,但 HLA-DR 及 CD34 多为阴性。M4:CD33、CD13、CD15、CD14 阳性。M5:同 M4。M6:CD33、CD13 阳性。此外,CD71(转铁蛋白受体)、血型糖蛋白 A 及红细胞膜收缩蛋白也阳性。M7:CD41、CD42、CD61 阳性。

(2)成人 ALL 免疫学分型:B 系 ALL,CD19、CD22、CD79a 至少 2 个阳性,除成熟 B-ALL 外均 TdT 阳性。T 系 ALL,TdT 阳性,Cy/SmCD3 阳性。

(3)急性混合细胞白血病:参照欧洲白血病免疫特征研究组(european group for the immunological characterization of leukemia,EGIL)积分系统,见表 6-1。

表 6-1 欧洲白血病免疫特征研究组(EGIL)积分系统

积分	B-淋巴系	T-淋巴系	髓系
2	cyCD79a, cyIgM, cCD22	cy/mCD3, 抗 TCR	MPO
1	CD19, CD20, CD10	CD2, CD5, CD8, CD10	CD117, CD13, CD33, CD65
0.5	TdT, CD24	TdT, CD7, CD1a	CD14, CD15, CD64

注:2 个系列细胞积分均大于 2 考虑急性混合细胞白血病。

7. 染色体核型分析和(或)染色体荧光原位杂交 AML 遗传学异常以 t(8;21)、t(15;17)、inv(16)或 t(16;16)最多见。ALL 可见 Ph 染色体。

8. 融合基因或基因突变　非 M3 的 AML:*AML/ETO*、*CBF/MYH*11、*c-Kit* 突变、*NPM*1 和 *FLT*3-*ITD*。AML-M3:*PML/RAR*。ALL:*BCR/ABL*(P190/210)。

(三) 项目评价

血常规、血涂片异常提示白血病可能,需行骨髓检查确诊。骨髓形态学是诊断的基础,细胞化学染色和免疫分型协助确定分型。细胞遗传学和分子生物学检查有助于进一步确定分型,更重要的是基于此对白血病做危险度分层,判断预后,指导治疗。

(四) 临床思路

根据骨髓涂片容易确诊急性白血病,但关键是正确判断白血病的类型。尤其是目前 WHO 对急性白血病的分型越来越细化,重现性细胞遗传学异常具有非常重要的地位,影响疾病的特性、预后和治疗。图 6 - 1 为急性白血病的诊断分型思路。

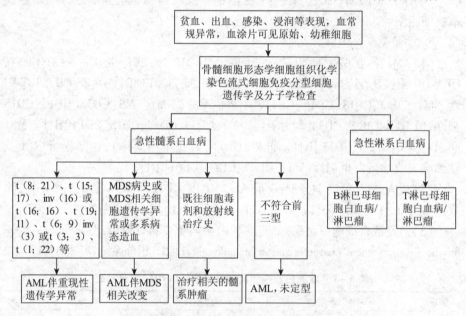

图 6 - 1　急性白血病的诊断分型思路

二、急性髓系白血病

(一) 概述

急性髓系白血病是起源于髓系造血干/祖细胞的恶性克隆性疾病,髓系白血病起源于髓系干/祖细胞,向粒系、红系、巨核系细胞分化,形成各种对应细胞来源的急性白血病。

(二)相关实验室检查

1. 血常规及血涂片细胞形态　一般白细胞明显升高,甚至达到 $100 \times 10^9/L$ 以上,也可以表现为白细胞正常或减少。血红蛋白及血小板常常降低。可见原始及幼稚细胞,细胞内可见 Auer 小体。

2. 凝血功能(PT、APTT、纤维蛋白原等)　初治白血病可有凝血功能异常,尤其是 AML-M3,或伴全身广泛出血者,可能合并弥散性血管内凝血,表现为 PT、APTT 延长,Fg 下降,D-二聚体和 FDP 升高。患者可伴有原发纤溶亢进,导致 Fg 进一步下降,FDP 明显升高。

3. 骨髓涂片　急性白血病诊断以骨髓形态学检查为主要依据,如原、幼红细胞≤全部骨髓有核细胞的 50% 时,原始细胞≥20%;如原、幼红细胞≥全部骨髓有核细胞的 50% 时,原始细胞≥非红细胞的 20%。若具有可重复性染色体异常,如 t(15;17)、t(8;21)、t(16;16)、inv(16),即使原始细胞 <20% 也可诊断 AML。

原始细胞一般体积较大,也可见到小原始细胞,核染色质疏松,可见到核仁。原始粒细胞胞质 Auer 小体常见,AML-M3 可见到柴束状 Auer 小体。骨髓早幼、中幼和成熟中性粒细胞可有不同程度的病态造血。

4. 骨髓细胞化学染色　细胞化学染色是在细胞形态学基础上帮助确定判断细胞类型的重要方法,有助于确定白血病的分类。AML 各亚型主要细胞化学染色特点如下。M0:细胞化学染色 MPO、SBB 和特异性酯酶(CE)阴性,非特异性酯酶(NSE)阴性或弱阳性。M1 及 M2:细胞化学染色 MPO 和 SBB 阳性。M3:MPO 染色强阳性,多数为 100% 阳性。M4:原始细胞 MPO 阳性,原始、幼稚和成熟单核细胞的 NSE 染色一般阳性,也有患者染色较弱,或为阴性。形态为单核细胞而 NSE 阴性的,不除外本病。M5:原始及幼稚单核细胞 MPO 和 CE 染色为弱阳性或阴性,NSE 染色多为强阳性,少数 NSE 为阴性或弱阳性,需借助免疫分型进一步明确。原始单核细胞 MPO 染色阴性,而幼稚单核细胞可为散在阳性。M6:原始细胞 MPO、CE 和 SBB 染色可阳性。原始红细胞 α-萘酚醋酸酯酶、酸性磷酸酶和 PAS 染色阳性。M7:原始巨核细胞 MPO、CE 和 SBB 均阴性,PAS 和 ACP 可阳性,NSE 可局灶阳性。

MPO、SBB 染色:>3% 定义为阳性;AML 阳性(M0 常阴性),ALL 阴性。酯酶双重染色及 NaF 抑制试验:萘酚 AS-D 氯醋酸酯试验阳性;原粒、早幼粒细胞呈蓝色,不被 NaF 抑制;原始、幼稚单核细胞呈暗红色,可被 NaF 抑制。糖原染色(PAS 反应):幼红细胞及原始、幼稚淋巴细胞呈阳性,单核细胞和巨核细胞呈弱阳性。酸性磷酸酶(ACP)染色:T 淋巴细胞及巨核细胞呈强阳性,原粒、幼粒及单核细胞阳性。

AML 根据以上骨髓细胞形态学和细胞化学特征分型(FAB 分型),自 1976 年提出后广泛应用,有 8 个亚型(M0,M1,M2,M3,M4,M5,M6,M7),见表 6-2。

表 6-2 AML 的 FAB 分型

分型	形态学特征
急性髓系白血病极微分化型(M0)	原始细胞≥30%,无 T-淋巴系、B-淋巴系标志,至少表达一种髓系抗原,免疫细胞化学或电镜 MPO 阳性
急性粒细胞白血病未成熟型(M1)	骨髓中原粒细胞>90%(非红系细胞),早幼粒细胞很少,中幼粒细胞以下阶段不见或罕见
急性粒细胞白血病部分分化型(M2)	骨髓中原始粒细胞占 30%~89%(非红系细胞),早幼粒细胞及以下阶段粒细胞>10%,单核细胞<20%
急性早幼粒细胞白血病(M3)	骨髓中异常早幼粒细胞≥30%(非红系细胞),胞质内有大量密集甚至融合的粗大颗粒,常有成束的棒状小体(Auer 小体)。M3v 为变异型急性早幼粒细胞白血病,胞质内颗粒较小或无
急性粒单核细胞白血病(M4)	按粒系和单核细胞系形态不同,包括下列 4 种类型,即①M4a:原始和早幼粒细胞增生为主,原始、幼稚单核和单核细胞≥20%(非红系细胞);②M4b:原始、幼稚单核细胞增生为主,原始和早幼粒细胞>20%(非红系细胞);③M4c:原始粒细胞既具粒细胞系,又具单核细胞系形态特征者>30%(非红系细胞);④M4e:除上述特点外,骨髓非红系细胞中嗜酸性粒细胞>5%,这些嗜酸性粒细胞较异常,除有典型的嗜酸颗粒外,还有大的(不成熟)嗜碱颗粒
急性单核细胞白血病(M5)	根据细胞分化成熟程度分为两种亚型,即①M5a(未分化型):骨髓中原始单核细胞≥80%(非红细胞系);②M5b(部分分化型):骨髓中原始和幼稚单核细胞(非红系细胞)>30%,原始单核细胞<80%
急性红白血病(M6)	骨髓中红细胞系>50%,且常有形态学异常,骨髓非红细胞系原始粒细胞(或原始+幼稚单核细胞)Ⅰ+Ⅱ型>30%;若血片中原始粒细胞或原始单核细胞>5%,骨髓非红细胞系中原始粒细胞(或原始+幼稚单核细胞)>30%
急性巨核细胞白血病(M7)	骨髓中原巨核细胞≥30%,电镜下血小板过氧化酶(PPO)阳性,外周血中有原始巨核(小巨核)细胞,血小板膜蛋白Ⅰb、Ⅱb/Ⅲa 或因子Ⅷ相关抗原(vWF)阳性

注:1. 原始细胞指不包括原始红细胞及小巨核细胞,原始细胞包括Ⅰ型和Ⅱ型,Ⅰ型为典型原始细胞,Ⅱ型胞质可出现少许嗜天青颗粒。核质比例稍低,其他同Ⅰ型原始细胞。2. WHO 急性白血病诊断标准已改为原始细胞≥20%。

5. 骨髓免疫分型

(1)M0:原始细胞大多表达 CD34、CD38 和 HLA-DR,常表达 CD13、CD33 和 CD117 等髓系标志。可有 CD7、TdT 阳性。而 CD11b、CD14、CD15、CD64 和 CD65 等粒系和单核系分化抗原阴性。

(2)M1 与 M2:原始细胞通常至少表达一种粒系相关抗原(CD13、CD33、CD65、CD11b 和 CD15)。部分原始细胞常表达 HLA-DR、CD34 和(或)CD117。单核细胞标志 CD14 和 CD64 等常为阴性。可有 CD7 阳性。

(3)M3:典型表型特征是不表达或低表达 CD34、HLA-DR,而 CD33、CD13、CD15 阳性。

(4)M4:免疫分型可能显示数群原始细胞,不同程度地表达 CD13、CD33、CD65 和 CD15 等髓系抗原。其中一群原始细胞常表达 CD14、CD4、CD11b、CD11c、CD64、CD36、CD68、CD163 和溶菌酶等单核分化抗原。CD64 强阳性与 CD14 共表达是单核系分化的特征性标志。其他原始细胞群的 CD34 和(或)CD117 常为阳性。大多数患者 HLA-DR 阳性,CD7 可阳性,但极少表达其他淋系标志。

(5)M5:白血病细胞不同程度地表达 CD13、CD33(常为强阳性)、CD15 和 CD65 等髓系标记。一般至少表达两种单核细胞分化抗原(CD14、CD4、CD11b、CD11c、CD64、CD68、CD36 和溶菌酶)。可表达 CD34、CD117、HLA-DR。可异常表达 CD7 和 CD56。

(6)M6:有核红细胞一般不表达髓系相关抗原,MPO 亦为阴性;偏成熟阶段的有核红细胞可表达血红蛋白 A 和血型糖蛋白;可异常低表达 CD71;原始细胞免疫表型则与 AML 微分化型或 AML 未分化型类似。

(7)M7:原始巨核细胞特异性表达 CD41、CD42、CD61。CD13 和 CD33 等髓系相关抗原可阳性,而 CD34、CD45 和 HLA-DR 常阴性,特别是儿童患者;CD36 阳性,具有特征性。可异常表达 CD7,但 TdT 及其他淋系标志阴性。流式细胞仪检测时原始细胞表面可能黏附血小板或血小板碎片而易形成 CD41 和 CD61 假阳性。与膜表面抗原相比,胞质内 CD41 和 CD61 的表达更为敏感、特异。

6. 细胞遗传学及分子生物学特征 通过对原始细胞中期分裂象染色体核型显带分析、间期染色体荧光原位杂交或 RT-PCR 分子学检测等手段获得。

(1)AML 遗传学异常以 t(8;21)、t(15;17)、inv(16)或 t(16;16)最多见,如以上细胞遗传学异常伴有独特的形态和免疫表型,原始细胞低于 20% 时亦可诊断,而 t(9;11)、t(6;9)、t(1;22)和 inv(3)或 t(3;3)的患者诊断时原始细胞需大于 20%。

(2)AML 伴 t(8;21)(q22;q22),易位形成 *AML1/ETO* 融合基因。AML 伴 inv

(16)或 t(16;16)(p13.1;q22),形成 *CBFB/MYH*11 融合基因。这两种染色体异常以年轻患者居多,髓系肉瘤可为首发表现,一般疗效较好,缓解率高,巩固阶段使用大剂量阿糖胞苷可延长无病生存期。但老年人生存期较短,有 *kit* 基因突变者复发率高,生存期较短。AML 伴 inv(16)或 t(16;16)(p13.1;q22),形态上呈急性粒-单核细胞白血病的特点,骨髓有数量不等的各阶段嗜酸性粒细胞(有时低于5%),无成熟障碍。最显著的特点是不成熟的嗜酸性粒细胞颗粒异常,嗜酸性颗粒通常较正常幼稚嗜酸性粒细胞内的嗜酸性颗粒大,呈紫红色,密集分布。

(3)急性早幼粒细胞白血病(acute promyelocytic leukemia,APL)伴 t(15;17)(q22;q12),形成 *PML/RAR*α 融合基因,根据 PML 断裂点位置不同,*PML-RAR*α 转录本有 bcr1、bcr2 和 bcr3 三种亚型,前两者长度相似,均被称为长型(L型),但 bcr2 又被称为变异型(V型),后者则被称为短型(S型)。中年患者多见,常合并弥散性血管内凝血。绝大多数 APL 对分化诱导剂全反式维 A 酸(ATRA)极其敏感,对三氧化二砷反应良好。有小于 5% 的 APL 患者存在其他 *RAR*α 基因的重排类型:t(11;17)(q23;q21)、t(5;17)(q35;q21)、t(11;17)(q13;q21)以及因基因间染色体 DNA 缺失所形成的 *tatb*5*/RAR*α 融合基因。变异型 t(11;17)产生 *PLZF/RAR*α 融合基因,t(5;17)(q35;q21)异位形成 *NPM/RAR*α 融合基因,t(11;17)(q23;q21)形成 *NuMA-RAR*α 融合基因,后两者非常罕见。以上少见突变对 ATRA 及 As_2O_3 不敏感。

(4)AML 常见的突变基因为 *FLT*3 和 *NPM*1,较少见的有 *CEBPA*、*KIT*、*MLL*、*WT*1、*NRAS* 和 *KRAS*。*FLT*3、*NPMl* 和 *CEBPA* 突变可单独或同时存在,在染色体核型正常的患者有明显的预后意义。*FLT*3 位于 13q12 上,编码具有酪氨酸激酶活性的膜受体,调节造血干细胞的增殖与分化。突变主要类型是近膜结构域的内部串联重制(intemal tandem duplications,FLT3-ITD),FLT3-ITD 的患者预后不良。因绝大多数核型正常的 AML 的预后与 FLT3-ITD 紧密相关,故检测此类突变很有意义。*Kit* 基因定位于 4q11-12,编码一个 145kD 的跨膜糖蛋白,为Ⅲ型酪氨酸激酶家族成员。有 *Kit* 突变的 AML 预后较差。*NPM*1 突变为 AML 最常见的重现性遗传学异常之一,发病率随年龄增高而增多,女性更多见。多无 MDS 或 MPN 病史,就诊时常有贫血和血小板少,而白细胞数较其他类型 AML 高。易有牙龈、淋巴结和皮肤等髓外浸润。诱导治疗疗效较好,无 *FLT3-ITD* 突变的正常核型患者预后良好。伴 *NPM*1 突变的核型正常的年轻 AML 如无 *FLT3-ITD* 突变,预后与 AML 伴 t(8;21)(q22;q22)或 inv(16)(p13;1q22)相当,不需在 CR1 期行异基因造血干细胞移植。*CEBPA* 突变患者的血红蛋白和外周血原始细胞数较高,而血小板数和乳酸脱氢酶较低。偶可合并淋巴结肿大和髓系肉瘤。核型正常者预后良好,类似于 AML 伴 t(8;21)(q22;q22)或 inv(16)(p13;1q22)。

随着对急性白血病认识研究的加深,在细胞形态学(morphology)的分型基础上,结合免疫学(immunology)、细胞遗传学(cytogenetics)和分子遗传学(molecular)提出 MICM 分型应用越来越广泛,据此 WHO 提出了 2008 年 WHO 修订的急性白血病分类(表 6 – 3)。

表 6 – 3　2008 年 WHO 修订的急性髓系白血病分类

一、AML 及相关前体髓系肿瘤
1. 伴重复性遗传学异常的 AML
AML 伴 t(8;21)(q22;q22);*RUNX1-RUNX1T1*
AML 伴 inv(16)(p13;q22)或 t(16;16)(p13;q22);*CBFβ-MYH*11
APL 伴 t(15;17)(q22;q12);*PML-RARα*
AML 伴 t(9;11)(p22;q23);*MLLT3-MLL*
AML 伴 t(6;9)(p23;q34);*DEK-NUP214*
AML 伴 inv(3)(q21q26.2)或 t(3;3)(q21;q26.2);*RPN1-EVI*1
AML(原始巨核细胞性)伴 t(1;22)(p13;q13);*RBM*15
AML 伴 *NPM*1 突变(临时命名)
AML 伴 *CEBPA* 突变(临时命名)
2. 伴 MDS 相关改变的 AML
3. 治疗相关性髓系肿瘤
4. AML,未定型
微分化型 AML
非成熟型 AML
成熟型 AML
急性髓单细胞白血病
急性幼单/单核细胞白血病
急性红系白血病(红/髓白血病、纯红细胞白血病)
急性嗜碱细胞白血病
伴骨髓纤维化的急性全髓细胞增生
急性巨核细胞白血病
髓细胞肉瘤
5. 唐氏综合征相关的髓系增殖症
短暂的异常髓系增生
唐氏综合征关联的髓系白血病
6. 母细胞性浆细胞样树突细胞肿瘤
二、系列模糊的急性白血病
1. 急性未分化型白血病
2. 混合表型急性白血病
伴 t(9;22)(q34;q11.2);*BCR/ABL* 的 MPAL
伴 t(v;11q23);MLL 重排的 MPAL
B/髓系 MPAL,非特指型
T/髓系 MPAL,非特指型
NK 细胞淋巴细胞白血病/淋巴瘤(临时命名)

(三)项目评价

血常规、血涂片是血液系统疾病最基本的筛查,血常规白细胞异常升高或降低,贫血、血小板减少的患者或怀疑血液系统疾病的患者建议行血涂片检查,血涂片如果出现未成熟髓系细胞或有核红细胞,尤其是出现原始粒细胞或异常增多的早幼粒细胞提示白血病可能,需尽快行骨髓检查确诊。

骨髓形态学是诊断和分型的基础,但有时根据形态很难判断原始细胞的类型,需要行细胞化学染色和免疫分型协助确定分型。流式细胞术根据单个细胞的细胞大小和细胞内颗粒多少的特点结合细胞表面和(或)胞质内特征性表达的抗原,能清楚地区分出骨髓中原始细胞群、淋巴细胞、单核细胞、粒细胞和有核红细胞,确定原始细胞群的性质。流式细胞术细胞免疫分型特异性强,客观、准确、快速,降低了急性白血病形态学的误诊率。而且目前三色、四色单抗同时标记更加准确、特异,且可应用于急性白血病微小残留灶监测,更好地评估疗效,指导治疗。

常规细胞遗传学显带技术能对46条染色体进行染色体异常的筛选,而分子生物学检测包括免疫荧光杂交和RT-PCR技术。当标本中分裂象缺乏或染色体质量较差时,显带技术往往失败,而免疫荧光杂交可以对间期细胞进行分析弥补该不足,RT-PCR方法敏感性最高,荧光实时定量PCR检测白血病融合基因可以定量分析白血病的治疗效果,检测白血病治疗缓解后的微小残留灶,常规染色体核型分析对微小残留灶监测则不够敏感。细胞遗传学和分子生物学检查有助于急性白血病的诊断和鉴别诊断,进一步确定分型,更重要的是染色体是独立的预后指标,基于此对白血病进行危险度分层、判断预后及指导治疗。基于细胞遗传学和分子生物学的AML危险度分层见表6-4。

表6-4　基于细胞遗传学和分子生物学的AML危险度分层

危险度	细胞/分子遗传学	分子学突变
较好	inv(16)或 t(16;16);$CBF\beta/MYH11$ t(8;21);AML/ETO t(15;17);$PML/RAR\alpha$	正常核型:伴有单一 $NPM1$ 或 $CEBPA$ 突变
中等	正常核型:仅 +8;t(9;11); 其他未定类型	伴有 $c-kit$ 突变的 t(8;21)、inv(16)或 t(16;16)
较差	复杂核型(≥3 个);-5;-7;5q-;7q-;11q23 且无 t(9;11);inv(3)或 t(3;3);t(6;9);t(9;22)	伴有 $FLT3$ 突变的正常核型

(四)临床思路

患者白细胞明显升高,外周血及骨髓原始幼稚细胞增多,考虑急性白血病,首先需与类白血病反应鉴别。类白血病反应(leukemoid reaction)是指患者在某些情况下出现外周血白细胞显著增高($>50\times10^9/L$)和(或)存在有异常未成熟白细胞,是正常骨髓对某些刺激信号做出的一种反应。很多疾病可出现类白血病反应,最常见于感染,包括细菌性感染(如细菌性败血症、结核、肺炎、脑膜炎、亚急性细菌性心内膜炎等)、病毒性疾病、原虫病及真菌感染;其次见于肿瘤,主要见于骨髓转移瘤;免疫性疾病如血管炎、皮肌炎、多发性肌炎和系统性红斑狼疮等也可继发类白血病反应。鉴别要点:①类白血病反应患者通常具有原发病的症状和体征。②血象:类白血病反应患者血红蛋白和血小板计数一般正常,白细胞计数一般在$(50 \sim 100) \times 10^9/L$,可见少量幼稚细胞,但以较近成熟阶段细胞为主,原粒细胞很少,无 Auer 小体,中性粒细胞常有中毒颗粒。③骨髓造血细胞增生活跃,粒系可有核左移,但原始粒细胞极少超过20%,一般无 Auer 小体,但也偶见于结核病类白血病反应。红系和巨核系一般正常。癌骨髓转移类白血病反应还可见数量不等的癌细胞。④外周血中性粒细胞碱性磷酸酶正常或升高。

根据骨髓涂片容易确诊急性白血病,但关键是正确判断白血病的类型。尤其是目前 WHO 对急性白血病的分型越来越细化,重现性细胞遗传学异常具有非常重要的地位,影响疾病的特性、预后和治疗。

三、急性淋巴细胞白血病

(一)概述

急性淋巴细胞白血病(ALL)与急性髓系白血病相比,髓外浸润多见,易有肝、脾和淋巴结肿大,骨痛和关节痛可较明显,易侵犯中枢神经系统和睾丸。可分为 B-ALL 及 T-ALL。T-ALL 的白细胞数常较高,常有纵隔包块或其他组织包块。

(二)相关实验室检查

1. 血常规 与急性髓系白血病类似,更容易出现高白细胞。血涂片可见原始及幼稚淋巴细胞。

2. 骨髓涂片 原始淋巴细胞≥20%。根据骨髓涂片细胞形态学特点,ALL可分为 3 型(L1、L2、L3),见表 6 - 5。

表 6 - 5 ALL 的形态学分型

分型	特征
L1	以小原淋巴细胞为主,胞体小而一致,胞质量极少,核形多规则,染色质呈较粗颗粒,核仁小而不清楚
L2	以大原淋巴细胞为主,胞体大小不均,胞质量较多,核形不规则,常见凹陷或切迹,染色质颗粒较 L1 型细致,易见核仁
L3	以原淋巴细胞为主,胞质量较多,染深蓝色,富含空泡,核形多规则,染色质呈细颗粒状,核仁明显

3. 骨髓细胞化学染色 原始淋巴细胞 MPO 染色阴性。SBB 可将胞质内的

颗粒染成淡灰色,但强度不及原始粒细胞。PAS 染色可为阳性,通常呈粗颗粒状。NSE 染色在胞质中呈多点状分布,或位于 Golgi 区,NaF 抑制程度不一。

4. 成人 ALL 免疫学分型

(1)B 系 ALL:CD19、CD22、CD79a 至少 2 个阳性,除成熟 B-ALL 外均 TdT 阳性。

(2)T 系 ALL:TdT 阳性,Cy/SmCD3$^+$。

(3)系列模糊的急性白血病:是指原始细胞缺乏向单一造血系列分化的特征,包括缺乏系列特异性抗原表达的急性未分化型白血病(acute undifferentiated leukemia,AUL),表达两类或两类以上造血系列抗原的混合表型急性白血病(mixed phenotype acute leukemia,MPAL)。MPAL 的原始细胞可以是一群(原始细胞同时表达多种不同造血系列的抗原),也可以是多群(原始细胞分属于不同的造血系列),或兼而有之。急性双系列型白血病是指含有多群分属于不同造血系列的原始细胞的患者。急性双表型白血病是指单一原始细胞群表达两类或两类以上造血系列抗原的患者。现统称为 MPAL。系列模糊的 AL 诊断主要依靠免疫表型,见表 6-1。

5. 细胞遗传学及分子生物学特征 几乎所有 B-ALL 都有 *IgH* 基因克隆性重排,几乎所有 T-ALL 均有 *TCR* 基因克隆性重排。有些特异的细胞遗传学异常具有独特的表型和预后特点,可构成独立的病种。2008 年 WHO 修订的急性淋巴细胞白血病分类见表 6-6。其他附加染色体异常包括 del(6q)、del(9p)和 del(12p)等,与预后无关。

ALL 伴 t(9;22)(q34;q11),形成 *BCR/ABL1* 融合基因,由于断裂点不同,*BCR/ABL1* 融合蛋白根据分子量大小可分为 *BCR/ABL1*p190 和 *BCR/ABL1*p210。约占成人 ALL 的 25%,仅占儿童 ALL 的 2%~4%。免疫表型特征为 CD10$^+$、CD19$^+$、TdT$^+$,常常共表达 CD13 和 CD33 等髓系抗原,偶尔可呈 T 细胞表型。预后最差。伊马替尼治疗可提高无不良事件生存率。

表 6-6　2008 年 WHO 修订的急性淋巴细胞白血病分类

前体淋巴肿瘤(ALL)
  1. B 淋巴母细胞白血病/淋巴瘤
  (1)B 淋巴母细胞白血病/淋巴瘤,非特指型
  (2)伴重现性遗传学异常的 B 淋巴母细胞白血病/淋巴瘤
  B 淋巴母细胞白血病/淋巴瘤伴 t(9;22)(q34;q11. 2);*BCR/ABL*;
  B 淋巴母细胞白血病/淋巴瘤伴 t(v;11q23);*MLL* 重排;
  B 淋巴母细胞白血病/淋巴瘤伴 t(12;21)(13;q22);*TEL/AML1*;
  B 淋巴母细胞白血病/淋巴瘤伴超二倍体核型;
  B 淋巴母细胞白血病/淋巴瘤伴亚二倍体核型;
  B 淋巴母细胞白血病/淋巴瘤伴 t(5;14)(q31;q32);*IL3/IgH*;
  2. T 淋巴母细胞白血病/淋巴瘤

(三)项目评价

血常规、血涂片异常提示白血病可能,需行骨髓检查确诊。骨髓形态学是诊断的基础,免疫分型协助确定分型为 B-ALL 或 T-ALL,且根据细胞成熟程度进一步分类;免疫分型还可以区分正常 B 祖细胞与 B-ALL 治疗后微小残留病变,在流式细胞仪免疫分型图上,前者 CD10 等 B 细胞成熟标志表达呈由弱到强的连续分布,不同抗原之间表达是协调的,但在瘤细胞,这些标志(如 CD10、CD45、CD38、CD58 和 TdT 等)的表达强度比较一致,或过强或过弱,在图上聚集成团,且不同抗原间表达不协调;流式细胞术免疫分型更是系列模糊的急性白血病的主要检测方法,对诊断共表达淋系和髓系抗原的 MPAL 尤其重要。细胞遗传学和分子生物学检查有助于对白血病进行危险度分层、判断预后及指导治疗。

(四)临床思路

淋巴细胞类白血病反应一般白细胞计数轻度或明显增多,分类成熟淋巴细胞占 40% 以上,并可有幼稚淋巴细胞出现,但原始淋巴细胞一般不增多。最常见的是传染性单核细胞增多症,其次可见于传染性肝炎、移植后淋巴细胞增殖性疾病、药物过敏、流行性腮腺炎、先天性梅毒和结核病等。

根据骨髓涂片细胞形态学可诊断 ALL,且分为 L1、L2、L3 三型,免疫分型确定为 B-ALL 或 T-ALL。细胞遗传学发现 Ph1 染色体,免疫荧光原位杂交或 RT-PCR 发现 *BCR/ABL*1(p190/210)阳性,提示患者为高危急淋,需行异基因造血干细胞移植提高生存率,加用格列卫能提高生存率。

第二节 慢性白血病

一、慢性髓细胞白血病

(一)概述

慢性髓系细胞白血病(chronic myelocytic leukemia,CML)是起源于多能干细胞的髓系增殖性肿瘤,粒细胞生成显著增多,而清除率相对缓慢,造成粒细胞在体内的积聚。CML 起病缓慢,其自然病程包括无症状期、慢性期、加速期及急变期 4 个阶段。患者常表现为白细胞明显增高,脾大。

(二)相关实验室检查

1. 血常规及血涂片 白细胞总数增高,通常在 $(30 \sim 90) \times 10^9/L$,少数高达

100×10^9/L 以上。分类以成熟粒细胞为主,可见到各阶段原始及幼稚粒细胞,以中幼粒及晚幼粒细胞为主,原始粒细胞(Ⅰ型+Ⅱ型)<10%。嗜酸性和嗜碱性粒细胞增多,可有少数有核红细胞。病情进展可出现血红蛋白下降,血小板计数显著减少或增多。加速期原始粒细胞 10%~19%,嗜碱性粒细胞>20%。急变期原始粒细胞≥20%。

2. 中性粒细胞碱性磷酸酶(ALP)染色　外周血或骨髓中 ALP 水平是异常减低的,积分甚至为 0。

3. 骨髓涂片、活检　骨髓增生明显活跃或极度活跃,以粒系增生为主,中、晚幼粒和杆状核粒细胞增多,原始粒细胞(Ⅰ型+Ⅱ型)<10%,伴嗜酸性和嗜碱性粒细胞增多,可见幼稚阶段的嗜碱性及嗜酸性粒细胞。加速期原粒细胞(Ⅰ型+Ⅱ型)为 10%~19%,可伴有骨髓纤维化,表现为网状纤维或胶原纤维增多。CML 急性变中,最为常见的是急性粒细胞变,约占总急变病例的 50%~60%,其次为急性淋巴细胞变,占 1/3 病例。表现为骨髓原始细胞≥20% 和(或)骨髓活检有原始细胞聚集灶。

4. 染色体分析　有 Ph 染色体,即 t(9;22)(q34;q11)。Ph 染色体是 CML 的特征性改变,并在分子水平上导致 *BCR/ABL* 融合基因形成。从慢性期至加速期或急变期常有新的染色体核型异常出现,最常见的是双 Ph 染色体、+8、i(17q)、+19、+21 等。少数患者还可出现急性髓系白血病特异的染色体异位,如 t(8;21)、t(15;17)、inv(16)、inv(3)等。

5. 融合基因　大部分患者为 *BCR/ABL*p210,少数患者为 *BCR/ABL*p230。

(三)项目评价

根据患者临床表现、典型的血象与骨髓象变化、中性粒细胞碱性磷酸酶积分减低或呈阴性、Ph 染色体或 *BCR/ABL* 阳性,诊断即可确定。Ph 染色体或 *BCR/ABL* 阳性已经成为 CML 的主要诊断标准。97.5% 的 Ph(+)CML 具有典型的 t(9;22)易位,变异型 Ph 染色体通过显带技术难以鉴定,但通过分子荧光原位杂交技术和分子生物学手段能检测到 *BCR/ABL* 融合基因。Ph 染色体或 *BCR/ABL* 融合基因监测微小残留灶,评估细胞遗传学和分子生物学疗效,是目前指导治疗的重要手段。

(四)临床思路

根据典型表现诊断 CML,然后根据疾病特点、外周血及骨髓改变明确 CML 分期。CML 实验室分析思路见图 6-2。

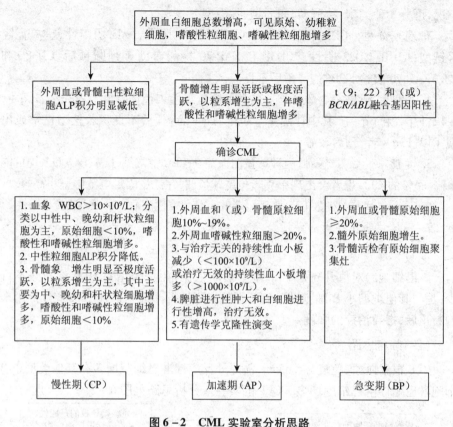

图 6-2 CML 实验室分析思路

二、慢性淋巴细胞白血病

（一）概述

慢性淋巴细胞白血病（chronic lymphocytic leukemia，CLL）是原发于造血组织的恶性肿瘤，肿瘤细胞为单克隆 B 淋巴细胞，形态类似正常成熟的小淋巴细胞，蓄积于血液、骨髓和淋巴组织中。CLL 主要见于老年人，起病隐匿，进展缓慢，患者主要表现为外周血白细胞和淋巴细胞增多，淋巴结肿大、脾大。

（二）相关实验室检查

1. 血常规及血涂片　白细胞计数增高，以淋巴细胞为主（5×10⁹/L），为成熟小淋巴细胞，其中幼淋巴细胞不超过 10%。病情进展可出现贫血和 PLT 减少。

2. 骨髓涂片及活检　增生明显活跃及以上。根据骨髓活检淋巴细胞浸润情况,可分 3 种类型:结节型、间质型、弥漫型。

3. 免疫分型　CD5 阳性,CD19、CD20、CD23 阳性,smIg 弱阳性,呈单克隆轻链型;CD10、CD22 阴性。CD38 和 ZAP-70 检测有助于判断预后,CD38$^+$ 和(或)ZAP-70 表达 >20% 者,预后不良。

4. 外周血/骨髓染色体分析　最常见的重现性染色体异常有:13q - ,11q - ,+12,17p - 和 6q - 。其中伴随 17p - 和 11q - 者,预后不良。若核型正常或出现 +12、13q - 者,预后较好。

5. 免疫球蛋白测定　低丙种球蛋白血症在 CLL 中常见,IgM、IgG、IgA 均可能下降。5% 的 CLL 患者会出现单克隆免疫球蛋白,在免疫固定电泳中呈小高峰。

6. Coombs 试验　少数 CLL 患者可合并自身免疫性溶血,Coombs 试验呈阳性。

7. 淋巴结明显肿大应做活检,病理结果为小 B 细胞淋巴瘤

(三)项目评价

淋巴细胞绝对值升高是 CLL 基本诊断依据,免疫分型对 CLL 诊断必不可少,是与其他类型小 B 细胞淋巴瘤鉴别的主要依据。细胞遗传学核型分析用来判断预后,指导治疗的强度。

(四)临床思路

CLL 根据血象、免疫分型诊断,需除外反应性淋巴细胞增多和其他类型小 B 细胞淋巴瘤伴淋巴细胞增多。CLL 的实验室分析思路见图 6 - 3。

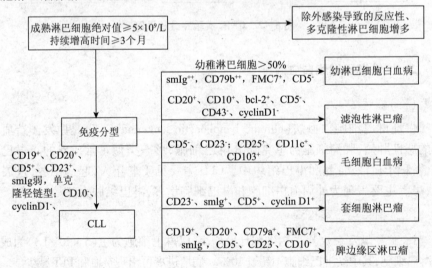

图 6 - 3　CLL 的实验室分析思路

三、嗜酸性粒细胞增多症

（一）概论

1. 概述　在正常生理情况下，外周血白细胞分类中嗜酸性粒细胞（eosinophil, EOS）<5%，绝对值<$0.5×10^9$/L。若绝对值>$0.5×10^9$/L，称为嗜酸性粒细胞增多。除少见的家族性嗜酸性粒细胞增多（常染色体显性遗传性疾病）为原发性外，其余绝大多数为获得性嗜酸性粒细胞增多。

（1）根据嗜酸性粒细胞增多的程度分类：轻度，EOS 绝对值$(0.5～1.5)×10^9$/L；中度，EOS 绝对值$(1.5～5)×10^9$/L；重度，EOS 绝对值>$5×10^9$/L。

（2）根据引起嗜酸性粒细胞增多的原因分类：分为继发性，克隆性和特发性三类，具体见表6－7。

表6－7　引起嗜酸性粒细胞增多的常见病因

	原因	常见疾病
继发性	感染	寄生虫、结核杆菌和衣原体感染等；
	药物	抗惊厥药、抗生素、磺胺类及抗风湿类药物等
	过敏反应	哮喘、过敏性鼻炎和荨麻疹等
	呼吸道疾病	过敏性肺炎、过敏性支气管、肺曲霉病和肺嗜酸性粒细胞增多症等
	胃肠道疾病	嗜酸细胞性胃肠炎、过敏性胃肠炎和肠道炎症性疾病
	结缔组织病	类风湿关节炎、硬皮病和结节性多动脉炎等
	肿瘤性疾病	白血病（AML-M4EO）、淋巴瘤、实体瘤及转移癌等
	内分泌疾病	Addison 病和垂体功能不全
	细胞因子	白细胞介素-2、LAK 细胞和粒－单核细胞集落刺激因子等
	其他	移植物抗宿主病及免疫缺陷病
克隆性	髓系或淋巴系肿瘤	*PDGFRα* 重排阳性的嗜酸性粒细胞疾病
		PDGFRβ 重排阳性的嗜酸性粒细胞疾病
		伴 *FGFR*1 重排的嗜酸性粒细胞疾病（8p11 综合征）
特发性	骨髓增殖性肿瘤（MPN）	慢性嗜酸粒细胞白血病（chroniceosinophilicleukemia, CEL）
		特发性高嗜酸性粒细胞综合征（idiopathic hypereosinophilic syndrome, IHES）
		特发性嗜酸性粒细胞增多（无器官受损）

2. 相关实验室检查

(1)血常规及外周血细胞形态:由于嗜酸性粒细胞增多,常常会出现白细胞增多,嗜酸性粒细胞 $>0.5 \times 10^9/L$。HES 时外周血 EOS $>1.5 \times 10^9/L$,持续 6 个月以上,为成熟嗜酸性粒细胞。CEL 时外周血出现 2% 以上的原始粒细胞。

(2)骨髓检查涂片:嗜酸性粒细胞增生(占 25% ~75%)伴核左移。CEL 时骨髓中原始粒细胞在 5% ~19%。

(3)骨髓染色体分析:可以出现 5q33 异位、8p11 异位。如有 WHO 定义的髓系肿瘤的重现性细胞遗传学异常,则考虑为髓系肿瘤相关的克隆性嗜酸性粒细胞增多症。

(4)融合基因检测:外周血或骨髓 *FIP*1*L*1/*PDGFR*α 融合基因阳性可以诊断 *FIP*1*L*1/*PDGFR*α 重排相关的克隆性嗜酸性粒细胞增多症。检测 BCR/ABL 融合基因除外 CML。

3. 项目评价 表现为嗜酸性粒细胞升高的疾病首先要排除继发因素。如继发因素不显著可进行 *PDGFR*α、*PDGFR*β 和 *FGFR*1 基因筛查,基因阴性则需考虑 CEL、HES(有器官受损证据)或特发性嗜酸性粒细胞增多(无器官受损证据)。

确定克隆性嗜酸性粒细胞增多症的主要指标为:①骨髓细胞遗传学异常;②FISH 定位嗜酸性粒细胞遗传学异常;③嗜酸性粒细胞培养克隆性细胞遗传学异常;④杂合性嗜酸性粒细胞 G-6-PD 同工酶;⑤Ⅲ级骨髓纤维化;⑥骨髓或外周血三系病态造血;⑦原始细胞异位分布(ALIP);⑧*K-ras* 癌基因活性突变;⑨嗜酸性粒细胞异常分子转录本;⑩T 细胞克隆性增生或 T 细胞受体基因重排。次要指标为:①维生素 B 结合力升高;②肝、脾大;③白细胞介素和免疫球蛋白正常水平;④中性粒细胞碱性磷酸酶降低;⑤嗜酸性粒细胞形态学明显异常;⑥贫血或血小板减少;⑦糖皮质激素治疗反应差。

4. 临床思路 诊断嗜酸性粒细胞增多症,首先需根据病史,行相关检查除外反应性嗜酸性粒细胞增多症及克隆性嗜酸性粒细胞增多症,才可诊断 HES。然后根据有无克隆性 T 细胞存在,进一步分为淋巴细胞变异型 HES 和特发性 HES。分析思路见图 6-4。

(二)特发性高嗜酸性粒细胞综合征

1. 概述 特发性高嗜酸性粒细胞综合征(idiopathic hypereosinophilic syndrome,HES)是一组病因不明的以骨髓嗜酸性粒细胞生成过多,导致外周血嗜酸性粒细胞持续增高的同时伴有组织器官功能损害的疾病。受累的脏器常有

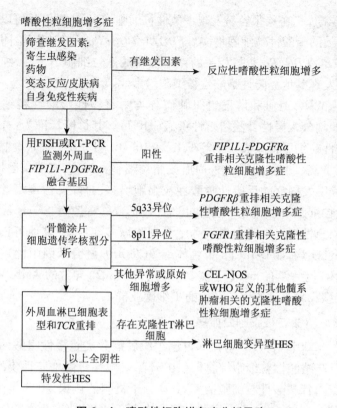

图6-4 嗜酸性细胞增多症分析思路

血液系统、心血管系统、皮肤、神经系统、呼吸系统、胃肠道和肝、脾等。预后较差。

2. 相关实验室检查

(1)血常规及血涂片:白细胞增多,多在(10~30)×10⁹/L,部分可高达50×10⁹/L以上。嗜酸性粒细胞>1.5×10⁹/L。为成熟嗜酸性粒细胞。

(2)骨髓涂片:嗜酸性粒细胞增生,占25%~75%,伴核左移。

(3)融合基因检测:外周血或骨髓 *FIP1L1/PDGFRα* 融合基因阳性可以诊断 *FIP1L1/PDGFRα* 重排相关的克隆性嗜酸性粒细胞增多症。检测 *BCR/ABL* 融合基因除外 CML。

(4)骨髓染色体分析:可以出现 5q33 异位、8p11 异位。如有 WHO 定义的髓系肿瘤的重现性细胞遗传学异常,则考虑为髓系肿瘤相关的克隆性嗜酸性粒细胞增多症。外周血 T 细胞 *TCR* 重排帮助判断有无克隆性 T 细胞。

3. 项目评价　血象很容易发现嗜酸性粒细胞增多,骨髓涂片可以除外其他髓系肿瘤伴随的嗜酸性粒细胞增多。$FIP1L1/PDGFR\alpha$ 融合基因检测阳性可明确诊断 $FIP1L1/PDGFR\alpha$ 重排相关的克隆性嗜酸性粒细胞增多症,细胞遗传学分析有助于发现其他克隆性嗜酸性粒细胞增多症。

2001 年,WHO 造血和淋巴组织肿瘤分类中将慢性嗜酸性粒细胞白血病(CEL)/HES 划分入慢性骨髓增殖性疾病(MPD)。其诊断标准为:首先应满足外周血嗜酸性粒细胞持续大于或等于 $1.5 \times 10^9/L$(超过 6 个月),骨髓中嗜酸性粒细胞比例增高;同时,骨髓或外周血原始粒细胞 <20%;有器官受损的证据。另外,应排除继发因素的反应性嗜酸性粒细胞增多;排除恶性疾病继发的或反应性嗜酸性粒细胞增多,如 T 细胞淋巴瘤(包括蕈样霉菌病、Sezary 综合征)、霍奇金淋巴瘤、急性淋巴细胞白血病和肥大细胞增多症;排除其他可累及嗜酸性粒细胞的恶性疾病,如 CML(Ph 染色体或 BCR/ABL 融合基因阳性)、急性髓系白血病(AML)包括伴有 inv(16)、t(16;16)(p13;q22)异常的 AML、MDS 等;排除伴异常表型和异常细胞因子产生的 T 细胞亚群。

(三)慢性嗜酸性粒细胞白血病

1. 概述　2001 年 WHO 造血和淋巴组织肿瘤分类将慢性嗜酸性粒细胞白血病(CEL)/高嗜酸性粒细胞综合征(HES)归入慢性骨髓增殖性疾病(MPD)。近年来,随着对伴嗜酸性粒细胞增多 MPD 分子机制的认识,2008 年 WHO 淋巴和造血组织肿瘤分类对这类疾病做了较大的修订,MPD 更名为骨髓增殖性肿瘤(MPN)。嗜酸性粒细胞增多相关的疾病分为两大类:即①慢性嗜酸性粒细胞白血病(CEL,不另做分类或非特指-NOS);②伴嗜酸性粒细胞增多和 $PDGFR\alpha$、$PDGFR\beta$ 或 $FGFR1$ 异常的髓系和淋系肿瘤。未再将高嗜酸性粒细胞综合征列入 MPN 分类。因此,2008 年 WHO 分类中所指的慢性嗜酸性粒细胞白血病不包括高嗜酸性粒细胞综合征和伴有 $PDGFR\alpha$、$PDGFR\beta$ 或 $FGFR1$ 异常的髓系和淋系肿瘤。

2. 相关实验室检查

(1)血象:CEL(NOS)最典型的特征是嗜酸性粒细胞增多,以成熟嗜酸性粒细胞增多为主,可见少量中晚阶段嗜酸性粒细胞。嗜酸性粒细胞可有一系列形态学异常,如胞质颗粒减少、胞质可见没有颗粒分布的区域,胞质空泡;核过分叶或分叶过少;细胞体积增大。常伴有中性粒细胞增多,部分病例可以出现单核细胞增多;一般很少出现嗜碱性粒细胞的增多。外周血可以出现原始细胞,但比例一般低于 20%。

(2)骨髓象:由于嗜酸性粒细胞的增殖,骨髓增生一般较活跃。绝大多数患者嗜酸性粒细胞成熟正常,原始粒细胞可以增多(原始粒细胞增多有助于 CEL 的诊断,但一般比例不超过5% ~19%)。红系和巨核系造血基本是正常的。部分患者可以出现骨髓纤维化。

(3)细胞化学染色:有助于确定嗜酸性粒细胞,但不是诊断所必需的。

(4)免疫分型:目前还没有发现 CEL 患者有特异的免疫表型异常。

(5)染色体和基因分析:WHO 2008 年分类中由于将 *PDGFRα*、*PDGFRβ* 和 *FGFR*1 异常的疾病单独归类,CEL(NOS)患者缺乏单独的或特异的细胞遗传学及分子遗传学异常。然而,髓系肿瘤中常见的重现性细胞遗传学异常如 +8 或 i(17q)有助于 CEL 的诊断。偶有患者可以有 *JAK*2 基因突变。女性患者可以采用 PGK 或 HUMARA 的 X 连锁多态性来证明克隆性。

3. 实验室诊断标准　WHO 2008 年分类制定的 CEL(NOS)的诊断标准。

(1)嗜酸性粒细胞增多(嗜酸性粒细胞绝对值持续大于 1.5×10^9/L)。

(2)无 Ph 染色体或 *BCR/ABL* 融合基因或其他 MPN(PV,ET,PMF)或 MDS/MPN(CMML 或 aCML)。

(3)无 t(5;12)(q31 – 35;p13)或其他 *PDGFRβ* 重排。

(4)无 *FIP1L1/PDGFRα* 融合基因或其他 *PDGFRα* 重排。

(5)无 *FGFR*1 重排。

(6)外周血和骨髓原始细胞 <20%,无 inv(16)(p13q22)或 t(16;16)(p13;q22)或其他诊断 AML 的特征。

(7)有克隆性细胞遗传学/分子遗传学异常,或外周血原始粒细胞 >2%,或骨髓原始粒细胞大于 5% 而小于 20%。

如果患者有嗜酸性粒细胞增多但不满足上述标准,则其诊断可能为反应性嗜酸性粒细胞增多、特发性嗜酸性粒细胞增多(无器官受损证据)或特发性高嗜酸性粒细胞综合征(有器官受损证据)。

第三节　骨髓增殖性疾病

一、真性红细胞增多症

(一)概述

真性红细胞增多症(polycythemiavera,PV)是一种造血干细胞的克隆性慢性骨髓增殖性疾病。尽管常常表现为骨髓红系、粒系和巨核三系不同程度的增生,但是临床上以红细胞增多为其突出表现。PV 起病隐匿,进展缓慢,通常经历以下两个进展阶段:①增殖期或红细胞增多期,常有红细胞增多;②红细胞增多后期,表现为全血细胞减少、髓外造血、肝脾大、脾亢和骨髓纤维化。出血和血栓形成是 PV 的两个主要临床表现,少数患者可以进展为急性白血病。

(二)相关实验室检查

1. 血象

(1)红细胞:红细胞常 $>6 \times 10^{12}/L$,血红蛋白 $>180g/L$,血细胞比容(HCT)$\geqslant 50\%$。对于伴有反复胃肠道出血或者静脉放血治疗的患者,可以出现低色素小红细胞血症。在晚期合并骨髓纤维化和髓外造血时,可以出现贫血,以及外周血可见泪滴红细胞。

(2)白细胞:80% 以上的患者外周血白细胞增高,还可见少数幼稚粒细胞。在晚期合并骨髓纤维化时,外周血还可见原始粒细胞。约 70% 的患者粒细胞碱性磷酸酶积分都有不同程度增高(50% 超过 200 分)。

(3)血小板:早期 40% 以上的患者外周血血小板增高,部分可以高达 $1000 \times 10^9/L$。在晚期时,可以出现血小板减少。

2. 骨髓象　骨髓活检病理改变如前所述。在骨髓涂片中,可以见到骨髓增生活跃,以红系和巨核细胞增生为主。铁染色可见细胞内、外铁均减少,甚至消失。

3. 红细胞容量　用核素 ^{51}Cr 标记法直接测定红细胞容量,PV 患者均升高。该项目是确诊 PV 的重要工具,重复性高。但是由于检测烦琐且需要特殊设备,故未能在临床广泛应用。

4. 血清维生素 B_{12} 和 EPO 水平　PV 患者的血清维生素 B_{12} 水平可升高,但并非诊断 PV 的特异或敏感的方法。PV 患者通常也具有低的血清 EPO 浓度。

5. 染色体　PV 患者常见的染色体改变包括 20q −、8 +、9 + 或者 9p −。值得注意的是,JAK2 基因位于 9p 上。

6. 内源性红系集落形成　利用体外培养技术检测的红系集落形成是诊断MPD 的重要试验。内源性红系集落又称为 EPO 非依赖性红系集落形成,是 PV 的特征性检查。但由于技术复杂,临床上鲜有开展。

7. JAK2 突变检测　多个研究都显示,95% ~ 97% 的 PV 患者都具有 JAK2 基因外显子 14 上的 V617F 突变,而健康人或者继发性红细胞增多症者都不具有此突变。因此,该突变的存在有助于区分 PV 和继发性红细胞增多症。当然,

JAK2-V617F 突变并非特异于 PV,也可见于一部分 ET 和 PMF 患者。在一项 Mayo 医学中心的研究中,63 例 PV 患者中有 58 例(92%)具有 *JAK2 – V671F* 突变,其中 45 例为杂合子突变,13 例为纯合子突变。在比较杂合子和纯合子突变之后,没有发现在疾病持续时间或血栓/出血发生率之间的显著差异。但是,纯合子患者有着更高的血红蛋白水平、更高的皮肤瘙痒症发生率、更高的纤维化转化率等。更高水平的突变可能还与外周血中更高的粒细胞数目有关。外显子 12 突变是涉及 *JAK2* 基因的另一类突变。在一项研究中,在 11 例临床诊断为真性红细胞增多症,但 *JAK2-V617F* 突变阴性的患者中,有 10 例患者都发现存在 *JAK2* 基因外显子 12 上的突变。因此,检测 *JAK2* 外显子 12 突变有助于诊断 *JAK2-V617F* 突变阴性的 PV 患者。

(三)实验室诊断标准

WHO 2008 年 PV 诊断标准包括主要标准和次要标准。符合 2 条主要标准 + 1 条次要标准或者主要标准 1 + 2 条次要标准即可诊断。诊断 PV 还要除外继发性红细胞增多症,并评价患者是否合并骨髓纤维化。

1. 主要标准

(1)血红蛋白 >185g/L(男性)或 >165g/L(女性)或者其他血细胞比容增加的证据。

(2)存在 *JAK2-V617F* 突变或其他功能类似的突变,如 *JAK2* 外显子 12 突变。

2. 次要标准

(1)骨髓活检显示符合年龄的三系增生活跃。

(2)血清 EPO 水平低于参考值。

(3)体外红系集落形成。

(四)临床思路

PV 必须与继发性及相对性红细胞增多症鉴别。继发性红细胞增多症是由于长期慢性缺氧导致 EPO 升高,刺激骨髓红系过度反应所致。常见于右至左分流的先天性心脏病、慢性阻塞性肺病、氧亲和力过高或携氧能力减低的异常血红蛋白病。此外,肾积水、肾囊肿、肾肿瘤因压迫肾组织使得局部血流减少而刺激 EPO 生成过多,导致红细胞生成增多。

相对性红细胞增多症又称良性或假性红细胞增多症,是由于血浆容量减少所引起,并非真正的红细胞增多。部分患者红细胞增多为暂时性,如持续性呕吐、严重腹泻、大量出汗、大面积烧伤等造成的脱水或组织液减少。此时外周血红细胞呈一过性增多,后随原发病控制而恢复正常。另外有少数患者和吸烟、焦虑、肥胖等有关,去除诱因可恢复正常。但是其中少数患者也可并发血栓栓塞性并发症。

遇到红细胞增多的患者首先必须记录详尽的病史和进行仔细的体检,以寻找可能的致病原因,比如打鼾的病史可能提示夜间低氧的情况。实验室检查包括血红蛋白/血细胞比容高于正常,但白细胞及血小板计数一般正常;动脉血氧饱和度在心肺疾患等可引起降低,而在肿瘤患者则正常。其他包括 $JAK2$ 基因突变、EPO 水平、骨髓活检及内源性红细胞集落测定等。临床诊断思路见图 6 - 5。

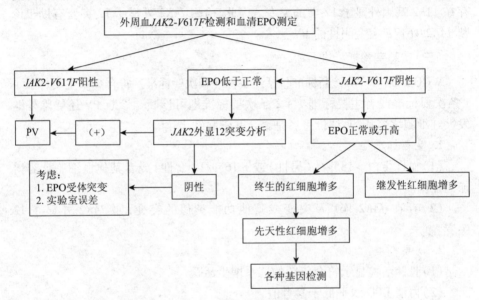

图 6 - 5　红细胞增多的临床诊断思路

二、特发性血小板增多症

(一)概述

特发性血小板增多症(essential thrombocythemia,ET)属于慢性骨髓增殖性疾病,病程缓慢,多数患者长期无症状,主要临床表现包括血栓形成和出血。可有轻到中度脾大,肝大和淋巴结肿大罕见。

(二)相关实验室检查

1. 血常规和血涂片　血小板 $>450 \times 10^9/L$,多数为($600 \sim 1000$) $\times 10^9/L$,红细胞和白细胞计数一般正常。血涂片可以见到血小板形态异常,包括巨大血小板、形态奇特的血小板、染色淡蓝的血小板以及颗粒减少的血小板等。

2. 血小板功能检测 血小板功能可能下降,包括 ADP、胶原诱导的血小板聚集异常,但是出血时间基本正常或者轻度延长。

3. 骨髓涂片及活检 骨髓增生活跃或明显活跃,巨核细胞明显增多,体积变大,核多分叶,原始和幼稚巨核细胞可增多,粒系和红系造血基本正常。

4. JAK2-V617F 突变 约 50% 的 ET 患者存在 JAK2-V617F 突变。

5. 细胞遗传学检查 约 5% ET 患者中可以发现克隆性的细胞遗传学改变,但没有特异或独特的细胞遗传学异常。细胞遗传学检查有助于排除其他的慢性髓细胞疾病。例如,Ph 染色阳性有助于诊断 CML 等。

(三)项目评价

血象和骨髓象表现可以用来判断 ET、PV、MF,存在 JAK2-V617F 突变有助于区分 MPD 相关的血小板增多症和反应性血小板增多症,可以不用排除反应性病因,但该突变的存在不足以区别 ET、PV 和 MF。

(四)临床思路

血小板持续 $>450 \times 10^9$/L,骨髓巨核细胞增生,体积增大、核多分叶。首先查 JAK2-V617F 突变和 BCR-ABL 融合基因。如存在 Ph 染色体或 BCR-ABL 融合基因可诊断 CML。如 JAK2-V617F 突变阳性,且患者不符合 PV、CML、MF 和 MDS 或其他髓细胞肿瘤的 WHO 诊断标准,可诊断特发性血小板增多症。如果不存在 JAK2-V617F 突变,判断患者是否存在基础疾病或炎症反应,排除反应性血小板增多症后可诊断特发性血小板增多症。

三、特发性骨髓纤维化

(一)概述

慢性特发性骨髓纤维化(chronic idiopathic myelofibrosis,CIMF)是一种以各系形态正常的全骨髓增生、骨髓纤维化以及脾大和各器官髓外造血为特征的克隆性造血干细胞疾病。骨髓纤维化是 CIMF 的标记性改变,也是造成严重贫血等骨髓造血功能不全的主要原因。

(二)相关实验室检查

1. 血常规及血涂片 贫血常见,正细胞正色素性贫血。10% ~20% 患者有高白细胞($>30 \times 10^9$/L),小于 10% 的患者有白细胞减少。早期血小板数目会增多,个别可高达 1000×10^9/L,但是随着病情进展,多数都会出现血小板减少。

血涂片可见原始粒细胞(一般不会超过5%)和各阶段幼稚粒细胞(包括中幼和晚幼粒细胞)、泪滴状红细胞、有核红细胞。

2. 骨髓涂片及活检　骨髓巨核细胞增生和粒细胞增生,巨核细胞的形态往往是正常的。骨髓活检病理提示不同程度的骨髓纤维化,纤维化往往是广泛的、弥漫性的。通过银染色(网织纤维)或者三色染色(胶原纤维)可以更清楚地显示纤维化。

3. *JAK2-V617F* 基因突变　43%~63% 的 CIMF 患者存在 *JAK2-V617F* 基因突变。

4. 外周血 CD34$^+$ 细胞计数　CIMF 患者的外周血 CD34$^+$ 细胞数目(91.6×10^6/L)是健康人(0.25×10^6/L)的 360 倍以及其他 MPD 患者〔$(5\sim6) \times 10^6$/L〕的 $18\sim30$ 倍。按照外周血 CD34$^+$ 细胞是否大于 15×10^6/L 可以有效地区分出 CIMF 与其他 Ph 阴性的骨髓增殖性疾病。

(三)项目评价

外周血涂片能够作为最初的诊断线索,特征性的改变包括泪滴样红细胞、有核红细胞及幼稚粒细胞等。骨髓"干抽"是 CIMF 骨髓检查的典型特征之一,但即使成功的骨髓涂片也并不是确诊 CIMF 的依据,骨髓活检才是确诊 CIMF 的必备检查。外周血 CD34$^+$ 细胞计数有助于 Ph 阴性 CMPD 的鉴别诊断,但并非所有 CIMF 患者的外周血 CD34$^+$ 细胞数都高。

(四)临床思路

巨脾,外周血出现幼稚粒细胞、有核红细胞、泪滴状红细胞,骨髓穿刺多次"干抽",提示骨髓纤维化,骨髓活检病理切片很容易发现纤维组织明显增生。排除继发性骨髓纤维化及急性 MF 者即可诊断为 CIMF。临床诊断思路见图 6-6。

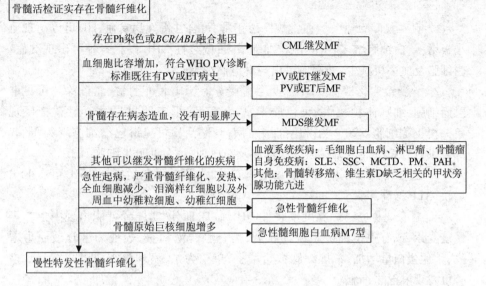

图6-6 特发性骨髓纤维化的临床诊断思路

第四节 恶性淋巴瘤

一、概论

(一)概述

恶性淋巴瘤是起源于淋巴造血系统的恶性肿瘤,主要表现为无痛性淋巴结肿大,肝脾大,全身各组织器官均可受累,伴发热、盗汗、消瘦、瘙痒等全身症状。分为非霍奇金淋巴瘤(non-hodgkin lymphoma, NHL)和霍奇金淋巴瘤(HL)。NHL 发病率远高于 HL,是具有很强异质性的一组独立疾病的总和,根据 NHL 的自然病程,可以归为三大临床类型,即高度侵袭性、侵袭性和惰性淋巴瘤。根据不同的淋巴细胞起源,可以分为 B 细胞、T 细胞和 NK 细胞淋巴瘤。HL 分为结节性富含淋巴细胞型和经典型,后者包括淋巴细胞为主型、结节硬化型、混合细胞型和淋巴细胞消减型。

（二）相关实验室检查

1. 血常规及血涂片　血常规一般正常,可合并慢性病贫血;HL可以出现血小板增多、白细胞增多、嗜酸性粒细胞增多;侵袭性NHL侵犯骨髓可出现贫血、白细胞及血小板减少,外周血可出现淋巴瘤细胞。

2. 骨髓涂片及活检　HL罕见骨髓受累。NHL侵犯骨髓,骨髓涂片可见淋巴瘤细胞,细胞体积较大,染色质丰富,灰蓝色,形态明显异常,可见"拖尾现象";淋巴瘤细胞≥20%为淋巴瘤白血病;骨髓活检可见淋巴瘤细胞聚集浸润。部分患者骨髓涂片可见噬血细胞增多及噬血现象,多见于T细胞NHL。

3. 血生化　LDH增高与肿瘤负荷有关,为预后不良的指标。HL可有ESR增快,ALP增高。

4. 脑脊液检查　中高度侵袭性NHL临床Ⅲ/Ⅳ期患者可能出现中枢神经系统受累,或有中枢神经系统症状者,需行脑脊液检查,表现为脑脊液压力增高,生化蛋白量增加,常规细胞数量增多,单核为主,病理检查或流式细胞术检查可发现淋巴瘤细胞。

5. 组织病理检查　HL的基本病理形态学改变是在以多种炎症细胞的混合增生背景中见到诊断性的R-S细胞及其变异型细胞。免疫组化特征:经典型CD15$^+$,CD30$^+$,CD25$^+$;结节淋巴细胞为主型CD19$^+$,CD20$^+$,EMA$^+$,CD15$^-$,CD30$^-$。NHL淋巴结或组织病理见正常淋巴结或组织结构破坏,肿瘤细胞散在或弥漫浸润,根据不同的病理类型有各自独特的病理表现和免疫表型。

6. *TCR*或*IgH*基因重排　可阳性。

（三）项目评价

切除肿大淋巴结或病变组织进行病理学检查,或空心针穿刺组织活检加必要的免疫组化检查是诊断淋巴瘤的金标准,单纯细针穿刺细胞学检查是不够的。

（四）临床思路

恶性淋巴瘤的诊断依赖病理检查。根据形态学特征判断可能的淋巴瘤类型及需要鉴别除外的淋巴瘤类型,据此充分选择合适的抗体行免疫组织化学染色协助判断。对于经常规HE染色、免疫组化检测仍不能确诊的病例必要时需借助*TCR*或*IgH*基因重排判断是否存在淋巴细胞克隆性病变及病变类型。

二、霍奇金淋巴瘤

(一)概述

霍奇金淋巴瘤是起源于淋巴造血系统的恶性肿瘤,主要表现为无痛性淋巴结肿大,常伴发热、瘙痒,大多首先侵犯表浅和(或)纵隔、腹膜后、肠系膜淋巴结,原发于淋巴结外的罕见。受侵犯的淋巴结结构可有不同程度的破坏,一般顺淋巴结引流区转移,而不是"跳跃式"转移。HL 分为结节性富含淋巴细胞型和经典型,后者包括淋巴细胞为主型、结节硬化型、混合细胞型和淋巴细胞消减型。

(二)相关实验室检查

1. 血常规及血涂片　血常规一般正常,可合并慢性病贫血;HL 可以出现血小板增多、白细胞增多、嗜酸性粒细胞增多。

2. 骨髓涂片及活检　HL 罕见骨髓受累。

3. 血生化　LDH 增高与肿瘤负荷有关,为预后不良的指标。常有 ESR 增快,ALP 增高。

4. 组织病理检查　HL 的基本病理形态学改变是在以多种炎症细胞的混合增生背景中见到诊断性的 R-S 细胞及其变异型细胞。典型的 R-S 细胞体积较大,胞质较丰富,嗜双染性,双核,互相相似如同镜影状,核圆形,染色质稀少,最突出者为各个核均有一个大而红染的包涵体样核仁,其边界清晰,周围有空晕围绕。R-S 细胞的变异型如下。①多倍型。多个核膜极薄,核仁小,染色质稀少的核心互相重叠,称爆米花细胞。②陷窝型。此型细胞大而圆,因低倍镜下它在淋巴细胞等的背景中形成与骨小梁的陷窝相似的小孔而得名,胞质丰富。③单核型。即典型 R-S 细胞的一半,即单个核,又称霍奇金细胞。④肉瘤型。细胞间变明显,大小形态极不规则,有时和 R-S 细胞相距甚远。免疫组化特征为 $CD15^+$,$CD30^+$,$CD25^+$;CD15 和 CD30 是 HL 特征性的标记物。

(1)淋巴细胞为主型:仅有极少的诊断性 R-S 巨细胞,与典型的 R-S 细胞相比,这些特征性的多分叶核俗称为爆米花细胞,核染色质较一致、细腻,核仁不显。绝大部分 LP 型 HL 病例在低倍镜下可见到结节样结构,背景小淋巴细胞密集,呈结节分布,相似于滤泡性淋巴瘤。免疫组化特征为 $CD19^+$,$CD20^+$,EMA^+,$CD15^-$,$CD30^-$。

(2)混合细胞型:主要发生于成年人,受累淋巴结表现为正常组织结构消失、病变内多种成分并存为特征。小淋巴细胞、组织细胞、嗜酸性粒细胞、浆细胞、中性粒细胞等都易于找见,单核型 R-S 变异型数量多少不等,但一般不难发现,典型 R-S 细胞也总能找到。

(3)富含淋巴细胞的经典型霍奇金淋巴瘤:背景细胞基本是小淋巴细胞。

(4)结节硬化型:好发于年轻女性,容易累及纵隔。病变以淋巴结被膜结缔组织增厚并深入淋巴结实质将病变组织分割成结节构造,以及陷窝型 R-S 细胞的存在为两大特征。

(5)淋巴细胞削减型:最少见,主要发生于老年人,多累及腹腔淋巴结、肝、脾和骨髓,常缺乏外周淋巴结病变。预后差。病变中淋巴细胞显著减少,因此低倍下病变淋巴结看起来细胞成分疏松而成所谓荒芜图像。

(三)项目评价

病理检查是确诊霍奇金淋巴瘤的金标准。找到诊断性的 R-S 细胞及其变异型细胞是关键,以区别于其他临床上类似于 HL 的炎症性及肿瘤性病变。免疫表型在 HL 的诊断中很重要,CD15 和 CD30 是 HL 特征性的标志物,但 HL 各种形态学亚型的免疫表型存在明显的异质性,淋巴细胞为主型的 HL R-S 细胞常表现为 CD30 和 CD15 阴性,但表达 LCA 和 B 细胞抗原。而且其他 NHL 也可表达 CD30,如间变性大细胞淋巴瘤,容易误诊为 HL。其他类型,如富于 T 细胞的大 B 细胞淋巴瘤、纵隔大 B 细胞淋巴瘤和多形性外周 T 细胞淋巴瘤从形态上也容易误诊为 HL。

(四)临床思路

如果患者出现无痛性淋巴结肿大或占位性病变,怀疑淋巴瘤,尽可能切除完整淋巴结活检。根据病理组织学形态、典型 R-S 细胞或变异型细胞的出现、肿瘤细胞免疫组织化学特点,可明确霍奇金淋巴瘤的诊断及分型。注意与间变性大细胞淋巴瘤、富于 T 细胞的大 B 细胞淋巴瘤、纵隔大 B 细胞淋巴瘤等非霍奇金淋巴瘤鉴别。

三、非霍奇金淋巴瘤

(一)概述

非霍奇金淋巴瘤(NHL)发病率远高于 HL,是具有很强异质性的一组独立疾病的总和,根据 NHL 的自然病程,可以归为三大临床类型,即高度侵袭性、侵袭性和惰性淋巴瘤。根据不同的淋巴细胞起源,可以分为 B 细胞、T 细胞和 NK 细胞淋巴瘤。

（二）相关实验室检查

1. 血常规及血涂片 血常规一般正常,可合并慢性病贫血;侵袭性 NHL 侵犯骨髓可出现贫血、白细胞及血小板减少,外周血可出现淋巴瘤细胞。

2. 骨髓涂片及活检 NHL 侵犯骨髓,骨髓涂片可见淋巴瘤细胞,细胞体积较大,染色质丰富,灰蓝色,形态明显异常,可见拖尾现象;淋巴瘤细胞≥20% 为淋巴瘤白血病;骨髓活检可见淋巴瘤细胞聚集浸润。部分患者骨髓涂片可见噬血细胞增多及噬血现象,多见于 T 细胞 NHL。

3. 血生化 LDH 增高与肿瘤负荷有关,为预后不良的指标。

4. 脑脊液检查 中高度侵袭性 NHL 临床Ⅲ/Ⅳ期患者可能出现中枢神经系统受累,或有中枢神经系统症状者,需行脑脊液检查,表现为脑脊液压力增高,生化蛋白量增加,常规细胞数量增多,以单核为主,病理检查或流式细胞术检查可发现淋巴瘤细胞。

5. 组织病理检查 NHL 淋巴结或组织病理可见正常淋巴结或组织结构破坏,肿瘤细胞散在或弥漫浸润,根据不同的病理类型有各自独特的病理表现和免疫表型。

（1）弥漫大 B 细胞淋巴瘤（diffuse large B-cell lymphoma，DLBCL）：是 NHL 中最常见的类型,主要病理特征是大的恶性 B 淋巴细胞呈弥漫性生长并伴有正常淋巴结结构的完全消失,表达 B 细胞抗原,如 CD19、CD20、CD22、CD79a 等。Ki-67 增殖指数一般大于 40%,部分病例可高达 90% 以上。根据细胞来源,DLBCL可分为生发中心 B 细胞型和活化 B 细胞型,前者预后显著优于后者,为独立的预后因素。目前多通过免疫组化的方法区分 DLBCL 亚型,CD10 和 bcl-6 为生发中心来源细胞的标志物,而 MUM1 是非生发中心来源 B 细胞的标志物。

（2）滤泡淋巴瘤（follicular lymphoma，FL）：是惰性 NHL 中最常见类型,为滤泡中心 B 细胞淋巴瘤,组织学形态上要求至少形成部分滤泡样结构。其特征性的分子特点是 t(14;18)(q32;q21) 的染色体异位,导致 bcl-2 蛋白的过度表达和细胞凋亡的抑制。病理分级:①1 级。0~5 个中心母细胞/高倍视野;②2 级。6~15 个中心母细胞/高倍视野;③3 级。3a 级大于 15 个中心母细胞/高倍视野,但仍有滤泡中心细胞;3b 级,中心母细胞形成瘤片,无残留中心细胞。病理类型为滤泡 1 级和 2 级病例的临床特点和预后相似,而滤泡 3 级与 DLBCL 相似,应按照 DLBCL 治疗。表达 B 细胞相关分子 CD19、CD20、CD22、CD79a 和生发中心相关标志分子 CD10 和 bcl-6。bcl-2 阳性,bcl-2 的表达与否可用于鉴别滤泡淋巴瘤和滤泡反应性增生。

（3）套细胞淋巴瘤（mantle cell lymphoma，MCL）：具有独特的临床病理学特点，属于侵袭性 NHL，但治疗反应不敏感，类似惰性淋巴瘤。MCL 起源于生发中心前的 B 细胞，肿瘤细胞为形态一致的小至中等大小的淋巴样细胞，分子遗传学特点是存在 t(11;14)(q13;q32)染色体异位，细胞周期蛋白 cyclinD1 过表达是 MCL 的特征性分子标志。特征性表达 CD5 及其他 B 细胞标志，如 CD19、CD20、CD22、CD79a 等。

（4）伯基特淋巴瘤（Burkitt's lymphoma）：是一种来源于滤泡生发中心细胞的高度侵袭性 B 细胞 NHL，其特点是细胞的增殖率非常高，近于 100%，Ki-67阳性率 >95%。形态学特点是弥漫性生长、形态均一的中等大小的细胞。胞质少，呈嗜碱性，胞核较大，圆或椭圆形，染色质细，常有 2~3 个明显的核仁，核分裂象多见。肿瘤细胞常见凋亡和坏死。瘤细胞间散在吞噬各种细胞碎屑的巨噬细胞，形成所谓星空现象。典型的免疫表型为 CD10$^+$、CD19$^+$、CD20$^+$、CD22$^+$、bcl-6$^+$ 和 bcl-2$^-$。最常见的基因异常是 t(8;14)(q24;q32)，致 c-myc 异常过度表达。

（5）成熟 T/NK 细胞淋巴瘤：常见的类型包括外周 T 细胞淋巴瘤非特指型、间变大细胞淋巴瘤、血管免疫母细胞淋巴瘤及 T/NK 细胞淋巴瘤鼻型。成熟 T 细胞一般表达膜 CD2、CD3、CD4 或 CD8、CD7、CD56 和 CD57；NK 细胞不表达膜 CD3，但可在胞质中表达 CD3 的 s 链。NK 细胞除表达 CD2、CD7、CD8、CD56 和 CD57 外，还通常表达 CDl6。TCR 或 IgH 基因重排可阳性。

（三）项目评价

切除肿大淋巴结或病变组织进行病理学检查，或空心针穿刺组织活检加必要的免疫组化检查是诊断淋巴瘤的金标准，单纯细针穿刺细胞学检查是不够的。对于切除的肿大淋巴结，病理诊断需明确鉴别反应性增生性改变和淋巴瘤恶性病变及确定是哪一种类型的淋巴瘤，根据形态学特点、组织化学表达的差异来明确。有时细胞遗传学特点能提供很大信息。

（四）临床思路

淋巴瘤的诊断依赖病理检查。根据形态学特征判断可能的淋巴瘤类型及需要鉴别除外的淋巴瘤类型，据此充分选择合适的抗体行免疫组织化学染色协助判断。对于经常规 HE 染色、免疫组化检测仍不能确诊的病例必要时需借助 TCR 或 IgH 基因重排判断是否存在淋巴细胞克隆性病变及类型。明确诊断后需行 PET/CT 或全身增强 CT、骨髓穿刺及活检，必要时行咽淋巴环检查、消化道造影及内镜检查，明确病变累及范围，结合患者全身症状，完善分期。根据各种淋巴瘤自身特点,行预后指数评分(如 IPI 评分、FLIPI 评分、IPSS for ML 评分、IPT 评分等),评估疾病危险度,判断预后,指导治疗。

第五节 浆细胞疾病

一、概论

浆细胞病是指浆细胞异常增生并伴有单克隆免疫球蛋白或其多肽链亚单位异常增多的一组疾病。这组疾病的主要共同特征是:①单克隆浆细胞异常增生;②异常增生的单克隆浆细胞合成、分泌大量结构完全均一的免疫球蛋白或其多肽链亚单位(轻链与重链);③正常多克隆浆细胞受到抑制,正常多克隆免疫球蛋白合成及分泌减少。

(一)分类概述

浆细胞病在临床上分为两大类(表 6-8):一类为恶性浆细胞病;另一类为良性浆细胞病。

表 6-8 浆细胞病的分类

性质	病名
良性浆细胞病	意义未明单克隆免疫球蛋白血症(MGUS)
恶性浆细胞病	浆细胞瘤
	多发性骨髓瘤
	巨球蛋白血症
	重链病
	淀粉样变性
	单克隆轻链和重链沉积病

单克隆性是浆细胞病所共有的最为突出的特点。正常情况下人体浆细胞是由不同株浆细胞组成,合成和分泌不同化学结构和免疫特性的多克隆免疫球蛋白。当浆细胞发生单克隆恶变时,单株浆细胞大量增生,凋亡减少,正常浆细胞增生受到抑制,正常多克隆性免疫球蛋白生成也随之减少。所有恶性浆细胞具有完全相同的基因结构、重排和表达,因此能够分泌大量同源的、结构完全均一的免疫球蛋白或其多肽链亚单位,称为单克隆免疫球蛋白,即 M 蛋白。

（二）相关实验室检查

1. M 蛋白检测　M 蛋白的大量出现在恶性浆细胞病发病中起着重要作用。对 M 蛋白的检测也是恶性浆细胞病诊断和疗效判断的重要证据。M 蛋白可以在血清和尿中检测到，检测方法有如下几种。

（1）血清蛋白电泳：如图 6－7 所示。所谓"M"成分是电泳扫描图形上出现异常浓聚的窄底高峰，峰值高度超过底部宽度 2 倍以上，是由分子结构完全相同的大量单克隆免疫球蛋白形成。但轻链型、IgD 型、非分泌型 M 蛋白或 M 蛋白绝对值较少时，由于相对分子质量小于白蛋白或含量少等原因，血清蛋白电泳可以出现假阴性，此时免疫固定电泳可以弥补这一不足。

（2）血清免疫固定电泳（IFE）：首先将血清中所有蛋白成分进行电泳分离，然后加入免疫球蛋白抗体进行免疫双向扩散。正常多克隆免疫球蛋白在免疫电泳上表现为均匀连续的条带，而 M 蛋白则表现为异常浓聚的沉淀条带（图 6－8）。这种方法比血清蛋白电泳的敏感性和特异性均提高，而且可以对 M 蛋白成分进行鉴定。

（3）游离轻链：正常轻链均与重链连接形成完整免疫球蛋白。浆细胞病时轻链和重链的合成不成比例，因此出现血和尿中游离轻链增加，表现为游离 κ 和 λ 比例异常。游离轻链检测较免疫固定电泳更为敏感，可用于浆细胞病诊断和疗效判断指标。

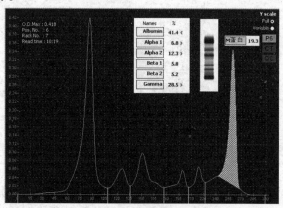

图 6－7　血清蛋白电泳

最右侧峰为 M 蛋白峰

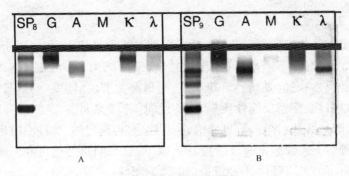

图6-8 免疫固定电泳
A. M成分为IgGκ；B. M成分为IgAλ

2. 免疫球蛋白检测　血清中可以检测到5种免疫球蛋白(Ig)，即IgG、IgA、IgM、IgD、IgE。由于IgE型M蛋白罕见，以前四种Ig为主。Ig中包含单克隆和多克隆成分，测定为总量，通过Ig测定无法将单克隆成分区分开来。浆细胞病时通常一种Ig增加，而其他Ig含量减少。血清M蛋白轻链升高，另一种相应减少。在正常情况下，血和尿中κ轻链和λ轻链的含量接近，而在恶性浆细胞病时，单克隆浆细胞只分泌一种轻链，在尿液中可以检测并定量。

3. 病因检查

(1)骨髓检查：恶性浆细胞见于多发性骨髓瘤，淀粉样变性或其他疾病通常骨髓中浆细胞形态基本正常，而且比例通常不超过10%。巨球蛋白血症患者骨髓中出现浆细胞样淋巴细胞。

(2)可疑部位组织病理学检查：包括肾脏、心脏、舌体、齿龈、腹部脂肪等，是确定淀粉样变性和轻链沉积病的金标准。

(3)其他：血清血管内皮生长因子升高和淋巴结活检。

(三)项目评价

浆细胞疾病诊断最重要的检查是血清或尿中出现单克隆M蛋白，检测方法以免疫固定电泳最为重要，免疫固定电泳阴性基本可以除外浆细胞病，少数不分泌型多发性骨髓瘤除外。但免疫固定电泳阳性还可见于其他淋巴增殖性疾病，包括淋巴瘤、慢性淋巴细胞白血病或自身免疫系统疾病等，应注意鉴别。免疫固定电泳无法对M蛋白定量，血清蛋白电泳可以对M蛋白进行半定量，但可能出现假阴性。游离轻链检测敏感。血清Ig测定和尿轻链定量也是评价疾病疗效的重要指标。

（四）临床思路

很多多克隆免疫球蛋白升高的情况常被误认为浆细胞病，应属于反应性浆细胞增多症，可继发于慢性炎症（结核感染、细菌感染、寄生虫感染、病毒感染等）、自身免疫性疾病（系统性红斑狼疮、类风湿关节炎、硬皮病、结节性多动脉炎等）、慢性肝病、变态反应性疾病、脂肪代谢障碍（戈谢病、家族性高胆固醇血症、黄脂病等）、肿瘤（结肠癌、乳腺癌、胆管癌、恶性淋巴瘤、急性白血病等）等多种疾病。骨髓中浆细胞占有核细胞 10% 以下，且浆细胞分化良好，分泌增多的免疫球蛋白多为多克隆性，IFE 或蛋白电泳为阴性。

单克隆 M 蛋白出现时通常正常免疫球蛋白降低，血和尿中一种轻链升高，而另一种正常轻链降低，最重要的是 IFE，蛋白电泳或 FLC 可以检测到 M 成分。确定有 M 蛋白后再进行病因检查。骨髓中出现恶性浆细胞或肿瘤活检为浆细胞瘤者应考虑多发性骨髓瘤或浆细胞瘤。骨髓中出现浆细胞样淋巴细胞，M 蛋白为 IgM 型，应当考虑巨球蛋白血症。骨髓中浆细胞形态大致正常，无骨痛、贫血，组织活检可以确定是否为原发性系统性淀粉样变性或轻链沉积病。具备典型临床表现和血清 VEGF 升高应考虑 POEMS 综合征。血清 M 蛋白 <30g/L，骨髓中浆细胞比例 <10%，而且无脏器功能受损，应当考虑 MGUS。重链病少见，除 M 蛋白仅为重链之外无特异临床表现。主要为慢性腹泻等消耗症状，杵状指、牙龈溃疡、皮肤红斑见于部分患者。

一些非浆细胞疾病也可出现 M 蛋白。例如，其他淋巴增殖性疾病，包括淋巴瘤、慢性淋巴细胞白血病、浆细胞型 Castleman 病等；自身免疫系统疾病常常为多克隆免疫球蛋白升高，干燥综合征等也会并发 M 蛋白，需要进行鉴别。

二、浆细胞瘤

浆细胞瘤包括孤立性浆细胞瘤，即原发于骨骼的、单个孤立的浆细胞实体瘤；髓外浆细胞瘤，即原发于骨髓外和骨骼外的浆细胞实体瘤，常发生于呼吸道、胃肠道及其他组织，可多发。诊断均依赖组织活检的病理检查。治疗以手术切除和（或）放射治疗为主，均有可能发展为多发性骨髓瘤。

（一）孤立性浆细胞瘤

1. 概述　原发于骨骼的、单个孤立的浆细胞瘤称为孤立性浆细胞瘤（solitary plasmacytoma），是一种少见的恶性浆细胞病。发病年龄较多发性骨髓瘤年轻。临床表现以局部骨骼肿物伴有疼痛为特征。最常受侵犯的部位是脊柱骨骼，其他依次为骨盆、股骨、肱骨和肋骨，而颅骨受侵罕见。孤立性浆细胞瘤可以进展为多发性骨髓瘤,一般在 3~5 年内发生,但部分患者可迟至 10 余年,甚至 20 年。治疗以局部放射治疗为首选。总放射剂量不应低于 40Gy。如果病变局限且易于切除,可以手术切除,但术后应进行局部放射治疗。对本病原则上不采用化疗,但当病情发展为多发性骨髓瘤时,则应采用与多发性骨髓瘤治疗相同的方案。本病的预后优于多发性骨髓瘤,逊于髓外浆细胞瘤。

2. 相关实验室检查　血常规检查正常,除 10%~20% 患者伴有血和尿中出现 M 蛋白以外,大多数患者血和尿 M 蛋白检查为阴性。且多部位骨髓穿刺均为正常骨髓象。肿瘤组织活检病理证实为浆细胞瘤是诊断孤立性浆细胞瘤的金标准。主要表达 CD138 和 CD38 等浆细胞标志。

3. 项目评价　以下各种检查有助于诊断孤立性浆细胞瘤:①X 线影像上呈现单个溶骨性病变;②肿瘤组织活检病理证实为浆细胞瘤;③多部位骨髓穿刺均为正常骨髓象;④少见 M 蛋白阳性。

4. 临床思路　与多发性骨髓瘤诊断不同,孤立性浆细胞瘤 M 蛋白检测多为阴性,诊断主要依赖溶骨病变部位的病理活检证实为浆细胞瘤。而且其他骨骼无溶骨改变。骨髓细胞学检查也基本正常,相关检查也无贫血、肾功能不全、高钙血症、淀粉样变性等发现。如果有一处以上的骨骼浆细胞瘤,当考虑多发性骨髓瘤可能。

(二)髓外浆细胞瘤

1. 概述　髓外浆细胞瘤系指原发于骨骼、骨髓之外任何其他部位的浆细胞瘤。发病年龄与多发性骨髓瘤近似。临床表现取决于髓外浆细胞瘤发生的部位。主要发生于上呼吸道,其他部位包括下呼吸道、淋巴结和脾脏、皮肤及皮下组织、胃肠道、甲状腺等。主要表现为占位效应。本病可由原发部位向其他部位扩散,其中以单个溶骨性病变最多见,其次是邻近淋巴结和皮下软组织扩散。发展为浆细胞白血病者更属罕见。放射治疗是局限性髓外浆细胞瘤的首选治疗,若邻近淋巴结受累,则应包括在放射野内。对已有广泛播散的病例或放射治疗后复发病例,应采用联合化疗。化疗方案与多发性骨髓瘤相同,但本病对化疗的反应较多发性骨髓瘤好。本病的预后优于孤立性浆细胞瘤,更优于多发性骨髓瘤。

2. 相关实验室检查　本病血和尿 M 蛋白检测为阴性,但当发生广泛播散时,血和尿中也可能出现 M 蛋白和单克隆轻链。血常规检查和骨髓细胞学一般正常。肿瘤组织活检病理证实为浆细胞瘤。主要表达 CD138 和 CD38 等浆细胞标志。

3. 项目评价 肿块病理活检是关键检查项目。肿块可单发,也可多发,可在髓外包块发生,同时有单个溶骨病变。

4. 临床思路 与多发性骨髓瘤不同,髓外浆细胞瘤以单发或多发占位病变为主要表现,M 蛋白检测一般为阴性。可有单部位溶骨病变。骨髓细胞学检查也基本正常,相关检查也无贫血、肾功能不全、高钙血症、淀粉样变性等发现。

三、多发性骨髓瘤

(一)概述

多发性骨髓瘤(multiple myeloma,MM)是恶性浆细胞病中最常见的一种类型,其特征是单克隆浆细胞恶性增殖并分泌大量单克隆免疫球蛋白(M 蛋白),从而引起广泛骨质破坏、反复感染、贫血、高钙血症、高黏滞综合征、肾功能不全等一系列临床表现。本病的发病率在不同国家、种族之间有所不同,美国为4.5/10 万人口,日本约为 0.9/10 万人口。MM 在我国的确切发病率尚待调查,随着人口老龄化日趋严重和检测手段不断发展,MM 发病率呈逐渐增高趋势。

MM 中位发病年龄为 65 岁左右,男性稍多于女性。MM 的病因和发病机制迄今尚未完全明确,电离辐射、慢性抗原刺激、遗传因素、病毒感染、基因突变可能与 MM 的发病有关。恶性肿瘤是多因素、多基因、多步骤改变导致的疾病,MM 也不例外。

MM 的多种多样的临床表现是由于恶变克隆浆细胞无节制地增殖、浸润及其分泌的大量 M 蛋白引起。临床表现包括骨髓造血功能抑制;轻链形成淀粉样物质沉积在肝脏、肾脏、心脏等造成脏器功能损害;瘤细胞分泌的破骨活化因子造成溶骨性病变;血液黏滞度增高及凝血因子功能障碍;同时多克隆免疫球蛋白合成受到抑制,免疫力降低造成继发感染。

(二)相关实验室检查

对 MM 的诊断、分型、临床分期及预后判断都有重要意义。

1. 血常规 贫血见于绝大多数患者,随病情进展而加重。一般属正细胞正色素性贫血,但可有大细胞性贫血或因有失血而表现小细胞低色素性贫血。红细胞常呈缗钱状排列,血沉也明显加快,常达 80mm/h 以上。

白细胞计数正常或减低,分类计数大致正常。外周血涂片偶可见到个别瘤细胞,若出现大量瘤细胞,应考虑为浆细胞白血病。

血小板计数正常或减少。血小板减少的原因是骨髓造血功能受抑和血小板凝集素存在的缘故。当血小板表面被异常球蛋白覆盖时,功能受到影响,可成为出血的原因之一。

2. 骨髓检查

(1)骨髓细胞学:骨髓瘤细胞的出现是 MM 的主要特征。瘤细胞数量多少不等,一般都占有核细胞 5% 以上,多者可达 80% 以上。骨髓一般呈增生性骨髓象。值得提出的是,骨髓瘤细胞可呈灶性分布,单个部位骨髓穿刺不一定检出骨髓瘤细胞,此时应做多部位骨髓穿刺或骨髓活检,方可发现瘤细胞。

骨髓瘤细胞形态呈多样性。分化良好者与正常成熟浆细胞形态相似,分化不良者呈典型骨髓瘤细胞形态,而多数瘤细胞形态似幼浆细胞或原浆细胞形态。同一患者的骨髓中可出现形态不一的骨髓瘤细胞。

(2)骨髓病理:MM 最常见侵犯骨骼,病变骨的骨小梁破坏,骨髓腔内为灰白色瘤组织所充塞。骨皮质变薄或被腐蚀破坏,骨质变得软而脆,可用刀切开。瘤组织切面呈灰白色胶样,若有出血则呈暗红色。瘤组织可穿透骨皮质,浸润骨膜及周围组织。

在显微镜下瘤细胞呈弥漫分布,间质量少,由纤细的纤维组织及薄壁血管组成。小部分肿瘤可有丰富的网状纤维。瘤细胞是不同分化程度的浆细胞,分化程度高者酷似正常成熟浆细胞,分化程度低者类似组织细胞,胞体较大,外形不规则,胞浆蓝染,核旁空晕不明显,核大且染色质细致,含 1~2 个核仁。可见双核或多核瘤细胞。免疫组织化学方法测定 κ/λ 阳性细胞比值有助于确认克隆性浆细胞。如阳性细胞 κ/λ 大于 4:1 或小于 1:2,则认为是单克隆性,前者为 κ 型,后者为 λ 型。

(3)骨髓瘤细胞免疫分型检测:当 B 细胞转化为浆细胞时,会丢失大多数 B 系抗原,如 CD19、CD20、CD22、HLA-DR、CD45,正常浆细胞不表达膜表面免疫球蛋白,但强表达胞浆 κ 和 λ 轻链。其免疫表型为 CD11a$^+$、CD19$^+$、CD21$^+$、CD13$^+$、CD38$^+$、CD40$^+$、CD44$^+$、CD49d$^+$、CD49e$^+$、CD54$^+$、CD138$^+$,而 CD20$^-$、CD23$^-$、CD28$^-$、CD45$^-$、CD56$^-$、CD58$^-$、CD117$^-$。骨髓瘤细胞为恶性浆细胞,具有和正常浆细胞不完全相同的免疫表型。表达 CD38、CD138 等浆细胞表型,CD19 阴性而 CD56 阳性与正常浆细胞表达正好相反。胞浆内染色显示单克隆轻链阳性。瘤细胞一般不表达 CD20,因此利妥昔单抗(CD20 单克隆抗体)一般不用于治疗 MM。

(4)骨髓细胞遗传学检测:骨髓瘤细胞增殖缓慢,常规染色体检查很难获得中期分裂象。近年来通过荧光原位杂交技术检测,发现了多种与疾病预后相关的细胞遗传学异常。目前普遍应用的探针可以检测到如下异常:1q21 扩增提示预后不良,RB1 基因缺失和 13q 缺失均为中度危险标记,17p 缺失造成的抑癌基因 p53 缺失提示预后不良,位于 14q32 上的免疫球蛋白重链(IGH)易位的意义取决于易位染色体,预后不良为 t(4;14)、t(14;16),预后良好组为 t(11;14)、t(6;14)。核型分析显示亚二倍体预后不良,而超二倍体及正常核型预后较好。

3. 血清异常单克隆免疫球蛋白(M 蛋白)检测 在浆细胞病概论中已经进行详细介绍。另外,根据免疫电泳结果可以确定单克隆免疫球蛋白类型,从而对多发性骨髓瘤进行分型,即 IgG 型、IgA 型、IgM 型、IgD 型、IgE 型、轻链型、双克隆或多克隆型、不分泌型。IgG 型是最多见的类型,占全部多发性骨髓瘤的 50% ~60%。①IgA 型:占 15% ~20%。M 成分出现在 α_2 区,临床上有高胆固醇血症和髓外骨髓瘤较多见等特点。轻链型占 15% ~20%。瘤细胞仅合成和分泌单克隆轻链,不合成相应的轻链,轻链相对分子质量仅 23kD,远小于白蛋白的相对分子质量,故在血清蛋白电泳上不出现 M 成分,而在尿中排出大量轻链。②IgD 型:既往曾认为此型少见,但随着 IgD 抗血清的逐渐广泛应用,提高了 IgD 的检出率,据国内资料统计,IgD 型占全部骨髓瘤的 8% ~ 10%。③IgE 型罕见,至今国际上仅有少数病例报道,国内尚未见有病例报道。双克隆或多克隆型约占 1%。④IgM 型罕见,需与华氏巨球蛋白血症相鉴别。⑤不分泌型约占 1%。此型血清中无 M 蛋白,尿中无本 - 周蛋白(Bence Jones),因为瘤细胞不分泌免疫球蛋白。应用免疫荧光法可将此型进一步分为不合成型和不分泌型,前者瘤细胞内无免疫球蛋白合成,后者瘤细胞内有免疫球蛋白合成但不能分泌出来。

近几年来采用聚合酶链反应(PCR)技术检测免疫球蛋白重链基因重排作为单克隆 B 细胞——浆细胞恶性增生的标记,用于本病的诊断及与良性反应性免疫球蛋白增多的鉴别诊断。用上述方法检出单克隆免疫球蛋白后,尚需进行定量,目前多采用速率散射比浊法(rate nephelometry)确定免疫球蛋白浓度。

4. 尿液常规检查 常发现有蛋白尿、镜下血尿,但管型少见,有时可见到浆(瘤)细胞。具有诊断意义的是尿中出现本 - 周蛋白,又称凝溶蛋白,该蛋白在酸化的尿液中加热至 50 ~60℃时发生凝固,但进一步加热则又溶解。本 - 周蛋白就是自肾脏排出的免疫球蛋白轻链。轻链的相对分子质量仅 23kD,可通过肾小球基底膜而排出,故出现本 - 周蛋白尿。本 - 周蛋白的阳性率为 30% ~60%,且有假阳性,而采用尿液轻链定量法的阳性率几近 100%,且不出现假阳性。健康人尿中有 κ 和 λ 两种轻链,含量均低。尿中出现大量单一轻链,而另一种轻链含量减低甚至检测不出,是 MM 的特征之一。

24 小时尿轻链定量也是 MM 诊断和疗效评价中的重要指标,定量超过 1g/24h 往往提示 MM。血尿免疫固定电泳均转阴才能考虑完全缓解。

MM 患者尿中可有少量尿蛋白,主要是白蛋白。因为尿蛋白主要在肾小球病变时出现,而 MM 多为肾小管受损,以轻链排出为主。如果发生肾脏淀粉样变性(AL)或轻链沉积病(LCDD),肾小球受损严重,可以出现大量尿蛋白(即超过 3.5g/24h),以白蛋白为主,肾小球受损严重时甚至可以在尿中出现球蛋白。临床上表现为肾病综合征,即大量蛋白尿、低白蛋白血症、高脂血症和高度水肿。

5. 肾功能 肾功能常受损,尤多见于病程中期、晚期。血肌酐、尿素氮、内生肌酐清除率测定、酚红排泄试验、放射性核素肾图等检查可确定肾功能是否受损及受损程度。晚期可发生尿毒症,成为死因之一。当患者有大量本-周蛋白尿时,应避免进行静脉肾盂造影,因造影剂可能与本-周蛋白发生反应而导致急性肾衰竭。

6. 血液生化异常 血钙常升高,国外报道高钙血症在 MM 的发生率为 30% ~ 60%,国内报道发生率为 15% ~ 20%。血磷一般正常,肾功能不全时磷排出减少可引起血磷升高。胆固醇可正常、升高或降低,高胆固醇血症多见于 IgA 型骨髓瘤,低胆固醇血症多见于 IgG 型骨髓瘤。碱性磷酸酶可正常、降低或升高,既往曾认为本病有骨质破坏而无成骨过程,故碱性磷酸酶不升高,并以此作为本病与甲状旁腺功能亢进、骨转移癌的鉴别点之一,但近年来国内外均有研究证明并非所有 MM 患者均无成骨活动,部分患者的碱性磷酸酶水平可高于正常,故不可凭借碱性磷酸酶水平升高排除本病。高尿酸血症在本病常见,可并发泌尿道结石。

7. X 线及其他影像学检查 X 线检查在本病诊断上具有重要意义。本病的 X 线表现有下述 4 种:①弥漫性骨质疏松;②溶骨性病变;③病理性骨折;④骨质硬化。γ-骨显像不作为评价骨病的主要方法。而且这项检查特异性不高,任何原因引起的骨质代谢增高均可导致放射线浓集征象,故应注意鉴别。CT、MRI 和正电子发射断层显像(PET)对骨质病变的检查较 γ-骨显像更为敏感,更为特异。

8. 病理 骨髓外浸润多见于肝、脾、淋巴结及其他单核-巨噬细胞组织,也见于肾、肺、心、甲状腺、睾丸、卵巢、消化道、子宫、肾上腺及皮下组织。部分病例(8% ~ 15%)的瘤组织及脏器有淀粉样物质沉着,即免疫球蛋白轻链沉着,用刚果红染色,在普通光学显微镜下和旋光显微镜下分别呈特殊绿色和二色性。用免疫荧光法可鉴定其为轻链。在此种淀粉样物质沉着周围有异物巨核细胞反应。常见受累器官为舌、肌肉、消化道、肾、心肌、血管、关节囊及皮肤。

（三）项目评价

多发性骨髓瘤的诊断标准近 10 年经历了数次修订，说明对这一疾病的认识在逐渐深入。目前 WHO 2008 年诊断标准如表 6-9 所示，活动型骨髓瘤（症状性骨髓瘤）必须具备克隆性浆细胞和 M 蛋白，而对浆细胞在骨髓中的比例或 M 蛋白的最低值不做规定，更强调 CRAB 的脏器损害，即 C 为高钙血症，R 为肾功能损害，A 为贫血或淀粉样变性，B 为骨病。无症状骨髓瘤又称冒烟型骨髓瘤（smoldering myeloma），无 CRAB 等组织损害，但血 M 蛋白需超过 30g/L，骨髓中克隆性浆细胞大于或等于 10%。如无组织损害，M 蛋白或骨髓中浆细胞比例又达不到冒烟型骨髓瘤标准，则应诊断意义未明单克隆免疫球蛋白血症（MGUS）。2005 年国际骨髓瘤基金会综合 10750 例来自欧洲、北美和亚洲各国的初治 MM 患者资料，建立了一种基于血清 β_2 微球蛋白（β_2-MG）和血清白蛋白水平的国际分期标准（International Staging System，ISS），见表 6-10。

表 6-9　MM 诊断标准（WHO 2008 年）

类型	症状
症状性多发性骨髓瘤	血清或尿中存在 M 蛋白
（symptomatic plasma cell myeloma）	骨髓中存在克隆性浆细胞或浆细胞瘤
	有相关器官或组织损害（CRAB）（贫血、高钙血症、肾功能损害、骨病）
无症状性骨髓瘤	血清 M 蛋白达到骨髓瘤水平（>30g/L）
（冒烟型骨髓瘤）	骨髓中克隆性浆细胞≥10%
	无相关器官、组织损害或 MM 相关症状

注:1. 大多数患者的 M 蛋白水平是 IgG >30g/L，IgA >25g/L，24h 尿轻链 >1g，但部分患者的 M 蛋白低于上述水平。2. 骨髓中单克隆性浆细胞通常大于 10%，但部分患者小于 10%。3. MM 的重要诊断标准是相关靶器官损害的临床表现（贫血、溶骨性病变、高钙血症、肾功能不全、高黏滞综合征、淀粉样变性、反复感染）。

表 6-10　多发性骨髓瘤 ISS 分期标准

分期	β_2-MG	Alb	中位生存期/月
I 期	<3.5mg/L	>35g/L	62
II 期	介于 II 期与 III 期之间		44
III 期	>5.5mg/L	无要求	29

MM 有两个临床分期系统，另一个是 Durie 和 Salmon 在 1975 年提出的下述标准（表 6-11）。

表 6 – 11　多发性骨髓瘤 DS 分期标准

分期	分期标准
Ⅰ期	符合下述 4 项
	1. 血红蛋白 > 100g/L
	2. 血清钙正常
	3. X 线检查无溶骨病变
	4. M 蛋白水平:IgG < 50g/L;IgA < 30g/L;尿轻链 < 4g/24h 尿
Ⅱ期	既不符合Ⅰ期又不达Ⅲ期者
Ⅲ期	符合下述一项或一项以上者
	1. 血红蛋白 < 85g/L
	2. 高钙血症(血清钙 > 12mg/dl)
	3. 进展性溶骨病变
	4. M 蛋白水平:IgG > 70g/L;IgA > 50g/L;尿轻链 > 12g/24h

注:每期又可再分为 A、B 两组:A 组肾功能正常〔血肌酐 < 176.8μmol/L(2mg/dl)〕;B 组肾功能异常〔血肌酐 ≥ 176.8μmol/L(2mg/dl)〕。

(四)临床思路

MM 是容易被误诊的疾病之一。据报道,本病的误诊率可高达 60% 以上。易被误诊的疾病有慢性肾炎、营养性贫血、再生障碍性贫血、老年性肺炎、慢性肝病、转移癌、甲状旁腺功能亢进、腰肌劳损、颈椎病、组织细胞增生症 X、反应性浆细胞增多以及良性单克隆免疫球蛋白血症等。最关键的检查是血和(或)尿中发现单克隆 M 蛋白,骨髓中发现克隆性浆细胞或肿物活检为浆细胞瘤。

本病须与其他恶性浆细胞病相鉴别:①巨球蛋白血症虽然血中有大量单克隆 IgM,但骨髓中淋巴样浆细胞增多而非骨髓瘤细胞增多,且少有溶骨性损害或肾功能不全。②重链病血清中仅出现单克隆重链,轻链缺如,无本 – 周蛋白尿,多无骨骼破坏。③原发性淀粉样变性可有血清 M 蛋白和本 – 周蛋白尿,但骨髓中无骨髓瘤细胞,也不出现溶骨损害,可资鉴别。

本病与良性浆细胞病(原发性和继发性单克隆免疫球蛋白血症)的鉴别详见有关章节。本病与反应性浆细胞增多的鉴别一般不困难。反应性浆细胞增多见于病毒感染、细菌感染(结核病、伤寒、亚急性心内膜炎、链球菌感染等)、疫苗接种、血清病、巨球蛋白血症、结节病等,患者不仅有其原发病的临床特点,而且骨髓中浆细胞一般不超过 10% 并为正常成熟浆细胞,免疫球蛋白增多有限且系多克隆性,而非单克隆性 M 蛋白,也无骨骼损害。

四、淋巴浆细胞淋巴瘤/华氏巨球蛋白血症

（一）概述

血中出现异常增多的免疫球蛋白 M(IgM)即称为巨球蛋白血症。增多的IgM 多为单克隆性,但也可为多克隆性。因 IgM 相对分子质量较大(950kD)且常形成五聚体,故名为巨球蛋白血症。单克隆 IgM 增多属浆细胞病范畴。WHO 疾病分类将本病定义为淋巴浆细胞淋巴瘤(lymphoplasmacytic lymphoma, LPL)的一种亚型。引起巨球蛋白血症的疾病可分为三类:①意义未明单克隆免疫球蛋白血症(MGUS)及冷凝集素综合征;②淋巴浆细胞淋巴瘤/华氏巨球蛋白血症(LPL/Waldenström macroglobulinemia, LPL/WM)、IgM 型多发性骨髓瘤以及髓外浆细胞瘤;③B 细胞淋巴细胞增殖性疾病。除 Waldenström 巨球蛋白血症外,尚有少于 5% 的 LPL 为 IgA、IgG 型和不分泌型 LPL,本章仅讨论 Waldenström 巨球蛋白血症。

本病多见于老年人,欧美国家中数发病年龄为 63 岁,男性多于女性。40 岁以下患者罕见。病程进展较缓慢,常有贫血、高黏滞综合征、淋巴结肿大及肝脾大,故临床表现类似慢性淋巴细胞性白血病或淋巴瘤。也可有肾脏受累和其他组织器官淀粉样变性。

（二）相关实验室检查

1. 常规检查 血象常呈贫血,也可有白细胞及血小板减少。外周血涂片中可出现少量浆细胞样淋巴细胞。红细胞常呈缗钱状排列。血沉明显增快。尿中可出现尿蛋白。高黏滞综合征、淀粉样变性及浆细胞样淋巴细胞的间质浸润是造成肾功能损害的因素,但肾功能不全发生率显著低于多发性骨髓瘤。骨髓象显示浆细胞样淋巴细胞弥漫性增生,常伴有淋巴细胞、浆细胞、组织嗜碱细胞增多。

2. M 蛋白鉴定 血清蛋白电泳显示 γ 区出现 M 成分。应用免疫电泳可进一步鉴定此 M 成分为单克隆 IgM。免疫球蛋白定量法可测定单克隆 IgM 含量,约 1/3 的 IgM 为冷沉淀球蛋白,在 4℃ 左右沉淀,这种沉淀是可逆的。偶有 IgM 系热沉淀球蛋白,加热到 50～60℃ 时沉淀,这种沉淀是不可逆的。由于 IgM 增多,患者可有阳性絮状反应、假阳性梅毒血清反应、类风湿因子阳性。部分患者有补体水平降低。随着血清 IgM 增多,患者血容量增加,血液黏滞度升高,主要是血浆黏滞度显著增加。

3. 淋巴浆细胞免疫表型 骨髓或淋巴结免疫分型发现克隆性 B 细胞,其免疫表型通常为 CD19+、CD20+、CD22+、表面 IgM(sIgM)+,10%～20% 的患者出

现 CD5、CD10 和 CD23 阳性,不能排除 LPL/WM 的诊断。

4. 病理检查 ①骨髓、淋巴结和脾脏为常见受累器官。形态具有小 B 淋巴细胞、淋巴浆细胞或浆细胞特点,但免疫组化 CD5 多阴性可与其他小 B 细胞淋巴瘤鉴别,同时 LPL/WM 具有淋巴浆细胞分化特点。②淀粉样变性:LPL/WM 可继发淀粉样变性,舌、肾脏、心肌、胃肠道、肝、脾、神经系统、皮肤及其他组织器官均可被累及。活检刚果红阳性,克隆性轻链沉积有助于诊断。

5. 高黏滞综合征相关检查 ①神经系统:头痛系早期症状,可能因血容量增加使颅内压增高引起;脑血循环不良引起头晕、共济失调,重者导致意识障碍甚至昏迷;可出现对称性周围神经损害或中枢神经损害症状。②出血倾向:是由于单克隆 IgM 与多种凝血因子(FⅠ、FⅢ、FⅤ、FⅧ等)形成复合体,影响凝血因子功能,可测定各凝血因子活性;IgM 覆盖血小板表面,影响血小板功能;血小板数量减少,以及高黏滞血症损害微血管等多种因素引起。③视力障碍及眼底变化:视网膜血管扩张呈结节状("腊肠样"变化),伴渗出、出血、视盘水肿。④血容量增加及血液黏滞度增高导致充血性心力衰竭。单克隆 IgM 可以是冷球蛋白,遇冷发生沉淀,故而引起雷诺现象。

(三)项目评价

M 蛋白和克隆性 B 细胞为诊断必需。以往诊断标准要求单克隆 IgM 含量常大于 30g/L(参考值 0.6 ~ 2.0g/L),但 WHO 2008 年诊断修订中取消了这一最低标准。LPL 强调病理特点,即骨髓、淋巴结或脾脏中出现克隆性小 B 细胞,淋巴浆细胞或浆细胞,同时排除其他小 B 细胞淋巴瘤。WM 需符合骨髓中出现淋巴浆细胞(没有比例要求),同时血中出现单克隆 IgM(没有低限)。除多发性骨髓瘤可继发淀粉样变性外,惰性淋巴瘤也可继发,其中以 LPL/WM 为主,有时甚至出现不可逆性肾衰竭。其他如边缘区淋巴瘤也可出现。血中单克隆 IgM 超过 30g/L 时容易发生高黏滞综合征,此时需要检查眼底,评价神经系统功能,检查凝血因子活性等。

(四)临床思路

本病的必要诊断依据是老年发病、血清中出现单克隆 IgM 及骨髓、淋巴结或脾脏中有淋巴样浆细胞浸润。

本病须与 IgM 型多发性骨髓瘤、慢性淋巴细胞白血病、恶性淋巴瘤及良性单克隆免疫球蛋白症等相鉴别。IgM 型多发性骨髓瘤鉴别要点:①本病骨髓象特征是浆细胞样淋巴细胞浸润,而多发性骨髓瘤骨髓象特征是骨髓瘤细胞浸润;②本病少有溶骨性病变,而多发性骨髓瘤则有典型的多发性穿凿样溶骨性损害。本病与原发性(良性)单克隆巨球蛋白血症的主要鉴别点:①本病有多种临床症状,而良性单克隆巨球蛋白血症无临床表现;②本病常有肝脾及淋巴结肿大,而良性者无阳性体征;③本病常有贫血及高黏滞血症,而良性者无贫血,血液黏滞度也常在正常范围。

五、重链病

(一)概述

重链病是恶性浆细胞病的一种,其特征是产生免疫球蛋白的 B 淋巴细胞和浆细胞恶性增殖伴有单克隆不完整(仅有重链而无轻链)免疫球蛋白的合成与分泌,其可变区和(或)恒定区常有缺失,由体细胞基因突变所致。根据结构的不同,重链分为 5 种:γ、α、μ、δ 和 ε,分属 IgG、IgA、IgM、IgD 和 IgE 免疫球蛋白的重链。从理论上推测,应有 5 种重链病,但实际上自 1963 年首次报道重链病至今,仅发现其中的 4 种,而 ε 重链病迄今尚未见有病例报道。

1. α 重链病　是重链病中最常见的一种。由于其病变部位及临床表现主要在肠道,故 α 重链病又名为免疫增殖性小肠病。

2. γ 重链病　约有 1/4 病例伴发于自身免疫性疾病,这些疾病往往先发生数年后,方出现 γ 重链病,提示慢性抗原刺激自身抗原可能与本病的发病有关。患者有乏力、不适、发热、淋巴结肿大和脾大,肝大较少见。颈部淋巴结肿大最为常见,而后发展为周身淋巴结肿大。腭部水肿及红斑是本病的特征之一。

3. μ 重链病　较少见。几乎所有病例都伴发有 B 淋巴细胞增殖性疾病,其中多数为慢性淋巴细胞白血病,少数为淋巴瘤或多发性骨髓瘤,常有显著的肝脾大及淋巴结肿大。

4. δ 重链病　至今国际上仅有 1 例报道。为 70 岁男性,骨髓中恶性浆细胞浸润,并有溶骨性病变及肾功能不全,最终死于肾衰竭。其血清单克隆免疫球蛋白为 δ 重链呈四聚体,相对分子质量 260kD,沉淀于肾小球基底膜。血及尿中均无游离轻链存在。

(二)实验室检查

最重要的检查为血中出现的 M 蛋白仅为重链,轻链缺如,也是诊断重链病的主要依据。此外,实验室检查还可发现正常多克隆免疫球蛋白减少、蛋白尿、贫血、溶血、白细胞减少、血小板减少、嗜酸性粒细胞增多、外周血中出现不典型淋巴细胞或浆细胞、骨髓中浆细胞样淋巴细胞增生等异常,但均不足以作为诊断依据。各型尚有特殊表现之处。

α重链病随着疾病进展小肠病理亦不断进展,表现为浆细胞和淋巴细胞浸润逐渐从黏膜层浸润至黏膜下、肌层甚至肠系膜淋巴结及腹膜后淋巴结。X线检查可见小肠壁增厚、多发性息肉样折叠及阶段性狭窄与扩张,常有液平面出现。B超、CT检查可发现肠系膜及腹膜后淋巴结肿大。γ重链病主要表现为吸收不良引起的叶酸、维生素 B_{12} 及铁的缺乏,白蛋白水平降低。血碱性磷酸酶水平可能升高。由于病变不常累及骨髓,故血象无特异性改变,骨髓象正常或淋巴细胞、浆细胞轻度增生。μ重链病与其他类型重链病不同的是本病患者尿中本-周蛋白常为阳性,而且大多为κ型轻链,原因不明。骨髓中可有空泡型浆细胞增多。此外,尚有伴发的B淋巴细胞增殖性疾病的相应实验室检查发现。

(三)项目评价及临床思路

重链病罕见,最重要的诊断依据为血中出现单克隆重链M蛋白,多发性骨髓瘤M蛋白为完整免疫球蛋白或单纯轻链,而巨球蛋白血症的M蛋白几乎均为IgM。其他浆细胞病包括原发性系统性淀粉样变性需要受累器官活检证实刚果红阳性,血和(或)尿中出现M蛋白。加之不同的临床表现,可与重链病进行鉴别。

六、意义未明单克隆免疫球蛋白血症

(一)概述

原因未明的单克隆免疫球蛋白增多曾被称为原发性单克隆免疫球蛋白血症或良性单克隆免疫球蛋白病,现已统称为意义未明单克隆免疫球蛋白病(MGUS)。其特点是患者无恶性浆细胞病或可引起免疫球蛋白增多的其他疾病,单克隆免疫球蛋白水平升高有限且不引起任何临床症状。

欧美等国报道成人MGUS发生率为0.1%~1.0%。70岁以上人群中发生率增至5%,而在80岁以上老年人的发生率可达10%。本病的单克隆B细胞不抑制正常浆细胞分化,也不引起溶骨病变,细胞形态与正常成熟浆细胞无异。

(二)实验室检查

MGUS不引起任何临床症状或体征。患者多因体检或患其他疾病检查时发现单克隆免疫球蛋白增多,增多水平有限且保持多年不变。免疫球蛋白分型以IgG最多见,约占2/3,余为IgA、IgM或轻链型。冷凝集反应可为阳性。可有血沉增快。骨髓中浆细胞升高,但一般小于10%,且为正常形态。

(三)项目评价

单克隆M蛋白是诊断的最主要标准,但不能出现器官损害。WHO 2008年制定的MGUS诊断标准需要同时符合以下4条标准。

（1）无骨髓瘤相关症状或器官损害（无贫血、无骨质病变、无高钙血症、无肾功能损害）；

（2）血清中 M 蛋白 <30g/L；

（3）骨髓中浆细胞 <10% 且形态正常；

（4）无其他 B 细胞增殖性疾病存在。

(四)临床思路

单克隆免疫球蛋白增多可见于多种疾病：包括自身免疫性疾病（系统性红斑狼疮、类风湿关节炎、干燥综合征、硬皮病、恶性贫血等）、肿瘤（结肠癌、肺癌、前列腺癌等）、感染性疾病（结核分枝杆菌感染、棒状杆菌感染、细菌性心内膜炎、巨细胞病毒感染、HIV 病毒感染等）、肝病（病毒性肝炎、肝硬化）、内分泌系统疾病（甲状旁腺功能亢进等）、代谢性疾病（戈谢病等）、骨髓增殖性疾患（慢性和急性淋巴细胞白血病、慢性和急性髓系白血病、真性红细胞增多症等）、B 细胞和 T 细胞淋巴瘤等。还有报道在化疗后、放疗后及骨髓移植后出现单克隆免疫球蛋白血症。由于有病史和原发病表现，诊断 MGUS 时需要评价是否有上述疾病存在。

本病还需与其他浆细胞病鉴别，尤应是冒烟型多发性骨髓瘤。表 6 - 12 显示了 MGUS 与 MM 的鉴别要点。

表 6 - 12　MGUS 与 MM 鉴别要点

	MGUS	MM
骨髓浆细胞	<10% 形态正常	>10% 幼稚浆细胞
M 蛋白	IgG <35g/L 或 IgA <25g/L*	IgG >35g/L 或 IgA >25g/L**
正常免疫球蛋白	正常	减少
MM 相关症状（贫血、骨质病变、高钙血症、肾功能损害、高黏滞综合征）	无	有
浆细胞标记指数(PCLI)	<1.0%	≥1.0%

注：* 水平稳定；** 水平持续增长。

七、淀粉样变性

(一)概述

淀粉样变性包括一组疾病，此组疾病的共同特点是淀粉样物质沉淀于组织器官中。该物质在光学显微镜下呈嗜酸性均匀结构，在偏振电子显微镜下呈绿色双折射，在 X 线衍射下呈纤维状并按 β 皱褶结构排列。此类物质系蛋白质而非淀粉样碳水化合物,这些蛋白质不同的生化组成特点就成为现代淀粉样变性分类的基础。

淀粉样变性分原发性和继发性两大类。前者指原因不明的淀粉样变性;后者指淀粉样变性继发于慢性感染、慢性炎症或某种可引起淀粉样变性的疾病。而后又发现了遗传性淀粉样变性,作为第三类淀粉样变性。随着研究深入,根据淀粉样物质的生化特点,主要分类如下。

1. 原发性系统性淀粉样变性 原因不明,淀粉样物质为免疫球蛋白的轻链(AL)。

2. 伴发于恶性浆细胞病(多发性骨髓瘤、巨球蛋白血症、重链病)的淀粉样变性 淀粉样物质为免疫球蛋白的轻链(AL)。

3. 继发性系统性淀粉样变性 淀粉样变性继发于慢性感染、慢性炎症。淀粉样物质为淀粉 A 蛋白(AA)。AA 系血清淀粉样 A 相关蛋白(SAA)的分解产物,而 SSA 为阿朴脂蛋白(apolipoprotein),系炎症反应产物。

4. 家族性地中海热 淀粉样物质为 AA。

5. 遗传性系统性淀粉样变性 系常染色体显性遗传病。淀粉样物质为前白蛋白(prealbumin,transthyretin,TTR)或阿朴脂蛋白。

6. 老年性系统性淀粉样变性 淀粉样物质为前白蛋白。

7. 血液透析相关性淀粉样变性 淀粉样物质为 β_2-微球蛋白。

8. 中枢神经系统淀粉样变性 早老性痴呆(Alzheimer 病)、唐氏综合征及荷兰人遗传性大脑淀粉样变性血管病的淀粉样物质为 β 蛋白(β-protein,A4),而冰岛人遗传性大脑淀粉样变性血管病的淀粉样物质为 Cystatin C(γ-trace)。

9. 局限性淀粉样变性 甲状腺髓样癌的局灶性淀粉样物质为前降钙素(procalcitonin),胰岛素细胞瘤的局灶性淀粉样物质为胰岛淀粉样多肽(islet amy-loid polypetide,IAPP),老年性心房淀粉样物质为 α 心房促尿钠排泄多肽(α-atrial natriuretic peptide,α-ANP),皮肤淀粉样变性的淀粉样物质为角蛋白(keratin)。

上述各种淀粉样变性除含有各自特有的蛋白质外,还都含有一种共有的次要蛋白质,称为 P 成分(P component,AP)。P 成分在电子显微镜下呈"炸面包圈"状,起支架作用。

(二)实验室检查

1. 原发性系统性淀粉样变性 因肾脏是常见受累器官,常有本 – 周蛋白尿阳性,血沉增快,血尿素氮及肌酐升高,低白蛋白血症。免疫电泳常可发现血及尿中存在单克隆轻链(见于 80% 的病例),λ 链较 κ 链多见。

本病的诊断依赖活体组织检查。牙龈及腹部皮下组织活检的阳性率在50%以上,直肠活检的阳性率可达90%。对活体组织应用刚果红染色,在普通光学显微镜下及偏光显微镜下检查。电子显微镜检查可帮助明确诊断。当淀粉样变性诊断肯定后,还应采用免疫荧光法进一步确定该淀粉样变性物质是免疫球蛋白的轻链。

2. 继发性系统性淀粉样变性 当慢性感染或慢性炎症患者出现难于解释的肝大或蛋白尿时,应考虑到本病的可能性。确诊须依靠活体组织病理检查证实有淀粉样变性病变。采用荧光免疫法可进一步证实淀粉样变性物质为 AA。

3. 家族性地中海热 根据种族、家族史及组织活检病理检查证实有 AA 型淀粉样变性。

4. 遗传性系统性淀粉样变性 除种族、家族史外,必须有活体组织病理检查证实有淀粉样变性。进一步的生化学或免疫学检查可证实其淀粉样变性物质为前白蛋白或阿朴脂蛋白 A1 或 Cystain C(取决于淀粉样变性类型)。

5. 老年性系统性淀粉样变性 依靠组织病理检查证实有淀粉样变性(前白蛋白)。

6. 血液透析相关性淀粉样变性 肾功能不全患者有反复血液透析史,组织活检证实有淀粉样变性(β_2-微球蛋白)病变,可以确立诊断。

7. 中枢神经系统淀粉样变性 确诊依靠组织病理检查。

8. 局限性淀粉样变性 依靠组织病理检查证实为淀粉样变性。淀粉样变性物质在甲状腺是前降钙素,在胰腺是胰岛淀粉样多肽(IAPP),在心房是 α-ANP,在皮肤则是角蛋白(keratin)。

(三) 项目评价及临床思路

虽然淀粉样物质有很多种,AL 型仍占主要。组织活检对于诊断各种淀粉样变性至关重要,用于鉴别各种类型。另外,继发性淀粉样变有多种原发病发现,也有助于鉴别。

八、POEMS 综合征

(一) 概述

POEMS 综合征是一种病因和发病机制尚不清楚的多系统疾病,主要表现为多发性神经病(polyneuropathy,P)、脏器肿大(organomegaly,O)、内分泌病(endocrinopathy,E)、单克隆 γ 球蛋白病(monoclonal gammopathy,M;亦称 M 蛋白病)和皮肤改变(skinchanges,S)。其中以多发性周围神经病和单克隆免疫球蛋白增多为必需,目前认为系克隆性浆细胞病之一,也有人认为 POEMS 综合征可能是副肿瘤综合征的一种。1938 年 Seheinker 的尸解病例中已经有符合该病的报道,因表现复杂,之后曾被称为硬化型骨髓瘤等不同的名称。1980 年,Bardwick 等将上述 5 种主要表现的第一个字母合并称为 POEMS 综合征,这个名称得到多数学者的认可,成为目前最常用的命名。POEMS 综合征系少见疾病,目前文献上缺乏大宗病例报道。男性发病稍多于女性,高峰发病年龄是 50~60 岁,比多发性骨髓瘤高峰时间要早。

（二）实验室检查

1. 常规检查　血常规中血小板计数通常增加,红细胞计数增多也常见。除非合并 Castleman 病,否则贫血和血小板减少均少见。高钙血症和肾衰竭也少见。M 蛋白定量仅为少到中等量,一般不超过 30g/L,通常为 IgG 和 IgA,而且几乎均为 λ 型,尿本-周蛋白一般阴性。骨髓中浆细胞比例一般低于 5%,可以检测到克隆性浆细胞,且一般也是 λ 型。

2. 细胞因子检测　活动期患者的血管内皮生长因子（VEGF）水平几乎均升高。IL-1、TNF-α 和 IL-6 水平通常也升高。血清 VEGF 水平较血浆明显升高,可能是体外形成血清时血小板释放的结果,因为血小板中也表达较高的 VEGF。血清促红细胞生成素水平降低并与 VEGF 水平负相关。

3. 脑脊液检查　绝大多数患者脑脊液压力升高,蛋白水平多数升高,可以检出单克隆免疫球蛋白,但细胞数正常,不会出现浆细胞。脑脊液中 IL-6 受体和 VEGF 水平也会升高。

4. 激素检测　大约 84% 的患者可以发现内分泌异常,其中性腺功能减退最常见,可有血睾酮、雌二醇水平降低,黄体生成素（LH）和卵泡刺激素（FSH）水平升高。高催乳素血症可能是性腺功能低下和溢乳的原因。其他表现依次为甲状腺功能异常、糖耐量异常,最后是肾上腺功能不全。多数患者是性腺、甲状腺、胰岛和肾上腺四个内分泌轴同时受累。

5. 肾功能检测　可见尿蛋白轻度增多,肾脏病变在合并 Castleman 病的患者更常见。肾脏组织学多见膜增殖性改变和内皮受损迹象,毛细血管襻萎缩、基底膜增厚、内皮下沉积物、内皮间隙增大肿胀、内皮细胞肿胀和空泡形成,偶有成片浆细胞浸润或者 Castleman 病样淋巴细胞增生现象,免疫荧光一般为阴性。

6. 其他　CT 的骨窗扫描非常有帮助,PET 结果则没有统一的表现。神经传导研究和肌电图显示多发性神经病,以脱髓鞘和轴索变性为主,这种改变类似于慢性炎症性脱髓鞘性多发性神经根病（CIDP）。

(三)项目评价

POEMS 综合征为少见病,诊断标准目前仍参照 Dispenzieri 等于 2007 年修订的版本,其中 M 蛋白和特征性周围神经损害为必需。在此基础上,至少还需要 1 条主要标准和 1 条次要标准才能确诊为 POEMS 综合征。需要注意的是由于糖尿病及甲状腺异常发病率较高,单独甲状腺和胰腺内分泌病变不足以作为次要诊断标准支持 POEMS 综合征的诊断(表 6 – 13)。

表 6 – 13　POEMS 综合征的诊断标准

强制标准
1. 多发性神经病
2. 克隆性浆细胞增殖性疾病(几乎均为 λ 型)

主要标准
1. 硬化性骨质病变
2. Castleman 病
3. VEGF 水平升高

次要标准
1. 器官肿大(脾大、肝大、淋巴结肿大)
2. 血管外容量负荷增加(水肿、胸腔积液、腹腔积液)
3. 内分泌病变(肾上腺、甲状腺、垂体、性腺、甲状旁腺、胰腺)
4. 皮肤改变(色素沉着、多毛、多血质、肢端发绀、充血、白甲)
5. 视盘水肿
6. 血小板增多症/红细胞增多症
7. 其他症状和体征:杵状指(趾)、消瘦、多汗、肺动脉高压/限制性肺病血栓形成倾向、腹泻、维生素 B_{12} 水平降低、关节病、心肌病(收缩功能障碍)、发热

注:多发性神经病和克隆性浆细胞增殖性疾病见于所有患者,在此基础上,至少还需要 1 条额外的主要标准和 1 条次要标准才能确诊为 POEMS 综合征。贫血和(或)血小板减少症少见,除非合并 Castleman 病。因糖尿病和甲状腺异常的发病率非常高,单纯此两病不算满足诊断要求的次要标准。

(四)临床思路

本病表现多样,进展缓慢,常被误诊为其他疾病,如吉兰-巴雷综合征、周围神经病、自身免疫病、慢性感染等。还有以下几种需要鉴别。

1. Castleman 病　是一种少见的淋巴系统增殖性疾病,11% ~ 30% 的 POEMS 综合征患者合并 Castleman 病,由于不是所有的患者均进行淋巴结活检,因此,这个比例可能是低估了。需要注意的是,POEMS 综合征如果出现淋巴结肿大,活检即使不符合 Castleman 病的诊断,有时也会出现类似的病理改变。多发性骨髓瘤以骨痛、骨质破坏、反复感染、贫血和肾功能损害为常见表现,血 M 蛋白和骨髓中浆细胞比例均明显升高,而脏器肿大和周围神经病少见,而且 M 蛋白类型不限于 λ 型,因此典型病例不难鉴别。

2. 原发性系统性淀粉样变 是一种克隆性浆细胞疾病,血和尿中均可出现不同程度的轻链成分,临床表现以心肌病变、肾功能受损和器官肿大为主,尤其是巨舌,但一般不出现骨质病变。淀粉样变性与 POEMS 综合征有时较难鉴别,其诊断最终依赖病理证实。

3. MGUS 是一种克隆性浆细胞疾病,部分患者最终转变为多发性骨髓瘤。该病极少出现临床症状,与 POEMS 综合征容易鉴别,而且其 M 蛋白成分多为 κ 型。

第六节 其他白细胞疾病

一、Castleman 病

(一) 概述

Castleman 病是一种少见的原因不明的反应性淋巴结病,主要表现为淋巴结肿大。根据病理学特点可以分为三种类型:透明血管型、浆细胞型和混合型。根据淋巴结累及范围可以分为局限型和多中心型。局限型仅累及一个淋巴结区域,患者通常无症状,外科手术可以治愈,大约90%的局限型患者病理类型为透明血管型。多中心型累及一个以上淋巴结区域,一般为浆细胞型和混合型,多伴随慢性炎症或者自身免疫异常等全身症状。

(二) 相关实验室检查

1. 血常规 可见贫血,一般为正细胞正色素性慢性病性贫血,部分患者出现 Coombs 试验阳性所致的自身免疫性溶血性贫血,也可出现类似于免疫性血小板减少的表现。

2. 骨髓涂片 部分患者骨髓浆细胞轻度升高,但形态基本正常。

3. 炎性指标异常 血沉增快、铁蛋白及 C 反应蛋白升高、多克隆免疫球蛋白升高等。也有患者出现单克隆免疫球蛋白。

4. 肾功能 尿蛋白可轻度升高,如伴发肾病综合征,则可出现大量蛋白。少数患者肾功能受累,血清肌酐水平上升。

5. 部分患者可以出现抗核抗体、抗双链 DNA 抗体、类风湿因子等自身抗体阳性

6. 多数患者血清 IL-6 增高

7. 病毒筛查 HIV 筛查、HHV-8。

8. 淋巴结病理学 淋巴结基本结构保持完整,滤泡增生明显,血管增生。

透明血管型最常见,浆细胞型较少见,混合型兼有上述两种类型的特点。

(三)项目评价

Castleman 病一般表现为淋巴结肿大,全身炎症反应明显,伴随自身免疫异常,临床表现缺乏特异性,因此诊断必须依赖淋巴结病理活检。

(四)临床思路

单一部位淋巴结肿大、特征性增生性组织病理学改变并除外可能的原发病,可诊断局限型 Castleman 病。两个以上部位淋巴结肿大,特征性增生性组织病理学改变,有多系统受累的表现,除外可能的原发病,可诊断多中心型 Castleman 病。需注意与 POEMS 综合征、血管免疫母细胞 T 细胞淋巴瘤、滤泡性淋巴瘤、浆细胞瘤及非特异性淋巴结炎鉴别。

二、噬血细胞综合征

(一)概述

噬血细胞综合征(hemophagocytic syndrome,HPS)亦称噬血细胞性淋巴组织细胞增生症(hemophagocytic lymphohistocytosis,HLH),是一种多器官、多系统受累,并进行性加重伴免疫功能紊乱的巨噬细胞增生性疾病,代表一组病原不同的疾病,其主要特征是发热、肝脾大和全血细胞减少。可分为原发性(家族性)和获得性两大类。

(二)相关实验室检查

1. 血常规 多为全血细胞减少,以血小板减少为明显,白细胞减少的程度较轻。

2. 骨髓涂片及活检 骨髓可见吞噬细胞增多,主要吞噬红细胞,也可吞噬血小板及有核细胞。淋巴瘤或其他恶性肿瘤继发 HLH 患者骨髓中可能见到相应的肿瘤细胞。

3. 生化指标 患者常出现肝功能异常,转氨酶及胆红素增高。血纤维蛋白原可显著降低,甘油三酯增多,血清铁蛋白明显增高,可有低钠血症和低白蛋白血症等。LDH 明显增高提示继发于淋巴瘤的可能。

4. 脑脊液检查 细胞中度增多,一般为 $(5 \sim 50) \times 10^{6}/L$,主要为淋巴细胞,可能有单核细胞,偶可见噬血细胞。脑脊液蛋白增高,糖降低。

5. 免疫学检查 HLH 活动期常见可溶性 sIL-2R(sCD25)、IFN-γ 和 TNF 增高。NK 及 T 细胞活性降低。

6. 基础病因筛查 感染性疾病(特别是病毒感染如 EBV、CMV)、肿瘤性疾病(特别是淋巴瘤)、风湿性疾病等。

(三)项目评价

骨髓噬血现象是最容易提示 HLH 诊断的线索,但在疾病早期骨髓噬血现象不明显,应连续多次检查骨髓,以便发现吞噬现象。有时噬血细胞性组织细胞不存在骨髓中,而大量集中于脾脏和淋巴结内,必要时行脾和淋巴结活检。即使没有获得骨髓或器官中噬血细胞增多的证据,也不能排除 HLH 可能。HLH 在组织学和细胞学上均无特异性表现,因此必须结合临床症状及实验室检查才能做出诊断。淋巴瘤或其他恶性肿瘤继发 HLH 患者,骨髓组织活检通过免疫组化等方法可能有助于明确原发病诊断。

(四)临床思路

分子生物学诊断符合 HLH(例如,存在 PRF 或 SAP 基因突变,主要用于家族性 HLH 的诊断)或以下 8 条诊断标准满足 5 条或 5 条以上时可以诊断 HLH:①发热超过 1 周,热峰大于 38.5℃;②脾大;③两系或三系血细胞减少(血红蛋白 $<90g/L$,血小板 $<100 \times 10^9/L$,中性粒细胞绝对值 $<1.0 \times 10^9/L$);④血甘油三酯升高($\geqslant 3mmol/L$)或纤维蛋白原下降($<1.5g/L$);⑤血清铁蛋白升高($\geqslant 500\mu g/L$);⑥血浆可溶性 CD25(可溶性 IL-2 受体)升高($\geqslant 2400U/ml$);⑦NK 细胞活性下降或缺乏;⑧骨髓、脾脏、脑脊液或淋巴结发现噬血细胞现象(同时无恶性肿瘤证据)。中枢神经系统症状伴有脑脊液细胞数和(或)蛋白升高、淋巴结增大、黄疸或转氨酶异常、LDH 升高亦可作为 HLH 诊断的辅助依据。

HLH 是一种综合征,符合条件都可以诊断为 HLH,但基础病因复杂,治疗和预后存在较大差异。因此,诊断 HLH 后,首先需要区别原发性 HLH 与继发性 HLH,家族性 HLH 为常染色体隐性遗传病,有时缺乏阳性家族史,一般认为,在 2 岁前发病者多提示为家族性 HLH,而 8 岁后发病者,多考虑为继发性 HLH。在 2~8 岁发病者,则要根据临床表现来判断,如果还难以肯定,则应按家族性 HLH 处理。其次继发性 HLH 要鉴别各种感染源、肿瘤性疾病和自身免疫病等病因。

三、朗格汉斯细胞组织细胞增生症

(一)概述

朗格汉斯细胞组织细胞增生症(Langerhans cell histiocytosis,LCH)是一组原因未明的组织细胞增殖性疾病,主要表现为骨病变、垂体性尿崩症、肺病变,可有肝脾大、淋巴结肿大、皮疹、发热和体重减轻。可分成单系统疾病和多系统疾病两大类型。

（二）相关实验室检查

1. 血常规　全身弥散型 LCH 常有中度到重度以上的贫血。

2. 骨髓涂片　大多数骨髓增生正常，骨髓中网状细胞多数正常，仅少数有轻度增多。

3. 组织病理学　LCH 主要的病理改变为病变组织存在数量不等的朗格汉斯组织细胞，免疫组化 CD1、S-100、CD68 不同程度阳性；在透射电镜下可见胞质内含有特征性 Birbeck 颗粒。

（三）项目评价

LCH 很少出现骨髓受累，甚至侵犯多部位的 LCH 也难以看到骨髓内有朗格汉斯细胞（LC）。而仅凭骨髓内出现 LC，也不足以作为 LCH 的诊断依据。确诊的关键在于病理检查发现 LC 的组织浸润，因此应尽可能做活组织检查，如皮疹部位的皮肤活检、淋巴结活检、骨质破坏部位骨活检、肺活检、垂体活检。

（四）临床思路

LCH 临床表现具有特征性，骨病变、尿崩症及肺部特征性改变，容易考虑到该诊断。病理检查发现病灶内有组织细胞浸润即可确诊，朗格汉斯细胞具有特殊的免疫表型和超微结构，更提高了 LCH 诊断的准确性。

（陈　苗　庄俊玲）

参考文献

1. 张之南,郝玉书,赵永强,等. 血液病学. 第2版. 北京：人民卫生出版社,2011.

2. 张之南,沈悌. 血液病诊断及疗效标准. 第3版. 北京：科学出版社,2007.

3. Kenneth Kaushansky, Marshall Lichtman, et al. Williams Hematology. 8th Edition. McGraw-Hill Education,2010.

4. 李蓉生. 贫血. 北京：科学出版社,2010.

5. Furie B, Edward J, Benz J, et al. Philip McGlave. Hematology：Basic Principles and Practice. Elsevier Science Health Science Division,2008.

第七章

常见出血和血栓性疾病与检验

第一节 出血性疾病概述

出血性疾病是指由于先天性或获得性的原因导致血管壁、血小板、凝血及纤维蛋白溶解等机制的缺陷或异常而引起的一组以自发性出血或轻度外伤后过度出血为特征的疾病。

一、出血性疾病分类

出血性疾病大体可分为遗传性及获得性两大类,根据其病因或发病机制亦可分为血管壁异常、血小板数量或质量异常、凝血因子缺乏或病理性抗凝物质增多、纤溶异常及复合因素导致的出血性疾病。

(一)血管壁异常

1. 遗传性 如遗传性出血性毛细血管扩张症、Ehlers-Danlos 综合征、共济失调毛细血管扩张症。

2. 获得性 如过敏性紫癜、维生素 C 缺乏症、机械性紫癜、单纯性紫癜、感染性紫癜、CREST 综合征、老年性紫癜等。

(二)血小板异常

1. 血小板数量异常

(1)血小板减少

⊛ 遗传性:Wiskott-Aldrich 综合征、血小板减少伴桡骨缺失综合征、May-Hegglin 异常、单纯性血小板减少症、Alport 综合征、Chediak-Higashi 综合征、Fanconi 贫血等。其中部分遗传性血小板减少症常同时伴有血小板功能异常。

⊛ 获得性:如再生障碍性贫血、白血病等导致血小板生成减少;血小板破坏过多见于免疫性血小板减少症、药物性血小板减少性紫癜、血栓性血小板减少性紫癜、周期性血小板减少性紫癜等。

(2)血小板增多:如原发性血小板增多症和其他骨髓增殖性肿瘤部分患者可有出血表现。

2. 血小板质量异常

(1)遗传性:如血小板无力症(Glanzmann 病)、巨血小板综合征(Bernard-Soulier 综合征)、灰色血小板综合征、血小板贮存池病等。

(2)获得性:由抗血小板药物、感染、尿毒症、异常球蛋白血症等引起。

(三)凝血因子异常

1. 遗传性　如血友病 A、血友病 B 以及遗传性 FⅡ、FⅤ、FⅦ、FⅩ、FⅪ、FⅩⅢ及纤维蛋白原缺乏症等。

2. 获得性　如维生素 K 依赖性凝血因子缺乏症、肝脏疾病导致的凝血因子异常等。

(四)病理性抗凝物质增多

如获得性凝血因子抑制物、抗凝剂使用过量、鼠药中毒等。

(五)纤溶异常

如遗传性 α_2 纤溶酶抑制物缺乏症、原发性纤溶亢进等。

(六)复合因素导致的出血性疾病

如血管性血友病、重症肝病、弥散性血管内凝血等。

二、相关实验室检查

尽管病史和体格检查可以对患者是否有出血性疾病以及判定出血性疾病的类型提供十分重要的信息,但绝大多数情况下对出血性疾病的确定诊断仍需要依靠实验室检查。在进行止血功能的实验室检查时,通常首先选用一些快速简易的试验项目,即筛查试验,以进一步判断患者是存在初期止血异常(血管或血小板异常)还是二期止血异常(凝血异常)。然后,根据筛查试验的结果再选择特异性的实验室检查,以最终确定诊断。应注意到的是,有些出血性疾病实验室检查通常无异常发现,如单纯性紫癜、老年性紫癜等;反之,有些实验室检查异常的患者,临床上通常并无出血表现,如 FⅫ缺乏症患者或携带有狼疮抗凝物患者,虽然可有活化的部分凝血活酶时间(APTT)的延长,但其并无出血症状。因此,出血性疾病的病因诊断必须根据病史、临床特征及实验室检查结果综合分析判断。

(一)止血功能筛查试验

常用的筛查试验包括血小板计数、出血时间(BT)、凝血酶原时间(PT)、活化的部分凝血活酶时间(APTT)、纤维蛋白原五项。有些实验室的常规凝血测定项目还包括了凝血酶时间(TT)。

1. 血小板计数 目前已广泛采用全血细胞自动计数仪计数血小板。当血小板计数减低时,应首先排除假性血小板减少症,特别是临床无出血倾向时。假性血小板减少症是指由于试验操作等外界因素导致血小板体外聚集而导致血小板计数下降的假象。引起假性血小板减少症的原因有多种,最常见的原因是取血时采用的 EDTA 抗凝剂。对于怀疑假性血小板减少症的患者,换用枸橼酸钠抗凝的新鲜标本重新计数或采用非抗凝血手工计数,血小板计数正常或接近正常。血涂片检查可发现血小板聚集成团的现象。血小板减少时,血涂片检查不仅有助于排除假性血小板减少症,而且还可对遗传性血小板功能障碍性疾病和获得性血小板减少症的病因提供诊断线索。例如,若为巨血小板综合征时,血涂片示体积增大的血小板增多,直径可大于 $3.5\mu m$,甚至可大于淋巴细胞;巨血小板且白细胞胞浆中存在 Dohle 小体,提示 May-Hegglin 综合征;小血小板则是 Wiskott-Aldrich 综合征的特征;破碎红细胞、锯齿状红细胞见于溶血尿毒症综合征和血栓性血小板减少性紫癜,偶见于弥散性血管内凝血;巨红细胞和中性粒细胞分叶过多,需想到叶酸或维生素 B_{12} 缺乏引起的巨幼细胞贫血;发现白细胞形态异常或找到原始细胞则提示急性白血病或 MDS。因此,对于血小板减少的患者,应常规进行血涂片的检查。在阅读全血细胞自动计数仪的报告时,不要忽视其他血小板参数。例如,血小板破坏或消耗增多而骨髓血小板生成正常引起的血小板减少症,由于外周血中新生血小板比例较高,平均血小板体积(MPV)和血小板分布宽度(PDW)大多是升高的。

2. 出血时间(BT) 主要用于初期止血缺陷的筛选。测定出血时间的 Duke 法由于受切口深度、切口部位血管分布情况、皮肤厚度及患者的年龄及性别等多种因素的影响,已经废止,现采用 Ivy 法和一次性标准测定器法。Ivy 法仍受切口深度等因素的影响,故应尽可能采用标准测定器法。但无论何种测定出血时间的方法,均未解决结果的可靠性和重复性较差的问题。另外,其他一些合并因素,如贫血、高血压或高胆红素血症,也在一定程度上影响 BT 的测定结果。出血时间不仅反映参与血小板与内皮细胞之间相互作用的血浆蛋白的活性,也受血小板的数量和功能的影响。血小板计数减低可导致出血时间的延长。通常血小板计数在$(10 \sim 100) \times 10^9/L$ 时,血小板计数的下降与出血时间的延长相平行。但如果血小板减少是破坏增多所致,由于血小板的生成转换加速,血中新生的血小板比例增高,出血时间的延长常短于预期值。相反,若血小板减少合并功能缺陷时,则出血时间的延长会变得更为显著。如果患者的出血表现符合初期止血缺陷,血小板计数正常,而出血时间延长,应考虑是否存在血小板功能缺陷、微血管壁结构异常或血小板结合蛋白(如 vWF)缺陷。

3. 凝血酶原时间(PT) 综合反映外源性凝血途径和共同凝血通路中各凝血因子(FⅦ、FⅤ、FⅩ、凝血酶原和纤维蛋白原)的活性。凝血酶原时间测定受许多因素的影响,在阅读凝血酶原时间结果时应予以考虑。例如,取血时若错用肝素抗凝,可致凝血酶原时间明显延长或得不到凝固时间;严重贫血时血细胞比容下降,可能会造成取血时抗凝剂相对不足,使凝血酶原时间值失真;取血后血浆放置超过 4 小时,可致凝血酶原时间延长。另外,由于凝血酶原时间受到试剂和检测仪器的影响,不同实验室的结果缺乏可比性。因此,目前国际上通常采用国际标准化比值(INR)来作为口服华法林剂量检测的指标。

4. 活化的部分凝血活酶时间(APTT) 综合反映内源性凝血途径和共同凝血通路中各凝血因子(FⅧ、FⅨ、FⅪ、FⅫ、前激肽释放酶、高相对分子质量激肽原、FⅤ、FⅩ、凝血酶原和纤维蛋白原)的活性。通常只有凝血因子水平降到参考值的 40% 以下时才会导致 APTT 的延长。在阅读 APTT 结果时同样需注意排除可能影响检测结果的因素。值得重视的是,参与接触激活的 FⅫ、前激肽释放酶和高相对分子质量激肽原的缺乏虽然可导致 APTT 的延长,但一般并不导致出血倾向。

5. 纤维蛋白原 严重肝脏疾病时纤维蛋白原合成减少,原发性或继发性纤溶亢进时可导致纤维蛋白原降解增加,均可使血浆纤维蛋白原水平下降。

6. 凝血酶时间(TT) 反映纤维蛋白原向纤维蛋白的转化过程。TT 延长表明纤维蛋白原质或量的缺陷或血浆中存在有抗凝物质(如肝素、纤维蛋白降解产物等)。

(二)确诊试验

在筛选试验的基础上,结合临床判断其可能的出血机制,可进一步选取相应的确诊试验以明确出血性疾病的病因。

1. 血管因素 该方面的特异性检查较少。毛细血管镜检查有助于遗传性毛细血管扩张症的诊断。对怀疑血管性血友病的患者可进行 vWF 水平的测定。

2. 血小板因素 骨髓检查对于血小板减少的病因诊断具有重要的意义。

骨髓涂片检查显示巨核细胞增生正常或增多或伴有成熟障碍时,提示血小板减少的原因是破坏或消耗增多所致;反之,则提示血小板减少的原因为骨髓生成障碍所引起。前者见于各种免疫性血小板减少症、脾功能亢进等;后者则见于再生障碍性贫血、无巨核细胞性血小板减少性紫癜等。骨髓检查还可以对某些血小板减少性疾病直接做出诊断,如急性白血病。若血小板计数正常,但患者具有典型初期止血障碍的特点,出血时间延长,可考虑进行血小板功能检查,包括血小板黏附、聚集和释放试验等。其中,血小板体外聚集试验临床应用最为广泛,可用于鉴别各种血小板功能缺陷及血管性血友病。常用的血小板诱聚剂包括有 ADP、肾上腺素、胶原、花生四烯酸和瑞斯托霉素。不同的血小板功能异常性疾病对上述诱导剂的反应不同,可用以鉴别。例如,血小板无力症患者的血浆在加入上述诱聚剂(除瑞斯托霉素外)后,血小板均无聚集反应,且血块收缩试验明显异常;而巨血小板综合征患者血小板聚集试验异常主要表现为瑞斯托霉素不能诱导血小板聚集,而 ADP、凝血酶、胶原和肾上腺素诱导的血小板聚集功能正常。瑞斯托霉素诱导的血小板聚集试验(RIPA)通过不同滴度的瑞斯托霉素对活性血小板(未固定)聚集作用可用于不同类型血管性血友病的鉴别。例如,1 型和 2A 型血管性血友病患者,标准浓度的瑞斯托霉素诱导的聚集反应轻度或中度下降;3 型血管性血友病患者通常对标准浓度的瑞斯托霉素无反应或有很小反应;而 2B 型血管性血友病患者,小剂量的瑞斯托霉素即可使血小板发生聚集反应。

3. 凝血功能障碍 对于临床上考虑凝血功能障碍的患者,在其存在 APTT 或 PT 延长时,应首先进行正常血浆纠正试验,即将患者血浆和正常血浆以 1:1 混合后分别在即刻、37℃孵育 2 小时后测定 APTT 或 PT。由于只有凝血因子的水平下降到大约 40% 以下时,才会导致 APTT 或 PT 的延长,因此,当将患者血浆和正常血浆 1:1 混合后,即使患者血浆某种凝血因子的浓度为 0,与正常血浆混合后也可达到 50%,故 APTT 或 PT 应可纠正到正常范围。如果 APTT 或 PT 的延长是因某种或某几种凝血因子缺乏所致,在混合后即刻和孵育 2 小时后均可被纠正,但如果是因血浆中存在抑制物引起 APTT 或 PT 的延长,混合后即刻和孵育 2 小时后均不被纠正(见于非特异性抑制物,如狼疮抗凝物、肝素),或只有混合后即刻 APTT 或 PT 恢复或部分恢复正常,而孵育 2 小时后 APTT 或 PT 又出现延长(见于特异性凝血因子抑制物)。对于考虑存在凝血因子缺乏的患者,可进一步检测各种凝血因子的活性或进行其抗原测定。而对于考虑存在病理性抗凝物的患者,可进一步进行各种血浆凝血因子抗体的检测(可疑特异性凝血因子抑制物)、鱼精蛋白中和试验(可疑肝素样抗凝物)或狼疮抗凝物检测。

在前述所有筛选试验均无异常发现,而患者表现为凝血功能障碍的临床特征时,应考虑到 F ⅩⅢ 缺乏的可能性。由于 F ⅩⅢ 缺乏症的患者仍可形成非交联的纤维蛋白,故其 APTT 和 PT 检测结果正常。但这种不稳定的纤维蛋白可在5mol/L 的尿素溶液或 1% 的单氯醋酸溶液中分解,故对怀疑该疾病的患者可通过血浆凝块可溶性试验(血块在 30 分钟内溶解为阳性)或 F ⅩⅢ 抗原的测定进一步确诊。

4. 纤溶异常 对于临床上怀疑纤溶异常的患者(纤维蛋白原水平下降、TT延长)可考虑进一步进行纤维蛋白(原)降解产物(FDP)、D-二聚体、优球蛋白溶解时间(ELT)、鱼精蛋白副凝试验(3P 试验)、纤溶酶原水平等测定。理论上,FDP 和 D-二聚体可用于原发性纤溶亢进和继发性纤溶亢进的鉴别。后者升高通常仅见于继发性纤溶亢进。

三、项目评价

血小板计数反映血小板的数量,出血时间反映血管收缩以及血管内皮细胞与血小板相互作用的能力,也受到血小板的数量和功能的影响,故这两项检查主要反映了初级止血功能。PT 主要用来检测外源性凝血途径的功能,APTT 主要用来检测内源性凝血途径的功能,故两者主要反映二期止血功能。纤维蛋白原是反映凝血因子消耗情况的快捷指标,同时也反映肝脏合成蛋白质的能力。对于血小板减少症的患者,血涂片检查有助于排除假性血小板减少症的可能,并有可能对血小板减少症的病因以及某些遗传性血小板功能缺陷的患者提供病因线索。骨髓涂片检查可用于鉴别血小板减少是由于生成障碍抑或破坏或消耗增多所致。血小板聚集试验可用于鉴别和确定血小板遗传性或获得性的功能缺陷。正常血浆纠正试验对于鉴别单纯凝血因子缺乏还是存在病理性的抗凝物具有重要的意义,应考虑作为二期止血障碍的患者在 APTT 和(或)PT 延长时首先进行的检查,根据该试验的结果再分别选择进行凝血因子水平或病理性抗凝物的检测。

四、临床思路

对于出血患者,应首先通过详细的病史采集和体格检查,大体判断患者是否具有出血性疾病,并初步判断其类型(初期止血障碍还是二期止血障碍),然后根据实验室筛查试验的结果,结合临床表现,选择进一步的特异性试验,明确病因。表 7-1 总结了常见止血功能筛查试验结果提示的可能临床疾病,图 7-1 和图 7-2 分别总结了血小板减少症患者和凝血功能障碍患者的临床诊断思路。

表 7 – 1　常见止血功能筛查试验结果分析

初筛试验结果					常见临床意义
血小板计数	出血时间	APTT	PT	Fg	
正常	正常	正常	正常	正常	某些血管性紫癜 F ⅩⅢ缺乏症
减少	延长或正常	正常	正常	正常	血小板减少症
正常	延长	正常	正常	正常	血小板功能异常 血管壁功能异常
正常	延长或正常	延长或正常	正常	正常	血管性血友病
正常	正常	延长	正常	正常	内源性凝血途径异常 　血友病 　FⅪ缺乏症 　FⅧ、FⅨ、FⅪ抑制物 　肝素抗凝 　狼疮抗凝物 　FⅫ缺乏症
正常	正常	正常	延长	正常	外源性凝血途径异常 　肝病 　维生素 K 缺乏 　华法林抗凝 　FⅦ缺乏症 　获得性 FⅦ抑制物
正常	正常	延长	延长	正常	共同通路或内外凝血途径异常 　肝病 　维生素 K 缺乏 　肝素或华法林抗凝 　鼠药中毒 　狼疮抗凝物 　F Ⅴ、FⅩ、FⅡ缺乏症 　纤维蛋白原缺乏症 　获得性 FⅩ、FⅤ、FⅡ抑制物
正常	正常	延长	延长	降低	低纤维蛋白原血症 原发性纤溶亢进
减少	延长	延长	延长	降低	严重肝病 弥散性血管内凝血

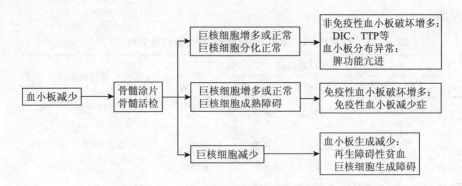

图 7-1 血小板减少症的临床诊断思路

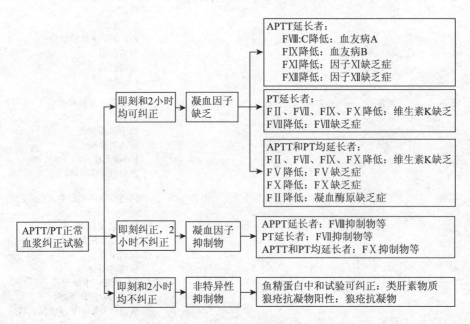

图 7-2 凝血功能障碍临床诊断思路

第二节　易栓症

一、分类概述

易栓症不是单一的疾病,而是指由于抗凝蛋白、凝血因子、纤溶蛋白等遗传性或获得性缺陷或存在获得性危险因素而容易发生血栓栓塞的疾病状态。易栓症的血栓栓塞类型主要为静脉血栓栓塞。

易栓症一般分为遗传性易栓症(inherited thrombophilia)和获得性易栓症(acquired thrombophilia)两类。常见的遗传性易栓症有蛋白 C(PC)缺陷症、蛋白 S(PS)缺陷症、抗凝血酶(AT)缺陷症、因子 V Leiden(FV Leiden)和凝血酶原 G20210A 突变等,是基因缺陷导致相应的蛋白数量减少和(或)质量异常所致,可通过基因分析和(或)蛋白活性水平测定发现。获得性易栓症有些是容易引发血栓的疾病,如抗磷脂综合征、肿瘤,还有一些则是易发生血栓的危险状态,如长时间制动、创伤、手术等。实际上,大多数所谓的获得性易栓症似乎改称为获得性血栓危险因素或获得性易栓状态更为恰当。易栓症的分类见表7－2。

表 7－2　易栓症的分类

遗传性易栓症	获得性易栓症
天然抗凝蛋白缺乏	易栓疾病
遗传性抗凝血酶缺陷症	抗磷脂综合征
遗传性蛋白 C 缺陷症	恶性肿瘤(含隐匿性肿瘤)
遗传性蛋白 S 缺陷症	获得性凝血因子水平升高
遗传性肝素辅因子-Ⅱ缺陷症	获得性抗凝蛋白缺乏
凝血因子缺陷	糖尿病
遗传性抗活化蛋白 C 症:因子 V Leiden 突变	骨髓增殖性肿瘤
凝血酶原 G20210A 基因突变	肾病综合征
异常纤维蛋白原血症	阵发性睡眠性血红蛋白尿症
凝血因子Ⅻ缺陷症	急性内科疾病(充血性心力衰竭、严重呼
纤溶蛋白缺陷	吸疾病等)
异常纤溶酶原血症	炎性肠病
组织型纤溶酶原活化物(tPA)缺乏	
纤溶酶原活化抑制物 –1(PAI-1)增多	

续表

遗传性易栓症	获得性易栓症
代谢缺陷	易栓状态
高同型半胱氨酸血症	年龄增加
富组氨酸糖蛋白增多症	血栓形成既往史
高脂蛋白 α 血症	长时间制动
血小板糖蛋白基因多态性	创伤及围术期
非 O 血型	妊娠和产褥期
	口服避孕药及激素替代疗法
	D-二聚体水平升高
	肿瘤放、化疗
	中心静脉插管
	造血生长因子治疗

二、相关实验室检查

（一）常规凝血指标

主要用于遗传性易栓症的筛查。

一般应包括 PT、APTT、AT 活性、PC 活性、PS 活性、空腹同型半胱氨酸水平、FⅧ:C、D-二聚体。由于费用较高，PC、PS 和 AT 的抗原检测一般不列为筛查项目，当其活性降低时再行检测。

国外和国内少数医院还常规进行活化蛋白 C 抵抗（APC-R）筛查。在国外，主要是为了发现 FV Leiden 携带者，在国内则为了发现非 FV Leiden 所致 APC-R。

对于易栓症患者的亲属，尤其是无症状者，进行易栓症筛查是否有益尚存争议。西方国家静脉血栓栓塞的年发病率为 2‰～3‰，而在易栓症患者家族中进行的前瞻性研究表明，VTE 初次发作的危险性在 AT 缺陷症患者的亲属中大约为每年 4.0%，在 PC 或 PS 缺陷症患者的亲属中大约为每年 1.5%。因此，如果患者的亲属被证实存在相同的易栓缺陷，当处于血栓高危情况时（如妊娠期），预防性抗凝有可能避免发生静脉血栓。

（二）获得性易栓症的相关检查

肿瘤是获得性易栓症的主要原因之一。国外有学者建议对于特发性静脉血栓或血栓性静脉炎患者进行隐匿性恶性肿瘤筛查，筛查项目包括便隐血试验、盆腔检查、前列腺检查（男性）、痰细胞学、肿瘤标记物检测、腹部和盆腔超声及 CT、乳腺超声检查或乳腺导管造影术（女性）、胃镜、结肠镜等。但筛查的费用较高,有些筛查存在一定危险。

抗磷脂综合征(APS)是另一继发易栓症的病因,如果怀疑,应该进行免疫指标检测,尤其是抗磷脂抗体(APA),APA 主要包括狼疮抗凝物(LA)、抗心磷脂抗体(ACL)和 β_2 糖蛋白 1(β_2GP1),但尚有许多抗磷脂抗体未被知晓或不能常规检测,故 LA、ACA 和 β_2GP1 阴性不能完全排除体内存在 APA。其他检查包括 APTT 延长,且不能被正常血浆纠正。但 APS 体外测定 APTT 延长,体内则为高凝倾向。

其他获得性易栓症的高危疾病还包括骨髓增殖性肿瘤、肾病综合征、阵发性睡眠性血红蛋白尿症等,可进行相应检查,如血细胞计数、骨髓检查、肾功能和尿液检查,以及 CD55、CD59 阴性细胞测定等。

(三)预测血栓复发的危险性

对于血栓患者,易栓症筛查有助于预测血栓复发的危险性。临床上无明显诱发因素的 VTE 患者,血栓的年复发率可达 7% ~ 10%,其中大约半数患者通过易栓症检测可发现至少存在一种易栓缺陷。证实为易栓症的静脉血栓患者,不同易栓因素的复发危险性不尽相同,以血浆 FⅧ水平持续升高和抗磷脂抗体阳性的危险性最高。具有多种易栓缺陷的静脉血栓患者,复发的危险性比仅具有一种缺陷的患者高。抗凝治疗中和治疗结束后 D-二聚体浓度居高不下者,静脉血栓复发的危险性升高 2 倍。

三、项目评价

易栓症患者首先需要除外获得性抗凝蛋白缺乏,如获得性抗凝蛋白消耗过多、生成减少和质量异常。例如,血栓急性期或弥散性血管内凝血时抗凝蛋白消耗增多,若此时采血,测定的结果不能用来诊断或排除任何一种遗传性抗凝蛋白缺陷;肝脏疾病,尤其是晚期肝病,由于抗凝蛋白合成减少,诊断遗传性缺陷需慎重;PC 和 PS 的合成也依赖维生素 K,对于口服华法林的患者或者维生素 K 缺乏症的患者,在分析检测结果时应小心。此时,PC 或 PS 水平降低不能作为诊断的凭据,而 PC 或 PS 水平仍正常,则有助于排除 PC 或 PS 的缺乏。

诊断 APS 时需要注意血浆标本中若含有血小板碎片,可引起 APA 假阴性,建议血浆标本在测定前最好先高速离心或过滤;仅凭一次 APA 阳性不能确诊 APS,需至少间隔 8 周重复检测一次,若仍阳性方可确诊;一过性 APA 阳性可见于健康人(检出率约为 5%)和使用了某些药物(如普鲁卡因胺、奎尼丁、青霉素),无明显临床意义。

遗传性抗凝蛋白缺陷症的筛查不应在血栓急性期进行。如果已经开始抗凝治疗,应在口服华法林治疗至少 6 个月后,停用华法林 2～3 周,再行有关检测。根据结果,酌情是否继续抗凝。另外,不能仅凭一次实验室检测的结果诊断遗传性抗凝蛋白缺陷症。

四、临床思路

要提高易栓症的诊断,关键在于提高对易栓症的认识。遇到下述情况应想到易栓症:①特发性静脉血栓栓塞(找不到获得性血栓诱发因素);②轻微获得性因素(如妊娠、分娩、久坐)而致 VTE;③少见部位(如下腔静脉、肠系膜静脉,以及脑、肝、肾静脉等)的静脉血栓;④复发性 VTE;⑤初发动脉和静脉血栓形成的年龄较轻(<50 岁);⑥口服避孕药或绝经后的静脉血栓形成;⑦有静脉血栓形成家族史;⑧正规抗凝治疗中静脉血栓复发;⑨习惯性流产和胎死宫内;⑩口服抗凝药过程中发生双香豆素性皮肤坏死或新生儿暴发性紫癜。具有上述特点的患者应行易栓症筛查。

筛查易栓症需要先排除继发因素,其中肿瘤和 APS 在获得性因素中最为常见。老年患者不明原因 VTE 需要警惕肿瘤可能;而伴有血小板减少、APTT 延长且不能被正常血浆纠正的需要怀疑是否有抗磷脂抗体等病理性抗凝物。其他常见继发性易栓症还包括骨髓增殖性肿瘤(MPN),如真性红细胞增多症(PV)、原发性血小板增多症(ET)、原发性骨髓纤维化(PMF),阵发性睡眠性血红蛋白尿症(PNH)、各种原因导致的肾病综合征(NS)等,均有相应检查进行诊断。

先天性易栓症主要进行 PC、PS、AT 和 APC-R 的筛查,这几种缺陷包括了大多数先天易栓症的类型。另外一种抗凝蛋白的先天缺陷不一定导致临床发生血栓,但同时合并了继发因素后,血栓的风险就会大大增加。因此,即使有明确继发因素而不好解释顽固性血栓的患者,应该进行生理性抗凝蛋白的筛查,以发现更多先天性易栓症并指导临床抗凝治疗的疗程。

第三节　常见出血与血栓性疾病

一、遗传性出血性毛细血管扩张症

(一)概述

遗传性出血性毛细血管扩张症是一种常染色体显性遗传的血管结构异常,

以局部毛细血管扩张和扭曲为特征。本病由 Sutton 于 1864 年首次报道,1896年 Rendu 首次将本病作为一个独立病种进行全面阐述。此后,Osler 和 Weber相继进行了阐述,因此,本病也称为 Rendu-Osler-Weber 病。遗传性出血性毛细血管扩张症这一名词由 Hanes 于 1909 年首次提出,并沿用至今。

(二)相关实验室检查

本病各种实验室指标一般均正常,在反复严重出血的患者可继发小细胞低色素性贫血,极少数病例可伴有血小板功能异常。束臂试验阳性常见,可有出血时间延长。毛细血管镜检查在病变部位可见小血管扩张扭曲,有时可见许多管壁菲薄的扩张血管聚集成较大的血管团。

内脏出血者在脏器局部可见相应的改变。例如,胃肠道毛细血管扩张者内镜下可见胃肠道黏膜的点状血管扩张,肺内血管病变者胸片可见血管束与肺门相连的硬币样致密影。本病的基本病理变化为全身各部位,尤其是皮肤、黏膜和内脏的毛细血管、小动脉及小静脉管壁结构有遗传性缺陷,变得异常菲薄,有的部位仅有一层内皮细胞,外围包裹一层疏松结缔组织,缺乏正常血管壁的弹力纤维及平滑肌成分。同时血管壁失去对交感神经和血管壁活性物质调节的反应能力,缺乏正常的舒缩功能,以致在血流冲击下,病变部位的血管可发生结节状和瘤状扩张,严重时可形成动静脉瘘和动静脉瘤。

(三)项目评价

本病的诊断一般不难,某一个或几个部位反复出血,多部位皮肤黏膜毛细血管扩张和有家族史,而血小板功能和凝血机制基本正常即可确诊。但约 20%的患者家族史不明显。

国际遗传性出血性毛细血管扩张症基金会科学顾问委员会于 2000 年提出了如下诊断标准。

1. 鼻出血 自发、反复鼻出血。

2. 毛细血管扩张 多发且在特征性部位(嘴唇、口腔、手指、鼻)。

3. 内脏受累 如胃肠道、肺、肝、脑或脊柱毛细血管扩张。

4. 家族史 一个一级亲属患有遗传性出血性毛细血管扩张症。

符合其中 3 项或 3 项以上则可确诊遗传性出血性毛细血管扩张症;若仅有2 项,则可能高度怀疑为遗传性出血性毛细血管扩张症。

其中需说明的是有家族史的儿童,虽然发病危险与年龄有关,但无其他表现亦不能诊断为遗传性出血性毛细血管扩张症。

（四）临床思路

本病应与下述疾病鉴别。

1. CREST 综合征　该综合征表现为雷诺现象、指（趾）硬皮病、食管运动失调、皮下钙质沉着和多发性毛细血管扩张。CREST 综合征主要累及女性，病损出现较晚，毛细血管扩张以手最常见，极少出血，内脏鲜有毛细血管扩张，无家族史。

2. 蜘蛛痣　为获得性，多见于肝病、妊娠和营养缺乏等，以腰部以上多见，黏膜和内脏极少见，数量较少，呈鲜红色，蜘蛛状，很少出血。

3. 全身弥漫性血管角化病　本病是一种遗传性糖脂代谢异常性疾病。系酰基鞘氨醇己三糖苷裂解酶缺乏所致，以广泛性血管肌肉层受累（包括肾脏与肺脏血管）为特征。

4. 血管发育不良症　本病是内脏（尤其是胃和结肠）血管获得性异常，病变可为孤立性、片状或弥漫性，急慢性胃肠道出血多见。本病与尿毒症和血液透析有关，其原发病尚不清楚。本病还可见于 Turner 综合征和血管性血友病。

5. 共济失调毛细血管扩张症　本病是一种常染色体隐性遗传性疾病，以早期发生进行性小脑共济失调和眼（皮）毛细血管扩张为特征，一般在共济失调后出现球结膜毛细血管扩张，继而向鼻周区扩展。由于胸腺发育不良导致免疫缺陷，常发生呼吸道感染并伴有淋巴网状系统恶性肿瘤，血中甲胎蛋白水平很高。

6. 毛细血管畸形，动静脉畸形（CM-AVM）　这是新近发现的一种疾病，临床表现为身体多部位毛细血管畸形，部分患者可有动静脉畸形和神经系统肿瘤。

二、先天性血小板功能异常

血小板在止血中起着重要的作用。血小板的功能与血小板膜、血小板颗粒、代谢以及信号传导等有关，其中任何一个成分或因素的异常都可引起血小板功能异常，导致不同程度的出血倾向。血小板功能异常可分为先天性与获得性，伴有或不伴有血小板数量减少。先天性血小板功能异常包括多种疾病，其中以巨大血小板综合征、血小板无力症与 MYH9 综合征最为重要。应该指出的是，先天性血小板功能异常是一类极复杂的疾病，至今尚有半数的患者无法做出诊断。

（一）巨大血小板综合征

1. 概述　巨大血小板综合征（Bernard Soulier syndrome，BSS）是一种罕见的

常染色体隐性遗传性出血性疾病,多发生于近亲结婚的家族;其发病机制是血小板膜糖蛋白 GP I b/IX/V 复合物缺乏。该复合物在血小板膜上的分子数之比为 2:2:2:1,为 vWF 受体。在高切应力作用下,血小板通过 GP I b/IX/V 复合物与 vWF 的结合,使血小板黏附到损伤的血管内皮下启动止血。另一方面,GP I b 有凝血酶结合部位,促进低浓度凝血酶激活血小板。

2. 相关实验室检查

(1)血小板计数与形态:多数 BSS 患者有不同程度的血小板减少,少数病例血小板数正常。外周血涂片可见血小板体积增大,30% ~80% 以上的血小板直径大于 3.5μm,有的可达 20 ~30μm。电镜检查可见巨大血小板内有丰富的表面连接系统、致密管道系统、胞内空泡和致密颗粒。

(2)血小板功能:有与血小板减少程度不相称的出血时间延长,从轻度延长(5 ~10 分钟)到超过 20 分钟。瑞斯托霉素、布妥霉素及人或牛 vWF 不能使血小板聚集且不能被加入的正常血浆纠正,ADP、胶原和肾上腺素诱导的血小板聚集正常或增多,低浓度凝血酶诱导的血小板聚集降低及延迟相延长,但能被高浓度凝血酶纠正。凝血酶原消耗减少。

(3)血小板膜 GP I b/IX 测定:运用特异的血小板单克隆抗体,采用流式细胞仪、放射自显影或免疫印迹手段,发现血小板膜 GP I b/IX 量的减少或缺如。GP I b/IX 基因分析可发现各种基因突变。

3. 项目评价 BSS 一般自幼发病,常在出生后数日至数月开始出血。以皮肤黏膜出血为主,可表现为鼻出血、瘀斑、牙龈出血、月经过多、胃肠道出血、外伤后血肿,甚至颅脑出血等。一般自发性出血较轻,而在外伤或手术后出血较重。出血症状存在异质性,不同的患者或同一患者不同时期出血程度差异很大。BSS 诊断的主要依据为:①出血时间延长、血小板减少、血小板巨大;②有遗传性家族史;③瑞斯托霉素不能诱导血小板聚集,而 ADP、胶原和肾上腺素诱导的血小板聚集正常或增多;④血小板膜 GP I b/IX 缺陷;⑤排除其他血小板减少及功能异常的疾病。

4. 临床思路 遗传性巨大血小板可见于多种疾病,应注意鉴别。绝大多数 BSS 患者在开始都被诊断为特发性血小板减少性紫癜,只是在激素治疗或脾切除无效,血片发现巨大血小板后才想到本病。此外,尚须与 MYH9 综合征、血管性血友病、血小板无力症及灰色血小板综合征等鉴别。

(二)血小板无力症

1. 概述 血小板无力症(glanzmann throbasthenia,GT)是一种常染色体隐性遗传性出血性疾病,由于血小板膜糖蛋白 GPⅡb(CD41)和(或)GPⅢa(p3,CD61)质或量的异常,导致血小板对各种生理性诱导剂的聚集大大减低或缺如,患者往往自幼有明显的出血倾向。血小板 GPⅡb/GPⅢa 的配体纤维蛋白原为血小板对各种诱导剂的聚集所必需的;血块收缩需要完整的 GPⅡb/Ⅲa 受体,故患者常有血块退缩异常。

GPⅡb 基因与 GPⅢa 基因都位于 17 号染色体,GPⅡb 基因全长 17.2kb,包括 30 个外显子;GPⅢa 基因全长 65kb,包括 15 个外显子。GPⅡb 和 GPⅢa 在粗面内质网中形成复合物,通过转录后加工,转运至血小板膜表面。血小板表面有丰富的 GPⅡb/GPⅢa,复合物的形成保护了糖蛋白免遭蛋白酶解,如 GPⅡb 或 GPⅢa 缺乏或不能形成正确的复合物,则另一亚单位也很快被降解。因此,任一亚单位缺乏均会导致整个复合物缺乏。本病的分子生物学异常是 GPⅡb 或 GPⅢa 的基因突变。

2. 相关实验室检查　血小板计数、形态正常,出血时间延长,血块退缩减弱或无。生理性诱导剂刺激的血小板聚集异常,瑞斯托霉素诱导的聚集起始坡度正常或接近正常,反映了血浆 vWF 和血小板 GPⅠb/Ⅸ正常,而第二波在低浓度瑞斯托霉素刺激下减弱。患者血小板不能结合 Fg 或其他黏附蛋白。ADP 和凝血酶刺激下,血小板变形正常,说明其代谢和细胞骨架改变正常。高浓度凝血酶和胶原刺激下,O 和 S 颗粒内容物释放正常,低浓度时,释放反应异常,反映了由于血小板聚集而引起的释放放大作用缺陷。

正常情况下,全血或富血小板血浆的血小板可黏附至玻璃,因为 Fg 首先沉积在玻璃上,血小板黏附至固定的 Fg 上。GT 患者,血小板不能黏附至玻璃,此为玻璃珠滞留试验异常的分子基础。血小板促凝活性报道不一,可能与个体差异或试验方法不一有关。部分患者有血小板微颗粒形成缺陷。在流动小室试验中,患者血小板在低中度剪切率下正常黏附至去内皮细胞的血管,但不能正常铺展,形成血小板血栓;在高剪切率下,黏附缺陷。

GPⅡb/Ⅲa 和 aⅤB3 的定量方法有多种,包括单抗结合(采用流式细胞仪或放射标记)、免疫印迹等。尽管 aⅤB3 在血小板上很少,但用放射性抗体标记或流式细胞仪可测出,在 EB 病毒转化的患者淋巴细胞上也可检测到。aⅤB3 水平对于初步判断患者是 GPⅡb 或 GPⅢa 缺陷非常有用,因为 GPⅢa 缺乏的患者也缺乏 aⅤB3。

Fg 结合试验用于评价 GPⅡb/Ⅲa 复合物的功能,常用的方法是在血小板悬液中加入放射性标记的 Fg,测定血小板在 ADP 等诱导剂刺激下的放射结合活性。Fg 也可被荧光分子标记,这样,可用流式细胞仪来测定 Fg 结合,这些方法非常适合于变异型患者测定质的缺陷。GPⅡb/Ⅲa基因测定可进一步确定诊断,并分析结构与功能的关系。

血小板无力症携带者一般血小板功能正常,患者GPⅡb/Ⅲa数量仅为正常的60%。

3. 项目评价 GT患者的出血倾向差异很大,血小板的生化异常与临床出血严重程度无相关性,即使有相同的遗传,血小板功能及生化检查非常相似,但临床表现却差异很大,而且,同一患者在不同时期的出血症状严重程度也变化很大。携带者一般无症状,血小板功能试验正常。

4. 临床思路 诊断血小板无力症时要注意鉴别:黏膜出血,而不是关节肌肉出血,有助于与血友病鉴别。尽管无纤维蛋白原血症也有血小板聚集试验异常,但除黏膜出血外,还有脐带出血、肌肉出血、内脏出血等,血浆纤维蛋白原测定可做出鉴别。血小板无力症一般于出生时或儿童早期发病,详细的病史可与血小板获得性异常鉴别。产生抗GPⅡb/Ⅲa抗体的自身免疫性疾病可有血小板无力症表现及类似的实验室异常,混合试验(患者血浆+异常血小板)可以与这些获得性疾病鉴别。

(三) MYH9综合征

1. 概述 MYH9综合征是一类较为常见的常染色体显性遗传的巨大血小板,其临床表现为血小板巨大、血小板减少与中性粒细胞包涵体,部分患者合并有肾炎、耳聋和先天性白内障。MYH9综合征包括May Hegglin异常、Fechtner综合征、Epstein综合征和Sebastian综合征等类似于巨大血小板综合征(Alport-like syndrome)的临床表现,轻度至中度出血倾向是上述疾病患者最常见的症状和就诊原因,可表现为牙龈出血,鼻出血,皮肤瘀点、瘀斑或月经期延长等症状。这4种综合征相互之间也存在着密切联系,类似一种疾病的不同发展阶段,从起初轻微的具内涵物的巨大血小板症甚至逐渐发展成为听力障碍、白内障和肾功能损伤等一系列更为严重的临床表现。这4种综合征有不同的临床与实验室表现,Sebastian综合征与May-Hegglin异常的区别在于中性粒细胞的超微结构,May-Hegglin异常的中性粒细胞包涵体的胞质内有平行排列的微丝,而Sebastian综合征粒细胞包涵体的胞质由杂乱的微丝和粗面内质网及少量核糖体组成。Fechtner综合征和Epstein综合征除了血液学表现外,还表现为遗传性耳聋和(或)白内障等,但Epstein综合征无中性粒细胞包涵体。2002年研究者证实这些疾病都是非肌性肌球蛋白重链9基因(*MYH9*)突变所致,故统称为*MYH9*相关综合征。

2. 相关实验室检查 血小板计数有不同程度的减少,有时可严重降低。血涂片检查具有重要的意义,易见巨大的血小板;除 Epstein 综合征外,都可在中性粒细胞中发现蓝灰色的包涵体。有时包涵体染色较浅不易察觉,应将血片深染并偏碱性。如能用 DAPI 荧光染料染色,可在荧光显微镜下清楚地见到包涵体,该法亦可用流式细胞仪检测。电子显微镜观察中性粒细胞包涵体的结构有助于不同类型的鉴别诊断。骨髓检查见巨核细胞内膜带异常,丛状集聚在一定区域。要注意眼、耳与尿的检查,有无蛋白尿与镜下血尿,有无肾功能异常,必要时做肾组织活检。发生肾衰竭者预后不良。

3. 项目评价和临床思路 患者有明显的血小板减少,绝大多数患者在初诊时都被误诊为 ITP,经受了不必要的激素治疗或脾切除。医生要注意患者是否自幼就有血小板减少或出血倾向,是否有家族史,要查看血片与骨髓片,注意血小板的大小与形态,以免误诊。由于患者的出血倾向较轻,幼年时常无症状,因此往往在成年后才被诊断。患者的血小板巨大,要与 BSS 或其他有巨大血小板的疾病鉴别。Alport 综合征表现为肾炎、耳聋和先天性白内障,但无巨大血小板、血小板减少与中性粒细胞包涵体,一般不会混淆。

(四)过敏性紫癜

1. 概述 过敏性紫癜(Henoch-Schonlein purpura,HSP),是一种血管变态反应性出血性疾病。具体病因不清,感染、药物、蚊虫叮咬、预防接种等均可能成为致敏因素,诱发免疫机制介导的系统性血管炎。多于儿童发病,以非血小板减少性紫癜、关节炎或关节痛、腹痛、胃肠道出血及肾炎为主要临床表现。病程大多自限,部分患者有复发倾向。

2. 相关实验室检查 本病缺乏特异性实验室检查。血小板计数及凝血时间均正常,继发于细菌感染者可有白细胞计数升高和血沉增快。腹型患者可有大便隐血阳性,肾脏受累时可出现镜下血尿、蛋白尿、管型尿等。

3. 项目评价 血小板计数检查主要目的在于鉴别血小板减少性紫癜,凝血时间检测有助于排除凝血障碍导致的皮肤出血表现,而尿常规检查可发现潜在的肾脏损害及协助患者预后的判断。

4. 临床思路 结合患者典型的皮肤紫癜、血小板计数及凝血检查无异常发现,特别是伴有腹痛、关节痛或肾脏损害等特征性临床表现时,通常可确立诊断。

(五)血栓性血小板减少性紫癜

1. 概述 血栓性血小板减少性紫癜(thrombotic thrombocytopenic purpura,

TTP)为一组微血管血栓出血综合征,其主要临床特征包括微血管病性溶血性贫血、血小板减少、神经精神症状、发热和肾脏受累等。TTP 的主要发病机制涉及 vWF 裂解蛋白酶(ADAMTS13)活性缺乏、血管内皮细胞 vWF 释放异常、血小板异常活化等方面。TTP 分为遗传性 TTP 和获得性 TTP,后者根据有无原发病分为特发性 TTP 和继发性 TTP。遗传性 TTP 系 *ADAMTS*13 基因突变导致酶活性降低或缺乏所致。特发性 TTP 多因患者体内存在抗 ADAMTS13 自身抗体(抑制物),导致 ADAMTS13 活性降低或缺乏。此外,TTP 还可继发于感染、药物、肿瘤、自身免疫病、造血干细胞移植等。

2. 相关实验室检查

(1)外周血细胞计数与涂片:血小板计数大多明显减少,常在$(10 \sim 50) \times 10^9$/L。红细胞及血红蛋白均有不同程度下降,网织红细胞常增多。TTP 患者外周血涂片特征性表现是可以见到大量的大小、形状各异的红细胞碎片(裂体细胞),幼红细胞和碱性点彩红细胞也经常可见。患者可以出现中度的白细胞增多伴随核左移,但是没有形态学异常和成熟障碍。

(2)溶血相关检查:血浆结合珠蛋白水平降低,未结合胆红素水平上升,乳酸脱氢酶增加,血红蛋白尿,红细胞生存时间缩短。部分患者可以出现蛋白尿和氮质血症。本病患者 Coombs 试验阴性。

(3)骨髓检查:骨髓代偿性增生,红系前体细胞和巨核细胞增多。

(4)出凝血检查:多数正常,可见纤维蛋白降解产物水平轻度增高。

(5)ADAMTS13 活性及其抑制物测定:TTP 患者 ADAMTS13 活性一般明显减低。ADAMTS13 活性严重低下($<5\%$)对于 TTP 的诊断具有较高的特异性。在特发性 TTP 患者,除可检测到 ADAMTS13 活性显著下降外,常可检测出 AD-AMTS13 抑制物的存在。

3. 项目评价 全血细胞分析、血涂片和血液生化检查是所有可疑 TTP 患者所必需,可发现血小板减少和溶血性贫血(血红蛋白减低、网织红细胞计数增加、非结合胆红素和乳酸脱氢酶的水平升高)的证据,并可提供有无肾脏损害(肌酐或尿素氮升高)的线索。血涂片检查对于 TTP 的诊断至关重要,并常常需要重复多次进行,破碎红细胞的发现可证实微血管病性溶血性贫血的存在从而为可疑 TTP 患者提供关键性的诊断线索。凝血功能检查有助于排除弥散性血管内凝血。Coombs 试验阴性有助于排除自身免疫性溶血性贫血或 Evans 综合征。ADAMTS13 活性显著降低($<5\%$)伴有或不伴有 ADAMTS13 抑制物阳性通常可确立 TTP 的诊断,特别是对于特发性 TTP 患者。但要注意的是,许多继发性 TTP 患者其 ADAMTS13 活性可正常或仅有轻度减低。由于 ADAMTS13 活

性检测的结果通常不能在早期获得,因此对于临床高度可疑 TTP 的患者,应尽早开始血浆置换的治疗而不应等待该试验结果回报而导致治疗时机的贻误。

4. 临床思路 在存在血小板减少及微血管病性溶血性贫血的患者,如同时伴有典型临床表现(如发热、神经系统症状、肾脏损害等),通常可确立诊断。对于鉴别诊断困难的患者,ADAMTS13 活性及其抑制物的检测有助于最终的诊断确立。

(六)特发性血小板减少性紫癜

1. 概述 特发性血小板减少性紫癜(idiopathic thrombocytopenic purpura, ITP),现被统一命名为原发性免疫性血小板减少症(primary immune thrombocyto Penia,Primary ITP),是一类以血小板减少(血小板计数 $<100 \times 10^9$/L)和皮肤黏膜出血表现为主要特征的自身免疫性疾病。其血小板数目的减少是由于非继发因素导致的患者体内自身抗体产生,进而引起血小板破坏增多及生成受抑。可为急性或慢性病程,其中前者多见于儿童,而成人多呈慢性经过。多以皮肤黏膜出血为主要表现,少数患者可出现内脏出血。实验室检查以单独的血小板减少为特征,骨髓检查可发现巨核细胞数目正常或增加,伴有成熟障碍。ITP 的诊断主要为排除性诊断,应在排除其他导致血小板减少的可能病因后方可诊断。

2. 相关实验室检查

(1)血常规:血小板计数 $<100 \times 10^9$/L。除大量出血外,一般无明显贫血及白细胞减少。如果出现贫血,一般为失血引起,多为正细胞贫血;若出血严重且持续时间长,可为缺铁性贫血;偶尔严重出血时可发生网织红细胞增多。如患者同时伴有 Coombs 试验阳性和自身免疫性溶血性贫血,则应诊断为 Evan's 综合征。常伴有平均血小板体积(MPV)和血小板分布宽度(PDW)的增加,可能与代偿性血小板生成增多有关。

(2)外周血涂片:如发现血小板聚集现象,应考虑假性血小板减少症的可能(EDTA 抗凝剂导致的血小板在体外聚集)。ITP 患者血小板形态可有改变,如出现巨大血小板、颗粒减少等。应注意有无红细胞或白细胞的异常,如外周血可见原始细胞提示白血病的可能;破碎红细胞应考虑血栓性血小板减少性紫癜或弥散性血管内凝血;粒系左移或异常淋巴细胞应除外感染性疾病。

(3)止血功能检测:凝血功能正常,因血小板减少可有出血时间延长、血块收缩不良和束臂试验阳性。

(4)骨髓检查:除了由于失血引起的幼红细胞增多外,主要为巨核系有改变。骨髓巨核细胞一般明显增多,有时正常,较突出的变化是巨核细胞的核质成熟不平衡,胞质中颗粒较少,嗜碱性较强,产生血小板的巨核细胞明显减少或缺乏,胞质中可出现空泡。这些改变并非特异,但在血小板减少症的鉴别中有一定价值。骨髓检查还有助于排除白血病等血液系统其他疾患。骨髓检查并不是 ITP 诊断所必需,推荐用于以下情况:患者 >60 岁、临床表现不典型、治疗效果不佳或拟行脾切除术前。

(5)抗血小板抗体:包括血小板相关免疫球蛋白(PAIgG)或血小板糖蛋白特异性抗体的检测。PAIgG 检测因其敏感性与特异性均较差已废弃;血小板糖蛋白特异性抗体的检测可能有助于区分免疫性和非免疫性血小板减少症,但临床应用并不广泛。

(6)排除诊断检查:进行自身免疫病抗体谱检测有助于排除其他自身免疫性疾病导致的获得性免疫性血小板减少症;抗磷脂抗体(抗心磷脂抗体、狼疮抗凝物、抗 β_2GP1 抗体)、病毒学检查(HIV、乙型肝炎和丙型肝炎病毒)和甲状腺功能检查有助于排除抗磷脂综合征、病毒感染相关血小板减少症和甲状腺功能亢进或减退导致血小板减少的可能。

此外,有研究表明幽门螺杆菌感染的 ITP 患者经抗细菌治疗后可能导致病情缓解,对常规治疗效果不佳的 ITP 患者可进行幽门螺杆菌的检测。

3. 项目评价 由于导致血小板减少的病因众多,且 ITP 诊断缺乏特异性的实验室检查,因此除常规检查(血常规和外周血涂片)外,ITP 患者的实验室检查主要用于排除其他可能引起血小板减少的疾病。骨髓检查并非所有 ITP 患者所必需,特别是对于临床表现典型的患者。

4. 临床思路 ITP 主要是排除性诊断,因此其诊断过程主要是排除其他可能导致血小板减少的疾病的过程。对于血小板减少患者,首先应排除假性血小板减少。其后,进一步排除血小板生成减少(如再生障碍性贫血、MDS、急性白血病等)、非免疫性血小板消耗增加(如弥散性血管内凝血、血栓性血小板减少性紫癜等)、稀释性血小板减少(大量输血)和血小板分布异常(脾功能亢进)。其中血小板生成减少性疾病常伴有其他两系的异常,骨髓检查有助于进一步鉴别诊断。血涂片检查以及特征性的临床表现有助于排除血栓性血小板减少性紫癜的可能。体格检查或影像学检查提示脾脏显著增大者应首先考虑是否存在脾功能亢进。此外,还应排除继发性免疫性血小板减少如自身免疫性疾病、抗磷脂综合征、病毒感染相关血小板减少症、药物相关(如肝素致血小板减少症)血小板减少症、甲状腺疾患、慢性淋巴增殖性疾病等,可根据患者病史及相应的临床表现酌情选择前述的排除诊断试验。

(七)药物性血小板减少性紫癜

1. 概述 药物性血小板减少性紫癜是指由药物直接导致的血小板减少。

药物所致血小板减少性紫癜根据发病机制可分为三类:①药物抑制血小板生成;②药物直接破坏血小板;③药物性免疫性血小板减少性紫癜。

2. 相关实验室检查 血小板数一般低于 $10 \times 10^9/L$,出血时间延长,血块回缩不佳,束臂试验阳性,骨髓巨核细胞数正常或增多,产生血小板的巨核细胞减少或缺如。用于诊断本症的试验很多,通常将健康人的血小板与患者血清及有关药物混合进行补体结合、聚集、血小板颗粒成分释放、血块回缩抑制、免疫荧光或 ELISA 等试验,一般能检测到高水平的抗体。一般不主张采用可疑药物进行体内试验。

3. 项目评价 应结合肯定的服药史及相应的临床表现。例如,有服用可疑药物史,发病骤起,出血可以较重,往往有口腔血泡;出血发生前有药物过敏样前驱症状;一般在重复用药后发病,而停用有关药物后数天出血消失,以及实验室检测到抗体等。

4. 临床思路 本病需要与急性 ITP 及其他突发的血小板减少症相鉴别,一般停药观察血小板的恢复情况有利于鉴别。

(八)肝素诱导的血小板减少性紫癜

1. 概述 使用肝素患者 HIT 的发生率约 5%,患者会发生血小板减少和(或)血栓。各种肝素制剂均可导致血小板减少,如普通肝素、低分子肝素及类肝素制剂等,其中牛型肝素制剂发生率高于猪型,肝素的用药量、给药方式与血小板减少的严重程度无关,但用药量少,皮下注射,其发生率相对较低。接受普通肝素治疗的患者中 HIT 的发生率明显高于接受低分子肝素治疗的患者。HIT 分为两型:Ⅰ型,血小板中度减少,发生于应用肝素的头两天,随后即使继续使用肝素,血小板可自行恢复正常。Ⅱ型,血小板严重减少,常伴有血栓形成,发生于应用肝素的 5~14 天。此外,还有所谓迟发性 HIT,这类患者血小板减少和(或)血栓发生于停止肝素治疗之后。

2. 相关实验室检查 检测肝素依赖性抗体的常用方法是将患者血清及肝素与正常血小板一起孵育,然后检测血小板的聚集和分泌反应。对于实验结果的解释往往比较困难。最近,检测方法有所改进,如用 ^{14}C-五羟色胺释放法等。目前,肝素依赖性抗体检测主要用于实验研究,尚不能广泛用于临床实践。

3. 项目评价 本病需结合临床表现及转归进行诊断。

(1)Ⅰ型 HIT:是在肝素治疗的最初几天发生的无症状性轻度血小板减少,在继续用药的情况下,血小板数可以恢复正常。

(2)Ⅱ型 HIT:病情危重,一般发生在首次用药后 5~14 天,血小板进行性减少,一般比基线水平降低至少40% ~ 50%,但很少低于10×10^9/L。这类患者有时可以被骨科或者心肺手术相关的血小板减少掩盖,这种情况下,患者往往在手术后1~4天出现血小板减少,手术后第6天前血小板升高,然后再次发生血小板减少。患者少有出血表现,却发生动、静脉血栓,表现为肢体末端肿胀或局部缺血、呼吸困难、心肌梗死、心脏停搏、皮肤坏死、腹痛等,有时发生双侧肾上腺血栓而出血坏死,致严重的低血压发生。

4. 临床思路 本病的诊断比较困难,尤其是有多种可能解释患者血小板减少的原因时。若无其他病因,接受肝素治疗5~14天的患者连续2天血小板计数低于100×10^9/L,应考虑为HIT。对于疑难病例,可在肝素停用6~12小时后再计数血小板,若血小板数开始上升,且有肝素依赖性抗体,则诊断可以成立。

（九）血友病

1. 概述 血友病(hemophilia)是一组性连锁隐性遗传的出血疾病,其临床上分为血友病A(凝血因子Ⅷ缺陷症)和血友病B(凝血因子Ⅸ缺陷症)2种类型,分别由FⅧ和FⅨ基因突变所致。在男性人群中,血友病A的发病率约为1/5000,血友病B的发病率约为1/25000;所有血友病男性患者中,血友病A占80% ~ 85%,血友病B占15% ~ 20%。而女性血友病患者极其罕见。临床上,血友病以关节、肌肉、内脏和深部组织自发性或轻微外伤后出血难止为特征。

2. 相关实验室检查 实验检测可为血友病A或血友病B患者的诊断、鉴别诊断和替代治疗提供客观依据,非常重要。

(1)筛查试验:首选检查为APTT和PT。APTT延长而PT正常,则提示内源性凝血途径异常。但APTT延长不能鉴别血友病A和血友病B。患者其他检测如血小板计数、出血时间、凝血酶时间和纤维蛋白原含量等均正常。

(2)确诊试验:测定血浆FⅧ:C,辅以FⅧ抗原(FⅧ:Ag)可确诊血友病A;测定血浆FⅨ:C,辅以FⅨ抗原(FⅨ:Ag)可确诊血友病B。若患者的FⅧ:C/FⅨ:C或FⅧ:Ag/FⅨ:Ag同时减低,提示FⅧ/FⅨ蛋白质合成和分泌减少;若其FⅧ:C/FⅨ:C减低而FⅧ:Ag/FⅨ:Ag正常,则提示FⅧ/FⅨ相应的分子功能异常。

(3)FⅧ和FⅨ抑制物检测:临床上有反复应用血制品病史且对血制品治疗无效的血友病A或血友病B患者,需高度怀疑是否出现FⅧ或FⅨ抑制物。首选进行APTT正常血浆纠正试验,若结果呈阳性,再用Bethesda法或改良的Bethesda法(Nijmegen法)测定。血友病A患者和血管性血友病、获得性血友病A患者均可出现APTT延长和血浆FⅧ:C的下降。vWF:Ag检测正常,有助于血友病 A 与血管性血友病的鉴别。与获得性血友病 A(acquired hemophilia, AH) 相比,血友病 A 患者在其不存在 FⅧ抑制物的情况下,其 APTT 延长可被正常血浆纠正,而获得性血友病 A 患者 APTT 延长不能被正常血浆纠正且 FⅧ抑制物检测阳性。

(4)基因分析和检测:可采用限制片段长度多态性(RFLP)、数目可变串联重复序列(VNTR)、短串联重复序列检测 DNA 多态性。采用变性梯度凝胶电泳和单链构象多态性分析进行致病基因检测。

3. 项目评价　APTT 是血友病患者的筛查试验,血友病 A 和血友病 B 患者均可出现 APTT 的延长,具体鉴别需进行 FⅧ:C 和 FⅨ:C 的测定。因子水平的测定还可以对血友病患者进行疾病严重程度的分型。正常血浆纠正试验有助于进一步确定患者是由于遗传性凝血因子缺陷还是获得性凝血因子抑制物所导致的凝血时间延长。vWF:Ag 和 FⅧ抑制物的检测有助于血友病 A 患者与血管性血友病和获得性血友病 A 的鉴别,后者还有助于发现因替代治疗导致抑制物出现的血友病患者。基因分析可进一步明确血友病患者基因缺陷的类型并可用于产前诊断。

4. 临床思路　男性患者、年幼时发病且以凝血功能障碍为主要出血表现,当实验室检测提示单纯 APTT 延长时,应首先考虑是否为血友病,特别是表现为性连锁隐性遗传的具有家族史的患者。正常血浆纠正试验如能纠正患者延长的 APTT,且 FⅧ和 FⅨ活性测定显示 FⅧ:C 或 FⅨ:C 活性显著下降,通常可确立血友病的诊断。如患者血浆与正常血浆 1:1 混合后 APTT 仅能得到部分纠正,且于 37℃下孵育 2 小时后 APTT 反而有进一步的延长,则高度提示获得性血友病的可能,此时进行 FⅧ抑制物的检测可确立诊断。如患者出血表现以皮肤黏膜出血为主,或患者家族史不符合伴性遗传特点,或为女性患者,还应进行vWF:Ag 检测以除外血管性血友病的可能。

(十)血管性血友病

1. 概述　血管性血友病(von Willebrand disease, vWD)是最常见的遗传性出血性疾病,患者 von Willebrand 因子(von Willebrand Factor, vWF)基因突变导致血浆 vWF 数量减少或质量异常。vWF 的主要作用是:①与血小板膜糖蛋白(GP)Ⅰb-Ⅸ-Ⅴ复合物及内皮下胶原结合,介导血小板黏附至血管损伤部位;②作为 FⅧ的载体,具有稳定 FⅧ的作用。根据 vWD 发病机制,vWD 可分为三种类型:1 型和 3 型 vWD 为 vWF 量的缺陷,2 型 vWD 为 vWF 质的缺陷。2 型vWD 又可分为 2A、2B、2M 和 2N 四种亚型。vWD 患者临床上以自幼发病的皮肤、黏膜出血为特征,多为常染色体显性遗传方式,男女均可发病。

2. 相关实验室检查

(1)筛选试验:vWD 患者可出现出血时间(BT)和(或)APTT 不同程度的延长,血小板计数检查和 PT 检测正常。且 APTT 延长的患者其延长的 APTT 可被正常血浆纠正。

(2)确诊试验:包括血浆 vWF 抗原测定(vWF∶Ag)、vWF 瑞斯托霉素辅因子活性(vWF∶RCo)和 FⅧ活性(FⅧ∶C)测定。对于上述确诊试验检测一项或多项异常者,需进行下一步的分型试验。

(3)分型试验:包括血浆 vWF 多聚物分析、瑞斯托霉素诱导的血小板聚集(RIPA)、血浆 vWF 胶原结合试验(vWF∶CB)和血浆 vWF FⅧ结合试验(vWF∶FⅧB)。

不同分型 vWD 患者其实验室检查异常所见如表 7-3 所示。

表 7-3 vWD 分型与特征

	1 型	2A 型	2B 型	2M 型	2N 型	3 型
病理特征	vWF 部分数量缺陷	与血小板黏附降低	与血小板 GP Ib 亲和力增加	vWF 多聚体正常,与血小板黏附降低	与 FⅧ亲和力明显降低	vWF 完全缺乏
vWF∶Ag	减低(<30%)	减低或正常(<30%~200%)	减低或正常(<30%~200%)	减低或正常(<30%~200%)	多正常(30%~200%)	缺如(<3%)
vWF∶RCo	减低(<30%)	减低(<30%)	减低(<30%)	减低(<30%)	多正常(30%~200%)	缺如(<3%)
FⅧ∶C	减低	减低或正常	减低或正常	减低或正常	显著减低	显著减低
vWF∶RCo/vWF∶Ag 比率	>0.5	<0.7	<0.7	<0.7	>0.5	—
RIPA	减低	减低	增加	减低	多正常	缺如
vWF 多聚体	正常	异常(缺乏大、中分子多聚物)	异常(缺乏大分子多聚物)	正常	正常	无

3. 项目评价 vWD 的过筛试验虽不能确立或排除 vWD 的诊断,但有助于提示 vWD 的可能性并排除其他可能的出血性疾病。虽然出血时间特异性和重

复性较差,且其延长程度与疾病的严重性并不呈比例,但许多中心仍然采用其作为 vWD 的筛选试验。另外,并不是所有 vWD 患者均出现 APTT 的延长,仅在 FⅧ水平有显著下降时。确诊试验中 vWF:Ag、vWF:RCo 和 FⅧ:C 测定可分别显示患者血浆中 vWF 蛋白含量、vWF 作为瑞斯托霉素辅因子的活性以及 vWF 作为 FⅧ载体保护 FⅧ因子不被降解的能力。应注意的是,2N 型 vWD 患者其 vWF:Ag 和 vWF:RCo 检测均可正常。在进一步的分型试验中,RIPA 对于 2B 型 vWD 的诊断具有重要价值(低浓度瑞斯托霉素即可诱导 2B 型 vWD 患者血小板聚集),vWF:FⅧB 主要用于 2N 型 vWD 的诊断。vWF 多聚体凝胶电泳分析有助于 2 型 vWD 与 1 型和 3 型 vWD 的鉴别诊断,但其方法复杂,要求较高,目前仅少数中心有条件进行。

4. 临床思路　对于自幼发病、以皮肤黏膜为主要出血表现的患者,应考虑 vWD 的可能性。对该类患者,首先进行血小板计数、BT 和凝血时间的检测。对于血小板计数正常而 BT 和(或)APTT 延长的患者,应进一步进行确诊试验和分型试验,以明确 vWD 的诊断和分型(图 7 - 3)。

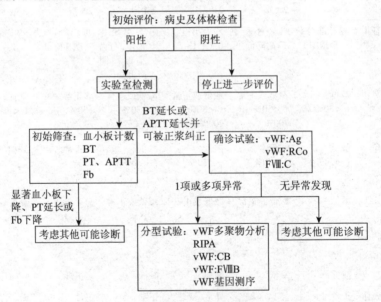

图 7 - 3　vWD 实验室分析思路

三、获得性凝血抑制物

获得性凝血抑制物(acquired inhibitor's of blood coagulation),又称为循环抗凝物(circulating anticoagulants)或获得性抗凝血因子(acquired anticoagulants),是一些能够直接中和血液中凝血蛋白或干扰凝血反应的病理性大分子成分。多数获得性凝血抑制物以抗体形式出现,可继发于遗传性凝血因子缺乏患者的血制品治疗后,也可发生于先前凝血机制正常的患者,尤其是年轻妇女和老年患者。不同种类的获得性凝血抑制物可能引起不同的临床并发症,除抗磷脂抗体主要引起血栓并发症外,其他抑制物临床上主要表现为出血。最常见的获得性凝血抑制物是抗磷脂抗体(antiphosoholipid antibody,APA),包括狼疮型抗凝物(LA)和抗心磷脂抗体(anti-cardiolipin antibody,ACL),可以产生于系统性红斑狼疮等自身免疫性疾病或没有潜在疾病的患者,引起继发性或原发性抗磷脂抗体综合征(antiphospholipid antibody syndrome,APS),临床表现为血栓形成、产科并发症等症候群;其次是获得性因子Ⅷ抑制物,发生于血友病 A(hemophilia A)或者非血友病患者,常引起与血友病 A 相似的出血表现;其他一些类型获得性凝血抑制物的发生率一般较低,多有出血表现。

(一)获得性因子Ⅷ抑制物

1. 概述 获得性因子Ⅷ抑制物(acquired inhibitors of factor Ⅷ)可以产生于血友病 A 患者 FⅧ替代治疗后,产生异源性 FⅧ抗体;也可以在非血友病人群中自发出现,一般见于产后或怀孕妇女、有自身免疫性疾病或没有潜在疾病的患者,称之为自身抗体型 FⅧ抗体。

血友病 A 中的获得性 FⅧ抑制物:在所有血友病 A 患者中,FⅧ抑制物的发生率为 5% ~ 10%。在重型血友病 A 患者中,FⅧ抑制物的发生率可高达 20%,其中 50% 发生在 9 岁以前,抑制物一般不会自发消失。尽管 FⅧ抑制物的出现并未使血友病 A 患者的出血发生率增加,却增加了对出血治疗的难度。通常把血友病 A 患者按 FⅧ抑制物水平的高低分成两类:抑制物滴度小于 5 Bethesda 单位(BU),继续输注 FⅧ后抑制物滴度不再增加,称之为低反应者(low responder),约占 25%;抑制物滴度超过 10 BU 或输注 FⅧ后原有 FⅧ抑制物水平升高至 10 BU 以上,称之为高反应者(high responder),约占 75%。FⅧ抑制物通常在输注 FⅧ的 2 ~ 3 天后出现,第 7 ~ 21 天达到高峰,然后缓慢下降。一旦有高滴度 FⅧ抑制物形成,即使不再输注 FⅧ、抑制物也会持续 1 ~ 2 年;而低反应者其 FⅧ抑制物可能会逐渐消失,即使再次输注 FⅧ,抑制物也可能不再产生。

自发获得性 FⅧ抑制物:在非血友病 A 患者中出现自发获得性 FⅧ抑制物（spontaneously acquired factor Ⅷ inhibitor），也称为获得性血友病 A。患者的抑制物属于自身抗体型,即 FⅧ自身抗体。尽管获得性血友病 A 的许多特征与遗传性血友病 A 伴抑制物形成有许多相似之处,但它们的临床表现、动力学特点和对治疗的反应有着一定区别。自发获得性 FⅧ抑制物多数发生于成人,尤其是怀孕或产后妇女、患有 SLE 等免疫性疾病患者和无明显潜在疾病的老年人。可引起自发获得性 FⅧ抑制物的免疫相关性疾病,包括 SLE、类风湿关节炎和其他系统性自身免疫性疾病、青霉素和其他药物反应、支气管哮喘、炎症性肠病、多形性红斑、疱疹性皮炎、移植物抗宿主病和干扰素治疗等。

2. 实验室相关检查

FⅧ抑制物的定量测定采用 Bethesda 法。不同稀释度的患者血浆与正常血浆等量混合,孵育 2 小时,测定残存的 FⅧ活性。残存的 FⅧ活性达 50% 时,FⅧ抑制物的含量为 1BU,此时患者血浆稀释度的倒数即为 FⅧ抑制物的滴度,以 BU/ml 血浆表示。此方法可以检测出最低为 0.6BU 的抑制物水平。

国际血栓止血协会于 1996 年推荐一种改良的 Bethesda 测定,称为 Nijmegen 方法,测定标本是以咪唑缓冲液稀释的正常血浆替代未加缓冲液的正常血浆与患者血浆混合后孵育,正常对照组则以咪唑缓冲液稀释的正常血浆和 FⅧ缺乏血浆混合替代正常血浆和缓冲液混合后孵育,以稳定 2 小时孵育的 pH 值,抑制物水平仍以 BU 表示,其敏感性、特异性和可靠性更好。

自身获得性因子Ⅷ抑制物的实验室检测与血友病 A 患者 FⅧ抗体的检测相似。但是,由于大多数非血友病患者自发获得性 FⅧ自身抗体对 FⅧ的亲和力具有复杂、可变的反应动力学,以 Bethesda 法准确测定抗体滴度有一定的难度,Bethesda 测定结果往往比体内 FⅧ抑制物的实际水平要低。

3. 项目评价 自身抗体型 FⅧ抑制物患者在 FⅧ水平、抑制物滴度、APTT 延长的程度与出血并发症之间较少有相关性。有严重出血的自发获得性 FⅧ抑制物患者,其血浆 FⅧ活性在 2% ~ 5% 以及抑制物滴度在 10 ~ 500BU 者并不少见。因此,即使测到有血浆 FⅧ活性也不排除有高滴度 FⅧ自身抗体的存在,测定结果对于治疗的指导意义要低于血友病 A 患者出现 FⅧ抑制物时。

4. 临床思路 如果血友病 A 患者接受 FⅧ输注后止血效果欠佳,APTT 延长,正常血浆不易纠正,提示可能有 FⅧ抑制物存在,需要进一步测定 FⅧ抑制物的滴度。既往没有出血病史的患者,出现自发性的较大瘀斑或无法解释的血肿时需怀疑有自发获得性 FⅧ抑制物的可能。出现自发获得性 FⅧ抑制物时,患者常会出现较大血肿或瘀斑;但相对于血友病 A 患者,自发获得性 FⅧ抑制物的患者较少出现关节出血,出血程度与抑制物水平常无相关性。

（二）获得性 vWF 抑制物

1. 概述　与血友病 A 相似,遗传性 vWF 缺乏所致血管性血友病(hereditary von Willebrand disease,vWD)患者,在接受替代性输注治疗后可以产生 vWF 抑制物(抗 vWF 抗体)。在非遗传性血管性血友病患者中,也发现有获得性 vWF 抑制物产生者,其症状类似于遗传性 vWD,称为获得性血管性血友病(AvWD)。通过家系分析和既往正常的止血史等可以鉴别诊断这类患者。

2. 相关实验室检查　瑞斯托霉素辅因子活性、血浆 vWF:Ag 和 FⅧ活性均明显降低,瑞斯托霉素诱导的血小板聚集功能减低,出血时间延长。当这些试验不能确诊时,需要进行纠正试验测定免疫复合物。多数情况下,vWF 抑制物在体外并不表现出抗 FⅧ凝血活性。SDS 电泳显示高分子量 vWF 多聚体减少,类似于 2A 型 vWD。

3. 项目评价　遗传性 vWD 患者,尤其是重型(Ⅲ型)vWD 患者,在输血治疗后易于产生抗 vWF 抗体。这类抗体抑制物属于多克隆 IgG,在体内与 vWF 结合,能够使输注的 vWF 快速清除。由于这些多克隆抗体能够形成免疫复合物,可以引起免疫复合物病的典型综合征。在这些患者中,可能会同时检测到较弱的一过性抗 FⅧ活性,这是抗 vWF 抗体与 vWF 结合所引起的继发效应。患者的 vWF:Ag 和瑞斯托霉素辅因子活性被强烈抑制或完全缺失,对于输注的蛋白物质不会产生免疫耐受。有些资料显示,vWF 基因纯合子缺失与异源性抗体的产生有明显相关性。与血友病 A 的抑制物不同,vWD 患者出现的抑制物不会危及生命,但同样增加了治疗难度。

获得性血管性血友病:获得性血管性血友病(AvWD)多成年发病,可发生于先前健康的人群,或出现于 SLE 等结缔组织病、副蛋白血症、淋巴增生性疾病、骨髓增生性疾病、甲状腺功能减退、充血性心脏病伴有胃肠道血管异常增生等相关疾病,也有与环氟沙星和羟乙基淀粉相关者。vWF 抑制物常常与未明原因的单克隆 γ 球蛋白病伴发,也见于多发性骨髓瘤、Waldenström 巨球蛋白血症和低恶度淋巴瘤。

通过对获得性 vWF 抑制物血浆多聚体分析显示,vWF 抑制物属于不同种类的抗体,多数为单克隆 IgG,其次为 IgM、IgA,作用在 vWF 分子上不同的抗原决定簇。获得性血管性血友病综合征可能由几种不同的病理生理机制引起。第一种类型是特异性抗体直接作用于 vWF 功能区或非功能区,使 vWF 的生物活性失活;第二种类型是抗体结合在失去生物活性的 vWF 分子上,形成免疫复合物,使 vWF 从循环中快速清除,vWF 存活期缩短;第三种类型是抑制物引起 vWF 在细胞表面的选择性吸附,影响 vWF 与血小板的结合所起的止血作用。在第二和第三种类型,在体外都不能测到抑制物抗 vWF 活性。

4. 临床思路　获得性 vWF 抑制物患者的临床表现不一,可以是轻度紫斑和黏膜出血,也可以发生严重,甚至危及生命的出血。如同遗传性血管性血友病一样,获得性 vWF 抑制物患者典型的临床表现有轻度至中、重度黏膜出血及术后出血。当患者没有出血家族史而发生不明原因的紫癜或出血,尤其患者被怀疑有淋巴或浆细胞增生性疾病或单克隆 γ 球蛋白疾病时,应除外获得性 vWF 抑制物的存在。

(三)抗磷脂抗体和抗磷脂抗体综合征

1. 概述　抗磷脂抗体(antiphospholipid antibody,APA)是一种能够在体外引起磷脂依赖性凝血时间延长,而不是特异性地使某一已知凝血因子失活的抗体,包括狼疮型抗凝物(lupus anticoagulant,LA)和抗心磷脂抗体(anti-cardiolipin antibody,ACL)。抗磷脂抗体是引起获得性易栓症最常见的原因,常常与复发性流产等症候群相关联,也是在既往没有凝血功能异常的患者中引起 APTT 延长的常见原因。由抗磷脂抗体引起的一组相关的临床症候群称为抗磷脂抗体综合征(antiphospholipid antibody syndrome,APS)。

健康人群中 LA 的发生率估计在 1% ~2%。正常未怀孕妇女中 IgG 和 IgM 型 ACL 阳性率分别为 5% ~7% 和 5% ~9%,LA 的发生率为 4%。健康怀孕妇女 IgG 和 IgM 型 ACL 水平升高者分别为 2% ~3% 和 4%。

SLE 患者的 LA 发生率在不同的报道中有所不同,介于 29% ~34%;ACL 在 SLE 患者中的发生率稍高一些,为 40% ~44%。在 SLE 患者中,两种抗体测定同时阳性者介于 35% ~89%。抗磷脂抗体在其他自身免疫性疾病中的发生率,分别为干燥综合征 42%、混合结缔组织病 22%、类风湿关节炎 11%、特发性血小板减少性紫癜(ITP)30% ~40%。

在一些感染、免疫缺陷状态(如 HIV 感染)、淋巴增生性疾患和使用特殊药物(如吩噻嗪类)时也常常有抗磷脂抗体的产生。在 HIV 感染的患者中有 80% 出现抗磷脂抗体。但这些情况下出现的抗磷脂抗体往往并不伴有血栓形成。

2. 相关实验室检查　抗磷脂抗体的实验室检查包括两类:一是通过磷脂依赖性凝血试验检测 LA;二是采用 ELISA 方法检测 ACL。LA 和 ACL 可以独立发生,也可以同时存在;LA 和 ACL 的活性可以是同一种抗体引起,也可能具有物理学上的区别。即使 LA 和 ACL 都阴性,也不能完全排除抗磷脂抗体的存在,尤其在急性血栓发作时抗体滴度可能会因消耗而一过性地降至正常。

（1）LA 的测定：LA 的诊断标准为磷脂依赖性凝血时间延长；有血浆凝血抑制物存在的证据；抑制物的效应属于磷脂依赖性；能够排除其他凝血因子抑制物的存在。

❈ 筛选试验：常用筛选试验有 APTT、白陶土凝血时间（KCT）和稀释的 Russell 蝰蛇蛇毒时间（dRVVT）。这些磷脂依赖性凝血试验时间延长时，提示有 LA 存在的可能。APTT 试验检测 LA 的敏感性随不同试剂来源而不同。处理血浆样品时必须注意避免血小板的激活，因为不管是用于混合试验的患者血浆或正常血浆中的促凝血磷脂都能中和微弱的 LA 活性。因此，建议在血浆冻存之前需把患者血浆或正常血浆用 10000～15000×g 速度离心 10～15 分钟，或者用 0.22μm 直径的滤器去除血小板。

PT 不是测定 LA 的敏感指标，PT 通常为轻、中度延长（延长 0.5～3 秒），可能是由相关的低凝血酶原血症所引起。有时需要测定 TT，用来排除肝素沾染原因所引起的 APTT 延长，如果 TT 时间延长说明 APTT 延长可能不是由 LA 造成，有 LA 存在时 TT 正常。

❈ 确诊试验：有几种试验提高了 LA 检测的敏感性，包括改良的 KCT、改良的 dRVVT 和稀释的磷脂时间，其他还有血小板中和试验、改良的组织凝血酶原活酶抑制试验。有人认为 KCT 试验敏感性最好，而 dRVVT 试验特异性最好。但是，为了确保诊断的正确性，应该结合各种试验结果。

（2）ACL 的测定：标准的 ACL 测定都是用 ELISA 方法，原理是基于把心磷脂或其他磷脂固定在 EUSA 测定板上，与随后加入的患者血清中抗磷脂抗体结合，以酶标记的特殊的同种抗人抗体测定被结合的抗磷脂抗体。ACL 水平的测定属于半定量，由于不同实验室、不同试剂来源其测定 ACL 的敏感性和特异性不同，因此结果波动性较大。

LA 阳性的患者常常同时有 ACL 的升高。在 50%～75% 的抗磷脂抗体综合征患者血浆中能同时检测到 LA 和 ACL。LA 的测定是采用磷脂依赖性凝血试验；ACL 的测定通常是用包被有心磷脂的微型测定板以 ELISA 方法测定。ACL 又可进一步区分为有抗凝活性和没有抗凝活性两类。因此，患者具有明显升高的 ACL 滴度不代表一定有抗凝活性，而低滴度 ACL 也不表示没有抗凝活性。所以，在诊断抗磷脂抗体存在和抗磷脂抗体综合征时，必须同时用凝血方法测定 LA 和用 ELISA 方法测定 ACL。

3. 项目评价　国际上最新的 APS 诊断标准修订于 2006 年。它与 1997 年标准的最大区别在于，两次 ACA 或 LA 阳性的检测时间由原来至少相隔 6 周改为 12 周。满足以下至少 1 条临床标准和至少 1 条实验室标准可诊断为 APS。

（1）临床标准

❈ 血栓形成：至少 1 次发生于任何组织或器官的动脉、静脉或小血管血栓形成。血栓形成需有客观证据（明确的影像学或组织病理学），对于组织病理学证据，血栓形成部位的血管壁没有明显的炎症表现。

◈ 妊娠并发症：①至少 1 次发生在妊娠 10 周之后、未明原因的经超声或直接检查证实的形态学正常的胎儿死亡；或②至少 1 次发生在妊娠 34 周前、由于子痫或严重先兆子痫或胎盘异常引起的形态学正常的新生儿早产；或③至少 3 次发生在妊娠 10 周之前、未明原因的连续流产，排除了母亲解剖学或激素的异常及父亲或母亲染色体异常的原因。

（2）实验室标准

◈ 依照国际血栓与止血学会标准，间隔 12 周以上，在血浆中分别检测到至少 2 次 LA。

◈ 用标准的 ELISA，间隔 12 周以上，在血清或血浆中分别检测到至少 2 次中、高滴度的 IgG 和（或）IgM 型 ACL。

◈ 按照推荐方法用标准 ELISA 检测，间隔 12 周以上，在血清或血浆中分别检测到至少 2 次 IgG 和（或）IgM 型 β_2GPI 依赖性 ACL。

4. 临床思路

抗磷脂抗体的存在常常与临床上一组特殊的症候群相关联，称为抗磷脂抗体综合征（APS）。APS 定义为：狼疮型抗凝物（LA）阳性或（和）抗心磷脂抗体（ACL）水平升高，伴有以下至少一种情况：①静脉血栓栓塞；②动脉血栓栓塞；③多次流产；④血小板减少。APS 又分为原发性和继发性两种。原发性抗磷脂抗体综合征是指患者没有明确的自身免疫性疾病，抗磷脂抗体水平升高，有静脉或（和）动脉血栓性疾病或复发性流产。而继发性抗磷脂抗体综合征是指上述症候群出现于 SLE 或有关疾病。APS 是一种较常见的自身免疫性疾病，也是自身免疫性疾病中引起脏器损害最常见的原因之一。灾难性抗磷脂抗体综合征（catastrophic antiphospholipid syndrome）是 APS 最严重的一个亚型，患者出现多发性血管内弥散性血栓形成、多脏器衰竭和血小板减少，常常会危及生命。

诊断 APS 的注意事项：APA 主要包括 LA、ACA 和 β_2GPI，但尚有许多抗磷脂抗体未被知晓或不能常规检测，故 LA、ACA 和 β_2GPI 阴性不能完全排除体内存在 APA；血浆标本中若含有血小板碎片，可引起 APA 假阴性，建议血浆标本在测定前最好先高速离心或过滤；仅凭一次 APA 阳性不能确诊抗磷脂抗体综合征，需至少间隔 8 周重复检测一次，若仍阳性方可确诊；一过性 APA 阳性可见于健康人（检出率约为 5%）和使用了某些药物（如普鲁卡因胺、奎尼丁、青霉素），无明显临床意义。

LA 引起的 APTT 延长应该与凝血因子缺乏相鉴别。如服用华法林引起的凝血因子缺乏通过加入正常血浆可以纠正延长的 APTT，但服用华法林的 LA 阳性患者的 APTT 延长在加入正常血浆后并不能得到纠正。在 LA 与其他抑制物的鉴别中，在试验中加入额外的磷脂，进行凝血时间延长的相对纠正试验，可以增加试验的特异性。方法是在 LA 筛选试验的基础上加入洗涤、冻融的血小板以及磷脂脂质体(如 PS-磷脂酰丝氨酸)、血小板微粒、兔脑磷脂等进行纠正。加入额外的磷脂后 LA 引起的 APTT 延长可以得到纠正,而除肝素化或其他凝血因子异常高滴度的患者可能有假阳性外,低滴度凝血因子抑制物、先天性凝血因子缺乏、肝功能不全或接受华法林治疗患者的 APTT 延长都不能得到纠正。有时 LA 与特殊的抗 FⅧ抑制物的鉴别较为困难,需要结合临床及进行特殊的实验室检查进行鉴别。

(四)弥散性血管内凝血

1. 概述   弥散性血管内凝血(disseminated intravascular coagulation,DIC)是在某些严重疾病基础上,由特定诱因引发的复杂病理过程。致病因素引起人体凝血系统激活、血小板活化、纤维蛋白沉积,导致弥散性血管内微血栓形成;继之多种凝血因子和血小板消耗性降低,并导致继发性纤溶亢进。根据患者是否处于代偿期可将 DIC 分为显性(失代偿期)和非显性(代偿期)DIC。临床上除原发病表现外,以出血、栓塞、微循环障碍和微血管病性溶血等为突出表现。大多数 DIC起病急骤、病情复杂、发展迅猛、预后凶险,如不及时诊治常危及患者生命。

2. 相关实验室检查   可用于 DIC 实验室诊断的项目繁多,涉及凝血、抗凝和纤溶系统等多项指标。其中,可常规用于 DIC 诊断的筛选试验主要包括血小板计数、凝血时间(包括 APTT、PT 和 TT)、纤维蛋白原水平、纤维蛋白(原)降解产物(FDP)和 D-二聚体等。其他一些可用于 DIC 诊断的项目还包括凝血因子(如 FⅧ)和生理性抗凝蛋白(蛋白 C、蛋白 S 和抗凝血酶Ⅲ)水平测定、止血分子标志物检测(如凝血酶原片段 1 + 2、凝血酶-抗凝血酶复合物、可溶性纤维蛋白单体、血栓调节蛋白等)、纤溶活性检测(鱼精蛋白副凝集试验、优球蛋白溶解时间、纤溶酶原、α_2 抗纤溶酶、tPA、PAI-1 等)。

(1)血小板计数:血小板计数减少或进行性下降是诊断 DIC 敏感但非特异的指标。约98%的 DIC 患者可出现血小板减少,约半数患者血小板计数 $<50 \times 10^9/L$。单次血小板计数对诊断帮助不大,因其可能在正常范围,而血小板计数进行性下降对诊断 DIC 更有价值。值得注意的是,许多基础疾病(如急性白血病)即使不伴有 DIC 亦可出现血小板计数减少。

(2)APTT 和 PT:由于凝血因子的消耗与合成的减少,多数 DIC 患者在疾病的某一阶段会出现 PT 和 APTT 的延长。然而大约近半数 DIC 患者 PT 和 APTT可出现正常或缩短,这是由于活化的凝血因子(如凝血酶或 FXa)所致。因此,PT 和 APTT 正常并不能排除凝血系统的激活,必须进行动态监测。此外,DIC

患者因血浆纤维蛋白原消耗及纤维蛋白降解产物增多,亦常可出现 TT 的延长。

(3)纤维蛋白(原)降解产物及 D-二聚体:反映继发性纤维蛋白溶解亢进的指标中,临床最常用者为纤维蛋白(原)降解产物(FDP)和 D-二聚体测定。FDP是纤维蛋白原和交联纤维蛋白单体的降解产物,而 D-二聚体仅为交联纤维蛋白被纤溶酶降解的产物,故后者对诊断 DIC 更有特异性。但由于在外伤、近期手术或静脉血栓栓塞等多种临床情况下可出现 FDP 和 D-二聚体的升高,因此这两项指标亦不宜作为单独诊断 DIC 的标准,必须结合血小板计数与凝血时间的改变才能做出正确判断。此外,FDP 和 D-二聚体升高还有助于鉴别其他可引起血小板减少和凝血时间延长的疾病(如慢性肝病)。

(4)纤维蛋白原:虽然纤维蛋白原测定被广泛用于 DIC 的诊断,实际上纤维蛋白原水平测定对 DIC 的诊断存在很大的局限性。由于纤维蛋白原属急性期反应蛋白,尽管持续消耗,但在血浆中的水平仍可在正常范围。在临床上,低纤维蛋白原的敏感性在 DIC 中仅为 28% ,并且仅在极为严重的 DIC 患者存在低纤维蛋白原血症。纤维蛋白原水平在约半数 DIC 患者可处于正常水平。

(5)外周血涂片:有报道 DIC 患者外周血涂片中可见一些形态各异的红细胞碎片,但红细胞碎片的比例多低于 10% 。一般来说,依靠该指标诊断 DIC 既不特异也不敏感;当出现红细胞碎片时应考虑血栓性血小板减少性紫癜(TTP)或其他血栓性微血管病。

除了前述临床上常用的 DIC 筛查试验外,还有许多实验室检查项目可用于 DIC 的进一步诊断。例如,DIC 患者由于凝血因子和生理性抗凝蛋白的消耗,可出现多种凝血因子和抗凝蛋白水平的下降,因此凝血因子和抗凝蛋白水平测定对于 DIC 诊断可提供帮助。其中,FⅧ:C 测定在肝病合并 DIC 的诊断上具有重要价值。继发性纤溶亢进是 DIC 中晚期重要的病理改变,因此其相应指标的检测对于 DIC 具有重要的意义。除了上述的 FDP 和 D-二聚体可作为 DIC 患者纤溶亢进的指标外,可溶性纤维蛋白单体及其复合物测定亦可作为高凝血酶血症纤维蛋白形成加速和继发性纤溶亢进的重要依据。可溶性纤维蛋白单体仅产生于血管内,不会受到局部感染或外伤的影响,故从理论上讲是 DIC 中反映凝血酶作用于纤维蛋白原更好的指标。大量临床研究表明其诊断 DIC 敏感性为 90% ~100% 。但该项检测并未得到广泛开展,且不同实验室间差异很大。DIC 患者还可出现优球蛋白溶解时间的缩短、纤溶酶原水平下降,纤溶酶-抗纤溶酶水平升高。此外,DIC 患者在内皮损伤、血小板活化和凝血激活的过程中,血管内皮、血小板和凝血因子可分泌、释放或降解除多种具有特异性标记意义的物质,称作分子标记物。其中目前较为成熟的检测项目包括凝血酶-抗凝血酶复合物(TAT)、凝血酶原片段1+2(F1+2)、纤维蛋白肽A、血栓调节蛋白(TM)等,均可在DIC患者出现异常的升高,常常有助于早期或非显性DIC的诊断。

DIC患者在常规APTT检测的基础上,如联合利用光度计和分析软件则可显示出较为特征性的"双相"波形。研究表明,APTT双相波形分析对于DIC的诊断具有较高的敏感性和特异性,特别是感染相关DIC患者,因此有助于该类患者DIC的早期诊断。

3. 项目评价　到目前为止,尚没有任何一项单独的实验室检查具有足够的敏感性和特异性,以有效地确立或排除DIC的诊断。因此,对于DIC的实验室诊断应强调多项实验室检查项目的结合。由于DIC多数起病急且发展迅速,因此要求其实验室检查应具有简便快速的特点。此外,对大多数实验室项目而言,动态变化的监测对DIC的诊断较单次试验结果意义更大。血小板计数、凝血时间测定、纤维蛋白原水平及FDP、D-二聚体检测具有简便易行、开展广泛的特点,因此成为DIC诊断首选的筛选试验。对于早期或非显性DIC,出凝血系统分子标志物的检测具有更大的优势,不同单位可根据其自身实验室技术条件有选择地进行。

4. 临床思路　DIC的诊断应强调临床表现与实验室检查相结合。目前国内采用的DIC诊断标准是2001年第八届全国血栓与止血学术会议提出的DIC修订诊断标准(如后文所示),该标准结合了DIC患者的临床表现及实验室检查,特别强调了肝病和白血病患者合并DIC时的特殊性,但其较为烦琐且许多实验室项目并未在全国多数实验室开展。国际上多采用包括多项筛查试验在内的积分系统进行DIC的诊断(如后文所示国际止血血栓协会制订的DIC评分系统)。该积分系统简便易行,且大量前瞻性研究已证实其对于显性DIC的诊断具有较为理想的敏感性和特异性。

(1)中国DIC诊断标准:DIC诊断标准修订方案(第八届全国血栓与止血学术会议,2001年,中国武汉)。

❖ 一般标准:①存在易于引起DIC的基础疾病,如感染、恶性肿瘤、病理产科、大型手术及创伤等。②有下列两项以上临床表现:严重或多发性出血倾向;不易用原发病解释的微循环障碍或休克;多发性微血管栓塞症状、体征,如广泛性皮肤、黏膜栓塞,灶性缺血性坏死、脱落及溃疡形成,或不明原因的肺、肾、脑等脏器衰竭;抗凝治疗有效。③实验室检查符合下列标准(同时有以下三项以上异常):血小板计数小于100×10^9/L或呈进行性下降;血浆纤维蛋白原含量小于1.5g/L或呈进行性下降,或大于4.0g/L;3P试验阳性或血浆FDP大于20mg/L或D-二聚体水平升高(阳性);凝血酶原时间(PT)缩短或延长3秒以上或呈动态性变化,或APTT延长10秒以上;疑难或其他特殊患者,可考虑行AT、FⅧ:C及凝血、纤溶、血小板活化分子标记物测定:血浆纤溶酶原(PLG)<300mg/L,抗凝血酶(AT)活性小于60%或蛋白C(PC)活性降低,血浆内皮素-1含量大于8pg/ml或凝血酶调节蛋白(TM)增高,血浆凝

血酶碎片 1 + 2(F1 + 2)、凝血酶抗凝血酶复合物(TAT)或纤维蛋白肽(FPA)水平增高,血浆可溶性纤维蛋白单体复合物含量增高,血浆纤溶酶-纤溶酶抑制复合物水平增高,血浆组织因子(TF)水平增高或组织因子途径抑制物(TFPI)水平下降。

◈ 肝病合并 DIC 的实验室诊断标准:①血小板计数小于 $50 \times 10^9/L$ 或呈进行性下降,或血小板活化,代谢产物升高;②血浆纤维蛋白原含量小于 1.0g/L;③血浆 FⅧ:C 活性小于 50%(必备);④PT 延长 5 秒以上;⑤3P 试验阳性或血浆 FDP 大于 60mg/L 或 D-二聚体水平升高(阳性)。

◈ 白血病合并 DIC 实验室诊断标准:①血小板计数小于 $50 \times 10^9/L$ 或呈进行性下降,或血小板活化,代谢产物升高;②血浆纤维蛋白原含量小于 1.8g/L;③PT 延长 5 秒以上或进行性延长;④3P 试验阳性或血浆 FDP 大于 60mg/L 或 D-二聚体水平升高(阳性)。

◈ 基层医疗单位 DIC 实验诊断参考标准(具备以下 3 项以上指标异常):①血小板计数小于 $100 \times 10^9/L$ 或呈进行性下降;②血浆纤维蛋白原含量小于1.5g/L 或进行性下降;③3P 试验阳性或血浆 FDP 大于 20mg/L;④PT 缩短或延长 3 秒以上或呈动态性变化;⑤外周血破碎红细胞大于 10%;⑥血沉低于 10mm/h。

(2)国际血栓止血学会制定的 DIC 诊断积分系统(2001)

◈ 血小板计数:$>100 \times 10^9/L = 0$,$<100 \times 10^9/L = 1$,$<50 \times 10^9/L = 2$。

◈ 纤维蛋白相关标志(包括 D-二聚体/纤维蛋白降解产物/可溶性纤维蛋白单体):无增加 = 0,中度增加 = 2,显著增加 = 3。

◈ 凝血酶原时间延长:$<3s = 0$,$>3s$ 但 $<6s = 1$,$>6s = 2$。

◈ 纤维蛋白原浓度:$>1.0g/L = 0$,$<1.0g/L = 1$。

如患者存在可引起 DIC 的基础疾病,且上述出凝血指标检测累计评分 ≥5,则考虑符合显性 DIC;如积分 <5,提示非显性 DIC,其后 1 ~2 天重复评分。

(庄俊玲　朱铁楠　韩冰)

参考文献

1. 张之南,郝玉书,赵永强,等. 血液病学. 第 2 版. 北京:人民卫生出版社,2011.

2. 张之南,沈悌. 血液病诊断及疗效标准. 第 3 版. 北京:科学出版社,2007.

3. Kenneth Kaushansky, Marshall Lichtman, et al. Williams Hematology. 8 th Edition. McGraw-Hill Education,2010.

4. 李蓉生. 贫血. 北京:科学出版社,2010.

5. Furie B, Edward J, Benz J, et al. Philip McGlave. Hematology:Basic Principles and Practice. Elsevier Science Health Science Division,2008.

第八章

其他疾病与血液病

第一节 感染性疾病与血液学异常

一、感染性贫血

(一) 概述

许多病原微生物侵入人体后,在引起炎症或感染过程中,能使红细胞生成减少,破坏增加或失血,由此产生的贫血称感染性贫血。这种贫血临床可分两大类:一类是感染后迅速发生,常以急性溶血性贫血表现为主;另一类是在慢性感染或炎症时逐渐发生,表现为慢性病贫血。

根据感染性贫血的发病机制可分失血、红细胞生成减少、红细胞破坏增加三种,见表 8 - 1。

表 8 - 1 感染性贫血的发病机制

发病机制	常见疾病
失血	胃肠道失血(钩虫病等)
	泌尿生殖道失血(血吸虫等)
	肺部疾病(结核等)
红细胞生成减少	再生障碍性贫血
	慢性病贫血
	急性感染性贫血
红细胞破坏增加	红细胞内寄生虫病
	自身免疫性溶血性贫血

续表

发病机制	常见疾病
红细胞破坏增加	原有红细胞缺陷
	病理性:溶血尿毒症综合征
	弥散性血管内凝血
	脾功能亢进

（二）实验室检查

1. 急性感染所致的贫血

（1）血常规:根据感染轻重不同贫血程度不一,可以从轻度贫血至严重贫血。贫血为正细胞正色素性贫血;外周血涂片根据感染不同可能有不同血细胞形态特点。例如,疟疾可在血涂片中找到疟原虫;溶血发作时可见有破碎红细胞、小球形等异形红细胞。白细胞计数常增高,但亦有减低者。中性粒细胞可有核左移,细胞出现中毒颗粒、空泡等。血小板计数可正常或减少。

（2）溶血有关检查:血清总胆红素和间接胆红素增加,游离血红蛋白增加,结合珠蛋白减少,在有免疫机制参与的溶血性贫血者 Coombs 试验可阳性,可分 IgG 和 IgM 两型。亦可 Coombs 试验阴性,如抗感染药物所致溶血性贫血。

2. 慢性感染所致贫血

（1）血常规:虽然贫血分类为正细胞、正色素性贫血,但许多患者表现为低色素性贫血,血涂片中红细胞轻度大小不等,中心淡染,红细胞平均血红蛋白低于 31pg,平均红细胞体积低于 80fl。白细胞、血小板值不恒定。

（2）铁代谢:慢性感染性贫血机制属慢性病贫血,其铁代谢特点为血清铁、铁饱和度降低,总铁结合力下降,血清铁蛋白正常甚至升高。感染发生后,血清铁迅速下降,而总铁结合力则在 8 ~ 12 天后开始下降。血清铜则升高,有一定辅助诊断价值。

（3）骨髓:有核红细胞及骨髓粒/红细胞比例大致正常,无明显红系增生表现。铁粒幼细胞减少,单核巨噬细胞内铁储存量增加。

（4）红细胞寿命缩短:用铬标记红细胞测定其寿命缩短。

（三）项目评价

感染性贫血的诊断除具备上述有关的贫血诊断依据外,必须除外其他原因所致的贫血,如肿瘤、慢性肾衰竭所致贫血等,最关键是具备引起贫血的原发感染性疾病的诊断。以下几种疾病需要与本病鉴别。

1. 稀释性贫血　骨髓瘤和巨球蛋白血症患者,其血浆容量增多,可导致稀释性贫血。

2. 非感染性慢性失血和铁吸收不良　除感染引起失血外,感染性贫血与慢性失血及铁吸收不良的鉴别依靠以下几点。①转铁蛋白:前者下降,后者升高。②血清铁蛋白:前者正常或增加而后者减少。③试验性补充铁剂:对于慢性感染性贫血无效,对缺铁性贫血有明显疗效。

3. 慢性肾衰竭所致贫血　血清铁正常或升高,血清尿素氮和肌酐升高。

二、白细胞改变

感染性疾病可以引起多种白细胞数量异常,主要实验室检查指标如下。

（一）白细胞异常

1. 白细胞增多症　很多感染可引起白细胞增多,尤其是细菌感染,又称类白血病反应,其表现基本特点为:①无白血病证据;②白细胞 $> 50 \times 10^9/L$;③外周血分类可见幼稚细胞。在某些感染甚至可发生贫血和血小板减少,使之与白血病的鉴别产生一定的困难。类白血病反应可以类似急性或慢性白血病。类白血病与白血病的鉴别主要依靠以下几点:①有明确的感染性疾病;②大多数器官、组织缺乏明显的浸润表现;③骨髓涂片缺乏典型的白血病表现,如裂孔现象;④缺乏白血病的遗传学和免疫学标记;⑤感染治愈后类白血病反应消失。

2. 白细胞减少症　一些感染可以引起白细胞减少,即低于 $4 \times 10^9/L$,尤其是病毒感染、结核、伤寒等。严重病毒感染甚至引起全血细胞减少,骨髓出现类似再生障碍性贫血改变。结核感染有时可以出现骨髓中各系病态造血而被误认为 MDS,但骨髓细胞无克隆性染色体改变、抗结核治疗有效等可资鉴别。

（二）淋巴细胞异常

1. 淋巴细胞增多症　感染引起淋巴细胞绝对值增高,可从轻度增高至极度增高,最高达 $100 \times 10^9/L$。常见的引起淋巴细胞绝对值增多的感染疾病为①急性感染:如急性传染性淋巴细胞增多症、传染性单核细胞增多症、传染性肝炎、弓形虫病、巨细胞病毒等;②慢性感染:见于结核、布氏杆菌病、先天和后天梅毒、立克次体病等。

2. 淋巴细胞减少症　淋巴细胞绝对值 $< 1 \times 10^9/L$ 称为淋巴细胞减少,临床常见发生于急性感染、疟疾、艾滋病及一些慢性感染如结核、组织胞浆菌感染中,其淋巴细胞减少程度常与感染程度有关。

（三）中性粒细胞异常

1. 中性粒细胞增多症　感染常伴随中性粒细胞增多及核左移,其中2/3是由细菌感染引起,尤其是化脓性细菌,如葡萄球菌、链球菌引起的局部或全身性感染。但衣原体、支原体、真菌、立克次体感染很少引起粒细胞增多。此外,恶病质及老年人也因免疫力低下感染时粒细胞不增加。

2. 中性粒细胞减少症　中性粒细胞绝对值 $<1.5 \times 10^9$/L 称为中性粒细胞减少症。几乎所有的细菌感染均可使少数患者发生中性粒细胞减少,常在伴化疗、放疗、营养不良、慢性衰竭患者中发生。某些病毒、立克次体、原虫感染常伴有粒细胞减少。除感染本身直接作用外,感染时应用的解热镇痛药物及抗感染药物亦可引起中性粒细胞减少症。

（四）单核细胞增多症

单核细胞绝对值 $>0.95 \times 10^9$/L,可见于亚急性及慢性感染,如结核、亚急性细菌性心内膜炎、梅毒、布氏杆菌病、多数立克次体病、原虫病,同时亦可见于感染恢复期,而在结核感染时,如单核细胞/淋巴细胞比例 >1（正常为0.3）,常常显示预后不良。

（五）嗜酸性粒细胞增多及减少症

嗜酸性粒细胞 $>0.5 \times 10^9$/L 称为嗜酸性粒细胞增多症,主要见于寄生虫感染和结核,尤其是侵犯器官、组织时,在细菌和病毒感染时罕见。嗜酸性粒细胞减少常见,与感染的严重程度有关,为预后不良指标。与机体内肾上腺皮质激素水平增高有关,亦与某些细胞因子抑制其生成及释放有关。

三、血小板改变和血栓性疾病

（一）血小板减少和增多

在严重细菌、病毒和真菌性败血症,常合并血小板减少。在细菌性败血症患者,2/3 以上有不同程度血小板减少,1/3 有明显减少（ $<50 \times 10^9$/L）,但除非合并 DIC,临床基本不发生出血。

血小板增多常可达（$500 \sim 700$）$\times 10^9$/L,见于慢性感染,如结核、骨髓炎、亚急性细菌性心内膜炎及真菌、细菌感染恢复期。但临床发生率极低,一般不需抗凝治疗。

（二）弥散性血管内凝血

65% 的 DIC 是由于感染所致,严重感染可引起血管内皮损伤,可迅速、广泛激活凝血系统。常见引起 DIC 的感染有①细菌感染：奈瑟菌、金黄色葡萄球菌、链球菌、大肠杆菌、淋球菌、结核杆菌、沙门杆菌感染。②立克次体、支原体感染。③假单胞菌感染。④组织胞浆菌感染。⑤疟疾。

（三）血栓并发症

感染引起的血栓并发症少见。但感染所引起血管内皮损伤、血液淤滞及药物、静脉导管插入等均可引起血小板在血管内皮聚集，进而形成血栓。常发生在上、下肢静脉及门静脉、盆腔静脉等。临床医生需有足够警惕。

第二节　肝病与血液学异常

一、概述

严重肝病引起的贫血占全部合并贫血患者的 20% 以上。由于肝脏疾病病因不同，贫血发病机制各有特点，一般为轻至中度，严重贫血少见。肝病导致的贫血机制主要有以下几方面。①肝功能受损时红细胞内磷酸戊糖旁路代谢低下，使细胞内还原型谷胱甘肽生成减少，血红蛋白易被氧化破坏，导致红细胞寿命缩短；②脾功能亢进；③红细胞膜脂质异常，导致红细胞易被破坏；④棘刺红细胞性溶血性贫血：患者红细胞膜上胆固醇明显增多而卵磷脂无相应增加，致使红细胞变形性降低，在通过脾脏时，细胞膜被单核-巨噬细胞一部分一部分地吞噬，使红细胞表面积不断缩小，最后变成棘刺红细胞；⑤肝脏分泌的促红细胞生成素（EPO）减少；⑥肝硬化、门静脉高压导致胃肠道瘀血或出血，可引起叶酸、维生素 B_{12} 吸收障碍导致巨幼细胞贫血或缺铁性贫血。此外肝病时血容量增加、血液稀释也是发生贫血的原因之一。

肝脏是多种凝血因子和促血小板生成素（TPO）合成的器官，严重肝病造成凝血因子和 TPO 水平下降，加之脾功能亢进等因素易导致出血并发症。

二、相关实验室检查

（一）血常规

无并发症的肝病贫血是正细胞正色素性贫血。但在叶酸或维生素 B_{12} 缺乏时亦可出现巨幼细胞贫血，其红细胞体积 >115fl。血涂片可出现棘刺红细胞，表现为红细胞表面有 5~10 个刺状的突起。口形红细胞见于红细胞中心淡染区有条状裂口,见于急性脂肪肝及酒精中毒患者,可引起一过性溶血性贫血发作。网织红细胞计数常增加,酒精可抑制造血,因而慢性酒精中毒者初诊时网织红细胞常减低,戒酒后可升高,在 7 天左右达最高值。因而对于酒精中毒者网织红细胞升高意义要慎重综合考虑。网织红细胞大于 15% 在无并发症肝病贫血中很少见,要考虑合并有出血、棘刺红细胞溶血及其他并发症。

血小板减少见于 50% 的肝硬化患者。但一般不低于 50×10^9/L。白细胞一般正常,但分类可见淋巴细胞比例减少,中性粒细胞减少或增多,血浆中可测出中性粒细胞趋化抑制因子。如肝硬化患者脾大,可因脾功能亢进导致全血细胞减少。

(二)骨髓检查

骨髓增生活跃或明显活跃。红系常增生,使粒/红比例下降,常见有大幼红细胞,即指红细胞体积增大而染色质结构正常的幼红细胞。但约 20% 的患者骨髓中可见巨幼红细胞增多。除血液学以外的检查因肝病病因不同而各异。

(三)血清维生素和铁代谢指标

大细胞贫血时尤其需要考虑维生素 B_{12} 或叶酸缺乏导致。而正细胞或小细胞贫血时需要进行铁代谢指标检查。门脉高压时常常合并消化道出血,造成缺铁性贫血。检查发现血清铁下降,总铁结合力升高,铁饱和度下降,铁蛋白下降。

(四)凝血指标

除 FⅧ外,其他凝血因子均在肝脏合成。由于 FⅦ半衰期最短,肝功能不全时 FⅦ活性下降最明显,因此反映外源性凝血途径的 PT 常常延长,PT 延长程度也是肝功能 CHILD 分级的标准之一。如果肝功能持续损害,还会出现 APTT 延长和纤维蛋白原(Fg)水平下降。因为肝病患者常常出现 PLT 下降,此时和 DIC 很难鉴别。需要检查 FⅧ活性,因 FⅧ不在肝脏合成,如果活性正常,应考虑肝功能失代偿所致凝血异常;如 FⅧ活性降低,当考虑 DIC 或肝硬化合并 DIC。

三、项目评价和临床思路

肝病患者需要进行血常规、网织红细胞、血细胞形态检查。结合病史和血细胞形态,进行血清叶酸(必要时红细胞内叶酸)、维生素 B_{12} 和铁代谢相关指标检测。必要时进行骨髓检查。另外,因肝功能不良可导致止血和凝血障碍,需要检查凝血时间和 Fbg 水平,如凝血指标显著异常,可根据 FⅧ水平测定判断是单纯肝功能不全还是合并了 DIC。

第三节　肾病与血液学异常

一、概述

肾脏疾病引起血液学异常主要为贫血,其次为出血。器质性肾脏疾病,常常导致贫血,临床称之为肾性贫血。广义异常分两类,一为肾脏疾病而肾功能正常,其贫血常由水钠潴留、血液稀释、大量蛋白尿、继发营养不良造成。另一类为慢性肾衰竭所致贫血,发病机制复杂。狭义上肾性贫血即指慢性肾衰竭所致贫血,其主要原因是肾脏分泌促红细胞生成素(EPO)减少,其他原因包括造血原料缺乏,如铁利用障碍、叶酸吸收不足,毒素排泄减少,抑制骨髓造血。

近年来发现某些肾脏病可伴有全身性高凝状态,并易发生血栓栓塞并发症,主要原因是纤维蛋白原、FⅧ、FⅤ等凝血活性增加,抗凝血酶Ⅲ减少所致,如肾病综合征。而另一些则有明显出血倾向,主要原因为血小板数量减少和功能异常。尿毒症时血小板数大多不低于 $50 \times 10^9/L$,因而合并出血多因血小板功能异常。尿毒症患者血中潴留的代谢废物可使血小板黏附性下降、血小板第3因子活性障碍、出血时间延长、血块收缩不良及凝血酶原消耗试验异常。本节主要介绍肾性贫血。

二、相关实验室检查

（一）血常规

1. 红细胞　肾性贫血大多为正细胞、正色素性贫血,但也可因出血、溶血等原因使患者呈小细胞或大细胞贫血表现。网织红细胞大多在正常范围,有时稍增加或减低。血涂片常可见棘形、盔形、三角形等各种异形红细胞及红细胞碎片,亦可见多嗜性和点彩红细胞。棘形红细胞是肾衰竭贫血的特点之一,尤其在溶血尿毒症综合征时最常见。红细胞携氧能力在尿毒症时并没有受到明显损害,原因与高磷脂血症及红细胞内 2,3-二磷酸甘油酸增多,使血红蛋白与氧的亲和力下降有关。此外,酸中毒时可使氧离解曲线右移,进一步使血红蛋白与氧亲和力下降,有利于在组织中释放氧。患者经强力透析后初期可由于红细胞内有机磷减少,体液酸中毒纠正可使血红蛋白与氧亲和力增加,造成组织中暂时缺氧而导致发生一系列症状,即所谓"透析失衡综合征"。

2. 白细胞和血小板　　白细胞计数和分类及血小板在肾性贫血时大多正常。但尿毒症本身及血液透析治疗可对白细胞和血小板功能、数量有一定影响。尿毒症时粒细胞吞噬功能下降,且透析膜可激活补体产生肺内白细胞淤滞,血中白细胞一过性减少。细胞免疫力下降可使患者易合并感染。血小板聚集、黏附功能减低,血小板第 3 因子活性异常。此外,在并发微血管病性溶血性贫血时,可见纤维蛋白减少等凝血因子异常。

（二）骨髓象

骨髓象基本正常。红系、粒系、巨核系增生及幼稚细胞各阶段比例均在正常范围。在尿毒症晚期,可见骨髓增生低下,幼稚红细胞成熟受阻现象。

（三）铁代谢检查

血清铁一般正常或轻度减低。随肾衰竭原发病因不同或并发症不同铁代谢亦可呈相应变化,如合并慢性感染则可见铁蛋白正常或升高、血清铁下降、总铁结合力及铁饱和度均下降。如合并出血或因患者胃纳不佳、摄食过少,则可呈缺铁性贫血表现,铁蛋白下降、血清铁下降、总铁结合力上升、铁饱和度明显下降。反之,如反复输血,可导致铁过剩。EPO 水平和铁转换率一般正常,红细胞对铁的利用在尿毒症晚期降低。但原发肾脏疾病本身可使上述指标发生改变而加重肾性贫血。

三、项目评价和临床思路

肾功能不全患者常常并发贫血,肾脏损害程度和铁代谢指标有助于判断贫血类型。合并缺铁性贫血患者需要警惕是否有消化道出血。EPO 合成不足和铁利用障碍造成的慢性病贫血也是肾性贫血的主要原因。肾小管疾病更易出现 EPO 合成不足,此时贫血严重程度与肾功能受损程度不平行。

第四节　内分泌疾病与血液学异常

一、概述

内分泌疾病所致贫血是指内分泌功能紊乱引起的贫血。许多内分泌激素参与调节红细胞系的造血功能。①促红细胞生成素（EPO）:由肾脏分泌,直接调控红系各阶段造血细胞的增殖和分化的内分泌激素。②调控 EPO 分泌:EPO

分泌受组织缺氧调控,许多激素可调节组织代谢水平而改变组织内氧的含量,间接影响 EPO 的分泌。③许多激素通过酶的代谢、受体来影响血红蛋白和其他红细胞结构,如红细胞膜的合成。当内分泌功能紊乱时,通过上述三种途径影响红细胞的生成而引起不同程度的贫血。比较常见的引起贫血的内分泌疾病有垂体、甲状腺、肾上腺、性腺等部位的疾病。

内分泌疾病引起贫血一般均为轻度至中度,多为隐匿性发生。血红蛋白很少低于 $80 \sim 90g/L$,血细胞比容也不低于 0.27。红细胞形态多为正常,没有特异性。一般为正细胞正血色素性或正细胞低色素性贫血。小细胞低色素性贫血罕见。由于贫血程度轻,临床容易忽视,常在考虑到内分泌本身疾病时才做贫血诊断。

贫血发生常为几种因素综合作用的结果,在不同的内分泌疾病有各自不同特点。常与 EPO 分泌减少、红细胞内血红蛋白及其他细胞成分合成减低、铁代谢障碍有关。少数内分泌疾病患者可合并自身免疫病或血中有多种抗自身抗体,可引起自身免疫性溶血性贫血。贫血的一般实验室检查特点为:①血清铁下降;②总铁结合力减低;③血清铁蛋白的饱和度下降;④骨髓的铁粒幼细胞减少;⑤铁储存量正常或增加。如合并自身免疫性溶血性贫血,Coombs 试验可阳性。临床上发病初期贫血可无症状,随内分泌疾病进展,贫血程度逐渐加重时,才出现乏力、心悸、气短等。

二、相关实验室检查

(一) 甲状腺功能减退所致贫血

1. 正细胞正色素性贫血　见于单纯甲状腺功能减退无并发症患者,贫血多为轻至中度。一般血红蛋白不低于 $80 \sim 90g/L$,网织红细胞减少。血涂片异形红细胞少见,但 20% 左右患者可见有棘刺红细胞。白细胞和血小板一般正常或轻度减少。骨髓增生轻度减低,铁动力学检查可见血清和红细胞内铁转换率轻度降低。红细胞生存时间正常,红细胞内血红蛋白 A2 量轻度减少。

2. 大细胞性贫血　贫血多为轻至中度,血红蛋白大多不低于 $80g/L$,叶酸、维生素 B_{12} 测定值往往减低,白细胞、血小板一般正常或轻度减少。血涂片呈大细胞性贫血,中性粒细胞常见核分叶过多。骨髓增生活跃,有核细胞增多。常见典型巨幼红、巨幼粒细胞,有丝分裂现象多见。铁动力学检测亦呈血清铁和红细胞内铁转换率减低。红细胞生存时间正常。

3. 小细胞低色素性贫血　与一般缺铁性贫血相同。据失血量和铁缺乏程度表现不一,贫血程度多为中度贫血,外周血中性粒细胞常减少,而淋巴细胞相对增多。血涂片可见红细胞大小不等,中心淡染区扩大。骨髓增生正常或轻度减低,铁染色呈缺铁性贫血表现。血清铁降低。此外,患者血中有抗自身红细胞抗体,Coombs 试验阳性。

4. 自身免疫性疾病合并甲状腺功能低下　由于体内存在多种抗体,如抗胃壁细胞抗体、抗甲状腺抗体、抗肾上腺抗体,部分患者可有抗红细胞抗体引起自身免疫性溶血性贫血。

(二)甲状腺功能亢进所致贫血

甲亢患者贫血为轻度,红细胞 MCV 正常或轻度减低,但无合并铁缺乏。红细胞内血红蛋白 A2 轻度上升。患者无明显症状,一般不需治疗。在甲亢症状纠正后贫血会自行纠正。甲亢症状严重者常有白细胞和中性粒细胞轻度减少。

患者合并贫血机制尚不完全明了,可能由于①血浆容量增加,造成血液相对稀释。②无效造血:骨髓多数显示增生活跃,但铁利用率不良,提示部分红系造血细胞为无效造血。③红细胞内 2,3-DPG 含量增加,使血红蛋白与氧亲和力下降,向组织供氧增多,使组织缺氧相对减轻,因而使肾脏分泌 EPO 减少,刺激红细胞生成作用减低。但亦有人持相反观点,认为甲亢合并贫血者 EPO 水平升高。④红细胞生存期缩短:亚急性和慢性甲状腺炎及自身免疫性内分泌病患者血中可存在抗甲状腺线粒体、甲状腺球蛋白抗体及具有甲状腺素刺激作用的抗体,这些抗体有可能引起血管外或血管内的自身免疫性溶血性贫血,使红细胞生存期缩短。⑤其他原因:甲亢可合并腹泻、吸收不良,可降低铁、叶酸、维生素 B_{12} 吸收,导致相应造血原料缺乏而引起贫血。

(三)垂体功能减退所致贫血

任何原因所致垂体功能减退均能引起中度非进行性贫血。国外报道一组595 例垂体前叶功能减退症患者,其血红蛋白平均值仅相当于健康人的 67%,即近 100g/L,波动范围为 30~160g/L,常为正细胞正色素性贫血。由于垂体功能减退患者常有血浆容量下降,从而掩盖患者部分贫血程度。

患者贫血的主要原因为红细胞生成减少,而红细胞生存期正常或延长。红细胞减少机制为腺垂体功能减退,其靶腺内分泌功能减低,即体内甲状腺素、肾上腺皮质激素、雄性激素水平下降,使机体新陈代谢水平下降,组织耗氧量下降,刺激 EPO 的分泌减少,骨髓红系减少。此外,其他激素如生长激素、催乳素等可能也对红系造血起一定刺激作用。动物实验支持上述机制:①切除垂体的小鼠即使红细胞容量正常,组织耗氧量也降低。②切除垂体的小鼠发生贫血后,但仍可以对缺氧、失血或钴治疗发生反应,使红系造血增强,使血红蛋白恢复到原来水平。③给切除垂体的小鼠给予甲状腺素后,可见其红系造血增生与组织耗氧量增加相关。④切除垂体的小鼠红细胞2,3-DPG 水平不正常。⑤切除垂体的小鼠给予甲状腺素、肾上腺皮质激素只能使小鼠贫血改善,但骨髓造血完全恢复需给予生长激素,说明生长激素不依靠新陈代谢介导,而是直接促进红细胞生成。这种作用可能为直接促进 EPO 分泌。

(四)肾上腺皮质功能减退所致贫血

由各种原因所致的慢性肾上腺皮质功能低下(Addison 病)患者多数可合并轻至中度贫血。因本病患者常因肾上腺皮质激素减低而合并脱水,使血容量下降,部分掩盖了患者贫血症状。当用皮质激素替代治疗开始后短期内,因血容量恢复正常,常使红细胞容量和血红蛋白比治疗前下降 20% 左右,使贫血症状明显。

贫血发生的主要原因为红细胞生成减低。其发生机制是由于肾上腺皮质功能减退,糖皮质激素分泌不足,使机体新陈代谢水平下降,EPO 分泌减少,因而红细胞生成减少。最近报道特发性肾上腺皮质功能减退者其贫血发生机制与恶性贫血有关,部分患者除可产生抗肾上腺抗体外,亦可产生抗胃壁细胞抗体及抗甲状腺抗体。除内因子缺乏可引起巨幼细胞贫血外,少数患者血中可有抗自身红细胞抗体,引起自身免疫性溶血性贫血。除贫血外,血常规检查常发现白细胞减少,嗜酸性粒细胞增多,淋巴细胞比例相对增多,且多为大淋巴细胞。

(五)性腺功能失调所致贫血

由性腺功能失调所致的贫血临床少见,多为轻度。性激素中以雄激素(睾酮)及雌激素与红细胞生成有关。雄激素可促进红细胞生成,雌激素可抑制红细胞生成。性成熟期男性血红蛋白较女性高 10~20g/L,这个差异与雄激素分泌有关,睾酮有刺激造血的作用。性腺分泌功能失调产生贫血,临床表现多不明显。贫血多为正细胞正色素性贫血。纠正了性腺分泌功能失调后,贫血可自行纠正。

三、项目评价和临床思路

内分泌疾病常合并的血液学异常为贫血,主要为免疫性溶血、慢性病贫血和 EPO 合成不足导致。因此,在内分泌疾病明确的前提下,主要针对上述几方面进行贫血原因排查。更为重要的是确定何种内分泌疾病,并进行针对原发病的治疗,在原发病得到控制之后,继发出现的贫血就会得到改善。

第五节 肿瘤与血液学异常

一、概述

肿瘤所致贫血在肿瘤患者,尤其是晚期患者中常见,包括血液系统肿瘤和其他实体瘤。其发病机制复杂,包括:营养缺乏所致造血材料不足、肿瘤浸润骨髓或肿瘤所致慢性病性贫血使造血细胞功能受抑制和对红细胞生成素反应低下;红细胞寿命缩短,如微血管病性溶血性贫血使红细胞破坏过多;失血,化疗、放疗对骨髓造血细胞的直接抑制作用等。因此,对不同类型肿瘤所致贫血的患者,应根据其临床病程、并发症、治疗方案不同,分析其贫血及血液学异常的主要原因,采取不同治疗方法方能有效。在肿瘤治疗过程中采用红细胞输注和使用红细胞生成素来保持患者有较高血红蛋白水平是改善患者生活质量的重要措施。

血栓栓塞并发症在血液和非血液肿瘤中都很常见,已成为住院的肿瘤患者死亡的第二位原因,因此,认识肿瘤的高血栓倾向、及早识别和诊断血栓栓塞并发症、正确加以防治具有极为重要的意义。肿瘤相关的游走性血栓性静脉炎命名为 Trousseau 综合征。随着对肿瘤相关的血栓栓塞认识的不断深入,Trousseau 综合征的含义也不断拓展,现已涵盖了与肿瘤相关的所有血栓栓塞并发症,包括脑血管意外、心肌梗死、周围动脉闭塞、静脉血栓栓塞、肝静脉闭塞性疾病、血栓性血小板减少性紫癜/溶血尿毒症综合征、多脏器功能不全综合征及弥散性血管内凝血等。

血栓形成的三要素,即血流异常、血管完整性受损和血液成分改变均与肿瘤患者的高血栓倾向有关。白血病患者内皮细胞的黏附分子和原始细胞上交联受体的表达增加是白细胞淤滞综合征更重要的因素。实体肿瘤的血栓高风险与癌基因和抑癌基因介导的凝血激活密切相关。例如,*PML/RARα* 融合基因使白血病细胞高表达组织因子;*JAK2-V617F* 突变患者的血小板聚集功能增强。肿瘤患者为方便治疗常放置中心静脉导管,增加形成深静脉血栓的风险。许多治疗肿瘤的药物可增加血栓形成的风险,如门冬酰胺酶、糖皮质激素、全反式维A酸等。沙利度胺和雷利度胺的促血栓的机制至今尚未完全明了,与地塞米松或阿霉素等抗肿瘤药合用时 VTE 的风险更高。有些药物还可引起血栓性微血管病,如全反式维 A 酸、环磷酰胺、他克莫司等。有些异基因造血干细胞移植后的血栓性微血管病出现与血栓性血小板减少性紫癜相似的临床表现,但血浆中血管性血友病因子裂解酶(ADAMTS-13)的水平正常,血浆置换通常效果不佳,死亡率更高。造血细胞生长因子,如 EPO、G-CSF、GM-CSF 和 TPO 均有可能增加血栓并发症的风险。

如果肿瘤患者合并遗传性易栓症(如凝血酶缺陷症、蛋白 C 缺陷症、蛋白 S 缺陷症、FV Leiden 等)和获得性易栓因素(如活动受限、感染、抗磷脂综合征、获得性抗活化蛋白 C 症等),静脉血栓栓塞的风险可升高数倍至 10 余倍。

二、相关实验室检查

(一)肿瘤所致贫血

1. 血常规 因贫血的主要发病机制不同而实验室检查结果各异。大多数患者表现为正细胞正色素性贫血,网织红细胞多增加,贫血严重者可见异形及嗜点彩红细胞,如合并微血管病性溶血,异形红细胞数量明显增多。消化道肿瘤患者常合并失血,其贫血表现为小细胞低色素性贫血。肿瘤转移至骨髓时外周血可出现幼红、幼粒细胞,贫血为中、重度。骨髓检查时要注意肿瘤细胞,癌细胞多有数个聚集或成团块倾向,其形态的共同特点为:①细胞和核均较大,染色较浓;②多形性;③核/质比例增大;④核仁大、数目不等,呈异形性。但神经母细胞瘤的细胞形态酷似原粒或原淋巴细胞,且无聚集和成团倾向,细胞膜易破,成为裸核。胞质内含有黏液,糖原反应阳性。肿瘤所致的铁粒幼细胞贫血则骨髓有核细胞的铁染色增多,环形铁粒幼细胞多于 15%。

白细胞正常或增多,是由于肿瘤可刺激中性粒细胞增加所致。血小板计数正常或减低。凝血因子晚期降低,合并 DIC 者有相应实验室改变。

2. 铁代谢检查 血清铁减低,总铁结合力正常或稍下降,铁饱和度减低,血清铁蛋白正常或升高,符合慢性病贫血患者铁代谢特点。但如合并出血如消化道肿瘤导致的消化道出血,则有铁蛋白下降,总铁结合力升高,血清铁下降等缺铁性贫血表现。

3. 溶血相关检查 多种实体瘤,尤其是胃肠道肿瘤可以合并自身免疫性溶血性贫血(AIHA),甚至可以在肿瘤诊断之前出现。检查 Coombs 试验阳性,网织红细胞升高,间接胆红素升高等。

(二)肿瘤相关的血栓栓塞

1. 血栓栓塞检查 确诊深静脉血栓(DVT)依靠静脉彩色多普勒检测或静

脉造影,目前许多单位以电子计算机体层扫描静脉成像(CTV)取代静脉造影。

确诊肺动脉血栓栓塞(PTE)的常用方法有:①肺通气–灌注扫描。为大多数医院的首选确诊方法。一般而言,若灌注扫描发现局部血流灌注缺损,而该处通气扫描正常或大致正常可确诊为肺栓塞。若肺通气、灌注扫描均正常可基本除外肺栓塞。②肺动脉造影。仍是目前诊断 PTE 最可靠的方法。③CT 和 MRI。对肺动脉远端分支的栓塞效果较差。电子计算机体层扫描动脉成像(CTA)已逐步用于 PTE 的诊断,有望取代肺动脉造影,成为诊断 PTE 的金标准。

2. 凝血指标 静脉血栓栓塞(VTE)时 D-二聚体水平明显升高。D-二聚体水平正常有助于排除 VTE,但水平升高需除外肿瘤本身、内脏等部位出血等因素所致。动态观察 D-二聚体水平的升降,有助于抗凝疗程的判定和预测血栓复发。

并发 VTE 时 PT、APTT、凝血因子活性检查等大多正常。当有微血管病性血栓发生,如 DIC 时,可出现血小板下降,PT、APTT 延长,纤维蛋白原降低,D-二聚体和纤维蛋白降解产物(FDP)升高等。慢性 DIC 常见于实体肿瘤尤其是消化道肿瘤,以纤溶亢进为主,PT、APTT 仅轻度延长,血小板轻度降低,而纤维蛋白原显著下降,D-二聚体和 FDP 明显升高。

三、项目评价和临床思路

凡病因明确者诊断容易。但部分患者在肿瘤确诊之前即有贫血,甚至贫血为肿瘤的首发症状,常见于消化道肿瘤。因此,对贫血原因不明的患者,应当在鉴别诊断时考虑到肿瘤的可能。如纯红细胞再生障碍常见于胸腺瘤,自身免疫性溶血性贫血可见于卵巢癌和淋巴瘤。肿瘤骨髓转移时需详细检查骨髓涂片,可见到团块肿瘤细胞聚集。合并出血者诊断较易,必要时做有关出、凝血指标检查。如骨髓取材时为干抽,须做骨髓活体组织检查以确诊。

70% 以上的 VTE 来自下肢,如出现下肢不对称肿胀疼痛需警惕下肢 DVT 可能,并常规进行 D-二聚体和血气等检查,排除 PTE。肿瘤患者出现不能解释的血小板下降需要排除 DIC 和肿瘤骨髓转移,可进行凝血指标检测、骨髓细胞学和活检证实。

第六节 妇产科与血液学的关系

一、概述

妇女在月经期或妊娠期,血液系统与其他器官系统一样会发生一系列生理、生化改变,这是机体的正常调控机制,以保证规律的月经周期和胎儿的发育。但在体内、外各种因素的作用下,上述改变可能超过正常范围,对机体产生病理影响。因此,对于妊娠期或月经期妇女的血液学异常应予特殊考虑。

二、相关实验室检查

(一)正常妊娠期的实验室检查

1. 血浆容量 妊娠早期血浆容量开始增加,中期增加迅速,第 32~34 周达最高水平,总量增多 1000~1250ml。分娩后 6~8 周恢复至正常。血浆容量增加的原因尚不清楚,可能与下列因素有关:醛固酮和糖皮质激素分泌增多;雌激素增加血容量的作用;胎盘类似动、静脉瘘所造成的影响等。

2. 红细胞 妊娠期 EPO 分泌增多,胎盘分泌的泌乳素原与泌乳素及 EPO 有协同作用。孕妇的网织红细胞于妊娠第 4 个月(16 周)开始上升,第 6 个月左右(25~35 周)达最高峰(约 6%),分娩时轻度下降,产后 6 周恢复正常。

由于妊娠期红细胞容量的增加(25%)与血浆容量的增多(43%)不成比例,血细胞比容可降低至 37.5% 以下,形成"妊娠期生理性贫血",血红蛋白浓度较非妊娠妇女降低 10~20g/L。如果铁供应充分,MCV 和 MCH 仍在正常范围。

3. 白细胞 妊娠期中性粒细胞增多,可达 16×10^9/L,分娩后数日恢复正常。外周血涂片中可见少量中幼及晚幼粒细胞,中性粒细胞碱性磷酸酶积分亦有增加。淋巴细胞计数相对减少。

4. 血小板 妊娠期血小板的生成有所增加,与红细胞容量的增加相平行,但由于血浆容量增加造成的稀释作用,使妊娠期妇女的血小板计数有下降趋势,也可保持在正常范围之内。血小板计数 $>50 \times 10^9$/L 者为轻度或中度减少。而小于 50×10^9/L 者为明显或重度减少。年轻血小板比例增加使血小板黏附性增高。

健康的、既往无血小板减少症的妇女妊娠后可发生轻度血小板减少,定期、及时随诊即可。

5. 凝血因子　正常妊娠时,某些凝血因子明显增加,尤其是纤维蛋白原,在妊娠末期达到高峰(平均 550mg/dl),有利于防止胎盘剥离时大量出血的危险。胎儿及胎盘皆可分泌纤溶抑制物,以致血液中测不出 FDP。

（二）病理妊娠期的血液学异常

1. 贫血　根据 WHO 的报告,正常妊娠妇女的血红蛋白浓度较非妊娠妇女低 10g/L,超过这一范围应认为存在贫血。国外报道一半以上妊娠妇女可发生程度不同的贫血,国内妊娠期妇女的发病率约为 70%。贫血的原因以缺铁和叶酸缺乏多见,而维生素 B_{12} 缺乏和再生障碍性贫血次之。

（1）缺铁性贫血（IDA）:正常成年妇女体内铁含量约 2g,其中 70% ~80% 为血红蛋白铁,10% ~30% 为储存铁,以铁蛋白和含铁血黄素形式储存于单核-巨噬细胞系统中,非细胞内铁不足 1%。正常每次月经期损失铁 25 ~150mg,每日由食物中可补充 2mg,因此,体内铁储备并不充裕。妊娠时由于红细胞容量增加和胎儿与胎盘的发育,孕妇对铁的总需求为 700 ~1400mg,每日摄入 4mg 铁,方可满足这一需求。由于孕妇常因妊娠反应而食欲不佳、胃酸减少和孕吐,影响铁的摄入与吸收,故极易发生缺铁性贫血,据统计可达 20% ~30%。

通过实验室检查,不难确定缺铁性贫血的诊断,表现为小细胞低色素贫血。血清铁蛋白首先下降,之后血清铁降低,而总铁结合力升高,骨髓铁染色显示细胞内外铁缺乏等。继而出现血红蛋白下降,MCV 和 MCHC 低于正常。

经铁剂治疗后,3 周内血红蛋白下降值应升高 50%。通常于 8 周后完全恢复正常。若连续治疗 3 周血红蛋白不上升者,应重新考虑诊断与治疗。

IDA 常与地中海贫血混淆,均表现为小细胞贫血,一些轻型地中海贫血常常在孕期加重,被误认为是 IDA。但地中海贫血 MCV 一般在 70fl 以下,一般仅为小细胞,不会出现低色素。血红蛋白电泳可作为初筛判断地中海贫血,进一步可行基因检测以确定。但地中海贫血孕妇常合并 IDA,需常规进行铁相关检测。

（2）叶酸和维生素 B_{12} 缺乏所致巨幼细胞贫血:成人每日需要叶酸量约 $100\mu g$,体内贮存量 5 ~10mg,可供 2 ~3 个月需要,但妊娠时需要量可增加 5 ~10 倍。尤其在妊娠晚期,胎儿进入造血后期时,母体对胎儿的叶酸供给呈逆浓度梯度的主动运转,即使母体叶酸缺乏,也要供给胎儿,因此,更加重了孕妇的叶酸不足,引起巨幼细胞贫血。除了叶酸需要量明显增加外,妊娠期叶酸缺乏的原因还包括：①孕妇肠道对叶酸的吸收低于健康人；②烹调不当，加工食品温度过高、过长，使叶酸大量破坏；③多次妊娠。

维生素 B_{12} 在体内的贮存量为 $4\sim5mg$，而健康人每日最低需要量仅为 $1\mu g$。妊娠期妇女，因胃壁细胞分泌内因子减少，胃酸及胃蛋白酶分泌降低，维生素 B_{12} 吸收也相应减少；同时，胎儿不断从母体摄取维生素 B_{12}，因此孕妇血中维生素 B_{12} 水平逐渐下降，产后 $3\sim5$ 周始恢复至正常水平。

妊娠期妇女，发生叶酸和（或）维生素 B_{12} 缺乏后，可出现巨幼细胞贫血，其发病率为 $0.2\%\sim30\%$。叶酸缺乏者远较维生素 B_{12} 缺乏者多见。典型巨幼细胞贫血时，呈大细胞性贫血，骨髓造血细胞，尤其红系，有明显巨幼变，诊断一般无困难。但早期诊断要依靠血清叶酸或维生素 B_{12} 水平测定，如有条件可以测定红细胞叶酸。

(3)混合性营养性贫血：混合性营养性贫血是指在妊娠期既缺乏铁又缺乏叶酸或维生素 B_{12} 所引起的贫血。根据铁、叶酸和维生素 B_{12} 的贮备量，一般在妊娠早期易发生缺铁性贫血，而在中、晚期妊娠，体内多种含铁的酶功能下降，肝细胞线粒体肿胀，酶活力也下降，影响叶酸、维生素 B_{12} 的代谢，出现混合性贫血。混合性贫血临床表现具有两类贫血的特点，也可以一种为主。实验室检查结果显示：缺铁性贫血的各项参数均有变化，红细胞的巨幼变有时不明显，但叶酸和（或）维生素 B_{12} 浓度下降。若临床上已经诊断为缺铁性贫血或营养性巨幼细胞贫血，经用铁剂或叶酸和维生素 B_{12} 治疗不满意，需考虑是否存在混合性贫血。同时给予铁剂、叶酸和维生素 B_{12}，常常可以在短期内见效。

(4)再生障碍性贫血：妊娠后再障是特殊类型的再障，有散发报道。其发生与发病机制尚有争论。有人认为，妊娠时胎盘催乳素与促红细胞生成素对红细胞的生成作用平衡失调，雌激素对骨髓的抑制作用、妊娠时某种自身抗体抑制骨髓造血，皆可引发再障。

妊娠后再障，临床表现为全血细胞减少和骨髓增生低下，以贫血症状为主，可能有不同程度的感染和出血。胎儿在宫内生长缓慢，病情严重者可发生早产或死胎。产后(1~5个月内)病情逐渐自行缓解，血象可完全恢复正常。至第二次妊娠时再复发，分娩后再度恢复。

(5)妊娠后溶血性贫血：妊娠后发生溶血的主要原因有药物、化工产品，如苯肼、硝基苯、重金属等，以及血型不合的输血、胎膜破裂或难产后的宫内感染等。少数病例原因不明。若原有溶血性疾病，则妊娠可使病情加重。

溶血性贫血的主要实验室检查为：血红蛋白下降、网织红细胞增多、总胆红素和间接胆红素升高、血清结合珠蛋白下降。一些药物引起的血管内溶血还可以出现游离血红蛋白升高,血红蛋白尿症。急性溶血时甚至可以出现肾衰竭。

2. 病理妊娠期的出凝血异常

(1)血栓栓塞性疾病:由于妊娠期妇女的凝血因子增多、活力增强、纤溶系统活力减弱,血液处于"高凝状态",加上身体活动减少、腹腔压力增高,静脉血流缓慢,致使妊娠期或产后发生血栓栓塞的机会大于同年龄未妊娠者。血栓形成的常见部位在腘静脉、股静脉和下腔静脉,左侧多于右侧。可发生于妊娠的任何时期,而并非像过去所认为的那样,好发生于妊娠晚期。这些部位的静脉血栓脱落,便导致肺栓塞并发症,虽然在中国少见,在西方国家却是妊娠妇女主要的死亡原因之一。

当临床疑有下肢静脉血栓形成时应立即行静脉加压超声波检查,此项检查对胎儿无害,敏感性和特异性都在95%以上。血浆 D-二聚体在妊娠妇女可升高,故降低了其判断发生血栓形成的价值,但 D-二聚体正常时有助于排除血栓形成。肺栓塞是严重的妊娠并发症,多源自下肢静脉血栓。若患者未发现有静脉血栓而出现胸痛、咯血等肺栓塞症状时,可行螺旋 CT、V/Q 灌注显像等检查,但不可反复进行,以免产生对胎儿的损害,如有条件,磁共振静脉造影是安全、可靠的检查。

(2)血小板减少:妊娠时造成血小板减少的病因很多,如 DIC、巨幼细胞贫血、感染或药物所造成的骨髓抑制等。本节仅讨论以血小板减少为主要临床表现的疾病,包括免疫性血小板减少性紫癜(ITP)、子痫和先兆子痫、HELLP 综合征等。

◈ 免疫性血小板减少性紫癜(ITP):为一种自身免疫性疾病,血小板与体内产生的血小板抗体结合,在脾脏和单核－巨噬细胞系统中被吞噬,造成血小板减少。妊娠时母体的免疫球蛋白可通过胎盘转移至胎儿体内,故妊娠妇女发生 ITP 后,抗血小板抗体便可进入胎儿循环,造成胎儿血小板减少。

ITP 的主要诊断依据为:①外周血小板数目减少,红细胞和白细胞计数基本正常(除非有继发性贫血);②骨髓中巨核细胞数目正常或增加;③并可排除其他可引起血小板减少的疾病,尤其是系统性红斑狼疮(SLE)。血小板平均容积(MPV)增加或在血涂片上发现大型血小板,表明有慢性血小板过度破坏。多数患者可检测出血小板表面的血小板相关抗原(PAISC),但也有10%～35%的患者此项检查阴性。近来,应用免疫印迹法(Western blot test)可检测出血清中血小板膜糖蛋白Ⅱb/Ⅲa 的抗体,可惜缺少特异性。目前没有可以预测胎儿血小板减少的可靠方法。通常妊娠早期发生的血小板减少多由 ITP 引起,而晚期的更可能为妊娠本身所致。

◈ 子痫或先兆子痫:伴有明显的血液学异常,血小板减少为其中之一。其原因尚不清楚,抗血小板抗体并不存在。据认为:血小板内皮细胞激活是妊娠期高血压疾病必有的现象,可能血管内皮受损后,补体激活,产生抗磷脂抗体和抗血管内皮细胞抗体,累及血小板;除了对血管紧张素Ⅱ的敏感性改变外,血小板的消耗和(或)激活为妊娠早期出现子痫的先兆,同时可伴有ATⅢ缺乏、蛋白C和蛋白S减少、FDP增加等。子痫时血小板减少的最大危险在于胎盘破裂和流产。

◈ HELLP综合征:这一综合征包括溶血、血小板减少、肝酶升高,为子痫的一种类型。HELLP综合征不像常见的子痫伴有高血压或肾损害,故在诊断上有其重要性。肝衰竭引起凝血因子减少,可造成死亡。

第七节　职业中毒与血液学异常

在生产劳动及其他职业活动中,由于从事某种职业而接触了有毒有害的化学物质,使机体正常生理功能遭到失调、破坏,并使组织或器官发生病理变化,诸如代谢紊乱、免疫反应失调、诱变、癌变、细胞损害、组织破坏、器官功能障碍等,随之出现一系列临床症状,甚至危及生命,此谓职业中毒。属于我国卫生部、劳动和社会保障部于2002年发布的《职业病目录》中10种职业病之一。职业中毒包括56种化学物质的中毒,本节重点叙述一些化学毒物对造血系统的影响。

一、铅及其化合物中毒

(一)概述

铅(Pb)是一种浅灰蓝色的软质重金属,对人体来说,没有任何生理功能,纯属毒物。常用铅化合物有一氧化铅(或称黄丹)、二氧化铅、三氧化二铅(即樟丹)、四氧化三铅即红丹、碳酸铅(即铅白)、硫酸铅、醋酸铅、砷酸铅、硅酸铅等,这些铅化合物的毒性与铅相似。

与铅有关的工业多达数百种。另外,遗传性δ-氨基-γ-酮戊酸(ALA)脱水酶缺乏的杂合子对铅较敏感,即使接触低浓度的铅也会引起中毒。铅中毒是职业中毒中最常见的原因。值得注意的是,儿童是铅中毒的最易感人群,多由于大气、水源、食品和玩具铅污染引起。

铅的熔点较低(327℃),主要以蒸气和烟尘形式经呼吸道进入人体,也可经消化道或皮肤吸收。铅以离子(Pb^{2+})状态被吸收进入血液循环,然后很快分布于全身组织和脏器,数周后95%的铅以不溶性磷酸盐形式沉积于骨骼系统,稳定的储存在致密骨质中。仅5%左右的铅存在于脑、肝、脾、肾、骨髓、心脏和血液中,头发和指甲中也可检出,铅可通过胎盘进入胎儿体内。血液中的铅95%分布在红细胞内,主要在红细胞膜上,另一部分与血红蛋白结合。在骨髓中,铅的浓度可达外周血浓度的50倍。铅的半衰期很长,不同组织内差异很大,如血液中约为4周,软组织中约为6周,骨骼中可达数年或数十年。体内的铅主要经肾脏排出,部分经肠道排出,尿中铅含量在一定程度上反映人体接触铅的程度以及血循环中含铅的水平。

铅中毒血液学改变的机制尚未完全阐明。贫血的机制可能有如下解释,铅对血红蛋白合成途径中诸酶的活性都有不同程度的抑制作用,对珠蛋白的合成也有明显的抑制作用,部分慢性铅中毒患者可有胎儿血红蛋白和血红蛋白 A2 的增高。另外,铅可以引起溶血,机制为抑制红细胞膜上 Na^+-K^+-ATP 酶,与红细胞表面的磷酸盐结合成不溶性的磷酸铅,使红细胞机械脆性增加;抑制嘧啶-5′-核苷酸酶(P5,N)活性,使红细胞内嘧啶核苷酸不能降解而大量蓄积,抑制核糖核酸(RNA)的分解,产生嗜碱性点彩红细胞。

铅可以降低血小板的聚集功能,二磷酸腺苷诱导的血小板聚集与血铅浓度有明显关系,而纤维蛋白酶诱导的血小板聚集与血铅浓度无关。

(二)实验室检查

铅对造血系统的影响主要在红细胞系。急性铅中毒时,迅速出现中度溶血性贫血;慢性铅中毒时,出现轻、中度正细胞(或小细胞)低色素性贫血。网织红细胞和嗜碱性点彩红细胞增多。骨髓象常是红系增生,也可减低;可出现环形铁粒幼细胞。此时需要与其他小细胞低色素贫血进行鉴别,如缺铁性贫血(IDA)、遗传性铁粒幼细胞贫血和地中海贫血等。由于铁的吸收、转运及转移至细胞均未有障碍,铁相关检查无显著异常。

实验室检查除了血铅、尿铅增加以外,还有血红细胞锌原卟啉(ZPP)、血红细胞游离原卟啉(EP)、尿 ALA 增加,都是铅中毒的诊断指标。

(三)项目分析

按照我国2002年修订的《职业性慢性铅中毒诊断标准》(GBZ 37-2002),慢性铅中毒分3级。①轻度铅中毒:除血铅、尿铅量增高外,可有腹部隐痛、腹胀、便秘等症状,化验检查时发现血 ZPP、血 EP、尿中 ALA 增高。②中度铅中毒:除有轻度中毒的临床表现外,至少还有下列表现之一,腹绞痛、贫血、轻度中毒性周围神经病。③重度铅中毒:具有铅麻痹或铅中毒性脑病表现。

点彩红细胞是检验铅中毒的一个经典方法。吸收小量铅时,点彩红细胞并不增多;吸收大量铅时,点彩红细胞趋向于增多,但常无规律,计数与吸收量不完全平行。点彩红细胞增多并非为铅中毒所特有,也见于多种血液病,如溶血性贫血、巨幼细胞贫血、白血病以及接触一些毒物,如汞、砷、苯胺、硝基苯等。因此,点彩红细胞计数只能作为诊断铅中毒的辅助指标。

网织红细胞和多嗜性红细胞都是从有核红细胞转变为成熟红细胞过程中的正常阶段,可以反映骨髓造血功能。这两种红细胞在铅中毒时也增多,而且比点彩红细胞更早,但其特异性不及点彩红细胞。点彩、网织和多嗜性红细胞在急性铅中毒时阳性率较高,慢性轻度铅中毒时,阳性率低,故对早期诊断价值不大,在现行的职业性慢性铅中毒诊断国家标准中已将该项指标去掉。

在铅中毒和缺铁性贫血时,红细胞内原卟啉不是游离的,而是与锌离子结合成锌原卟啉(ZPP)。ZPP能直接反映铅引起的代谢损害,为一种较好的反映铅吸收作用的指标。由于ZPP增高的现象反映了血红蛋白合成酶的抑制,所以这是一种生物学指标,即使与血铅相比也更能和临床表现相符合。ZPP与铅引起的中枢神经系统症状、胃肠道功能及肾脏损害有明显相关。ZPP测定简便、快速,可作为群体普查的重要指标。在急性和严重的铅中毒时,铅可直接抑制血红蛋白合成酶,此时红细胞内只有游离原卟啉堆积。

铅中毒时尿ALA明显增高,且与血铅、尿铅及空气中铅浓度有显著相关性。尿ALA增高是由于ALA脱水酶为铅抑制所致,所以测定全血ALA脱水酶活力可更敏感地反映铅吸收,并早于尿ALA增多。但因它过于敏感,只适于环境评价指标而不能作诊断指标。尿ALA不够敏感,对中毒的早期诊断也不够理想。

二、砷中毒

(一)概述

砷(arsenic)俗称砒霜,为钢灰色晶体,具有金属性。砷很少呈游离状态存在于自然界,多数情况下,砷与硫以金属化合或以氧化物的形式存在,如氯化砷、有机砷(如甲基硫化砷、甲基砷酸钙、甲基砷酸锌、甲基砷酸铁铵等)、三硫化二砷(雌黄)、二硫化二砷(雄黄)、三氧化二砷(砒霜)、五氧化二砷等。急性砷中毒以生活性常见,多因自杀或投毒。工业生产中长期防护较差可引起慢性砷中毒。接触砷化物的工业有焙烧含砷矿石、制造合金、制药;印染、人造革、瓷釉等,主要经呼吸道吸入或经皮肤接触吸收。用中药治疗癌症及各种肿瘤时,也常用多种砷化物,如砒霜、雄黄,也可引起砷中毒。三氧化二砷、硫化砷治疗急性早幼粒细胞白血病可引起轻度骨髓抑制。一次摄入的砷化合物,于10天内即可排出90%。呼吸道吸收的砷主要通过肾脏排泄,经口中毒者,主要通过粪便排泄,部分通过肾脏排泄。

(二)血液学改变及其机制

职业性中毒常为慢性砷中毒。除有皮炎、多发性周围神经病变、中毒性肝病、中毒性肾损害及可引发皮肤癌、肺癌外,还会引起贫血、粒细胞减少及血小板减少;贫血常为轻度到中度,可为正色素或轻度低色素性贫血,有时还会引起巨幼细胞贫血;红细胞大小不等、异形或嗜碱点彩红细胞常见。但在急性中毒时,白细胞数可增高。骨髓象:有核细胞增生活跃,晚幼红细胞增多,红细胞可有巨幼样变,核分裂、双核等核异常;中幼粒细胞可增多,晚幼粒细胞偶见巨幼样变。

砷中毒损害造血系统的作用机制尚未完全阐明。目前认为砷的毒性与其在体内代谢后的形态密切相关,进入体内的三价砷可能与多种重要的巯基酶结合,导致酶失活,从而阻碍细胞的呼吸和正常代谢造成细胞损害;五价砷可能与磷酸竞争,使氧化磷酸化过程解偶联,抑制高能磷酸键——三磷酸腺苷(ATP)的生成,从而干扰能量代谢。

三、苯中毒

(一)概述

苯中毒是接触苯蒸气或液体所罹致的急性或慢性疾病。急性中毒以中枢神经系统的抑制为主要表现,慢性中毒则以造血系统损害为主要表现。苯(benzene)为芳香烃类化合物,是煤焦油蒸馏或石油裂化的产物。纯苯为无色透明,具有芳香气味易挥发的油状液体,在常温下挥发甚速。与苯的接触机会很多,如煤的干馏与煤焦、煤气生产、石油提炼、裂化或芳香抽提等。以苯为原料可制造酚、硝基苯、染料、香料、炸药、药物(磺胺噻唑)、农业杀虫剂、合成纤维、合成洗涤剂,还可用于人造皮革、合成橡胶、绝缘材料,提取油脂类、硫、磷、树脂,以及制鞋、箱包制造、印刷、油墨、油漆、喷漆及其稀薄剂等行业。接触苯的工作很多,从事苯的提取和人工合成的工人在以苯为原料的生产过程,以及以苯作溶剂或稀释剂工种的工人,可因大量吸入苯蒸气或长期低浓度吸入苯蒸气,或皮肤接触苯而发生急、慢性苯中毒。

职业性苯中毒主要是由呼吸道吸入苯蒸气引起,液态苯也可经皮肤吸收一部分,而从消化道侵入的可能性极小。苯经呼吸道吸入后能很快进入血液循环,但大部分(50% ~70%)以原形再随呼气排出,0.1% ~0.2%以原形由肾脏排出,其余大部分在体内被氧化成酚、邻苯二酚、对苯二酚、偏苯二酚、羟基醌醇和尿酸,这些中间产物绝大部分在肝脏与葡萄糖醛酸及硫酸结合成低毒的苯基葡萄糖醛酸酯及苯基硫酸酯,再经肾脏排出。另有一小部分酚以游离状态直接经肾脏排出,一部分苯可以蓄积在骨髓、脑、肝脏及脂肪等多种组织中,其氧化排出体外极为缓慢。苯在体内分布情况:如血液中苯为1,则骨髓为18,腹腔脂肪为10,心脏为5,脑为2.5,红细胞内苯比血浆内多2倍。

(二)实验室检查

长期接触苯可引起血液性和遗传性等损害,导致白细胞减少、骨髓抑制,甚至再生障碍性贫血及白血病。有关苯致血液毒性和遗传毒性的机制迄今尚未完全阐明。多数学者认为是多因素、多水平综合作用的结果,涉及细胞色素P450酶系、某些细胞因子、癌基因、DNA损伤及细胞凋亡等。

1. 急性中毒 多由于意外事故,在短期内吸入大量苯蒸气,主要损伤神经系统。可有血中白细胞先增多,继之减少,多为分叶核粒细胞减少,淋巴细胞相对增多。轻者经历数日或1~2周后恢复正常,严重者可发生急性再生障碍性贫血和MDS,个别可发生溶血性贫血。

2. 慢性中毒 造血系统的损害是慢性苯中毒的主要特征。苯引起的血液病很广泛,可归纳为:①早期血象异常;②继发性再生障碍性贫血;③继发性MDS;④继发性白血病。兹分述如下。

(1)早期血象异常:早期中毒以白细胞数持续降低为主要表现,常伴有淋巴细胞绝对数减少。少数病例可先呈血小板或红细胞减少。累积中毒量较多后,出现粒细胞减少,个别伴有嗜酸性粒细胞增多。有些病例粒细胞中出现毒性颗粒或空泡,血小板也可以有形态变化。贫血往往发生较迟,贫血的发生主要是由于红细胞生成减少,但个别患者尚可同时伴有溶血因素。骨髓象与早期血象变化并不一致,骨髓象可在正常范围,或粒系轻度增生不良,或呈幼红细胞轻度增生亢进的骨髓象。

(2)继发性再生障碍性贫血:长期苯接触或较短期间多量接触,最后均可导致全血细胞减少,造血功能趋向于衰竭阶段。可表现为慢性再生障碍性贫血,病情严重时表现为重型再障(SAA)。苯中毒再障与原发再障有不同的骨髓形态特点:骨髓涂片不典型,部分骨髓增生活跃,中晚幼红细胞增生,出现早幼红细胞、早幼粒细胞、原始红细胞、原始粒细胞及细胞分裂象,淋巴细胞比例可以不高,骨髓胞质空泡有助于苯中毒急性再障与原发性急性再障相鉴别,结合骨髓活检诊断符合率更高,对雄激素为主的治疗方案有良好反应,多数治疗后骨髓可逆转。

（3）继发性 MDS：近年有关继发于苯中毒 MDS 的报道逐渐增多。可发生多种 MDS 类型，但难治性贫血伴环形铁粒幼细胞和慢性粒单细胞白血病少见。如果骨髓增生活跃伴有明显的造血细胞畸形，要注意存在 MDS 的可能性，不能简单地诊断为"不典型再障"。苯引起的白血病不少系从继发性 MDS 而来，应引起高度重视。

（4）继发性白血病：苯可致白血病已被肯定，类型以急性粒细胞白血病为多，其次为急性淋巴细胞白血病和红白血病，慢性粒细胞白血病很少见。约 1/4 继发苯中毒的急性白血病患者在确诊前有骨髓增生低下，外周血全血细胞减少的过程，似再障或 MDS。苯引起白血病的临床表现与非苯所致白血病相类似，但预后恶劣。

慢性苯中毒者可发生淋巴造血系统各种肿瘤如恶性淋巴瘤、骨髓坏死和纤维化等。

（三）项目分析

苯是一种常见的工业毒物，主要侵犯神经系统和造血器官，故血液学改变具有重要意义。根据《职业性苯中毒诊断标准》（GBZ 68-2002）分为观察对象、轻度中毒、中度中毒和重度中毒，出现全血细胞减少、再障、MDS 和白血病时为重度苯中毒。

白细胞的变化是慢性苯中毒的重要参考指标之一。根据病情和毒物接触情况，若排除其他原因，白细胞总数始终低于 $4 \times 10^9/L$，有临床诊断意义。除白细胞总数下降外，中性粒细胞也相应减少，可持续低于 $2 \times 10^9/L$。

如患者有一定的症状，白细胞计数波动于 $4 \times 10^9/L$ 左右，需做进一步全面血象检查，并加强观察及复查，必要时应进一步做骨髓象检查，以帮助早期诊断。

在外周血中，粒细胞减少，淋巴细胞比例增加，嗜酸性粒细胞增多，单核细胞一般变化不大。但在苯中毒的早期，分类上的变化不够明显。

苯中毒患者仅有血小板减少而不伴有白细胞减少者少见。出血表现和中毒程度与血小板数并不成正比，这可能与血管壁的损害有关。

（庄俊玲　韩　冰）

参考文献

1. 张之南,郝玉书,赵永强,等. 血液病学. 第 2 版. 北京:人民卫生出版社,2011.

2. 张之南,沈悌. 血液病诊断及疗效标准. 第 3 版. 北京:科学出版社,2007.

3. Kenneth Kaushansky, Marshall Lichtman, et al. Williams Hematology. 8th Edition. McGraw-Hill Education,2010.

4. 李蓉生. 贫血. 北京:科学出版社,2010.

5. Furie B, Edward J, Benz J, et al. Philip McGlave. Hematology:Basic Principles and Practice. Elsevier Science Health Science Division,2008.